Durchblutungsstörungen am Auge

Dr. med. Markus Leithäuser
Dr. Kirchheimer Str. 3c
38304 Wolfenbüttel
Tel. 0 53 31 / 29 82 98

Bücherei des Augenarztes
Beihefte der „Klinischen Monatsblätter für Augenheilkunde"

Begründet von R. Thiel
Herausgegeben von
B. Gloor, G. O. H. Naumann, R. Rochels

Band 134

Durchblutungsstörungen am Auge

Hauptreferate der XXX. Essener Fortbildung
für Augenärzte

Herausgegeben von
Anselm Kampik und Franz Grehn

153 Einzelabbildungen, davon 68 in Farbe; 47 Tabellen

Ferdinand Enke Verlag Stuttgart 1995

Professor Dr. med. ANSELM KAMPIK
Direktor der Augenklinik der Universität München
Mathildenstraße 8
D-80336 München

Professor Dr. med FRANZ GREHN
Direktor der Augenklinik der Universität Mainz
Langenbeckstraße 1
D-55131 Mainz

Die Deutsche Bibliothek – CIP-Einheitsaufnahme

Bücherei des Augenarztes : Beihefte der Klinischen
Monatsblätter für Augenheilkunde. – Stuttgart : Enke.
  Früher Schriftenreihe
  Reihe Bücherei des Augenarztes zu: Klinische Monatsblätter für
  Augenheilkunde
  ISSN 0068-3361
NE: Klinische Monatsblätter für Augenheilkunde / Beihefte; HST

Bd. 134. Durchblutungsstörungen am Auge. – 1995

Durchblutungsstörungen am Auge : Hauptreferate der XXX.
Essener Fortbildung für Augenärzte / hrsg. von Anselm Kampik
und Franz Grehn. – Stuttgart : Enke, 1995
  (Bücherei des Augenarztes ; Bd. 134)
  ISBN 3-432-26961-7
NE: Kampik, Anselm [Hrsg.]; Essener Fortbildung für Augenärzte
  <30, 1995>

Wichtiger Hinweis:

*Wie jede Wissenschaft ist die Medizin ständigen Entwicklungen unterworfen. Forschung und klinische Erfahrung erweitern unsere Erkenntnisse, insbesondere was Behandlung und medikamentöse Therapie anbelangt. Soweit in diesem Werk eine Dosierung oder eine Applikation erwähnt wird, darf der Leser zwar darauf vertrauen, daß Autoren, Herausgeber und Verlag große Sorgfalt darauf verwandt haben, daß diese Angabe dem **Wissensstand bei Fertigstellung des Werkes** entspricht.*

*Für Angaben über Dosierungsanweisungen und Applikationsformen kann vom Verlag jedoch keine Gewähr übernommen werden. **Jeder Benutzer ist angehalten**, durch sorgfältige Prüfung der Beipackzettel der verwendeten Präparate und gegebenenfalls durch Konsultation eines Spezialisten festzustellen, ob die dort gegebene Empfehlung für Dosierungen oder die Beachtung von Kontraindikationen gegenüber der Angabe in diesem Buch abweicht. Eine solche Prüfung ist besonders wichtig bei selten verwendeten Präparaten oder solchen, die neu auf den Markt gebracht worden sind. **Jede Dosierung oder Applikation erfolgt auf eigene Gefahr des Benutzers.** Autoren und Verlag appellieren an jeden Benutzer, ihm etwa auffallende Ungenauigkeiten dem Verlag mitzuteilen.*

Geschützte Warennamen (Warenzeichen®) werden **nicht** immer besonders kenntlich gemacht. Aus dem Fehlen eines solchen Hinweises kann also nicht geschlossen werden, daß es sich um einen freien Warennamen handelt.

Das Werk, einschließlich aller seiner Teile, ist urheberrechtlich geschützt. Jede Verwertung ist ohne Zustimmung des Verlages außerhalb der engen Grenzen des Urheberrechtsgesetzes unzulässig und strafbar. Das gilt insbesondere für Vervielfältigungen, Übersetzungen, Mikroverfilmungen und die Einspeicherung und Verarbeitung in elektronischen Systemen.

© 1995 Ferdinand Enke Verlag, P.O. Box 30 03 66, D-70443 Stuttgart – Printed in Germany
Satz und Druck: Druckhaus Götz GmbH, D-71636 Ludwigsburg
Filmsatz 9/10 Times, CCS-Textline (Linotronic 630)

Vorwort

Die XXX. Essener Fortbildungstagung für Augenärzte (1995) hatte als Schwerpunktthema „Durchblutungsstörungen des Auges".

Vaskuläre Störungen nehmen im Bereich der Augenheilkunde einen immer breiteren Raum ein. Die häufigsten Erblindungsursachen, das Glaukom und die diabetische Retinopathie, sind ganz wesentlich auch auf Durchblutungsstörungen des Auges zurückzuführen.

Thema und Ziel des vorliegenden Heftes sind es, Anatomie und Pathophysiologie der Blutversorgung und okulären Durchblutung des Auges darzustellen und darauf aufbauend die unterschiedlichen Krankheitsbilder bei Durchblutungsstörungen des Auges aufzuzeigen. Neben arteriellen und venösen Verschlüssen, deren Diagnostik und Therapie, wurde insbesondere breiter Raum der diabetischen Retinopathie, der altersbezogenen Makuladegeneration und dem Glaukom eingeräumt. Das Thema wird abgerundet durch die differentialdiagnostischen Erwägungen bei anderen neovaskulären Erkrankungen und bei vaskulären Tumoren des Auges.

Als aktuelles berufspolitisches Thema wurde auch das Rundtischgespräch zum Thema Qualitätsmanagement in der Augenheilkunde in der Moderation durch Professor LUND mit in das Heft aufgenommen.

Die Herausgeber danken allen Referenten, ihren Mitarbeitern und Frau Dr. KUHLMANN vom Ferdinand Enke Verlag für die Erstellung dieses Beiheftes.

München/Mainz, Sommer 1995 A. KAMPIK/F. GREHN

Mitarbeiterverzeichnis

Prof. Dr. med. NORBERT BORNFELD
Universitätsklinikum Benjamin Franklin der FU
Berlin, Augenklinik
Hindenburgdamm 30, D-12200 Berlin

Prof. Dr. med. REINHARD DANNHEIM
Daimlerstraße 12, D-70372 Stuttgart

Prof. Dr. med. RICHARD H. W. FUNK
Medizinische Fakultät der TU-Dresden
Institut für Anatomie
Fetscherstraße 74, D-01307 Dresden

Dr. med. RALF-HELLMAR GERL
Domhof 15–21, D-48683 Ahaus

Prof. Dr. med. HANS-PETER HEIDENKUMMER
Augenklinik der Universität München
Mathildenstraße 8, D-80336 München

Priv. Doz. Dr. med. VOLKER HESSEMER
Universitäts-Augenklinik
Friedrichstraße 18, D-35385 Gießen

Dr. med. GEORG KRAFFEL
Vorsitzender des Berufsverbandes
Kantstraße 75, D-10627 Berlin

Prof. Dr. med. ALBRECHT KRAUSE
Universitäts-Augenklinik
Magdeburger Straße 8
D-06112 Halle/Saale

Prof. Dr. med. RÜDIGER LANDGRAF
Medizinische Klinik Innenstadt, Klinikum der
Universität
Ziemssenstraße 1, D-80336 München

Prof. Dr. med. HORST LAQUA
Medizinische Universität Lübeck
Klinik für Augenheilkunde
Ratzeburger Allee 160, D-23538 Lübeck

Priv. Doz. Dr. med. KLAUS D. LEMMEN
Martinus-Krankenhaus
Völklinger Straße 4, D-40219 Düsseldorf

Priv. Doz. Dr. med. WOLFGANG E. LIEB
Universitäts-Augenklinik
Josef-Schneider-Straße 11, D-97080 Würzburg

Prof. Dr. med. ELKE LÜTJEN-DRECOLL
Anatomisches Institut II
Universitätsstraße 19, D-91054 Erlangen

Prof. Dr. med. OTTO-ERICH LUND
Augenklinik der Universität München
Mathildenstraße 8, D-80336 München

Priv. Doz. Dr. med. GEORG MICHELSON
Augenklinik der Universität Erlangen-Nürnberg
Schwabachanlage 6, D-91053 Erlangen

Prof. Dr. med. JOACHIM E. NASEMANN
Universitäts-Augenklinik Regensburg
Franz-Josef-Strauß-Allee 11
D-93042 Regensburg

Priv. Doz. Dr. med. GÜNTER RAUH
Medizinische Poliklinik der Universität München
Pettenkoferstraße 8a, D-80336 München

Dr. med. JOHANN ROIDER
Medizinische Universität Lübeck
Klinik für Augenheilkunde
Ratzeburger Allee 160, D-23538 Lübeck

Priv. Doz. Dr. med. ANDREAS SCHEIDER
Augenklinik der Universität München
Mathildenstraße 8, D-80336 München

Dr. med. HARALD SCHILLING
Universitäts-Augenklinik
Hufelandstraße 55, D-45122 Essen

Prof. Dr. med. HANS-KONRAD SELBMANN
Institut für Medizinische Informations-
verarbeitung
Westbahnhofstraße 55, D-72070 Tübingen

Dr. med. MICHAEL SIEBERT
Universitäts-Augenklinik
Josef-Schneider-Straße 11, D-97080 Würzburg

Prof. Dr. med. FLORENT A. SPENGEL
Medizinische Poliklinik der Universität München
Pettenkoferstraße 8a, D-80336 München

Prof. Dr. med. PAUL-DIETHER STEINBACH
Augenabteilung, Marienhospital
Rochusstraße 2, D-40479 Düsseldorf

Dr. med. JÖRG STÜRMER
Universitätsspital Augenklinik
Frauenklinikstraße 24, CH-8091 Zürich

Prof. Dr. med. HANS-JÜRGEN THIEL
Universitäts-Augenklinik
Schleichstraße 12, D-72076 Tübingen

Dr. med. MICHAEL W. ULBIG
Augenklinik der Universität München
Mathildenstraße 8, D-80336 München

Dr. med. JUTTA WIEK
Universitäts-Augenklinik
Killianstraße 5, D-79106 Freiburg

Priv. Doz. Dr. Dr. med. SEBASTIAN WOLF
Augenklinik der RWTH Aachen
Pauwelsstraße 30, D-52057 Aachen

Inhalt

1. Anatomie und Physiologie der Blutversorgung des Auges (R. H. W. Funk) 1
2. Funktionelle Morphologie der Aderhaut (E. Lütjen-Drecoll) 15
3. Pathophysiologie okulärer Zirkulationsstörungen (J. E. Nasemann) 24
4. Okuläre Durchblutungsstörungen aus internistischer Sicht (G. Rauh, F. Spengel) 33
5. Differentialdiagnose neovaskulärer Erkrankungen am Auge (H. Schilling) 44
6. Pharmakologische Beeinflussung der okulären Durchblutung (V. Hessemer) 55
7. Ultraschalldiagnostik bei okulären Verschlußerkrankungen (G. Michelson) 65
8. Ultraschalldiagnostik vaskulärer Orbitaerkrankungen (W. E. Lieb) 76
9. Venöse retinale Gefäßverschlüsse (S. Wolf) 84
10. Arterielle Gefäßverschlüsse in der Netzhaut und im Nervus opticus (A. Krause) 92
11. Hämodilution bei okulärer Durchblutungsstörung (J. Wiek) 97
12. Diabetes mellitus – internistische Aspekte (R. Landgraf) 104
13. Stadieneinteilung der diabetischen Retinopathie (J. Roider, H. Laqua) 109
14. Glaukom und vaskuläre Störungen (M. Siebert) 116
15. Neovaskuläres Glaukom (J. Stürmer) 133
16. Pathophysiologie der diabetischen Retinopathie (K.-D. Lemmen) 145
17. Lasertherapie der diabetischen Retinopathie (M. W. Ulbig) 151
18. Vitrektomie bei diabetischer Retinopathie (P. Heidenkummer) .. 163

19 Die altersbezogene Makuladegeneration (A. Scheider) 171

20 Intraokulare Gefäßtumoren (N. Bornfeld) 180

21 Rundtischgespräch – Qualitätssicherung in der Augenheilkunde (O.-E. Lund) 194

Register 206

1 Die Anatomie und Physiologie der Blutversorgung des Auges

RICHARD H. W. FUNK

Einführung

Leber hat schon sehr früh (1903) die grundlegende Anatomie der Augengefäße beschrieben. Wichtige Details konnten erst seit Anfang der 80er Jahre hinzugefügt werden und zwar durch die Technik der Rasterelektronenmikroskopie von Gefäßausgüssen, aus dünnflüssigen und schnellhärtenden Kunststoffen (*Matsuo* 1973). Es wurde dadurch möglich, die komplizierte dreidimensionale Architektur der Mikrogefäße in den einzelnen Regionen des Auges (Abb. 1.1) zu studieren.

Auch die physiologischen Methoden zur Messung der Augendurchblutung haben sich in den letzten 20 Jahren dramatisch verbessert. So hatte man vorher am Versuchstier nur globale Methoden der Blutflußmessung wie Thermosonden, Tropfenzählen an der geöffneten Vortexvene, Kannulation des Sinus Hovii (z. B. bei der Katze) oder „washout" von bestimmten markierten Stoffen; über solche Methoden konnte man allenfalls das ziliare vom retinalen Gefäßsystem differenzieren. Dabei ist natürlich das retinale Gefäßsystem einer direkten Beobachtung leichter zugänglich.

Einen deutlichen Sprung vorwärts brachte die Methode der radioaktiv markierten Mikrosphären, die jedoch auch auf das Versuchstier beschränkt ist (*Bill* und *Hellsing* 1965, Übersicht bei *Bill* 1985). Natürlich ist hier das Problem, daß nur ein statisches Bild, sozusagen eine Momentaufnahme, erfaßt werden kann – mit einer relativ geringen Ortsauflösung (Millimeter) –, so daß es schwierig wird, innerhalb einer Mikrozirkulationsregion zu differenzieren. Am albinotischen Versuchstier kann unsere Methode der intraokularen in vivo-Mikroendoskopie durchgeführt werden (*Funk* und *Rohen* 1987, *Funk* 1989a). Diese Methode ermöglicht eine optische Auflösung im Mikrometerbereich, so daß z. B. der Fluß der Erythrozyten in den einzelnen Endstrombahnen des Auges betrachtet werden kann. In Kombination mit einem Lichtleiterspektrophotometer kann auch gleichzeitig die Sauerstoffsättigung des Blu-

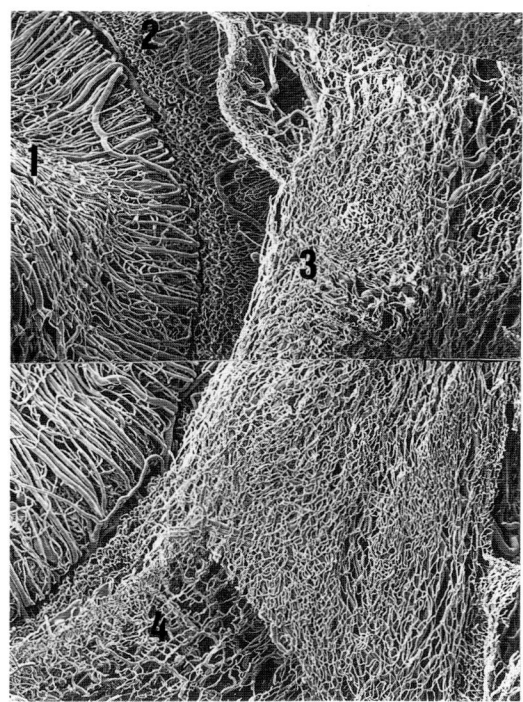

Abb. 1.1 Rasterelektronenmikroskopische Aufnahme eines Kunststoffgefäßausgusses (SEM) des vorderen Augensegmentes beim Cynomolgusaffen. Sichtbar sind die Kapillargebiete von Iris (1), Ziliarmuskel (2), Konjunktiva mit Limbus corneae (3) und subkonjunktivalem Gewebe mit darunterliegenden episkleralen Gefäßen (4).

tes in den jeweiligen Mikrogefäßregionen mitgemessen werden.

Jede dieser experimentellen Methoden kann jeweils nur Bausteine für ein Mosaik liefern, die Gesamtschau dieses Mosaiks aus physiologischen und anatomischen Beobachtungen ermöglicht jedoch eine bessere Interpretation der Befunde, die nun durch die vielen neuen klinischen Methoden

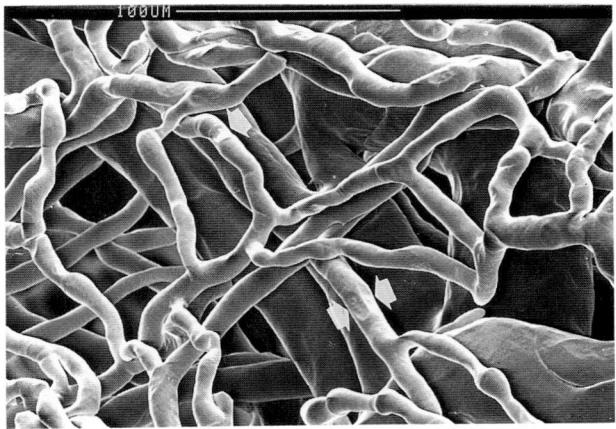
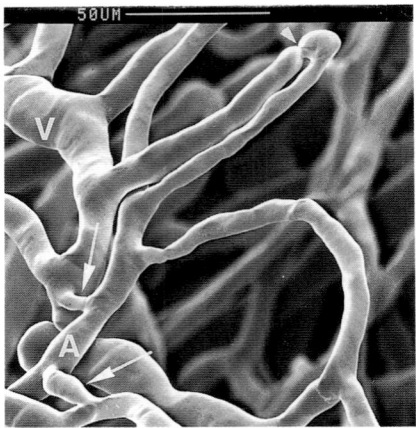

Abb. 1.2

Abb. 1.3

Abb. 1.2 SEM des vorderen Augensegmentes beim Cynomolgusaffen. Beachte das stark anastomosierende Kapillarnetz der Konjunktiva; Pfeile = Abdrücke der Endothelkerne.

Abb. 1.3 SEM des vorderen Augensegmentes beim Cynomolgusaffen. Kapilläre Randschlingen am Limbus corneae; A = versorgende Arteriole, V = Venole. Beachte die Einschnürung am Übergang vom arteriolären zum venolären Teil (Pfeilkopf) und die arterio-venösen Umgehungswege (Pfeile) der Randschlinge.

direkt am Patienten über die Augendurchblutung erhoben werden können, wie die Laser-Doppler Methode, entoptische Beurteilung der Leukozytenfließgeschwindigkeit, die „Laser-targeted delivery" Fluoreszenzbetrachtung, die Ophthalmodynamometrie u. v. a., alles kombiniert mit moderner Video- bzw. Computerbildverarbeitung.

Im folgenden soll die jeweilige funktionell-morphologische Charakteristik der einzelnen Mikrozirkulationsregionen des Primatenauges skizziert werden (Befunde an anderen Spezies sind ausdrücklich erwähnt).

Konjunktiva

Die Konjunktivakapillaren, die wie die Korneaschlingen von den vorderen Ziliararterien gespeist werden, bilden ein stark anastomosierendes Netz (Abb.1.1 und 1.2). Direkt an der Oberfläche der Konjunktiva ist das Kapillarendothel gefenstert (Hinweise auf Flüssigkeits- und Ionenaustauschvorgänge), tiefer im subkonjuktivalen Bindegewebe sind sie ungefenstert (vorwiegend metabolischer Austausch). Charakteristisch für die Konjunktivakapillaren ist eine partielle Durchblutung, d. h. nicht immer sind alle Kapillaren voll mit Blut durchströmt (eine volle Durchblutung würde ein „rotes Auge" bedeuten). Es sind also Bezirke über arterioläre Drosseln ausgeschaltet, bzw. nur Plasma ohne korpuskuläre Anteile fließt durch die Kapillaren (Plasma skimming). Die Blutflußgeschwindigkeit wird mit 0,5 mm/sec. (*Körber* et al. 1986) angegeben.

Ihrer Schutz- und Abwehrfunktion (zusammen mit dem Tränenfilm, siehe *Rohen* 1993) entsprechend sind die Konjunktivagefäße gut ansprechbar für neurale und humorale Systeme, die speziell an das Immunabwehrsystem gekoppelt sind, so daß bei Entzündungen, Irritationen usw. sehr rasch die Durchblutung gesteigert werden kann, oder es zur Gefäßneubildung kommen kann, wie auch vom Limbus her in Richtung Kornea.

Limbus corneae

Die ungefensterten Kapillaren des Limbus corneae bilden sogenannte Randschlingen, die bis zu 0,5 mm weit in die avaskuläre Hornhaut (Abb. 1.1 und 1.3) reichen. Innerhalb dieser Randschlingen liegen häufig Bügelkapillaren mit mehreren Bügeln (Abb. 1.3), die als variable Umgehungswege dienen – je nach dem Bedarf der Kornea. Vermutlich haben diese Bügelkapillaren neben der Grundfunktion des metabolischen Austausches mit der Entwässerung des Kornealstromas (*Hodson* 1977) zu tun. Generell findet man im Organismus solche Kapillarschlingen dort, wo gut durchblutetes an avaskuläres Gewebe grenzt, z. B. am Nagelfalz und an den Teilen der Synovialmembran, die an den Gelenkknorpel reichen (*Funk* et al. 1995).

Oberflächlich sind die Kapillaren des Limbus corneae mit den Konjunktivakapillaren in Verbindung, zur Sklera hin kommunizieren sie mit den episkleralen Gefäßen.

Episklera

Vom Limbus bis zum Äquator des Auges hin entfernt sich das episklerale Gefäßsystem immer mehr vom konjunktivalen, die Schicht des subkonjunktivalen Bindegewebes schiebt sich dazwischen. Ab 1–2 mm hinter dem Limbus corneae findet man neben einem polygonalen Netz von Kapillaren zahlreiche arterio-venöse Anastomosen (AVA) (Abb. 1.1 und 1.4) (*Rohen* und *Funk* 1994). Diese führen direkt in den sogenannten episkleralen Venenplexus (Abb. 1.5), in den auch über sog. Kollektorkanäle das Kammerwasser aus der Vorderkammer abfließt und in die Kammerwasserve-

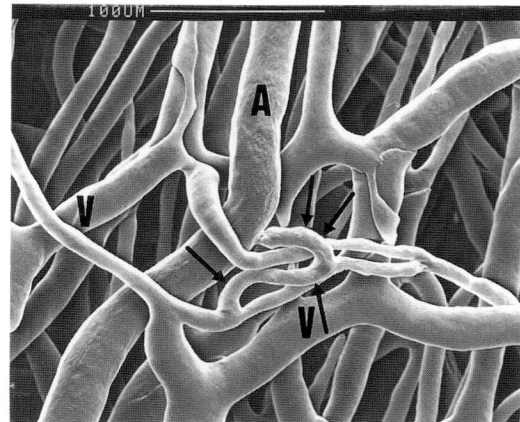

Abb. 1.4 SEM des vorderen Augensegmentes beim Cynomolgusaffen (vgl. Abb. 1.1). Direkte episklerale arterio-venöse Anastomose (Pfeile) von einer größeren Arteriole (A) zu einer Venole (V) des episkleralen venösen Plexus.

nen mündet (Abb. 1.6). Dies ist von wichtiger funktioneller Bedeutung, denn wir konnten nachweisen, daß die Durchblutung der hauptsächlich von den vorderen Zillararterien gespeisten AVA (von den langen hinteren Ziliararterien zweigen

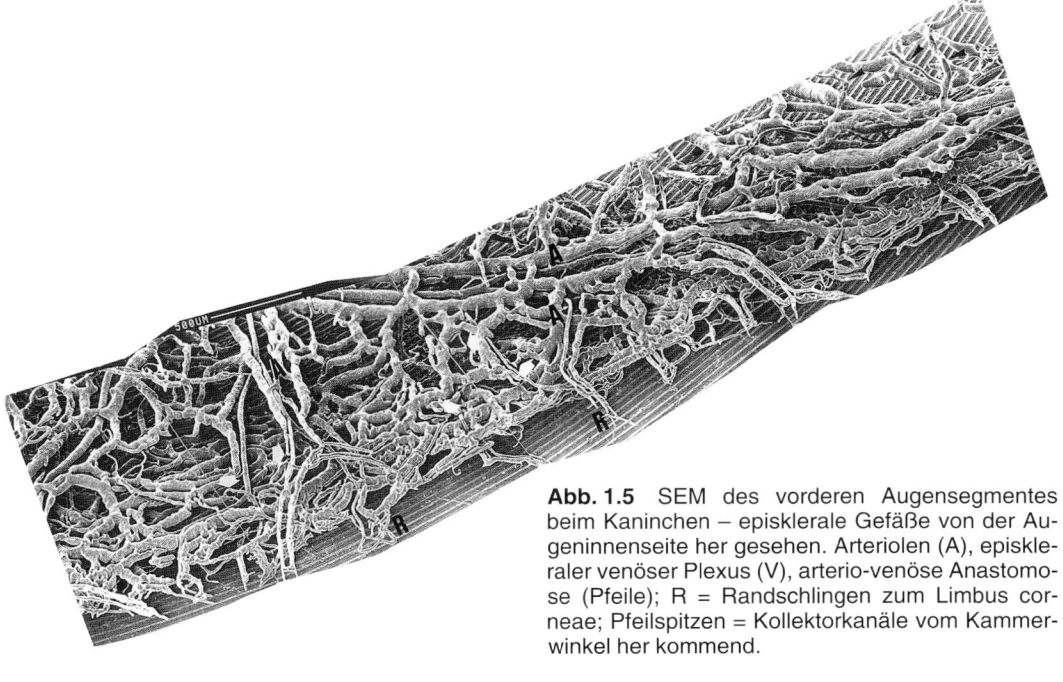

Abb. 1.5 SEM des vorderen Augensegmentes beim Kaninchen – episklerale Gefäße von der Augeninnenseite her gesehen. Arteriolen (A), episkleraler venöser Plexus (V), arterio-venöse Anastomose (Pfeile); R = Randschlingen zum Limbus corneae; Pfeilspitzen = Kollektorkanäle vom Kammerwinkel her kommend.

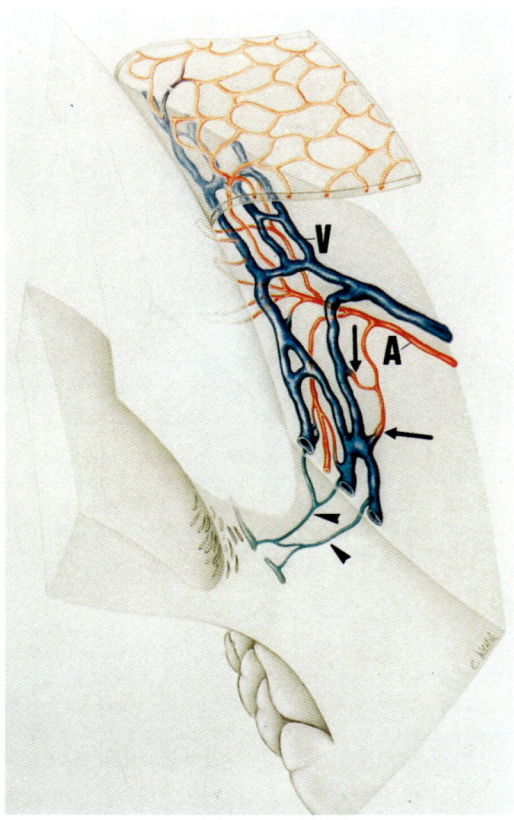

Abb. 1.6 Schema des episkleralen Gefäßsystems beim Kaninchen und dessen Beziehungen zum Kammerwasserabflußsystem. Beschriftung wie Abb. 1.5.

zusätzlich kurze Arteriolen zu den benachbarten AVA) einen wesentlichen Einfluß auf die Druckverhältnisse im episkleralen Venenplexus haben kann (Abb. 1.7 a, b) und sich auch auf den intraokularen Druck auswirken kann – zumindest was akute und starke AVA-Funktionsänderungen betrifft (*Funk* und *Rohen* 1994). Die episkleralen Gefäße sind also funktionell in das Kammerwasserabflußsystem involviert, wodurch vermutlich der nach unseren Beobachtungen stark wechselnde Blutfluß (wie auch in der Konjunktiva) erklärt werden kann. Als Blutflußgeschwindigkeit haben wir am Kaninchen in den Arteriolen 1,5 mm/sec in den AVA und Venolen um 0,4 mm/sec gemessen (*Funk* und *Rohen* 1994).

Iris

Die Irisarteriolen zweigen wie die Arteriolen der Ziliarfortsätze und des vorderen Teils des Ziliarmuskels vom Circulus arteriosus iridis major (MACI) ab (Abb. 1.8), der eine zopfartige Verflechtung von Ästen der vorderen und der langen hinteren Ziliararterien darstellt. Anastomosen zwischen diesen beiden Hauptquellen kommen vor (*Funk* und *Rohen* 1990). Die großen Irisarteriolen ziehen radiär, parallel zu den entsprechenden Venolen (Abb. 1.9). Dabei sind sie funktionell so in das Scherengitter des Irisstromas eingebaut (*Rohen* 1951), daß sie einerseits als „flüssigkeitsgefüllte Schläuche" (*Castenholz* 1971) die Iris stützen, andererseits auch durch ihren geschlängelten Verlauf (Abb. 1.11) mit der Pupillomotorik mitge-

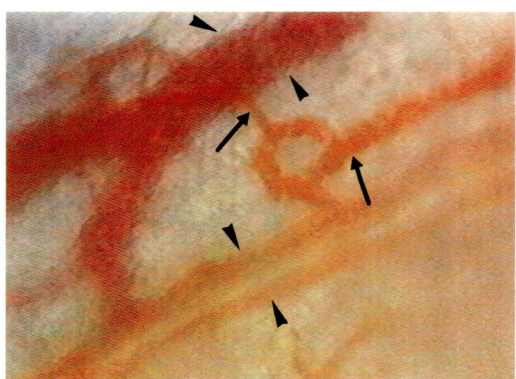
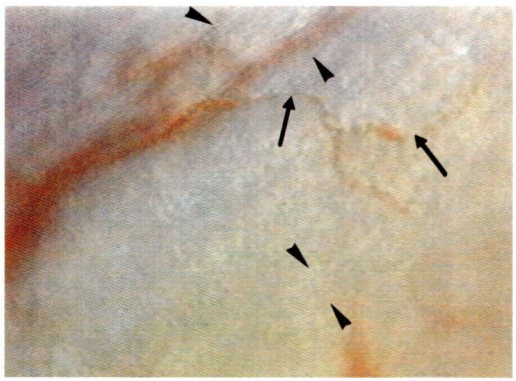

Abb. 1.7 a, b Vitalmikroskopische Aufnahme der episkleralen Gefäße am Kaninchenauge vor (**a**) und nach (**b**) topischer Gabe von 1%iger Adrenalin-Lösung. Die arterio-venösen Anastomosen (Pfeile in **a** und **b**) kontrahieren sich nach Adrenalin-Lösung. Dies bewirkt eine starke Abnahme der Blutmenge in den Kammerwasservenen (Pfeilköpfe).

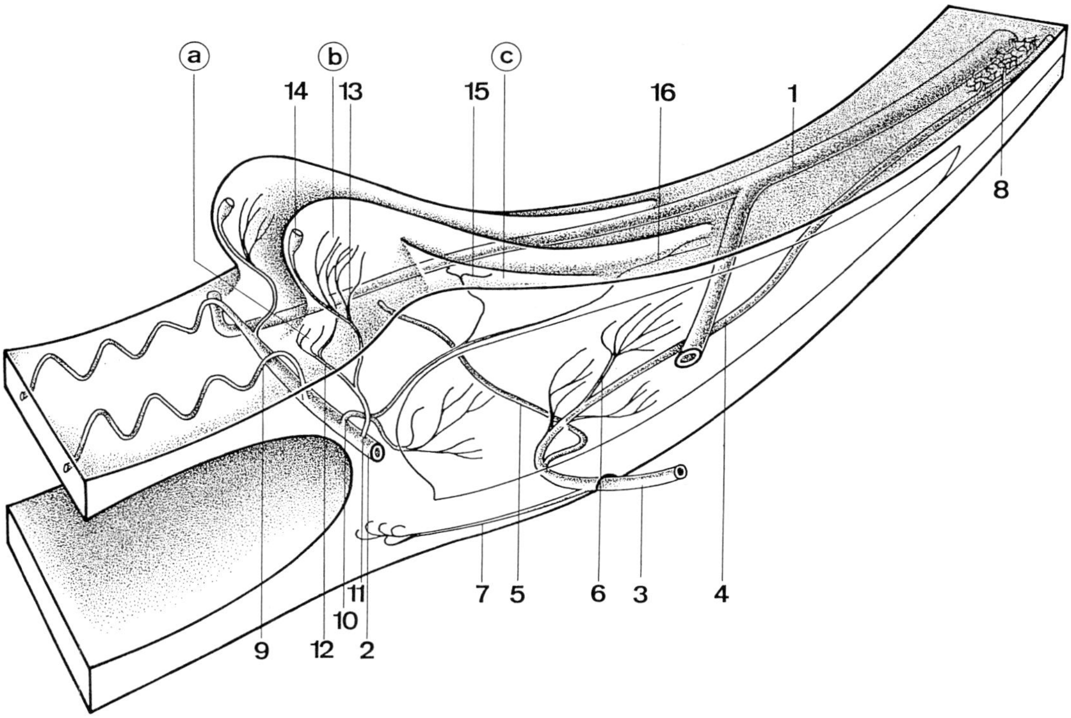

1 Die Anatomie und Physiologie der Blutversorgung des Auges 5

Abb. 1.8 Schemazeichnung der arteriellen und arteriolären Versorgung des vorderen Augensegmentes beim Menschen (siehe auch *Funk* und *Rohen* 1990).
1 lange hintere Ziliararterie, 2 Segment des Circulus arteriosus iridis major, 3 vordere Ziliararterie, 4 rekurrente choroidale Arterie, 5 intramuskulärer arterieller Zirkulus, 6 Arteriolen zum Ziliarmuskel, 7 Arteriolen zum Kammerwinkel, 8 Arteriolen zur Choroidea, 9 Irisarteriolen, 10 Arteriole zur vorderen Portion des Ziliarmuskels und zum hinteren Kapillargebiet der Ziliarfortsätze (15, 16 und c), 11 Arteriole zum vorderen Kapillargebiet der Ziliarfortsätze (12 und a) und zum Hauptgebiet der Ziliarfortsätze (13 und b), 14 Durchfahrtskanal zur Randvenole der Ziliarfortsätze.

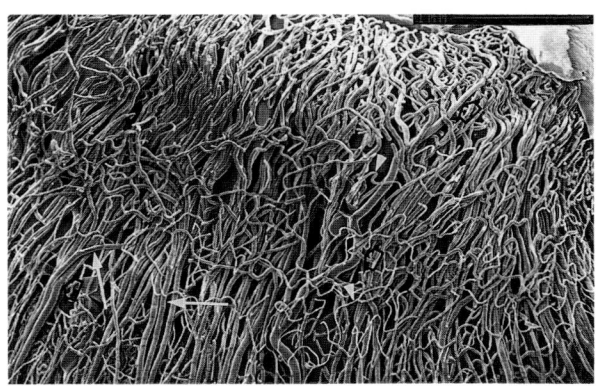

Abb. 1.9 SEM des vorderen Augensegmentes beim Cynomolgusaffen (vgl. Abb. 1.1). Irisarteriolen (Pfeile), Irisvenolen (offene Pfeile) und Kapillaren der Irisvorderfläche (Pfeilköpfe).

hen können. Möglicherweise stehen die Gefäßscheiden um diese größeren Irisgefäße (*Sames* und *Rohen* 1978) mit diesen funktionellen Erfordernissen in Zusammenhang. Als weitere Funktion der vergleichsweise enormen Irisvaskularisation (v. a. große Gefäße) wird auch die Thermoregulation für die an der Körperoberfläche gelegene Hornhaut und Vorderkammer angenommen. Trotz der relativ weiten autoregulierten Gefäße wird die Blutflußgeschwindigkeit als eine relativ langsame beschrieben (*Hayreh* und *Scott* 1978), die Blutflußmenge liegt mit 0,6 ml/min/g Gewebe vergleichsweise niedrig (siehe Tab. 1.1).

Die korkenzieherartig geschlängelten, nicht gefensterten Kapillaren der Irisvorderfläche sind ein wichtiger Sauerstofflieferant für die an die Vorderkammer angrenzenden avaskulären Gewebe – wie wir mit Hilfe von pO_2-Elektroden feststellen konnten (*Höper* et al. 1989) und inzwischen auch durch Messungen an Patienten bestätigt werden konnte (*Helbich* et al. 1993). Denn nach unseren Messungen an Kaninchen und Cynomolgusaffen fließt das Kammerwasser mit einer sehr niedrigen Sauerstoffspannung aus der Hinterkammer durch die Pupille in die Vorderkammer. Durch die Irisgefäße wird dann der Sauerstoffgehalt im Kammerwasser bis zum Kammerwinkel hin wieder angereichert.

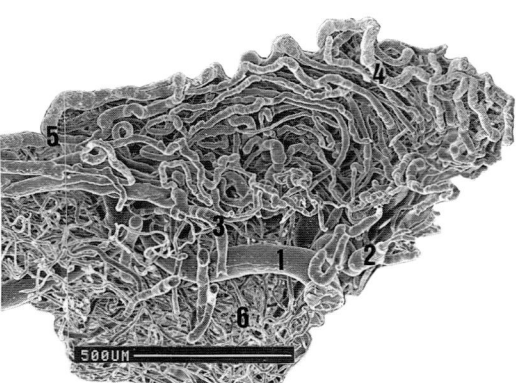

Abb. 1.10 SEM der Ziliarfortsätze beim Menschen. 1 = Ast der langen hinteren Ziliararterie, 2 = Arteriolen zu den vorderen Gebieten der Ziliarfortsätze, 3 = Arteriole zum hinteren Kapillargebiet, 4 = marginale Venole, 5 = efferentes Segment in Richtung Pars plana, 6 = Kapillaren des Ziliarmuskels.

Ziliarfortsätze

Statt einem Kapillarnetz fanden wir in den Ziliarfortsätzen verschiedener Mammalier (inklusive Cynomolgusaffe und Mensch) drei Kapillarterritorien, die jeweils von eigenen, vom MACI abgehenden, Arteriolen versorgt werden (Abb. 1.8 und 1.10) (*Funk* und *Rohen* 1990): Ein vorderes, kleines Kapillargebiet zwischen den Hauptfortsätzen (Abb. 1.11) liegt unter einem Epithel, das einen Übergangscharakter zwischen dem Epithel der Irisrückseite und dem eigentlichen Ziliarepithel hat. Wir haben beobachtet, daß in dieser Region des Primatenziliarkörpers, die den iridialen Ziliarfortsätzen des Kaninchens analog ist (*Funk* 1989b), die Blut-Kammerwasser-Schranke schneller durchbricht als in den anderen beiden Regionen der Ziliarfortsätze (siehe auch *Bartels* et al. 1979).

Die mittlere Region der Ziliarfortsätze besitzt weite parallel ausgerichtete, fenstrierte Kapillaren, also kein anastomosierendes Netz (Abb. 1.10). In diesem Kapillarnetz haben wir mit unserer Methode der intraokularen Mikroendoskopie (Abb. 12a, b) (*Funk* und *Rohen* 1987, *Funk* 1989a) direkt in vivo beim Kaninchen eine relativ schnelle Blutflußgeschwindigkeit (> 1 mm/sec) festgestellt (*Funk* et al. 1992a). Mit einem an das Endoskop angeschlossenen Lichtleiterspektrophotometer maßen wir gleichzeitig eine sehr niedrige arteriovenöse Sauerstoffdifferenz (*Funk* und *Höper* 1994). Diese Charakteristika ähneln den morphologischen Charakteristika und den Blutflußparametern der Nierenglomeruli (*Steinhausen* 1983, *Ullrich* und *Hierholzer* 1976). Von anderen Autoren (*Alm* und *Bill* 1973, *Alm* et al. 1973) wurden mit radioaktiv markierten Mikrosphären am Primatenauge eine hohe Blutflußmenge (2,1 ml/min/g) und eine mäßige Autoregulation der Ziliarfortsatzgefäße festgestellt. Insgesamt gesehen, hängt diese Luxusperfusion u. a. damit zusammen, daß für die Kammerwasserproduktion des Ziliarepithels genügend Plasmafiltrat zur Verfügung gestellt werden muß.

Im Gegensatz zur mittleren Region findet man im hinteren Gefäßterritorium der Ziliarfortsätze mehr anastomosierende Kapillaren (Abb. 1.11). Dieses Gefäßmuster, das mehr an Kapillaren erinnert, die hauptsächlich metabolischen und Gasaustausch zur Aufgabe haben, deutet darauf hin, daß dieses Gebiet auch zur Sauerstoffversorgung von Linse und Glaskörper zuständig ist.

Die Hauptregelstrecken für die drei Kapillarterritorien der Ziliarfortsätze haben wir zunächst weit proximal gesucht – am Abgang vom MACI. Es zeigte sich jedoch bei unseren direkten in vivo-Beobachtungen der Ziliarfortsätze beim Albinokaninchen (z. B. vor und nach Sympathikusstimula-

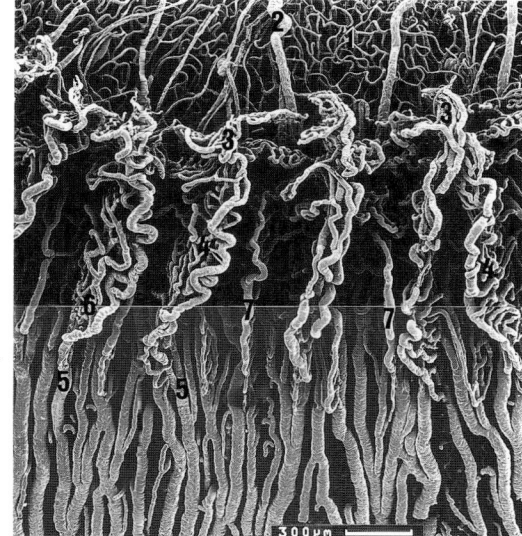

Abb. 1.11 SEM der Ziliarfortsätze beim Cynomolgusaffen.
1 = Kapillaren des Ziliarmuskels, 2 = Irisarteriolen, 3 = vorderes Kapillargebiet der Ziliarfortsätze, 4 = Hauptgebiet der Ziliarfortsätze, 5 = efferentes Segment in Richtung Pars plana, 6 = hinteres Kapillargebiet der Hauptziliarfortsätze (Processus majores), 7 = Processus minores.

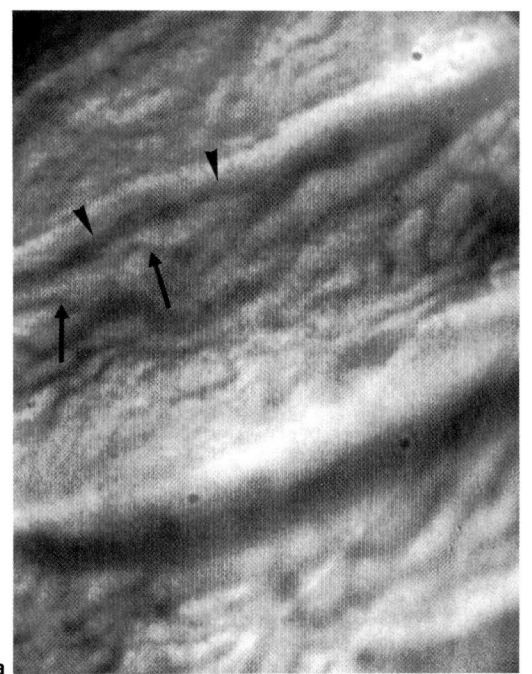
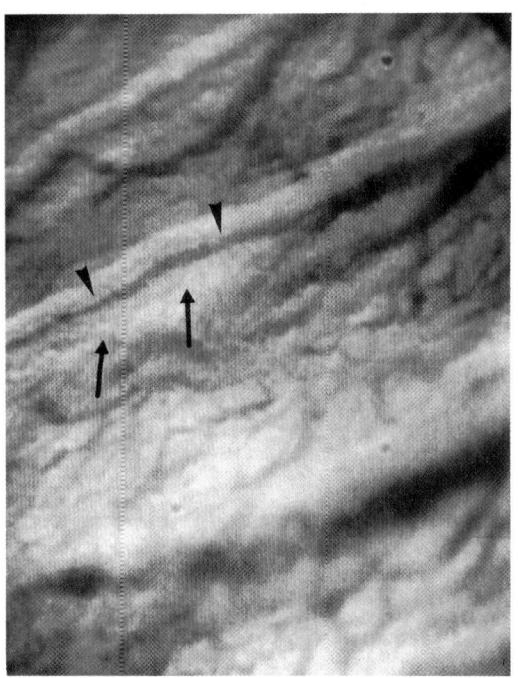

Abb. 1.12 a, b Mikroendoskopische Aufnahme der hinteren Zone der Ziliarfortsätze beim Albinokaninchen vor (**a**) und nach (**b**) Stimulation des Halsgrenzstrangs. Beachte die Reduktion der Durchblutung in den Kapillaren (Pfeile) und in der Randvenole (Pfeilspitzen) in **b**.

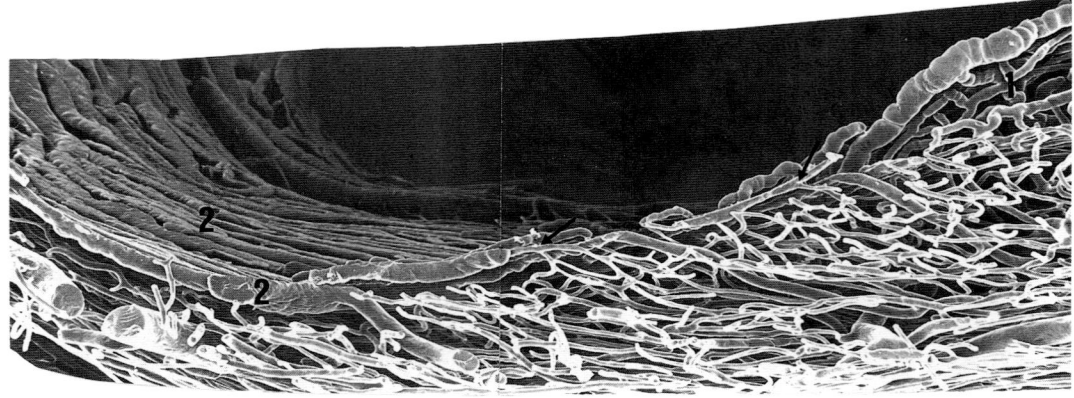

Abb. 1.13 SEM der Ziliarfortsätze beim Cynomolgusaffen.
1 = Ziliarfortsatzkapillaren, 2 = Pars plana-Venolen. Beachte die Einmündung der Ziliarmuskelkapillaren in die Pars plana-Venolen (Pfeile).

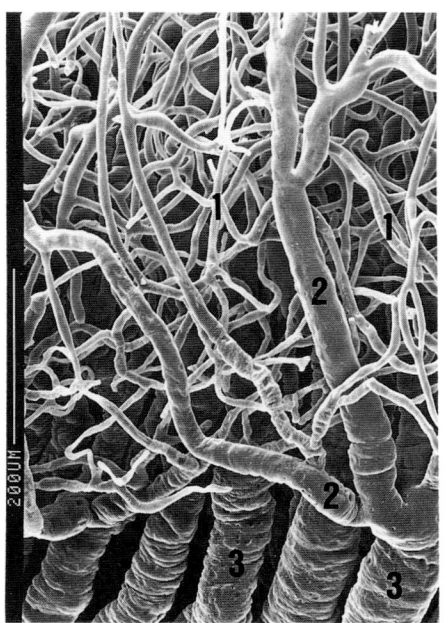

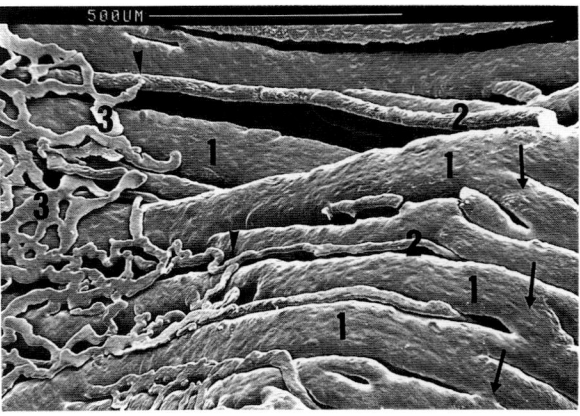

Abb. 1.15

Abb. 1.14

Abb. 1.14 SEM des vorderen Augensegmentes beim Cynomolgusaffen, Ansicht von außen. Am hinteren Ende des Ziliarmuskels münden dessen Kapillaren (1) über dicke Sammelvenolen (2) in die Pars plana-Venolen (3).

Abb. 1.15 SEM der Pars plana des Ziliarkörpers beim Cynomolgusaffen. Über die Schicht der parallel laufenden Venolen der Pars plana (1, Pfeile = Querverbindungen) legt sich an der Ora serrata die Choriocapillaris (3). Diese wird von Arteriolen (2 und Pfeilspitzen, Äste der rekurrenten choroidalen Arterien) versorgt, die durch die Venolenschicht von außen nach innen dringen.

tion, Abb. 1.12a, b), daß die am stärksten reagierenden Arteriolenstrecken sehr weit distal liegen, jeweils vor den einzelnen Kapillarterritorien (*Funk* 1991, *Funk* et al. 1992b). Typisch für das Kapillarnetz der Ziliarfortsätze ist auch ein sogenannter „Durchfahrtskanal" (Thoroughfare channel, *Zweifach* 1977, d. h. eine Art „shunt" zwischen Arteriole und Venole), über den arteriolares Blut in die Randvenole zugemischt wird (*Funk* 1991, *Funk* et al. 1992b) (Abb. 1.8 und 1.10). Dadurch wird der Randvenole, die an den Spitzen der Ziliarfortsätze läuft und die Kapillaren der Fortsätze aufnimmt, genügend Sauerstoff zugeführt, um das sekretorisch hochaktive Ziliarepithel dieser Region zu versorgen. Überraschenderweise fanden wir durch in vivo Beobachtung als auch dann histologisch am Ende der Randvenole, dort wo die Ziliarfortsätze in Richtung Pars plana des Ziliarkörpers übergehen – also efferent – ebenfalls eine Regelstrecke (*Funk* 1991, *Funk* und *Rohen* 1988). Hier verstärkt sich die lockere Perizytenlage, die noch in der Randvenole vorherrscht, lokal mit Myozyten, die dann weiter distal in Richtung Pars plana wieder verschwinden. Das Endothel ist interessanterweise genau über diesen Myozyten gefenstert. Funktionell bedeutet das, daß über dieses efferente Segment in Kombination mit den Arteriolen der intrakapilläre hydrostatische Druck in den Ziliarfortsätzen genau justiert und dem Bedarf des Kammerwasser produzierenden Epithels angepaßt werden kann.

In der Pars plana des Ziliarkörpers findet man keine eigene arterioläre Versorgung. Diese Gefäße (hauptsächlich Venolen) leiten Blut von den Ziliarfortsätzen und der Iris in Richtung Sammelvenolen der Choroidea (Abb. 1.11 und 1.13). Die Venolen aus dem Ziliarmuskel bilden besonders beim Primaten einen wichtigen Zufluß (Abb. 1.14) (*Funk* 1993). Querverbindungen zwischen den Pars plana-Venolen sorgen vermutlich für eine gleichmäßigere Durchmischung des äußerst unterschiedlich oxygenierten Blutes (Abb. 1.15), denn mikroendoskopisch konnten wir schon von der Blutfarbe her erkennen, daß z. B. das Blut aus den Irisvenen wesentlich schlechter oxygeniert ist als dasjenige, das von den Randvenolen der Ziliarfortsätze her in diese Region einströmt. Da die Pars plana-Gefäße alle venös sind, läßt sich nach dem *Frank Starling*-Mechanismus (der besagt, daß auf der venösen Seite eines Kapillargebietes hauptsächlich Rückresorption von Plasmafiltrat zu finden ist) vermuten, daß hier auch eine Flüssigkeitsresorption von Kammerwasser stattfindet.

Ziliarmuskel

Die Ziliarmuskelkapillaren werden beim Menschen in der vorderen Muskelportion von Ästen des MACI, in der hinteren Portion von Arteriolen, die von perforierenden Ästen der vorderen Ziliararterien abgehen, versorgt (Abb. 1.8). Die Kapillaren (Abb. 1.1, 1.10 und 1.13) stellen typische nicht-fenestrierte Muskelkapillaren dar, deren Aufgabe auf den metabolischen Austausch beschränkt ist. Aus diesem Grund findet man auch eine, bei Muskeltätigkeit sehr hohe arterio-venöse Sauerstoffdifferenz. Für die Blutflußmenge wird ein Wert von 1,7 ml/min/g Gewebe angegeben (*Alm* et al. 1973). Die Kapillaren des Ziliarmuskels sammeln sich in kurzen und weiten Venolen, die in die Venen der Pars plana des Ziliarkörpers einmünden (Abb. 1.14).

Choroidea

Die Choriokapillaris wird im peripheren Drittel von sogenannten rekurrenten Ästen der perforierenden vorderen Ziliararterien (*Funk* und *Rohen* 1990), zentral von den kurzen hinteren Ziliararterien versorgt (Abb. 1.8). Kurze Arteriolen versorgen wie ein Rasensprenger (*Hayreh* 1975, *Krey* 1974, *Matsusaka* 1981, *Yoneya* 1983, *Kohler* und *Leiser* 1983) die gefensterten Kapillaren (Abb. 1.16). Dabei konnte mit „Laser-targeted delivery" von Fluoreszein am Baboonauge gezeigt werden, daß die Venolen vom Rand eines solchen Läppchens her das Kapillarblut sammeln (*Kiryu* et al.

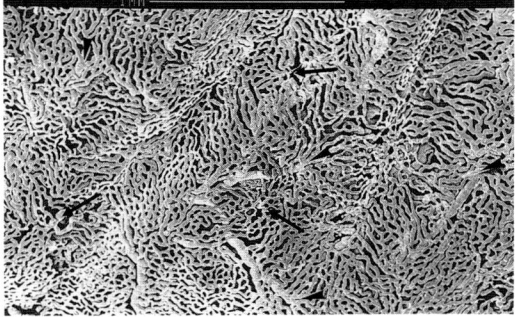

Abb. 1.16 SEM der Choroidea beim Menschen. Sowohl eine zentrifugale Ausbreitung der Kapillaren von den Arteriolen (Pfeile) aus, als auch ein zentripetaler Zusammenfluß in Venolen (Pfeilspitzen) ist sichtbar.

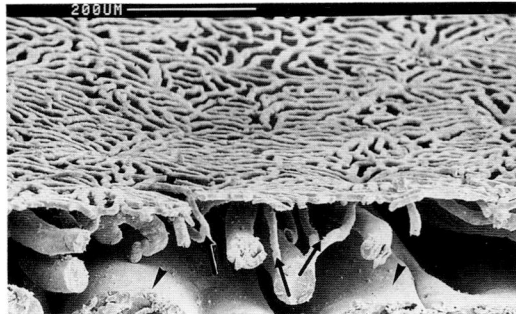

Abb. 1.17 SEM der Choroidea beim Rind. Die Kapillaren werden von kurzen Arteriolen (Pfeile) gespeist. Außen liegt die Sammelvenolenschicht (Pfeilspitzen).

1994). Diese Venolen führen wiederum direkt in die außen gelegene Sammelvenolenschicht (Abb. 1.17). Im Bereich der Ora serrata verändert sich dieses lobuläre Muster: hier zweigen die Kapillaren fächerartig von Arteriolen der rekurrenten Äste der vorderen Ziliararterien ab und münden in die parallelen Sammelvenolen, die aus der Pars plana kommen (Abb. 1.15).

Verglichen mit allen anderen Kapillaren des Organismus ist die Choriokapillaris einzigartig aufgebaut, denn sie stellt quasi einen „Blutsee" dar, der nur von kleinen Gewebeinseln unterbrochen ist (Abb. 1.16). Zu diesem enormen Kapillarvolumen gehört ein Blutflußvolumen (18 ml/min/g Gewebe, *Alm* et al. 1973), das alle anderen Organe des Körpers (inklusive der Niere) weit überragt!

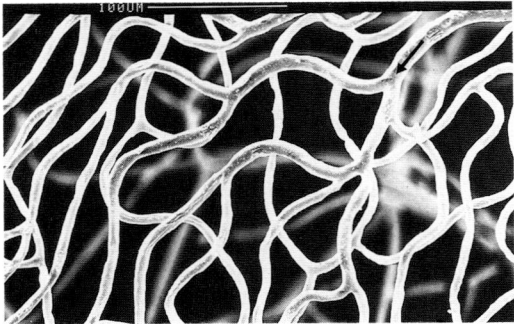

Abb. 1.18 SEM der Retina beim Cynomolgusaffen. Retinakapillaren, die von einer terminalen Arteriole (Pfeil) gespeist werden.

Das heißt, es liegt hier eine sogenannte Luxusperfusion vor, was sich auch darin ausdrückt, daß trotz des hohen O_2-Verbrauchs z. B. der Photorezeptoren eine sehr geringe arterio-venöse Sauerstoffdifferenz (3% gemessen am Hunde- und Katzenauge, *Cohan* und *Cohan* 1963, *Alm* und *Bill* 1970) gefunden wird. Alle diese Parameter sind foveal noch ausgeprägter, da große regionale Unterschiede im Blutfluß (foveal>>intermediär>peripher) vorliegen.

Funktionell lassen sich diese Charakteristika dahingehend deuten, daß die Choroidea als Volumenpuffer für das Auge und den Augeninnendruck dienen kann, wobei interessant ist, daß die Choroidea nicht autoreguliert ist, sondern passiv bei Steigerung des Augeninnendrucks mit einer Abnahme der Durchblutung reagiert. Darüber hinaus stellt dieser Blutsee einen „Ionensink" für den Ionenaustausch der Photorezeptoren dar. Schließlich kann die enorme Blutflußmenge hohe thermische Dichten, die bei Betrachtung sehr heller Objekte auf der Netzhaut entstehen, schnell abführen (*Bill* et al. 1983).

Retina

Die vom retinalen Gefäßsystem über die A. und V. centralis versorgten Netzhautkapillaren sind in ihrem Charakter völlig anders als die Choriokapillaris. Das Kapillarendothel ist relativ hoch und unfenestriert (vergleichbar mit Gehirnkapillaren). Die Blutströmung in den sehr effizient autoregulierten Kapillaren ist sehr schnell (Blutflußgeschwindigkeit: 3,3 mm/sec<!>, perimaculär, *Wolf* et al. 1991; entoptisch ermittelte Leukozytengeschw. – langsamer als Blutflußgeschw. – 0,9–1,3 mm/sec, *Zetlan* et al. 1992, *Lotfi* und *Grunwald* 1991, *Robinson* et al. 1992). Da die Kapillaren englumig sind (Abb. 1.18), liegt die Blutflußmenge niedrig (0,5, *Alm* et al 1973; bzw. 1,7 ml/min/g Gewebe, *Hickam* und *Frayser* 1966), mit einer hohen arterio-venösen Sauerstoffdifferenz (38%, *Hickam* et al. 1963), d. h. mit wenig Reserven!

Zur Versorgung der inneren zwei Drittel der Netzhaut sind in den meisten Netzhautbezirken zwei Kapillarlagen ausgebildet (*Michaelson* 1954) in zentralen Anteilen sind es 3 oder 4 Lagen, während die Fovea centralis gefäßfrei ist (Abb. 1.19). Zusätzlich findet man in der peripapillären Region superior und inferior temporal die sogenannten radialen peripapillären Kapillaren, die im inneren Teil der Nervenfaserschicht liegen (*Henkind*

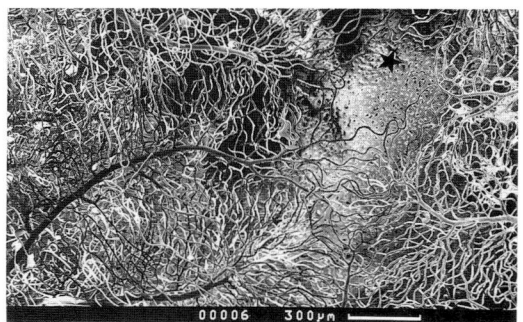

Abb. 1.19 SEM der Retina beim Cynomolgusaffen. Beachte die Schichtengliederung der Retinagefäße und das gefäßfreie Areal der Macula lutea; Stern = Choriocapillaris.

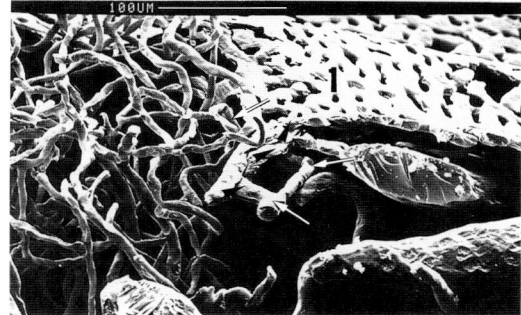

Abb. 1.20 SEM vom Rand der Papilla nervi optici zur Choroidea beim Cynomolgusaffen. Beachte den Unterschied zwischen den dünnen Kapillaren der Papille (links) und der Choriokapillaris (1). Aus einer Arteriole (Pfeile) werden mit Einzelästen sowohl die Kapillaren des N. opticus als auch die Choriokapillaries (Pfeilspitzen) versorgt.

1967) und auch diese Schicht versorgen. Das Ausbreitungsgebiet deckt sich weitgehend mit der Form des Gesichtsfeldausfalls beim Glaukom, so daß einige Autoren diese Kapillaren für sehr anfällig gegenüber erhöhten Augeninnendruck halten.

Eine Ausnahme von der Regel der ausschließlichen Versorgung von den retinalen Gefäßen her bilden die cilioretinalen Arterien (direkte Äste des ziliaren Versorgungsgebietes), die bei einem Drittel der menschlichen Augen gefunden werden (*Justice* und *Lehmann* 1976).

Papille

Während die A. centralis retinae nur zur intraorbitalen Portion des Sehnerven Äste abgibt (der Hauptteil der Versorgung des Sehnerven kommt von verschiedenen orbitalen Ästen, die durch Dura und Pia mater hindurch die Nervensepten versorgen), wird die Region der Lamina cribrosa und der prälaminäre Teil der Papille durch Äste der kurzen hinteren Ziliararterien (die auch den Zinn-Hallerschen Gefäßkranz bilden) versorgt (*Anderson* und *Braverman* 1976, *Hayreh* 1969, *Lieberman* et al. 1976). Äste der kurzen hinteren Ziliararterien versorgen teilweise mit gemeinsamen Arteriolen sowohl die Choroidea als auch den Sehnerv (*Olver* et al. 1994, Abb. 1.20). Während der postlaminäre Teil noch von der autonomen Innervation erreicht wird, ist der prälaminäre Teil zwar autoreguliert, aber nicht zuletzt (zumindest in der Dichte des Sehnervs) innerviert. Darüber hinaus ist die Durchblutung des prälaminären Teils vom intraokulären Druck beeinflußbar, während der postläminäre Teil das nicht mehr ist (*Geijer* und *Bill* 1979).

Sowohl die Blutflußmenge (0,4 ml/min/g Gewebe, Ratte; zum Vergleich: in der weißen Substanz des Gehirns 0,2, in der grauen Substanz 0,7 ml/min/g Gewebe) als auch die Blutflußgeschwindigkeit des prälaminären Teils (2,6 mm/sec Scan. Laser Fluorescein Angiographie, *Cantor* et al. 1993) ist ähnlich den Werten, die für die Retinagefäße gefunden werden.

Tabelle 1.1 Blutflußparameter verschiedener Augenregionen.

Blutfluß-menge =	BFM ml/min/ 1 g Gewebe	% Gesamt	BFV mm/sec
Limbus c., Conjuctiva	/	/	0,5
Episklera	/	/	1,0
Iris	0,6	3	/
Ziliarfortsätze	2,1	7	0,9
Ziliarmuskel	1,7	7	/
Choroidea	18	85	/
Retina	0,5/1,7	3	2–3,3
Papille	0,4 (Gesamt-BFM 1,2–1,5 ml/min)	/	2

Insgesamt gesehen spiegelt sich also im Auge die gesamte Vielfalt der Kapillargebiete des Gesamtorganismus (Muskel, Nervengewebe, Flüssigkeit produzierendes und resorbierendes Gewebe, Grenzen zu avaskulärem Gewebe und Epithelgewebe). Darüber hinaus stellt die Choroidea ein im Körper „einmaliges" Gefäßgebiet dar. Die Blutflußparameter für diese verschiedenen Augengewebe sind in Tabelle 1.1 zusammengefaßt.

Zusammenfassung

Es wird ein Überblick gegeben über die funktionalen Qualitäten der Mikrogefäße in verschiedenen Regionen des Auges. Dabei stützt man sich hauptsächlich auf rasterelektronenmikroskopische und in vivo-mikroendoskopische Befunde. **Konjunktiva**: intermittierender Blutfluß, plasma skimming; **Limbus corneae**: a. v.-shunts in Haarnadelschleifen; **Episklera**: a. v.-shunts mit den episkleralen Venen, die das Kammerwasser aufnehmen; **Iris**: O_2-Versorgung für die Vorderkammer, große Gefäße: Stütze des Irisstromas, Thermoregulation; **Ziliarfortsätze**: drei Kapillargebiete mit unterschiedlichen Funktionen, niedrige a. v.-pO_2-Differenz, hoher Blutfluß; **Ziliarmuskel**: dünne „nutritive" Kapillaren; **Choroidea**: „Blutschwamm", größter Blutfluß/g Gewebe im Körper überhaupt, Volumenpuffer, Wärmekonvektion; **Retina und Papille**: relativ geringe Blutflußmenge, hohe a. v.-pO_2-Differenz, dünne „nutritive Kapillaren".

Summary

It is presented an overview over the functional anatomy of different microcirculatory regions of the eye. The methods used are scanning electron microscopy of vascular resin casts, microendoscopy and physiological measurements: **conjunctiva**: intermittend blood flow, plasma skimming; **limbus corneae**: a. v.-shunts in hair-pin loops; **episclera**: a. v.-shunts with the episcleral veins and aqueous veins; **iris**: large vessels: mechanical support, O_2-delivery for the anterior chamber, thermoregulation; **ciliary processes**: three capillary territories with different functions, low arteriovenous pO_2-difference, high blood flow; **ciliary muscle**: thin „nutritive" capillaries; **choroid**: highest blood flow volume in the body, buffer of volume, heat convection, low arteriovenous pO_2-difference; **retina and optic nerve head**: relatively low blood flow volume, high arteriovenous pO_2-difference, thin „nutritive" capillaries.

Die Arbeiten wurden unterstützt durch die DFG (Fu 220/2-3)

Literatur

Alm, A., A. Bill: Blood flow and oxygen extraction in the cut uvea at normal and high intraocular pressures. Acta Physiol. Scand. 80 (1970) 19

Alm, A., A. Bill: Ocular and optic nerve blood flow at normal and increased intraocular pressures in monkeys (Macaca irus): a study with radioactively labelled microspheres including flow determinations in brain and some other tissues. Exp. Eye Res. 15 (1973) 15

Alm, A., A. Bill, F. A. Young: The effects of pilocarpine and neostigmine on the blood flow through the anterior uvea in monkeys: a study with radioactively labelled microspheres. Exp. Eye Res. 15 (1973) 31

Anderson, D. R., S. Bravermann: Re-evaluation of the optic disc vasculature. Am. J. Ophthalmol. 82 (1976) 165–174

Bartels, S. P., J. E. Pederson: Sites of Breakdown of the blood, aqueous barrier after paracentesis of the rhesus monkey eye. Invest. Ophthalmol. 18 (1979) 1050–1060

Bill, A., K. Hellsing: Production and drainage of aqueous humor in the cynomolgus monkey (Macaca irus). Invest. Ophthalmol 4 (1965) 920

Bill, A.: Some aspects of the ocular circulation. Invest. Ophthalmol. 4 (1985) 410–424

Bill, A., G. Sperber, K. Ujiie: Physiology of the choroideal vascular bed. International Ophthalmology 6 (1983) 101–107

Cantor, L. B., O. Arend, A. Harris, W. Sponsel, S. Wolf: Measurement of superficial optic nerve head capillary flow velocities using scanning laser fluorescein angiography. Association for Research in Vision and Ophthalmology and Visual Science (Suppl.) 34 (1993) 1285

Castenholz, A.: Untersuchungen zur funktionellen Morphologie der Endstrombahn. Akademie der Wissenschaften und der Literatur Mainz, Abhdlg. Mathem.-Naturwiss. Klasse, Jahrgang 1970, Nr. 5, Franz Steiner Verlag, Wiesbaden 1971

Cohan, B. E., S. Cohan: Flow and oxygen saturation in the anterior ciliary vein of the dog eye. Am. J. Physiol. 205 (1963) 60

Funk, R. H. W., J. W. Rohen: Intraocular in vivo endoscopy of the ciliary process vasculature in albino rabbit – reactions following administration of vasoactive drugs. Exp. Eye Res. 45 (1987) 597–606

Funk, R. H. W., J. W. Rohen: Reactions of efferent venous segments in the ciliary process vasculature of albino rats. Exp. Eye Res. 46 (1988) 95–104

Funk, R. H. W., J. W. Rohen: Scanning electronic microscopic study on the vasculature of the human anterior eye segment, especially with respect to the ciliary processes. Exp. Eye Res. 51 (1990) 651–661

Funk, R. H. W., J. W. Rohen: In vivo observations of the episcleral vasculature in the albino rabbit. J. of Glaucoma 3 (1994) 44–50

Funk, R. H. W., J. Höper: The combination of microendoscopy and spectrophotometry allows a real time analysis of microcirculatory parameters during in vivo observation. 1994, Physiological Measurements

Funk, R. H. W.: Microendoscopy of the anterior segment vasculature in the rabbit eye. Ophthalmic Res. 21 (1989a) 8–17

Funk, R. H. W.: Functional morphology of rabbit iridial ciliary processes. Ophthalmic Res. 21 (1989b) 249–260

Funk, R. H. W.: Ultrastructure of the ciliary process vasculature in cynomolgus monkeys. Exp. Eye Res. 53 (1991) 461–469

Funk, R. H. W.: The vessel architecture of the pars plana in the cynomolgus monkey, rat and rabbit eye – a scanning electron microscopic study of plastic corrosion casts. Ophthalmic Res. 25 (1993) 337–348

Funk, R. H. W., Ch. Brosche, F. Tittor: Architecture of the synovial vasculature in rabbit knee joints studied by scanning electron microscopy. 1994, Anatomical Record, in press

Funk, R. H. W., W. Wagner, J. W. Rohen: The effect of epinephrine on ciliary process vasculature and IOP studied by intraocular microendoscopy in the albino rabbit. Curr. Eye Res. 2 (1992b) 161–173

Funk, R. H. W., W. Wagner, J. Wild: Microendoscopic observations of the hemodynamics in the ciliary process vasculature of the rabbit. Curr. Eye Res. 6 (1992a) 543–551

Geijer, C., A. Bill: Effects of raised intraocular pressure on retinal, preliminar and retrolaminar optic nerve blood flow in monkeys. Invest. Ophthal. 18 (1979) 1030

Hayreh, S. S., W. E. Scott: Flourescein iris angiography: I. Normal pattern: II. Disturbances in iris circulation following strabismus operation on the various recti. Arch. Ophthalmol. 96 (1978) 1383–1401

Hayreh, S. S.: Chorocapillaris. Brit. J. Ophthalmol. 59 (1975) 631–648

Hayreh, S. S.: Blood supply of the optic nerve head and its role in the optic atrophy, glaucoma, and oedema of the optic disc. Br. J. Ophthalmol. 53 (1969) 721–748

Helbich, H., J. P. Hinz, U. Kelner, M. H. Foerster: Oxygen in the anterior chamber of the human eye. Der Ophthalmologe. 90th Meeting of DOG, Mannheim. (1993)

Henkind, P.: New observations on the radial peripapillary capillaries. Invest. Ophthalmol. 6 (1967) 103

Hickam, J. B., R. Frayser, J. Ross: A study of retinal venous blood oxygen saturation in human subjects by photographic means. Circulation 27 (1963) 375

Hickam, J. B., R. Frayser: Studies of the retinal circulation in man observations on vessel diameter, arteriovenous oxygen difference, and mean circulation time. Circulation 33 (1966) 302

Höper, J., R. H. W. Funk, Z. Zagorski, J. W. Rohen: Oxygen delivery for the anterior eye chamber – a novel function of the anterior iris surface. Current Eye Res. 7 (1989) 649–659

Hodson, S.: The endothelial pump of the coronea. Invest. Ophthal. 16 (1977) 589

Justice, J., R. P. Lehmann: Cilioretinal arteries: a study based on review of stereo fundus photographs and fluorescein angiographic findings. Arch. Ophthalmol. 94 (1976) 1355

Kiryu, J., M. Shahidi, M. T. Mori, Y Ogura, S. Asrani, R. Zeimer: Noninvasive Visualization of the Choriocapillaris and Its Dynamic Filling. Invest. Ophthalmol. 35 (1994) 3724–3731

Kohler, T., R. Leiser: Blood Vessels of the Bovine Chorioidea. Acta anat. 116 (1983) 55–61

Körber, N., S. Wolf, C. Kranemann, M. Lück: Quantitative konjunktivale Videokapillaroskopie in der Diagnostik von Mikrozirkulationsstörungen. Sitzungsber. 148, Vers. Verein Rhein. Westfäl. Augenärzte, 1986, S. 245–249

Krey, H.: Die selektive Anfärbung der Chorioidalgefäße durch den histochemischen Nachweis der alkalischen Phosphatase am Flächenpräparat. Albrecht von Graefes Arch. Klin. Exp. Ophthalmol. 192 (1974) 65–72

Leber, T.: Die Zirkulations- und Ernährungsverhältnisse des Auges. Graefe Saemisch (ed.) Handbuch der gesamten Augenheilkunde, Leipzig, Engelmann, 1903

Lieberman, M. F., A. E. Maumenee, W. R. Green: Histologic study of the anterior optic nerve. Am. J. Ophthalmol. 82 (1976) 405–423

Lotfi, K., E. Grunwald: The Effect of Caffeine on the Human Macular Circulation. Invest. Ophthalmol. 32 (1991) 3028–3032

Matsusaka, T.: Controls of Choroideal circulation. Jpn. J. Ophthalmol. 25 (1981) 178–193

Matsuo, N.: Scanning electron microscopic studies on the corrosion casts of the blood vessels of the ciliary body. Acta. Soc. Ophthal. Jap. 77 (8) (1973) 928–935

Olver, J. M., D. J. Spalton, A. C. E. McCartney: Quantitative Morphology of Human Retrolaminar Optic Nerve Vasculature. Invest. Ophthalmol. 35 (1994) 3858–3866

Rohen, J. W., R. H. W. Funk: Functional morphology of the episcleral vasculature in rabbits and dogs. Presence of arteriovenous anastomoses. J. of Glaucoma 3 (1994) 51–57

Robinson, F., S. Chen, B. L. Petrig, J. E. Grunwald, C. E. Riva: The Acute Effect of Tropical Epinephrine on Macular Blood Flow in Humans. Invest. Ophthalmol. 33 (1992) 18–22

Rohen, J. W.: Zur funktionellen Morphologie des Tränenapparates. Nova Acta Leopoldina NF. 68, 284 (1993) 7–24

Rohen, J. W.: Der Bau der Regenbogenhaut beim Menschen und einigen Säugern. Morph. J. 91 (1951) 140–181

Sames, K., J. W. Rohen: Histochemical studies on the glycosaminoglycans in the normal and glaucomatous iris of human eyes. Albrecht v. Graef's Arch. Klin. exp. Ophthalmol. 207 (1978) 157–167

Steinhausen, M., H. Snoli, N. Parekh, R. Baker, P. C. Johnson : Hydronephrosis: A new method to visualize vas afferens, efferens and glomerular network. Kidney International, 23 (1983) 794–806

Ullrich, K. J., K. Hierholzer: Physiologie der Niere, Nierenkrankheiten. H. Sarre (ed.) Thieme, Stuttgart 1976

Wolf, S., A. Arend, H. Toonen, B. Bertram, F. Jung, M. Reim : Retinal Capillary Blood Flow Measurement with a Scanning Laser Ophthalmoscope. Ophthalmology 98 (1991) 996–1000

Yoneya, S., M. O. M. Tso & K. Shimizu: Patterns of the Choriocapillaris. International Ophthalmology 6 (1983) 95–99

Zetlan, S. R., W. E. Sponsel, R. Stodtmeister: Retinal Capillary Hemodynamics, Visual-Evoked Potentials, and Pressure Tolerance in Normal Human Eyes. Invest. Ophthalmol. 33 (1992) 1857–1863

Zweifach, B. W.: Perspectives in microcirculation, 1–9. Microcirculation (G. Kaley, B. Altura) University Park Press, Baltimore, Maryland 1977

2 Funktionelle Morphologie der Aderhaut

ELKE LÜTJEN-DRECOLL

2.1 Normale Struktur der Choroidea

Der Bau der Aderhaut wird weitgehend durch den Verlauf und das Verzweigungsmuster der Gefäße bestimmt, die das Kapillarsystem der Choriocapillaris versorgen (Abb. 2.1). Etwa 15–20 Aa. ciliares breves treten im Bereich der Optikuspapille durch die Sklera hindurch und verzweigen sich im hinteren Bulbus in einer etwa 30 μm breiten Bindegewebsschicht, der **Suprachoroidea**. Die Suprachoroidea grenzt direkt an die Lamina fusca der Sklera an, ist mit dieser aber im größten Bereich der Choroidea nur durch feine Bindegewebsfasern verbunden. Bei der Präparation löst sich die Suprachoroidea leicht von der Sklera ab. Festere Verbindungen bestehen nur im Bereich der durchtretenden Gefäße. In der Suprachoroidea verlaufen nasal und temporal ebenfalls die Aa. ciliares longae mit den gleichnamigen Nerven. In Höhe des Ansatzes der äußeren geraden Augenmuskeln verlassen die vorderen Ziliararterien die Suprachoroidea und gehen in den Ziliarmuskel über. Während die langen Ziliararterien nur periphere kleinere Äste an die Choriocapillaris abgeben, bilden die vorderen Ziliararterien über rekurrente Äste aus dem Circulus arteriosus iridis major Anastomosen mit den kurzen Ziliararterien und beteiligen sich dadurch auch an der Versorgung der Choriocapillaris (s. *Funk* et al. 1990).

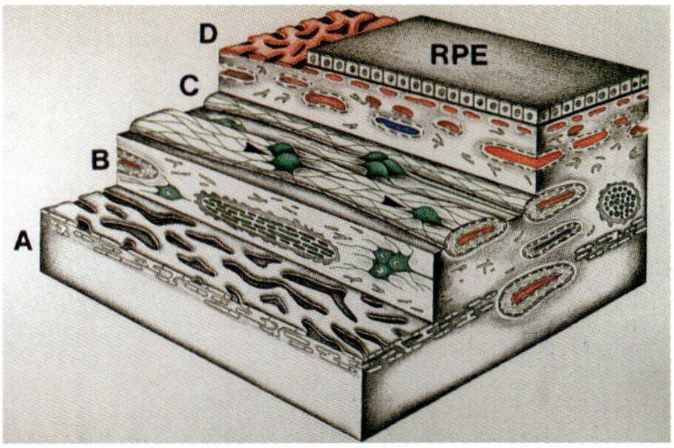

Abb. 2.1 Schematische Darstellung des Schichtenaufbaues der Choroidea im makulanahen Bereich.
A: Suprachoroidea mit den großen Ästen der eintretenden Ziliararterien.
B: Stroma choroideae mit den in die Choriocapillaris ziehenden Arteriolen, Venolen und begleitenden Nerven (Hallersche Schicht).
C: Stroma choroideae mit kleineren Arteriolen und einer Lage von Kapillaren, die auf der Skleraseite von Perizyten umgeben sind (Sattlersche Schicht).
D: Choriocapillaris, die durch die Bruch'sche Membran vom retinalen Pigmentepithel (RPE) getrennt ist.
Pfeilköpfe: Ganglienzellen in der Suprachoroidea und im Stroma choroideae.

---

* Ich bedanke mich bei Frau *Annete Gack* für die Herstellung der schematischen Darstellungen und bei Herrn *Marco Gößwein* für die Anfertigung der Fotos. Die Arbeiten wurden unterstützt durch die DFG Dr 124/3-3 und die Nationale Retinitis Pigmentosa Foundation Fighting Blindness.

Das Manuskript möchte ich meinem verehrten Kollegen, Herrn Prof. *Zenker*, zu seinem 70. Geburtstag widmen.

Von der Suprachoroidea treten die kleineren Arterien und Arteriolen in das eigentliche **Stroma der Choroidea** ein, einer lockeren melanozytenreichen Bindegewebsschicht, die in der Peripherie etwa 0,1–0,15 mm, zentral 0,22–0,3 mm dick ist (*Wolfrum* 1908, *Salzmann* 1912). Die größere Dikke der Stromaschicht im maculanahen Bereich ist zum einen durch die größere Gefäßdichte, zum anderen aber auch dadurch bedingt, daß die Arteriolen nicht direkt in die Choriocapillaris übergehen, sondern eine zweite Kapillarschicht ausbilden (Abb. 2.2). Diese zweite Kapillarschicht weist

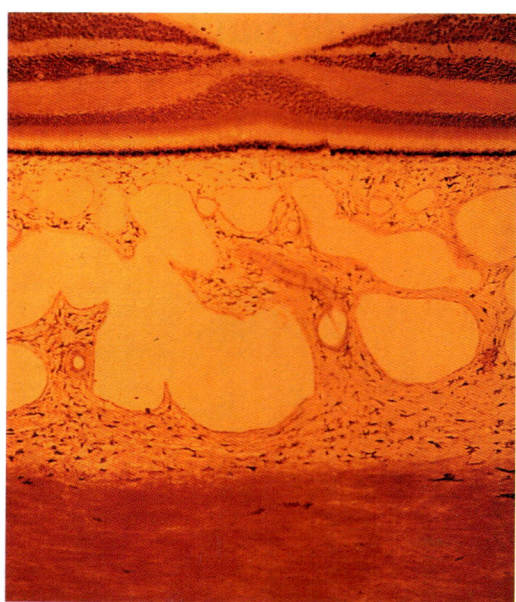

Abb. 2.2 In Höhe der Fovea centralis und Macula ist die Choroidea besonders dick und gefäßreich.

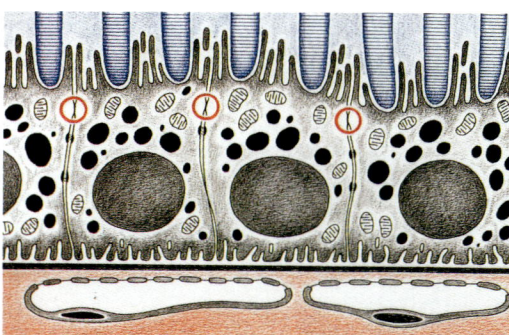

Abb. 2.3 Schematische Darstellung der Choriocapillaris, der Bruchschen Membran und des retinalen Pigmentepithels (RPE). Das Endothel der Choriocapillaris ist auf der dem Pigmentepithel zugewandten Seite stark fenestriert. Die Blut-Retinaschranke liegt hauptsächlich in Höhe der Zonulae occludentes des RPE (rote Kreise). Die Bruch'sche Membran besteht aus der Basalmembran des Gefäßendothels, einer Bindegewebsschicht, die eine breite elastische Membran enthält und der Basalmembran des RPE.

kaum Fenestrationen auf und ist skleraseitig von Perizyten umgeben. Diese Kapillaren bilden zusammen mit den ersten Abschnitten der abführenden Venolen eine eigene Schicht, so daß früher im Stroma choroideae 2 Schichten, die äußere Hallersche Schicht mit den größeren Arterien und Venen und die innere Sattlersche Schicht mit den kleineren Arteriolen und Kapillaren unterschieden wurden.

Die **Choriocapillaris** bildet eine eigene Schicht, die fest mit der Bruchschen Membran verbunden und präparatorisch von dieser kaum zu trennen ist. Sie bildet ein flächig ausgebreitetes, engmaschiges Netz weiter Kapillaren, die auf der dem retinalen Pigmentepithel (RPE) zugewandten Seite zahlreiche Fenestrationen besitzen (Abb. 2.3). Die Basalmembran der Gefäße bildet die äußere Begrenzung, die Basalmembran des RPE die innere Begrenzung der Bruchschen Membran. Zwischen beiden Basalmembranen liegt eine hauptsächlich aus kollagenen Fasern bestehende Bindegewebsschicht, die in ihrer Mitte noch ein breites elastisches Netz beherbergt.

2.2 Funktionelle Morphologie der Choroidea

2.2.1 Funktionelle Morphologie der Choriocapillaris

Die Funktion der Choriocapillaris ist die Versorgung der Photorezeptoren und des RPE. Während das System der A. centralis retinae, das die inneren Netzhautschichten versorgt, ähnlich wie das Gefäßsystem des Zentralnervensystems, autoreguliert ist und das Endothel der Retinagefäße die Blut-Retina-Schranke bildet, weist das choroidale Gefäßsystem kaum Autoregulation auf. Die Blut-Retina-Schranke wird hier hauptsächlich von den Zonulae occludentes des RPE gebildet, da das Gefäßendothel stark fenestriert ist (Abb. 2.2). Die zahlreichen Fenestrationen der Choriocapillaris sowie die Poren der interzellularen Zellhaften erleichtern den Durchtritt von **Proteinen** (*Spitznas* et al. 1975), so daß in der Choroidea ein hoher onkotischer Druck vorhanden ist. *Bill* (1968) hat die osmotisch effektiven Albumin- und γ-Globulinkonzentrationen in der Kaninchenchoroidea bestimmt und nachgewiesen, daß bei dieser Spezies ein onkotischer Druck von ungefähr 12 mm Hg in der Aderhaut existiert. Es könnte sein, daß dieser hohe onkotische Druck daran beteiligt ist, Flüssigkeit aus der Netzhaut herauszuziehen. Der Abtransport von Eiweiß und Flüssigkeit aus der Choroidea erfolgt über die Gefäßnervenscheiden durch die Sklera hindurch (uveoskleraler Abfluß), da ein Lymphgefäßsystem im Auge fehlt. Dieser Durchtritt von Flüssigkeit und Eiweißen ist vom hydrostatischen Druck der Suprachoroidea abhängig, der im allgemeinen höher ist als der Druck im episkleralen Gewebe. Wohin allerdings in der Orbita die Eiweiße und Flüssigkeit (gewissermaßen die Lymphe aus dem hinteren Bullusbereich) weiterfließt, wurde bisher noch nicht ausreichend untersucht.

Die **Sauerstoffversorgung** der Retina erfolgt bei Katzen zu 80% (*Alm* et al. 1972), bei Affen zu 65% (*Alm* et al. 1973) aus der Choroidea. Die Durchblutung der Choroidea ist außerordentlich hoch. 85% des okulären Blutes fließt durch die Choroidea, nur 4% durch die Retinagefäße (*Bill* 1975). Die Sauerstoffausnutzung aus der Choriocapillaris ist allerdings erstaunlich gering. Nach *Elgin* (1964) beträgt die arteriovenöse Sauerstoffdifferenz im Hundeauge 5%, bei Katzen nach *Alm* und *Bill* (1972) nur 2–3%. Im Bereich der A. centralis retinae wird die arteriovenöse Sauerstoffdifferenz mit etwa 40% angegeben. Die funktionelle Bedeutung dieser hohen Durchblutungsrate ist noch weitgehend unbekannt. *Bill* (1975) postulierte, daß Wärme und Radikale, die beim Sehvorgang in den Außengliedern der Photorezeptoren entstehen, über das Gefäßsystem abtransportiert werden müßten, um die angrenzenden Strukturen vor Wärmeschäden oder freiwerdenden Radikalen zu schützen. Tatsächlich konnten *Parver* et al. (1982) eine Erhöhung der choroidalen Durchblutungsrate nach Einwirkung größerer Lichtintensität auf die Retina nachweisen. Weitere experimentelle Untersuchungen sind zur Abklärung dieser Fragestellung nötig.

Ein weiteres Problem betrifft die segmentale Durchblutung der Choriocapillaris. Obwohl in Gefäßausgußpräparaten der Choriocapillaris zahlreiche arteriovenöse Anastomosen nachgewiesen werden konnten, weisen in vivo Untersuchungen mit Fluoreszenzinjektionen daraufhin, daß die choroidalen Arteriolen funktionelle Endarterien sind, d. h. daß bei Verschluß einzelner Äste der Aa. ciliares breves Choroidalinfarkte auftreten können (*Hayreh* 1983). Nach *Hayreh* (1974) versorg jede Arteriole ein relativ abgegrenztes, funktionell unabhängiges Areal der Choriocapillaris, wobei sie meistens im Zentrum dieses Areals liegt, während die abführenden Venolen am Rande verlaufen.

2.2.2 Funktionelle Morphologie der Choroidea und der Suprachoroidea

a) Innervation der choroidalen Gefäße

Die Gefäße der Suprachoroidea und des Stromas zeigen eine auffallend dichte parasympathische und sympathische Innervation. Ein großer Teil der perivaskulär verlaufenden Nervenfasern ist NADPH-diaphorase positiv gefärbt (*Yamamoto* et al. 1993, *Flügel* et al 1994a) (Abb. 2.4), und läßt sich auch mit Antikörpern gegen Stickoxydsynthase (NOS) anfärben. Eine Kolokalisation von NADPH-diaphorase und NOS für die neuronale NOS ist von verschiedenen Untersuchern beschrieben worden (s. *Flügel* et al. 1994). NOS ist ein Enzym, das die Freisetzung von Stickoxyd (NO) aus Nervenendigungen bewirkt. NO wirkt als Transmitter relaxierend auf die Muskulatur und bewirkt dadurch in der Choroidea wie in vielen anderen Organen eine Vasodilatation (*Mann* et al. 1993). Auch das vasointestinale Peptid (VIP) kommt in der Choroidea vor (s. *Flügel* et al. 1994). Diese vasodilatatorischen Fasern kommen bei Ratten und Kaninchen aus dem Ganglion pterygopalatinum, das sie über den N. facialis erreichen. Stimulation des N. facialis führt zu einer

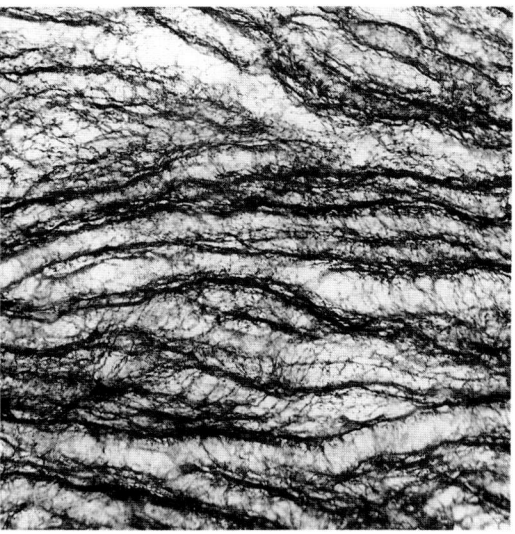

Abb. 2.4 Häutchenpräparat der Choroidea eines Rattenauges; das für NADPH-Diaphorase gefärbt ist. Man erkennt zahlreiche positiv gefärbte Nervenfasern zwischen den Gefäßen.

deutlichen Durchblutungssteigerung in der Choroidea (*Stjernschantz* et al. 1980, *Nilson* et al. 1985). Neben der vasodilatatorischen parasympathischen Innervation weist die Choroidea aber auch eine sympathische, vasokonstriktorische Innervation auf. Während jedoch die sympathische Innervation sowohl des vorderen als auch des hinteren Augensegments beide aus dem Halsgrenzstrang kommen, ist die parasympathische Versorgung des Auges zweigeteilt: die Muskeln des vorderen Augenabschnittes (M. ciliares und M. sphincter pupillae) werden über den N. oculomotorius und das Ggl. ciliare vor allem cholinerg versorgt, während die Gefäße der Choroidea, wie gerade dargestellt, eine eigene parasympathische Versorgung über den N. facialis und das Ggl. pterygopalatinum besitzen.

Durch eine größere vergleichend anatomische Studie konnten wir kürzlich zeigen, daß in der Gruppe der Mammalier nur bei höheren Affen und beim Menschen, also nur bei Spezies, die eine Fovea centralis in der Retina entwickelt haben, in der Choroidea große **Ganglienzellen** vorkommen, die sich für VIP und NOS positiv anfärben (*Flügel* et al. 1994 a, b). NADPH-diaphorase positive Ganglienzellen sind auch von *Bergua* et al. (1993) in der menschlichen Choroidea beschrieben worden. Zwar wurden choroidale Ganglienzellen schon vor über 100 Jahren nachgewiesen (*Müller* 1859), aber die funktionelle Bedeutung dieser Zellen blieb bis heute ungeklärt. Unsere Untersuchungen weisen darauf hin, daß von den Ganglienzellen auch vasodilatatorische Fasern ausgehen, die möglicherweise eine ähnliche Aufgabe erfüllen, wie die entsprechenden Nervenzellen des Ggl. pterygopalatinum bei anderen Spezies. Ob alle perivaskulären Nervenfasern in der menschlichen Choroidea von diesen nitrergen Ganglienzellen ausgehen oder ob auch beim Menschen zusätzlich eine direkte Innervation der Gefäße durch postganglionäre Axone des Ggl. pterygopalatinum erfolgt, wissen wir nicht.

In Häutchenpräparaten der Choroidea konnten wir bei normalen menschlichen Augen etwa 2000 NOS positive Ganglienzellen nachweisen, die ähnlich den Zellkomplexen des enterischen Nervensystems durch Bündel von Nervenfasern netzartig untereinander verbunden sind (Abb. 2.1, 2.5). Es ist denkbar, daß ähnlich wie im enterischen Nervensystem auch, solche in die Peripherie verlagerten Nervenzellansammlungen eine vom ZNS unabhängige autonome Regulation der choroidalen Durchblutung ermöglichen. Warum sich jedoch solche peripheren Regulationsmechanismen phylogenetisch erst im Zusammenhang mit Entwicklung einer Fovea centralis ausgebildet haben, ist noch unklar. Es wäre interessant, der Frage nachzugehen, ob bei diesen Spezies eine Volumenregulation der Choroidea im Maculabereich erforderlich ist, um größere Lageveränderungen der Fovea bei Durchblutungsschwankungen oder Druckschwankungen im Auge zu verhindern.

b) Elastisch muskulöses System der Choroidea

Das gesamte Gefäßsystem der Choroidea einschließlich der Choriocapillaris ist in ein elastisches Fasernetz eingebettet, das von der Bruchschen Membran bis in die Adventitia der großen Gefäße der Suprachoroidea, teilweise auch bis in die Elastika der angrenzenden Sklera zieht (Abb. 2.6). Dieses elastische Netzwerk läßt sich am besten in Tangentialschnitten durch die Aderhaut erkennen, die mit speziellen Färbemethoden behandelt sind (Abb. 2.7). Man erkennt, daß von der Bruchschen Membran feine elastische Fasern ausgehen, die die Gefäße umschließen und auch die gesamte Dicke der Choroidea netzartig durchsetzen. Nach vorne geht dieses feine elastische Netz in das bindegewebige Stroma des Ziliarkörpers,

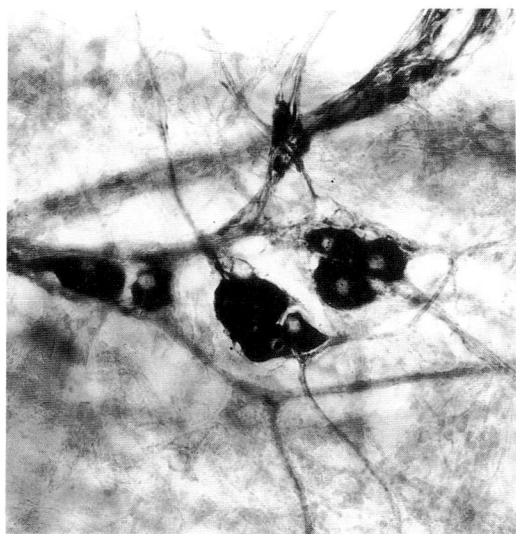

Abb. 2.5 NADPH-Diaphorase positiv gefärbte Ganglienzellen im Häutchenpräparat einer menschlichen Choroidea.

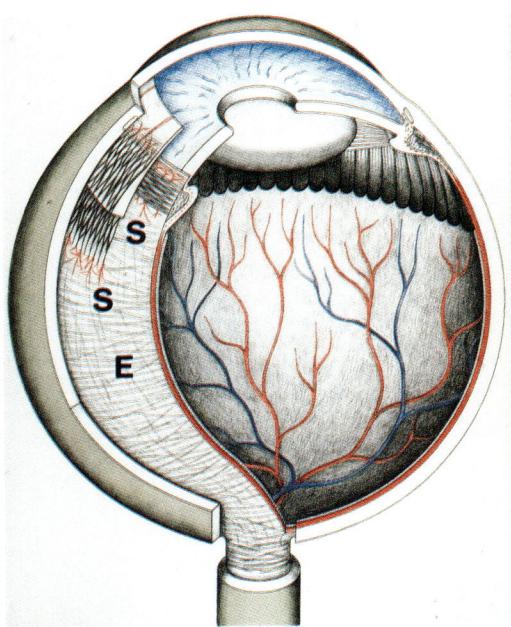

Abb. 2.6 Schema vom Aufbau der elastischen Fasersysteme in der Choroidea. Das elastische Netz der Aderhaut (E) geht nach vorn in das Bindegewebe des Ziliarmuskels über. Die hinteren elastischen Sehnen des Ziliarmuskels (S) strahlen in das elastische Fasersystem von Aderhaut und Ziliarkörper ein. Beim Akkommodationsvorgang bewegt sich der Muskel nach vorne-innen und die Elastika wird angespannt. Die Rückstellkraft der Elastika ermöglicht dann wieder die Desakkommodation.

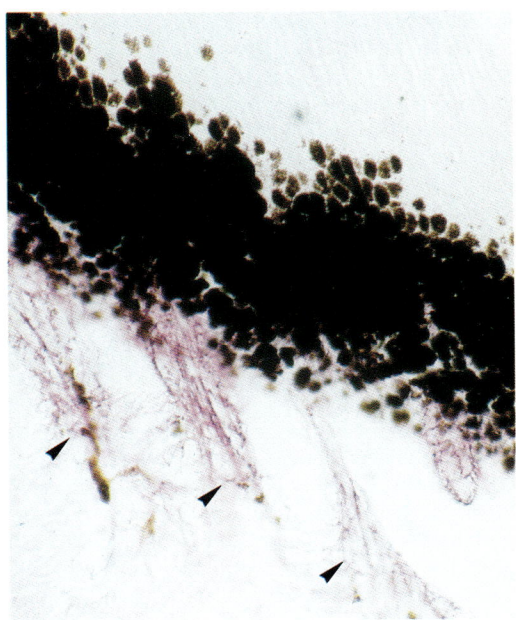

Abb. 2.7 Schrägschnitt durch Pigmentepithel und Kapillarschicht (Resorcinfuchsinfärbung zur Darstellung elastischer Fasern). Die violettrotgefärbten elastischen Fasern der Bruchschen Membran sind mit dem elastischen Netz der Stroma choroideae verbunden (Pfeilköpfe).

bzw. in die Bruchsche Membran der Pars plana des Ziliarkörpers über. In diesem Netz inserieren unter anderem auch die hinteren elastischen Sehnen des Ziliarmuskels (Abb. 2.6). Bei der Kontraktion des Ziliarmuskels, z. B. während des Akkommodationsvorganges, werden die elastischen Sehnen des Muskels sowie das elastische Netz der Choroidea gedehnt. Die Rückstellkraft dieser Elastika bildet den Antagonisten zum Ziliarmuskel, d. h. also das wichtigste Moment für den Desakkommodationsvorgang (*Rohen* 1952, 1964, *Tamm* et al. 1991). Wie der Zug der Muskelsehnen an dem elastischen Netz der Choroidea während des Akkommodations- bzw. Desakkommodationsvorganges auf das choroidale Blutgefäßsystem wirkt, das ja in dieses elastische System eingebettet ist, ist nicht bekannt.

Unsere Untersuchungen an Häutchenpräparaten der Suprachoroidea ergaben jetzt auch, daß in die-

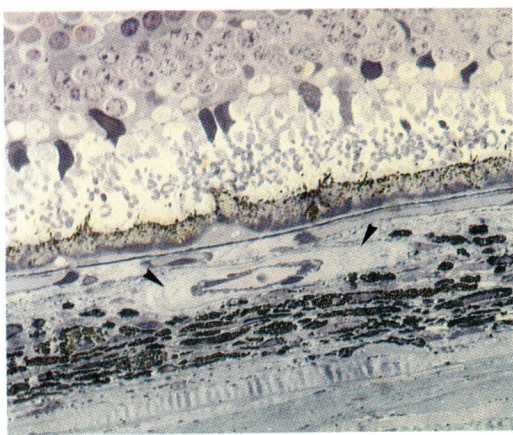

Abb. 2.8 Histologischer Sagittalschnitt durch die Aderhaut eines 75jährigen Menschen. Man beachte die Ausbildung bindegewebiger Scheiden (Pfeilköpfe) um die Arteriolen herum.

ser schmalen, skleranahen Region ein Netz **glatter Muskelzellen oder Myofibroblasten** vorhanden ist, daß sich mit Antikörpern gegen glattmuskuläres α-Aktin positiv anfärbt. Elektronenmikroskopische Untersuchungen dieses Netzes zeigten, daß die Zellen direkten dichten Kontakt zu Nervenendigungen aufweisen und daß sie teilweise Verbindungen zu dem elastischen Netz der Choroidea, teils auch zur Adventitia der großen Gefäße zeigten. Nach vorne, in Richtung Bulbusäquator, nimmt die Anzahl der kontraktilen Zellen deutlich ab. Nur im Bereich des Durchtritts der Vortexnerven durch die Sklera treten vermehrt positiv gefärbte Zellen auf. Im Bereich des Ziliarmuskels finden sich diese Zellen jedoch nicht mehr. Die Funktion dieses neubeschriebenen, elastisch muskulösen Systems der Choroidea ist noch vollständig unbekannt. Es könnte sein, daß die glatten Muskelzellen die aktive Komponente für die Verstellung des choroidalen elastischen Netzes bei den akkommodativen Veränderungen darstellt. Darüber hinaus könnte das elastisch muskulöse System der Choroidea aber auch eine wichtige Rolle für die Retina selbst spielen: Die Gefäße zusammen mit dem elastisch muskulösen System bilden ein nachgiebiges Polster für die angrenzende Retina. Schon beim Reiben des Auges, vielleicht sogar beim Zug der äußeren Augenmuskeln, kommt es bekanntlich zu einer Verformung des Bulbus und einer Erhöhung des intraokulären Druckes. Es ist vorstellbar, daß die empfindlichen retinalen Ganglienzellen und vor allem die Außenglieder der Photorezeptoren bei Druckänderungen durch dieses federnd nachgiebige Flüssigkeitspolster geschützt werden können. Im Alter weist die Elastika der Uvea deutliche degenerative Veränderungen auf, die zu einer Abnahme der Elastizität der besprochenen Gewebsformationen führen können (*Streeten* 1993). Für einen derartigen Elastizitätsverlust sprechen auch die Altersveränderungen des Ziliarmuskels. Wie *Tamm* et al. (1992) in einer größeren Studie nachweisen konnten, bewegt sich der Ziliarmuskel im Alter zunehmend nach vorne und nimmt dabei allmählich die Form eines akkommodierten Muskels an. Diese Formveränderungen lassen sich vielleicht dadurch erklären, daß die Ziliarmuskelfasern sich zwar noch kontrahieren können, aber die alternde Elastika den Muskel nicht wieder in die Desakkommodationsstellung zurückbringen kann.
Die **Altersveränderungen der Elastika** wirken sich aber nicht nur auf den Akkommodationsapparat aus. Wie eine kürzlich erschienene größere Studie an menschlichen Augen verschiedener Altersgruppen gezeigt hat (*Raamrattan* et al. 1994), kommt es im Alter auch zu einer deutlichen Reduktion der Aderhautdicke. Auf histologischen Sagittalschnitten durch die Choroidea erscheint das Gewebe wie zusammengepreßt. Bei vielen Augen bildet sich auch um die größeren Gefäße herum eine bindegewebige Scheide aus, die morphologisch den Gefäßscheiden der Irisgefäße ähnelt und vielleicht wie diese ein Abklemmen der Gefäße bei Bewegungen, z. B. durch Druckänderungen im Auge, verhindern können (Abb. 2.8). Ob diese Altersveränderungen der Choroidea auch funktionelle Störungen hervorrufen, ist nicht bekannt.

2.3 Pathologische Veränderungen der Aderhaut

2.3.1 Erhöhung des intraokulären Druckes

Bei gesunden Affenaugen bleibt der Sauerstoffdruck der Retina selbst bei einer Erhöhung des intraokulären Druckes auf 50–75 mm Hg noch weitgehend konstant (*Alm* et al. 1973). Es erscheint aber vorstellbar, daß bedingt durch die Abnahme der Elastizität der Choroidea bei älteren Menschen Augendruckbelastungen durchaus zu funktionellen Störungen der Durchblutung führen könnten. Tatsächlich konnten *Kubota* et al. (1993) zeigen, daß bei menschlichen Augen mit Sekundärglaukom die Dicke der Choroidea gegenüber normalen Augen gleicher Altersgruppen reduziert ist. Erste Untersuchungen unserer Arbeitsgruppe weisen darauf hin, daß auch bei Spenderaugen mit primär chronischem Glaukom die Choroideadicke abnimmt. Gleichzeitig kommt es auch zu einer signifikanten Abnahme der Anzahl der choroidalen Ganglienzellen (*Lütjen-Drecoll* et al. 1994). Die Choriocapillaris bleibt jedoch trotz der Reduktion der vasodilatatorischen Innervation der choroidalen Gefäße zunächst unverändert. Nur bei Patienten mit sehr langer Glaukomanamnese fanden wir auch Veränderungen der Choriocapillaris und eine Reduktion der Kapillaroberfläche. Diese Befunde weisen darauf hin, daß es Regelmechanismen gibt, die auch bei einer Reduktion der Blutzufuhr die Durchblutung der Choriocapillaris konstant halten können. Um zu untersuchen, ob eine solche Regulation von dem zu versorgenden Gewebe selbst ausgeht, haben wir nach einem Tiermodell gesucht, bei dem die Photorezeptoren, z. B. durch einen Gendefekt bedingt, zugrunde gehen.

2.3.2 Choroidale Veränderungen bei hereditärer Netzhautdegeneration

Bei den Royal college of surgeon rats (RCS-Ratten) weist das RPE einen genetischen Defekt auf, der die Phagozytose der Außenglieder der Photorezeptoren verhindert. Die Außenglieder bleiben zunächst in Form von Bruchstücken im subretinalen Spalt liegen und werden nicht mehr nachgebildet, so daß die Photorezeptoren schließlich degenerieren (*Herron* 1969, *Bok* et al. 1969, *La Vail* et al. 1972). Schon wenige Monate nach der Geburt sind keine Photorezeptoren in der Netzhaut mehr vorhanden. Wir haben die Oberfläche der Choriocapillaris dieser Tiere mit Hilfe von rasterelektronenmikroskopischen Untersuchungen von Ausgußpräparaten quantitativ untersucht, und fanden, daß trotz der fehlenden Photorezeptoren die Choriocapillaris gegenüber den genetischen Kontrollen bis etwa zum 6. Lebensmonat keine Veränderungen aufwies (*May* et al. 1995). Erst bei Tieren älter als 6 Monate trat eine etwa 10%ige Reduktion der Kapillaroberfläche auf, die im größten Teil der Aderhaut auf eine gleichmäßige Reduktion der Kapillardurchmesser zurückzuführen war. Eine Ausnahme bildet nur der temporale obere Quadrant, bei dem die Gefäßausgußpräparate größere Löcher im Kapillarnetz aufweisen. Versuchte man zur Herstellung von Häutchenpräparaten die Netzhaut von der Choroidea abzulösen, so fanden sich im temporalen oberen Quadranten regelmäßig mehrere Stellen, an denen die Netzhaut an der Choroidea haften blieb. Wir haben diese Stellen elektronenmikroskopisch untersucht und fanden, daß in dem temporal oberen Quadranten mehrere Regionen vorkommen, an denen das retinale Pigmentepithel fehlte und die Müller-Zellen der Retina fest mit der Bruchschen Membran verwachsen waren. Nur in den Bereichen, in denen das retinale Pigmentepithel fehlte, kam es auch zu einer Reduktion bzw. vollständigen Degeneration der Choriocapillaris. Diese Befunde stimmen gut mit früheren experimentellen Arbeiten von *Kuwabara* et al. (1979) überein, die bei Kaninchenaugen zeigen konnten, daß eine experimentelle Zerstörung des retinalen Pigmentepithels auch mit einer Degeneration der Choriocapillaris einhergeht. Aus diesen Befunden kann man schließen, daß das retinale Pigmentepithel eventuell durch spezielle Faktoren auf die Durchblutung der Choriocapillaris einwirkt.

Warum treten aber bei hereditären Netzhautdegenerationen, die die gesamte Retina betreffen, Veränderungen des retinalen Pigmentepithels nur im temporal oberen Quadranten auf? Wir können diese Frage bisher nicht eindeutig beantworten. Überraschenderweise ergab jedoch die Untersuchung der Choriocapillaris der genetischen Kontrollen unserer RCS-Ratten, daß gerade im temporal oberen Quadranten die Kapillardichte gegenüber den übrigen Quadranten reduziert ist. Ob diese bei den Kontrollen bestehende leichte Reduktion der Kapillardurchblutung das retinale Pigmentepithel gegenüber Schädigungen anfälliger macht, muß weiter geklärt werden.

Eine ähnliche Korrelation zwischen Pigmentepitheldefekt und Veränderungen der Choriocapillaris tritt auch bei **menschlichen Augen mit hereditärer Netzhautdegeneration** auf. Erste Auswertungen eines größeren Materials menschlicher Retinitis pigmentosa – Spenderaugen, die von *Ann H. Milam* von der National Retinitis Pigmentosa Foundation Fighting Blindness untersucht worden waren, zeigen, daß auch bei diesen Augen eine hochsignifikante Korrelation zwischen Pigmentepitheldefekt und Choriocapillarisdefekt besteht. Auch diese Veränderungen sind keineswegs im gesamten hinteren Bulbusbereich gleichmäßig verteilt, sondern weisen deutliche regionale Unterschiede auf. Ob für diese regional auftretenden Veränderungen auch primär Durchblutungsstörungen der Aderhaut verantwortlich sind, wissen wir nicht.

Zusammenfassend weisen unsere Untersuchungen darauf hin, daß die intensive vasodilatatorische Innervation der Choroidea vielleicht nicht nur für die Durchblutung der Choriocapillaris sondern auch für die Volumenregulation der Choroidea und damit für die Position der Retina, vor allen Dingen im Maculabereich, von Bedeutung ist und daß das elastisch muskulöse System der Choroidea eine Art mechanischen Puffer für die Retina darstellt. Die Durchblutung der Choriocapillaris selbst, vorausgesetzt, daß eine ausreichende Blutzufuhr über die großen Aderhautgefäße besteht, wird wahrscheinlich unabhängig davon direkt durch das retinale Pigmentepithel gesteuert. Erst wenn die choroidale Blutzufuhr stärker abnimmt wie bei langanhaltenden pathologischen Prozessen, treten auch Veränderungen in der Choriocapillaris auf. Untersuchungen über Veränderungen von Faktoren, die vom retinalen Pigmentepithel ausgehen und die Durchblutung der Choriocapillaris beeinflussen sowie auch Untersuchungen über regionale Durchblutungsstörungen der Choroidea selbst könnten nicht nur theoretisch von Bedeutung sein, sondern gegebenenfalls auch Hinweise liefern, wie man bei verschiedenen Erkrankungen dieses Systems therapeutisch eingreifen kann.

Zusammenfassung

Die Struktur der Aderhaut wird weitgehend durch das Verzweigungsmuster der Gefäße sowie durch den Einbau dieser Gefäße in ein hier erstmalig genauer beschriebenes elastisch muskulöses System bestimmt, das die Aderhaut von der Sklera bis zur Bruchschen Membran sowie vom Ziliarkörper bis zum Opticus durchzieht. Die Durchblutung der choroidalen Gefäße wird parasympathisch vasodilatatorisch über den N. facialis, sympathisch vasokonstriktorisch über das Centrum cilioretinale geregelt. Im Primatenauge mit ausgeprägter Fovea centralis enthält die Choroidea Ganglienzellen, von denen vasodilatatorisch wirkende Fasern an die Gefäße ziehen.

Experimentelle Untersuchungen haben gezeigt, daß die Durchblutung der Choriocapillaris über einen längeren Zeitraum konstant bleibt, auch wenn die Anzahl der choroidalen Ganglien und die Dicke der Choroidea reduziert ist. Andererseits degeneriert die Choriocapillaris, wenn das angrenzende retinale Pigmentepithel (RPE) zerstört ist. Diese Befunde weisen darauf hin, daß für die Durchblutung der Choriocapillaris Faktoren des RPE eine größere Rolle spielen als die Regelmechanismen der zuführenden Gefäße.

Die jeweilige Blutfülle der Aderhaut sowie der Einbau der Gefäße in das elastisch-muskulöse System könnten für die Volumenregulation der Aderhaut im Bereich der Fovea centralis sowie als elastischer „Puffer" für die Netzhaut gegenüber Druckänderungen im Auge eine besondere Rolle spielen.

Summary

The structure of the choroid is essentially determined by the pattern of its vasculature and the newly described elastic-muscular system. This system fills the entire space between sclera and Bruch's membrane, reaching from the ciliary body up to the optic disc. The blood flow in the choroidal vessels is regulated by parasympathetic, vasodilatory nerves derived from the facial nerve, and by sympathetic, vasoconstrictory nerves derived from the cilioretinal center entering the eye via the sympathetic trunk. In the primate eye, including man, the choroid contains a great number of nitrergic ganglion cells supplying the choroidal vasculature with an elaborated fine network of vasodilatory nerve fibers.

Experimental studies have shown that the blood flow in the choroid remains relatively constant for a longer period of time, even if the number of choroidal ganglion cells or the thickness of the entire choroid is significantly reduced. On the other hand the choriocapillaris degenerates if the retinal pigment epithelium (RPE) is deteriorated. These findings indicate that factors produced by RPE cells are more important for maintenance and function of the choriocapillaris than the regulatory mechanisms of the larger choroidal vessels controlled by the nervous network described above. The nervous control of vessel diameter and the elastic-muscular system could play an important role for maintenance of choroidal thickness and circulation, especially in the macular region, so that the fovea centralis is kept in place and the retina is protected against sudden pressure changes.

Literatur

Alm, A., A. Bill: The oxygen supply to the retina. Acta Physiol. Scand. 84 (1972) 306

Alm, A., A. Bill: Ocular and optic nerve blood flow at normal and increased intraocular pressures in monkeys (Macaca iris): A study with radioactively labelled microspheres including flow determinations in brain and some other tissues. Exp. Eye Res. 15 (1973) 15

Bergua, A., A. Jünemann, G. O. H. Nauman: NADPH-D-reactive choroidale Ganglienzellen beim Menschen. Klin. Monatsbl. Augenheilk. 203 (1993) 77–82

Bill, A.: A method to determine osmotically effective albumin and gammaglobulin concentrations in tissue fluids, its application to the uvea and a note on the effects of capillary „leaks" on tissue fluid dynamics. Acta Physiol. Scand. 73 (1968) 511

Bill, A.: Blood circulation and fluid dynamics in the eye. Physiol. Rev. 55 (1975) 383

Bok, D., M. O. Hall: The etiology of retinal dystrophy in RCS rats. Invest. Ophthalmol. Vis. Sci. 8 (1969) 649–650

Elgin, S.: Arteriovenous oxygen difference across the uveal tract of the dog eye. Invest Ophthalmol. Vis. Sci. 3 (1964) 417

Flügel-Koch, C., P. Kaufmann, E. Lütjen-Drecoll: Association of a Choroidal Ganglion Cell Plexus With the Fovea Centralis. Invest. Ophthalmol. Vis. Sci. 35 (1994) 4268–4272

Flügel, C., E. Tamm, B. Mayer, E. Lütjen-Drecoll: Species Differences in Choroidal Vasodilative Innervation: Evidence for Specific Intrinsic Nitrergic and VIP-Positive Neurons in the Human Eye. Invest. Ophthalmol. & Vis. Sci. 35 (1994) 592–599

Funk, R., J. W. Rohen: Scanning electron microscopic study on the vasculature of the human anterior eye segment, especially with respect to the ciliary processes. Exp. Eye Res. 51 (1990) 651–661

Hayreh, S. S.: The Choriocapillaris. Albr. v. Graefes Arch. Ophthal. 192 (1974) 165–179

Hayreh, S. S.: Physiological anatomy of the choroidal vascular bed. International Ophthalmology 6 (1983) 85–93

Herron, W. L., B. W. Riegel, O. E. Myers, M. L. Rubin : Retinal dystrophy in the rat: a pigment epithelial disease. Invest. Ophthalmol. Vis. Sci. 8 (1969) 595–694

Kubota, T., J. B. Jonas, G. O. H. Naumann: Decreased choroidal thickness in eyes with secondary angle closure glaucoma. Brit. J. Ophthalmology 77 (1993) 430–432

Kuwabara, T.: Photic and photo-thermal effects on the retinal pigment epithelium. In: *Zinn, K. M., M. F. Marmor* (ed.), The Retinal Pigment Epithelium. Harvard University Press, Cambridge, U. K. 1979, pp. 293–313

La Vail, M. M., R. L. Sidman, D. O'Neil: Photoreceptor-pigment epithelial cell relationships in rats with inherited retinal degeneration: radioautographic and electron microscope evidence for a dual source of extra lamellar material. J. Cell. Biol. 53 (1972) 185–209

Lütjen-Drecoll, E., C. Flügel-Koch: Choroidal vasodilative innervation in normal and glaucomatous eyes. ARVO Abstracts. Invest. Ophthalmol. Vis. Sci. 35 (1994)

Mann, R. M., C. E. Riva, S. D. Cranstound, R. A. Stone, G. E. Barnes: Nitric oxide and choroidal blood flow (chBF) regulation. ARVO Abstracts. Invest. Ophthalmol. Vis. Sci. 34 (1993) 1394

May, A., M. Horneber, E. Lütjen-Drecoll: Quantitative and morphological changes of the choroid in the rat eyes. Exp. Eye Res. in press

Müller, H.: Über glatte Muskelfasern und Nervengeflechte der Choroidea im menschlichen Auge. Verh. physik.-med. Ges. Würzburg 10 (1859) 107–179

Nilsson, S. F. E., J. Linder, A. Bill: Characteristics of uveal vasodilation produced by facial nerve stimulation in monkeys, cats and rabbits. Exp. Eye Res. 40 (1985) 841–852

Parver, L. M., C. R. Auker, D. O. Carpenter, T. Doyle: Choroidal blood flow: II. Reflexive control in the monkey. Arch. Ophthalmol. 100 (1982) 1327–1330

Raamrattan, R. S., T. L. van der Schaft, C. M. Mooy, W. C. de Bruijn, P. G. H. Mulder, P. T. V. M. de Jong: Morphometric Analysis of Bruch's Membrane, the Choriocapillaris, and the Choroid in Aging. Inv. Ophthalmol. & Vis. Sci. 35 (1994) 2857–2864

Rohen, J. W.: Der Ziliarkörper als funktionelles System. Gegenbaurs morphol. Jahrb. 92 (1952) 415–440

Rohen, J. W.: Das Auge und seine Hilfsorgane. In: *Möllendorf, W. V.*, W. Bargmann (ed.), Handbuch der mikroskopischen Anatomie des Menschen, Band III/4, Springer, Heidelberg 1964

Salzmann, M.: Anatomie und Histologie des menschlichen Augapfels im Normalzustande. Franz Deuticke, Leipzig und Wien, 1912, S. 52–65

Spitznas, M., E. Reale: Fracture faces of fenestrations and junction of endothelial cells in human choroidal vessels. Invest. Ophthalmol. Vis. Sci. 14 (1975) 98

Stjernschantz, J., A. Bill: Vasomotor effects in facial nerve stimulation: Noncholinergic vasodilation in the eye. Acta Physiol. Scan. 109 (1980) 45–50

Streeten, B. W.: Elastic fibers and microfibrils in the eye. Basic Aspects of Glaucoma Res. III, Schattauer, Stuttgart, 1993, 67–94

Tamm, S., E. Tamm, R. J. Rohen: Age-related changes of the human ciliary muscle. A quantitative morphometric study. Mechanisms of Ageing and Development 62 (1992) 209–221

Tamm, E., E. Lütjen-Drecoll, W. Jungkunz, J. W. Rohen: Posterior Attachment of Ciliary Muscle in Young, Accommodating Old, Presbyopic Monkeys, Invest. Ophthalmol. Vis. Sci. 32 (1991) 1678–1692

Wolfrum, M.: Beiträge zur Anatomie und Histologie der Aderhaut beim Menschen und bei höheren Wirbeltieren. Albr. v. Graef Arch. Klin. Exp. Ophthalmol. 67 (1908) 307

Yamamoto, R., D. Bredt, S. H. Snyder, R. A. Stone: The localization of nitric-oxide synthase in the rat eye and related cranial ganglia. Neuroscience 54 (1993) 189–200

3 Pathophysiologie okulärer Zirkulationsstörungen

JOACHIM E. NASEMANN

3.1 Einleitung

Das Sehvermögen bedrohende Durchblutungsstörungen des Auges treten am häufigsten an Gefäßen des Sehnerven und der Netzhaut auf. Die hierbei ophthalmoskopisch zu beobachtenden Veränderungen wie Blutungen oder Cotton Wool Herde sind meist Ausdruck eines sich primär im Bereich der Papille abspielenden pathologischen Prozesses, der sekundär über die Ischämie zu einer Schädigung retinaler Gefäße führt. Lediglich die diabetische Retinopathie nimmt eine Sonderrolle ein, da hier die stoffwechselbedingte Erkrankung der Kapillaren der Netzhaut im Vordergrund steht. Auf die Pathophysiologie der diabetischen Retinopathie wird daher in einem gesonderten Beitrag eingegangen (s. Kap. 16, S. 145). Im folgenden sollen die physiologischen und pathophysiologischen Grundlagen besprochen werden, die für das Entstehen von Zirkulationsstörungen der Papillenregion verantwortlich gemacht werden. Zum besseren Verständnis der pathophysiologischen Vorgänge sollen kurz die wichtigsten Befunde zur Anatomie und Physiologie der Gefäßversorgung der Sehnervenregion rekapituliert werden.

3.2 Anatomie der Gefäßversorgung der Papille

a) Arteriell

Die Papille wird anatomisch in vier Schichten eingeteilt, die jeweils ein eigenes Muster der Blutversorgung aufweisen ((23) und Abb. 3.1). Die oberflächlichste Schicht der Papille besteht aus den retinalen, noch nicht myelinisierten Nervenfasern, die in die Papille einmünden. Diese Schicht wird in erster Linie von kleinen Ästen der Zentralarterie versorgt. Es finden sich aber auch vereinzelt Anastomosen mit der Choriocapillaris.

Als prälaminäre Schicht wird das vor der Lamina cribrosa gelegene Papillengewebe bezeichnet. Dieses Areal versorgen Äste der kurzen hinteren Ziliararterien, die entweder ausschließlich zum N. opticus oder gleichzeitig zur peripapillären Aderhaut ziehen. Es bestehen wohl keine direkten Anastomosen zwischen den Kapillaren der prälaminären Region und der benachbarten Choriocapillaris.

Der in der Lamina cribrosa gelegene Teil des Sehnerven wird von den benachbarten Ziliararterien mit Blut versorgt. Auch Gefäße der Pia mater des Sehnerven und einzelne Äste der Zentralarterie tragen hier möglicherweise zur arteriellen Versorgung bei.

Rekurrierende Äste der kurzen hinteren Ziliararterien im Verbund mit zentripetalen Ästen der Pia mater und zentrifugalen Ästen der Zentralarterie versorgen den retrolaminären Nervus opticus.

Die Zentralarterie tritt etwa 10 Millimeter hinter dem Auge in den N. opticus ein, um in der Achse des Sehnerven bis zur Papille zu verlaufen. Beim Eintritt des Gefäßes in das Auge verjüngt sich die Arterie auf etwa 170 µm und teilt sich noch auf der Papille in mehrere kleinere Äste, die typischerweise nur noch 100 µm Durchmesser aufweisen. Wegen der stark abnehmenden Durchmesser der Gefäße besteht hier also eine Prädilektionsstelle sowohl für embolische als auch thrombotische Verschlüsse. Im Alter kommt es zu einer Verdickung des subendothelialen Bindegewebes mit zusätzlicher Lumeneinengung (23).

b) Venös

Die venöse Entsorgung des Blutes aller Regionen der Papille wird von der Zentralvene übernommen.

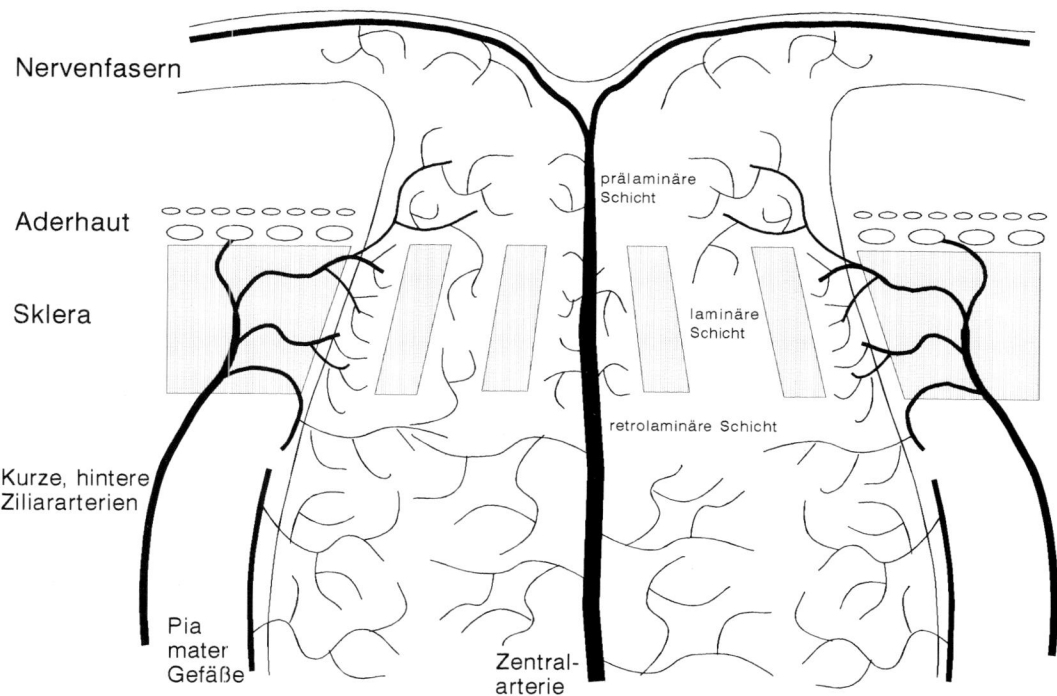

Abb. 3.1 Schematische Darstellung der Blutversorgung der Papillenregion (modifiziert nach *Henkind*). Die kurzen Ziliararterien, die A. zentralis retinae und Äste der Pia mater tragen in unterschiedlichem Ausmaß zur Blutversorgung der verschiedenen Abschnitte des Sehnerven bei.

3.3 Physiologie der Papillenzirkulation

Die Durchblutung der Papillenregion wird durch mehrere Faktoren beeinflußt (s. Abb. 3.2). Zur Physiologie dieser Region liegen vor allem tierexperimentelle Daten von verschiedenen Spezies vor. In letzter Zeit wurden diese durch Daten ergänzt, die mit neuen Techniken am Menschen gewonnenen wurden.

Der **Mitteldruck** der A. centralis retinae liegt nur bei etwa 45 bis 75 mm Hg. (41, 43, 44). Der Druck ist hier also deutlich niedriger als zum Beispiel der mittlere arterielle Druck des Oberarms. Dies ist durch drei Faktoren bedingt. Die Lage des Auges oberhalb des Herzens führt zu einer hydrostatisch bedingten Abnahme des Perfusionsdruckes um ca. 20 mm Hg (49). Aufgrund des geringen Durchmessers der A. centralis retinae von nur 200 bis 300 μm kommt es zu einem deutlichen, in der

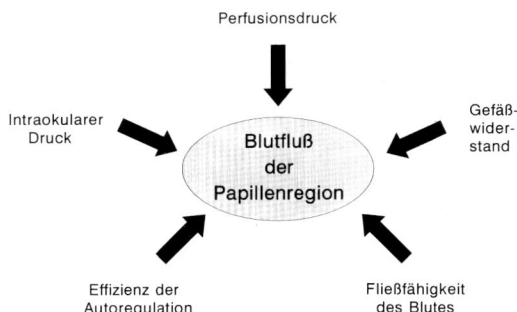

Abb. 3.2 Determinanten der intraokularen Durchblutung.

Kreislaufphysiologie bekannten widerstandsbedingten Druckabfall (49). Zusätzlich wirkt sich beim Eintritt der Arterie in das Auge der **intraokulare Druck** negativ auf den arteriellen Perfusionsdruck aus. Dasselbe gilt für die Ziliararterien und die intraokularen Venen. Die arteriellen Verschlußdrucke des Ziliarkreislaufes liegen um etwa 10 mm Hg niedriger als die des retinalen Kreislaufes (43, 44). Die Ursache hierfür ist nicht geklärt. Der Druck in den retinalen Venen entspricht in etwa dem intraokularen Druck von 15 mm Hg und ist höher als in Venolen anderer Organe. Der treibende Druck, die Druckdifferenz zwischen retinaler Arteriole und Venole beträgt damit sowohl für die retinale als auch die ziliare Zirkulation lediglich etwa 40 mm Hg. Er ist damit deutlich niedriger als die Perfusionsdrucke in anderen Organen (s. Abb. 3.3 und 3.4) (49).

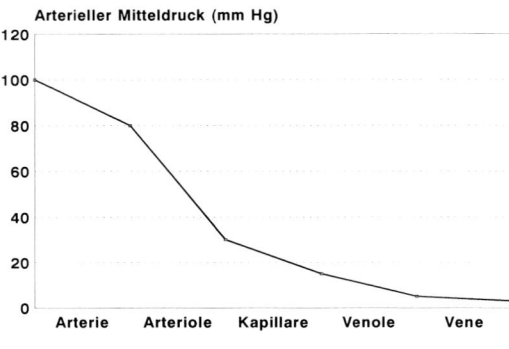

Abb. 3.3 Normale Verteilung der Perfusionsdrucke in den verschiedenen Gefäßabschnitten des Körpers (n. *Schmidt-Thews*).

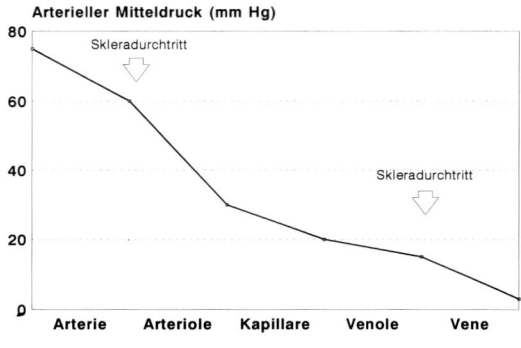

Abb. 3.4 Verteilung der Perfusionsdrucke in den okulären Gefäßen. Beim Durchtritt durch die Sklera kommt es zu einem durch den Augendruck bedingten Abfall des Perfusionsdruckes *(Schmidt-Schönbein)*.

Die Gefäße der Netz- und Aderhaut besitzen eine sehr unterschiedliche Regulation. Die retinalen Gefäße verfügen über die Fähigkeit zur **Autoregulation**, die nicht nerval bedingt ist, sondern auf einem lokalen Regulationsmechanismus beruht (23). Durch eine Vasodilatation kann bei absinkendem Perfusionsdruck die retinale Durchblutung annähernd konstant gehalten werden. Erst bei starkem Absinken des Perfusionsdruckes kommt es zu einem Zusammenbruch der retinalen Durchblutung. Die ziliaren Gefäße weisen keine autoregulatorische Kapazität auf. Da jedoch der Blutfluß in den Aderhautgefäßen im Vergleich zu anderen Körperorganen extrem hoch ist, spielt hier eine Perfusionsdruckabnahme in gewissen Grenzen vermutlich keine Rolle.

Der Durchmesser der in das Papillengewebe eindringenden arteriellen Gefäße liegt zwischen 7 μm und 17 μm (24). Diese Endarteriolen verzweigen sich rasch, so daß das Papillengewebe von einem engmaschigen Kapillarsystem ohne Vorhandensein größerer Gefäße versorgt wird. Die präliminären Gefäße des N. opticus besitzen vermutlich keine Autoregulation (1, 16, 30), was eine besondere Vulnerabilität dieser nicht so dicht wie die Aderhaut vaskularisierten Region zur Folge haben könnte.

Der **Widerstand** der Aderhautgefäße wird in erster Linie nerval reguliert, da diese eine reiche sympathische und parasympathische Innervation aufweisen, die sich allerdings nicht in der Choriocapillaris sondern in den größeren Aderhautgefäßen findet. Die choroidalen Gefäße haben einen wesentlich größeren Durchmesser als die retinalen Gefäße. Dies erklärt den in der Aderhaut wesentlich höheren Blutfluß.

Für die Perfusion aller Kapillargefäße des Organismus ist die **Fließfähigkeit** des Blutes von entscheidender Bedeutung (41). Diese hängt unter anderem von der Höhe des Hämatokrits, der Anwesenheit großmolekularer vernetzender Proteine wie Fibrinogen, alpha-2-Makroglobulin oder Immunglobulin M und der Erythrozytenrigidität ab. Besondere Bedeutung kommt der **Thixotropie** zu. Hierunter versteht man den reversiblen Verlust der Fließfähigkeit des Blutes bei Fehlen einer ausreichenden Schubspannung bzw. des erforderlichen Perfusionsdruckes. Dies bedeutet, daß Blut u. U. bereits bei noch vorhandenen aber zu niedrigen Perfusionsdrucken seine Fließfähigkeit vollständig einbüßt und quasi als pseudoplastischer Körper in den Mikrogefäßen steckenbleibt. Dies ist ein an sich physiologischer Vorgang, der aber die

Basis für die moderne rheologisch orientierte Therapie okulärer Verschlußerkrankungen darstellt.

3.4 Pathophysiologie

3.4.1 Veränderungen des Perfusionsdruckes

Wohl die wichtigste Ursache okulärer Durchblutungsstörungen ist in einem temporären oder permanenten Absinken des Perfusionsdruckes zu suchen. Klassisches Beispiel hierfür ist die hochgradige Stenose der A. carotis interna. Diese führt zu einem poststenotischen Abfall des arteriellen Mitteldruckes. Am Auge entwickelt sich die ischämische Ophthalmopathie, da der niedrige Perfusionsdruck zu einer chronischen Minderperfusion aller intraokularen Gewebe führt. Es besteht eine deutlich verlangsamte Blutströmung sowohl in der A. ophthalmica als auch sekundär in der Zentralarterie der Netzhaut und den Ziliargefäßen, wie sich dopplersonographisch (31) oder mit der Fluoreszenz-Perfusions-Szintigraphie nachweisen läßt (32). Auch entzündliche Erkrankungen der zum Auge führenden Gefäße können über die inflammatorische Endothelschädigung und sekundäre Thrombosierung zu einem starken Perfusionsdruckabfall mit Infarzierung großer Anteile der intraokularen Gewebe führen. So werden bei Übergreifen der Arteriitis temporalis auf die A. ophthalmica nicht selten kombinierte Gefäßverschlüsse der Zentralarterie und der kurzen hinteren Ziliararterien beobachtet. Dies kann zum Entstehen eines chorio-retino-papillären Infarktes führen. Auch der Zentralarterienverschluß ist durch ein plötzliches starkes Absinken des Perfusionsdruckes infolge eines embolischen oder thrombotischen Verschlusses der A. centralis retinae bedingt. Bei einer oft erhaltenen Restperfusion des Gefäßes läßt sich der erniedrigte Verschlußdruck durch leichte manuelle Kompression des Auges, die zu einem sofortigen Kollabieren der Zentralarterie führt, nachweisen. Ein deutliches Absinken des Perfusionsdruckes wird aber prinzipiell nur bei Stenosen bzw. Embolien beobachtet, die das zuführende Gefäß zu mehr als 85% verschließen (35). Derartige Stenosierungen oder Embolien konnten für die *A*nteriore *I*schämische *O*ptikus *N*europathie (AION), die Zentralvenenthrombose (ZVT) oder das Normaldruckglaukom (NDG) bisher nicht gefunden werden. So hat *Arnold* (2) fluoreszenzangiographisch kürzlich keinen deutlichen Zusammenhang zwischen einer Minderperfusion größe-

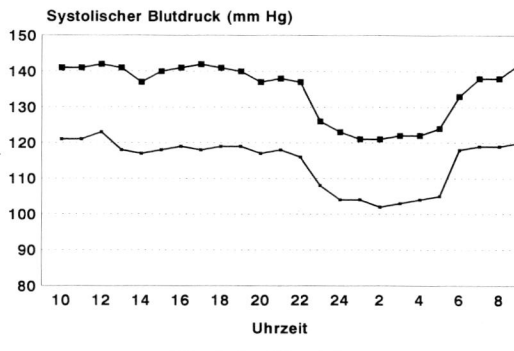

Abb. 3.5 Verhalten des systolischen Blutdruckes von Patienten mit Glaukom und AION bei der 24 h Blutdruckmessung *(Heyreh)*. Patienten mit primär hypertoner Kreislauflage zeigen einen stärkeren nächtlichen Blutdruckabfall als Normotoniker.

rer Anteile der Aderhaut und dem Auftreten einer AION finden können. Dennoch scheint auch bei der Entstehung dieser Krankheiten ein Absinken des Perfusionsdruckes eine Rolle zu spielen. So ist seit langem bekannt, daß Patienten mit Normaldruckglaukom einen um etwa 10 mm Hg niedrigeren Blutdruck als ein vergleichbares Kollektiv Augengesunder haben (14). Die AION tritt gehäuft nach größeren Blutverlusten mit starkem Absinken des systemischen Blutdruckes auf (21, 29). Von *Hayreh* stammt eine Untersuchung an 166 Patienten mit AION und NTG, die gezeigt hat, daß in dieser Patientengruppe ein stärkerer nächtlicher Blutdruckabfall beobachtet wird als bei einer vergleichbaren Kontrollgruppe (22). So sinken bei diesen Patienten der systolische und diastolische Druck zwischen Mitternacht und 6 Uhr morgens um bis zu 30 Prozent ab. Auffallend ist, daß Patienten mit hypertoner Kreislauflage einen stärkeren Blutdruckabfall aufweisen als Patienten mit normotoner Kreislauflage (s. Abb. 3.5). Dies ist Ausdruck der gestörten Kreislaufregulation bei fixiertem Hochdruck.

3.4.2 Gefäßwiderstand

Neben einem Absinken des Perfusionsdruckes kann auch ein pathologisch erhöhter Gefäßwiderstand zum Auftreten okulärer Durchblutungsstörungen führen.

Ein erhöhter Gefäßwiderstand kann z. B. durch eine persistierende Hypertonie ausgelöst sein, die zu einer Engstellung retinaler Arterien, fokalen

Gefäßwandspasmen und Mikroinfarkten führen kann (51). Der erhöhte Tonus der retinalen Arteriolen hat außerdem eine Verschiebung der autoregulatorischen Kapazität der Netzhautgefäße auf einen höheren Level zur Folge. Vermutlich können chronisch enggestellte Arterien nur begrenzt mit einer Dilatation auf ein Absinken des Perfusionsdruckes reagieren.

Bei 81% der Patienten mit venösen Verschlußerkrankungen der Netzhaut liegen entweder ein Hypertonus, eine ischämische Herzerkrankung oder eine generalisierte Atherosklerose vor (7, 37, 40). Auch für die AION und Zentralarterienverschlüsse ist wiederholt der Zusammenhang mit Hypertonie und Arteriosklerose aufgezeigt worden (5, 48, 50). Einen höheren Grad an Arteriosklerose der A. carotis konnte *Brown* (6) für die ischämische Form der retinalen Thrombose im Vergleich zu nicht-ischämischen Formen zeigen.

Auch die Arteriosklerose führt über eine subintimale Ablagerung von Hyalin, Intimaproliferation und Verdickung von Media und Adventitia retinaler Arteriolen zu einer Verengung des Gefäßlumens (51), so daß der Widerstand der arteriosklerotisch veränderten Gefäße ansteigt.

Die Atherogenese ist ein Prozeß der Gefäßwandzellen, der unter Bildung von Schaumzellen und einer spezifischen Matrix zur Plaquebildung mit der Gefahr der Lumeneinengung und des thrombotischen Verschlusses führen kann. Wichtigste Voraussetzung ist das Überschreiten von 100 mg/dl Cholesterin in der LDL-Dichteklasse der Lipoproteine und eine Störung der Endothelfunktion (19). Andere primäre Risikofaktoren wie Zigarettenrauchen, Hypertonie, Diabetes mellitus und Hyperfibrinogenämie wirken nur, wenn das LDL-Cholesterin erhöht ist. Die Altherogenese spielt sich aber vorwiegend in großen Gefäßen wie der Aorta oder der A. carotis ab.

Eine weitere Ursache für einen erhöhten Gefäßwiderstand in der Netzhaut wird im Auftreten funktioneller Spasmen gesehen, die migräneartig die Netzhautgefäße befallen (17). Ein statistischer Zusammenhang zwischen Vorkommen von Migräne und Normaldruckglaukom konnte von mehreren Autoren gesichert werden (11, 38).

Auch entzündlich bedingte Neuritiden können möglicherweise über eine Endothelzellschwellung zum Anstieg des Gefäßwiderstandes und schließlich zur Okklusion führen (42).

Eigene Untersuchungen bestätigen das gestörte Verhältnis zwischen arteriellem Druck und Herzleistung bei Patienten mit okulären Verschlußerkrankungen und Normaldruckglaukom (33, 34). Mit der Perfusions-Szintigraphie wurden kreislaufgesunde junge Normalpersonen hinsichtlich des Verhältnisses von Blutdruck und Perfusionszeit des großen Kreislaufes untersucht. Es zeigte sich, daß mit steigendem Blutdruck eine Verkürzung der Passagezeit des kleinen Kreislaufes, also eine Vergrößerung des Herz-Zeit-Volumens, auftritt. Dies ist Ausdruck der Anpassung an eine physiologische Belastung. Bei der Untersuchung von Patienten mit Zentralvenenthrombose, sowie arteriellen und venösen Verschlüssen der Netzhaut fand sich das gegenteilige Verhalten. Patienten mit einer hypertonen Kreislauflage hatten verlängerte Passagezeiten des kleinen Kreislaufes, also eine im Verhältnis zum Blutdruck reduzierte Herzleistung (s. Abb. 3.6). Dasselbe Phänomen zeigten Patienten mit Normaldruckglaukom. Bei beiden Gruppen lag also ein peripher erhöhter Widerstand vor, der trotz hohem Blutdruck zu einer Abnahme der Perfusionsgeschwindigkeit der Organe führt. Dies ist besonders im Hinblick auf eine nächtliche relative Hypotonie von Bedeutung. Kommt diese Hypotonie nämlich nicht durch eine Relaxation peripherer Gefäße zustande, sondern durch ein Absinken der Herzleistung (zum Beispiel im Rahmen einer nächtlichen Bradykardie), so kann dies zu einer deutlichen Abnahme der Perfusionsgeschwindigkeit und in prädisponierten Regionen zum Auftreten von Ischämien führen.

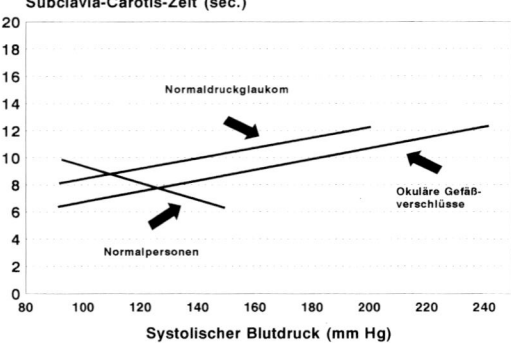

Abb. 3.6 Normalpersonen haben bei höherem Blutdruck eine kürzere Zirkulationszeit des kleinen Kreislaufs, also ein höheres Herz-Zeit-Volumen. Bei Patienten, die an einem Normaldruckglaukom oder okulären Gefäßverschlüssen leiden, dreht sich dieses Verhältnis um. Dies ist Ausdruck des pathologisch erhöhten peripheren Widerstandes.

3.4.3 Intraokularer Druck

Ein Glaucoma chronicum simplex findet sich bei 10 bis 50% der Patienten mit Zentralvenenthrombose (15, 45). *Frucht* (18) konnte zeigen, daß der intraokulare Druck von Patienten mit Zentralvenenthrombose im Mittel um 3,5 mm Hg höher liegt als der eines Vergleichskollektives, ohne daß bei diesen Patienten ein echtes Glaukom vorlag. Die wahrscheinlichste Ursache für diese Assoziation ist in einer Veränderung der Hämodynamik zu suchen. Da, wie eingangs erwähnt, der intraokulare Druck sich sowohl senkend auf den arteriellen Perfusionsdruck als auch steigernd auf den Druck im venösen System auswirkt, können bereits kleinere Drucksteigerungen zu einer Abnahme des Druckgefälles zwischen retinaler Arteriole und Venole führen und somit zu einer Beeinträchtigung des retinalen Blutflusses führen. Besonders bei glaukomatösen Augen werden sowohl stärkere tageszeitliche Schwankungen des Druckes als auch Drucksteigerungen in den frühen Morgenstunden beobachtet (36). Diese treffen möglicherweise auf eine im Rahmen eines relativen Blutdruckabfalles ohnehin verlangsamte Perfusion und können dann über eine Manifestation der Thixotropie des Blutes zu einem Zusammenbruch der retinalen Durchblutung führen.

Auch für die AION konnten *Katz* (28) und *James* (26) zeigen, daß im Vergleich zu Kontrollkollektiven leicht erhöhte Augeninnendruckwerte vorliegen. Diese Befunde konnten jedoch in einer jüngeren Untersuchung nicht bestätigt werden (27), die allerdings nur Einzelmessungen und keine Tagesdruckkurven als Ausgangspunkt zur Verfügung hatte. Allen Arbeiten gemeinsam ist ein Fehlen von Nachtmessungen, so daß nicht ausgeschlossen werden kann, daß bei Patienten mit AION nachts möglicherweise ein stärkerer Anstieg des intraokularen Druckes vorhanden ist, als bisher nachgewiesen.

3.4.4 Lokale Faktoren der Papillenanatomie

Beck (3, 4) hat 1984 zeigen können, daß Patienten mit nicht-arteriitischer AION typischerweise eine kleine oder sogar fehlende Papillenexcavation aufweisen. Bereits *Hoyt* (25) hatte jedoch darauf hingewiesen, daß diese Patienten typischerweise relativ kleine Papillen haben. Diese Beobachtungen haben zu der Hypothese Anlaß gegeben, daß ein enger Skleralkanal mit einer relativen Überfüllung durch Nervenfasern zu einer Ischämie des Sehnervenkopfes prädisponieren könnte. Es wurde daher eine sog. „Risikopapille" (8) definiert. Diese hat als typische Veränderungen einen geringen Durchmesser, eine kleine oder fehlende Excavation, eine vermehrte Anzahl von Gefäßaufzweigungen und eine Aufwerfung der Nervenfasern am Papillenrand.

Das für die nicht-arteriitische AION häufig zu beobachtende schicksalhafte Fortschreiten der Gesichtsfelddefekte wird ebenfalls als Folge der anatomischen Veränderungen interpretiert (s. Abb. 3.7 und 3.8). Kommt es nämlich zum Verschluß eines kleinen im Skleralkanal gelegenen Gefäßes, so steigt vermutlich durch das entstehende Ödem und den Aufstau des axoplasmatischen Flusses der Gewebedruck, da das umliegende Skleragewebe nicht nachgibt. Der ansteigende interstitielle Druck überschreitet den Perfusionsdruck in den

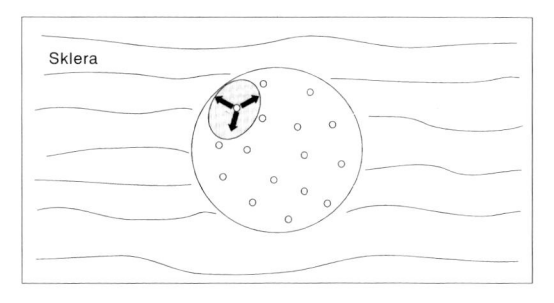

Abb. 3.7 Beginn der Perfusionsstörung bei nichtarteriitischer AION. Als Folge des Verschlusses eines kleinen Gefäßes entwickelt sich ein Ödem mit Aufstau des axoplasmatischen Flusses und Anstieg des Gewebedruckes.

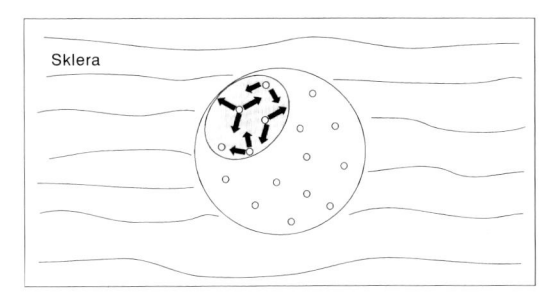

Abb. 3.8 Der erhöhte interstitielle Druck verschließt weitere in der Nachbarschaft gelegene Kapillaren. Hierdurch vergrößert sich die Infarktzone und der Gewebedruck steigt weiter an.

benachbarten Kapillaren, so daß hier ebenfalls ein Stillstand der Blutströmung resultiert. Im Sinne eines Circulus vitiosus könnte es so allmählich zu einer vollständigen Infarzierung des Papillengewebes kommen (8).

Aber auch andere lokale Faktoren können zur Entwicklung von Ischämien der Papille prädisponieren. So wurde wiederholt auf das Auftreten akuter Zirkulationsstörungen bei Vorliegen einer Drusenpapille hingewiesen (8). Auch die große Excavation bei fortgeschrittenem Glaukom kann möglicherweise über die Gefäßabknickung zum Entstehen von Thrombosen führen (18). Die deutliche Verengung der Zentralgefäße beim Durchtritt durch die Lamina cribrosa sowie die weitere Querschnittsreduktion durch Aufteilung auf der Papille machen diesen Ort sowohl zur Prädilektionsstelle für embolische Phänomene als auch möglicherweise für Gefäßwandveränderungen, die durch Turbulenzen des Blutstromes entstehen.

3.4.5 Hämatologische Veränderungen

Veränderungen des Gerinnungssystemes scheinen keine entscheidende Rolle bei der Entwicklung retinaler Durchblutungsstörungen zu spielen (20, 46). Dennoch konnte z. B. *Dodson* (13) in einer kontrollierten Studie zeigen, daß bei Patienten mit retinalen Thrombosen das beta-Thromboglobulin und der Plättchenfaktor 4 signifikant erhöht waren. Eine erhöhte Plättchenaggregationsneigung wurde von *Priluck* (39) nachgewiesen. Ob es sich hierbei aber um autochthone Veränderungen handelt oder um sekundäre Phänomene, die durch Stress, Rauchen oder Medikamente (Antikonzeptiva) ausgelöst werden, ist unklar.

Sicher ist, daß insbesondere retinale Thrombosen häufig mit einem erhöhten Hämatokrit einhergehen, was zu einer Verschlechterung der Fließfähigkeit des Blutes führt (20). Aber auch starke Leukozytosen als Folge von Leukosen oder eine Erhöhung der Plasmaproteine im Rahmen konsumierender Erkrankungen können die Fließfähigkeit des Blutes beeinträchtigen und sind als Risikofaktoren okulärer Zirkulationsstörungen gesichert (20).

3.4.6 Rauchen

Tabakgenuß ist ein statistisch signifikanter Risikofaktor für die Entwicklung der koronaren Herzkrankheit, der peripheren arteriellen Verschlußerkrankung und für das Auftreten zerebrovaskulärer Ereignisse. *Chung* (9) konnte vor kurzem an 137 Patienten mit AION zeigen, daß aktive Raucher im Mittel etwa 7 Jahre früher eine AION erleiden als Nichtraucher oder ehemalige Raucher. Das Rauchen hat eine Vielzahl pathophysiologischer Auswirkungen. Es erhöht die Zahl an Erythrozyten und Leukozyten, führt zu einer gesteigerten Thrombozytenadhäsivität und erhöht den Plasmafibrinogenspiegel und die Plasmaviskosität. Somit wird die Fließfähigkeit des Blutes herabgesetzt. Zusätzlich löst Nikotin eine periphere Vasokonstriktion aus und beschleunigt die Arteriosklerose. Für die Zentralvenenthrombose und den Zentralarterienverschluß wird ebenfalls eine Assoziation mit Rauchen vermutet (47).

3.4.7 Blutdrucksenkende Medikamente

Sowohl für Antihypertonika als auch für Antidepressiva, Hypnotika und Antiparkinsonika ist bekannt, daß diese Medikamente zu einem nächtlichen Abfall des Blutdruckes führen können. So wird bei zu rigoroser Einstellung eines erhöhten Blutdruckes eine Verschlechterung von peripheren Durchblutungsstörungen beobachtet (19). Inwieweit eine medikamentös induzierte Hypotension auf das Entstehen okulärer Durchblutungsstörungen Einfluß hat, ist bislang unbekannt. Einzelfallberichte (10) zeigen aber, daß zum Beispiel eine AION nach zu rascher Senkung eines malignen Hypertonus auftreten kann. Betrachtet man aber die im Verhältnis zum Gehirn relativ schlechte hämodynamische Situation des Auges (Augendruck, Anatomie), so wird deutlich, daß unerwünschte hämodynamische Nebenwirkungen oben genannter Medikamente möglicherweise eine größere Rolle spielen, als es bisher vermutet bzw. untersucht wurde.

Zusammenfassung

Es wurde versucht, die verschiedenen okulären Zirkulationsstörungen als eine Gruppe von Erkrankungen darzustellen, die nicht monokausal aufgefaßt werden dürfen. Systemische Faktoren wie Blutbildveränderungen, ein plötzlicher Blutdruckabfall oder eine vorgeschaltete schwere Stenose können ebenso zum Auftreten okulärer Durchblutungsstörungen führen wie lokale Faktoren in Form eines engen Skleralkanales, Drusen der Papille oder hypertonisch-arteriosklerotischer Gefäßveränderungen. Auch dem erhöhten Augendruck kommt sicherlich eine wichtige pathogenetische Bedeutung zu. Unter Berücksichtigung der Vielzahl der pathophysiologische Ursachen (Abb. 3.9) ist eine gezielte weiterführende Un-

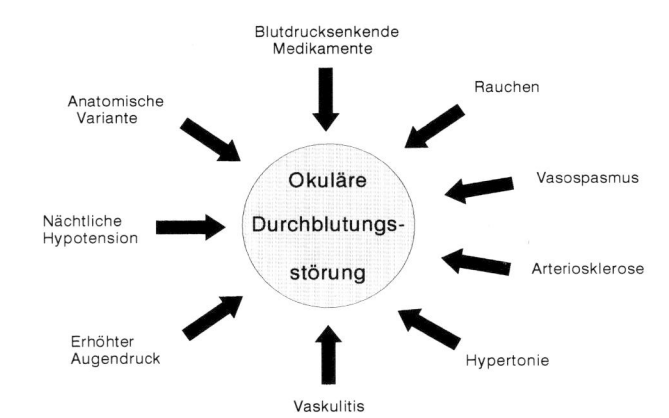

Abb. 3.9 Faktoren, die auf die Entwicklung okulärer Durchblutungsstörungen Einfluß haben können.

Summary

Ocular circulation disorders are described as a group of diseases that are caused by a large variety of pathophysiological principles. Systemic factors as hematological disorders, a sudden drop of blood pressure or carotid artery stenosis may predispose to ocular circulation disease as well as local factors for instance a small scleral canal, optic nerve head drusen or arteriosclerotic narrowing of intraocular vessels. Elevated intraocular pressure also plays an important role. Adequate therapy or prophylaxis of ocular circulation disorders therefore requires a thorough clinical investigation in every patient.

Literatur

1 *Alm, A., A. Bill*: Ocular and optic nerve blood flow at normal and increased intraocular pressures in monkeys. Exp. Eye Res. 15 (1973) 15
2 *Arnold, A. C., R. S. Hepler*: Fluorescein angiography in acute nonarteritis anterior ischemic optic neuropathy. Am. J. Ophthalmol. 117 (1993) 222–230
3 *Beck, R. W., P. J. Savino, M. X. Repka, N. J. Schatz, R. C. Sergott*: Optic disc structure in anterior ischemic optic neuropathy. Ophthalmology 91 (1984) 1334–1337
4 *Beck, R. W., G. E. Servais, S. S. Hayreh*: Anterior ischemic optic neuropathy: IX. Cup-to-disc ratio and its role in pathogenesis. Ophthalmology 94 (1987) 1503–1508
5 *Beri, M., M. R. Klugman, J. A. Kohler, S. S. Hayreh*: Anterior ischemic optic neuropathy. VII: Incidence of bilaterality and various influencing factors. Ophthalmology 94 (1987) 1020–1028
6 *Brown, G. C., H. G. Shah, L. E. Magargal, P. J. Savino*: Central retinal vein obstruction and carotid artery disease. Ophthalmology 91 (1984) 1627–1633
7 *Brunner, R. et al.*: Risikofaktoren und organische Veränderungen bei Patienten mit arteriellen und venösen retinalen Durchblutungsstörungen. Fortschr. Ophthalmol. 82 (1985) 618
8 *Burde, R. M.*: Optic disk risk factors for nonarteritis anterior ischemic optic neuropathy. Am. J. Ophthalmol. 116 (1993) 759–764
9 *Chung, S. M., C. A. Gay, J. A. McCrary*: Nonarteritic ischemic optic neuropathy. The impact of tobacco use. Ophthalmology 101 (1994) 779–782
10 *Connolly, S. E., K. B. Gordon, J. C. Horton*: Salvage of vision after hypotension- induced ischemic optic neuropathy. Am. J. Ophthalmology 117 (1993) 235–242
11 *Corbett, J. J., C. D. Phelps, P. Eslinger, P. R. Montague*: The neurologic evaluation of patients with low-tension glaucoma. Invest. Ophthalmol. Vis. Sci. 26 (1985) 1101–1104
12 *Dodson, P. M., A. J. Kubicki, K. G. Taylor, E. E. Kritzinger*: Medical conditions underlying recurrence of retinal vein occlusion. Brit. J. Ophthalmol. 69 (1985) 493–496
13 *Dodson, P. M., J. Westwick, G. Marks, V. V. Kakkar, D. L. Galton*: Beta-Thromboglobulin and platelet factor 4 levels in retinal vein occlusion. Brit. J. Ophthalmol. 67 (1983) 143–146
14 *Drance, S. M., V. P. Sweeney, R. W. Morgan, F. Feldman*: Studies of factors involved in the production of low tension glaucoma. Arch. Ophthalmol. 89 (1973) 457–465
15 *Duane, T.*: Clinical Ophthalmology. New York, Harper & Row 3:52 (1989) 8–9
16 *Ernest, J. T.*: Autoregulation of the optic disk oxygen tension. Invest. Ophthalmol. 13 (1974) 101
17 *Flammer, J., Ch. Prünte*: Okulärer Vasospasmus. Teil 1: Funktionelle Durchblutungsstörungen im visuellen System, eine Arbeitshypothese. Klin. Mbl. Augenheilk. 198 (1991) 411–418

18 *Frucht, J., A. Shapiro, S. Merin*: Intraocular pressure in retinal vein occlusion. Brit. J. Ophthalmol. 68 (1984) 26–28
19 *Girndt, J.*: Herz- und Kreislaufkrankheiten durch Arteriosklerose. Wissenschaftliche Verlagsgesellschaft, Stuttgart 1994
20 *Hansen, L. L.*: Behandlungsmöglichkeiten bei retinalen Venenverschlüssen. Ophthalmologe 91 (1994) 131–145
21 *Hayreh, S. S.*: Anterior ischemic optic neuropathy. VIII. Clinical features and pathogenesis of post-hemorrhagic amaurosis. Ophthalmology 94 (1987) 1488–1502
22 *Hayreh, S. S., M. B. Zimmermann, P. Podhajski, W. L. M. Alward*: Nocturnal arterial hypotension and its role in optic nerve head and ocular ischemic disorders. Am. J. Ophthalmol. 117 (1994) 603–624
23 *Henkind, P., R. I. Hansen, J. Szalay*: Ocular Circulation. In: Biomedical Foundations of Ophthalmology, Lippincott Company, Philadelphia, 1987
24 *Henkind, P., M. Levitzky*: Angioarchitecture of the optic nerve: 1. The papilla. 2. Lamina cribrosa. Am. J. Ophthalmol. 68 (1969) 979
25 *Hoyt, W. F.*: Rocky Mountain Neuro-ophthalmology Society Meeting, 1982
26 *James, C. B., S. E. Smith*: The effect of posture on intraocular pressure and pulsatile ocular blood flow in patients with non-arteritic anterior ischemic optic neuropathy. Eye 5 (1991) 309–314
27 *Kalenak, J. W., G. S. Kosmorsky, E. J. Rockwood*: Nonarteritic anterior ischemic optic neuropathy and intraocular pressure. Arch. ophthalmol. 109 (1991) 660–661
28 *Katz, B., R. N. Weinreb, D. T. Wheeler, M. R. Klauber*: Anterior ischemic optic neuropathy and intraocular pressure. Brit. J. Ophthalmol. 74 (1990) 99–102
29 *Larkin, D. F. P., A. E. Wood, M. Neligan, P. Eustace*: Ischaemic optic neuropathy complicating cardiopulmonary bypass. Brit. J. Ophthalmol. 71 (1987) 344–347
30 *Masket, S., M. Best, A. Z. Rabinovitz, G. Plechaty*: Vascular perfusion pressure gradients in the eye. Invest. Ophthalmol. 12 (1973) 198
31 *Michelson, G.*: Blutflußgeschwindigkeit in der A. ophthalmica durch transbulbäre Dopplersonographie. Fortschr. Ophthalmol. 86 (1989) 331–333
32 *Nasemann, J. E.*: Die Fluoreszenz-Perfusions-Szintigraphie – eine neue Methode zur Quantifizierung okulärer Durchblutungsstörungen, Habilitationsschrift, München 1992
33 *Nasemann, J. E., Th. Carl, M. Müller*: Velocity of systemic circulation in patients with ocular circulation disorders. Invest. Ophth. Vis. Sci. 35, Suppl., 1634 (1994)
34 *Nasemann, J. E., M. Müller, S. Pamer*: Systemische Perfusionszeiten bei nicht-arteriitischer anteriorer ischämischer Optikusneuropathie. Ophthalmologe 92 (1995) im Druck
35 *Niesel, P.*: Die klinische Wertigkeit der Impressions-Dynamometrie. In: *Stodtmeister, R., Th. Christ, L. E. Pillunat, W. D. Ulrich* (Hrsg.), Okuläre Durchblutungsstörungen. Enke, Stuttgart 1987
36 *Shields, M. B., G. K. Krieglstein*: Glaukom. Grundlagen, Differentialdiagnose, Therapie. Springer Verlag, Berlin 1993
37 *Paton, A., K. Rubinstein, V. H. Smith*: Arterial insufficiency in retinal vein occlusion. Trans. Ophthal. Soc. UK 94 (1964) 559
38 *Phelps, C. D., C. D. Corbett*: Migraine and low-tension glaucoma. Invest. Ophthalmol. Vis. Sci. 26 (1985) 1105–1108
39 *Priluck, J. A.*: Impending central retinal vein occlusion associated with increased platelet aggregability. Ann. Ophthalmol. 11 (1979) 79–84
40 *Rubinstein, K., E. B. Jones*: Retinal vein occlusion: long term prospects. Brit. J. Ophthalmol. 60 (1976) 148–150
41 *Schmidt-Schönbein, H.*: Hämorhologie und Mikrofluid-Dynamik der normalen und gestörten Blutströmung in Retinagefäßen. In: *Stodtmeister, R., Th. Christ, L. E. Pillunat, W.-D. Ulrich* (Hrsg.), Okuläre Durchblutungsstörungen, Grundlagen, Diagnostik, Therapie. Enke Verlag, Stuttgart 1987
42 *Unsöld, R.*: Neuropathien des Sehnerven bei entzündlichen Systemerkrankungen und Vaskulitiden. Ophthalmologe 91 (1994) 251–262
43 *Ulrich, W.-D., Ch. Ulrich*: Grundlagen der noninvasiven Kreislaufdiagnostik in der Ophthalmologie. In: *Stodtmeister, R., Th. Christ, L. E. Pillunat, W.-D. Ulrich* (Hrsg.), Okuläre Durchblutungsstörungen, Grundlagen, Diagnostik, Therapie. Enke Verlag, Stuttgart 1987
44 *Ulrich, Ch., W.-D. Ulrich*: Das Saugnapfverfahren in der okulären Kreislaufdiagnostik. In: *Stodtmeister, R., Th. Christ, L. E. Pillunat, W.-D. Ulrich* (Hrsg.), Okuläre Durchblutungsstörungen, Grundlagen, Diagnostik, Therapie. Enke Verlag, Stuttgart 1987
45 *Vannas, S., A. Tarkkanen*: Retinal vein occlusion and glaucoma; tonographic study of the incidence of glaucoma and its prognostic significance. Br. J. Ophthalmol. 44 (1960) 583–589
46 *Vine, A. K.*: The role of abnormalities in the anticoagulant and fibrinolytic systems in retinal vascular occlusions. Surv. Ophthalmol. 37 (1993) 282–292
47 *Walters, R. F., D. L. Spalton*: Central retinal vein occlusion in people aged 40 years or less: a review of 17 patients. Brit. J. Ophthalmol. 74 (1990) 30–35
48 *Wilson, L. A., C. P. Warlow, R. W. Ross Russell*: Cardiovasular disease in patients with retinal arterial occlusion. Lancet 1 (1979) 292
49 *Witzleb, E.*: Funktionen des Gefäßsystemes. In: *Schmidt, R. F., G. Thews* (ed.), Physiologie des Menschen, Springer Verlag, Berlin-Heidelberg-New York 1976
50 *Wray, S. H.*: Occlusion of the central retinal artery. In: *Bernstein, E. F.* (Hrsg.), Amaurosis fugax. Springer Verlag, Berlin-Heidelberg-New York 1988
51 *Yanoff, M., B. S. Fine*: Retina. In: Biomedical Foundations of Ophthalmology. Lippincott Company, Philadelphia 1987

4 Okuläre Durchblutungsstörungen aus internistischer Sicht

Günter Rauh, Florentin A. Spengel

4.1 Okuläre arterielle Durchblutungsstörung

Einleitung

Okuläre Durchblutungsstörungen werden in arterielle Durchblutungsstörungen und venöse Abflußstörungen eingeteilt. Amaurosis, Amaurosis fugax und Zentralarterienverschluß gehören zu den wichtigsten Manifestationen der okulären arteriellen Durchblutungsstörung. Im Gegensatz dazu handelt es sich bei der Zentralvenenthrombose um die Manifestation einer venösen Abflußstörung.

Die Ursachen der okulären Durchblutungsstörungen sind vielfältig und bedürfen in Diagnostik und Therapie der Kooperation des Augenarztes, Angiologen, Kardiologen, Radiologen und ggf. des Gefäßchirurgen.

Im folgenden soll über die okulären arteriellen Durchblutungsstörungen, die mit Veränderungen der extraretinalen Gefäße verbunden sind, berichtet werden. Der Diabetes mellitus als Ursache einer retinalen Durchblutungsstörung ist an anderer Stelle erwähnt.

4.1.1 Assoziierte Erkrankungen

Die arteriellen Durchblutungsstörungen des Auges sind häufig mit cerebralen Durchblutungsstörungen assoziiert, die sich an anderen Hirnregionen manifestieren. Nach dem jeweiligen Versorgungsgebiet der Arteria carotis und der Vertebralarterien werden drei zerebrale Regionen unterschieden, die von dem linkshirnigen, rechtshirnigen und vertebrobasilären Stromgebiet versorgt werden. Durchblutungsstörungen der linken Hemisphäre imponieren (bei Rechtshändern) als motorische und sensorische Aphasien sowie rechtsseitige Hemiparesen und sensorische Ausfälle. Bei Durchblutungsstörungen der rechten Hemisphäre können linksseitige Hemiparesen und sensorische Ausfälle auftreten, bei Linkshändern zusätzlich Aphasien.

Zur Symptomatik einer vertebrobasilären Insuffizienz gehört der Schwindel, meistens fehlt eine Halbseitensymptomatik. Globale Hirnfunktionsstörungen, wie z. B. kognitive Fähigkeiten, finden bei der Beurteilung der cerebro-vaskulären Insuffizienz keine Berücksichtigung. Ebenfalls unberücksichtigt bleiben (asymptomatische) Infarktareale bei der kraniellen Computertomographie, die als Zufallsbefunde festgestellt wurden. Die cerebro-vaskuläre Insuffizienz wird entsprechend ihrer Dauer eingeteilt in RIA (reversible ischämische Attacken), welche sich innerhalb von drei Tagen komplett zurückbilden und Stroke (Schlaganfall), welcher sich innerhalb von 3 Tagen nicht komplett zurückgebildet hat. Die RIA werden entsprechend der Dauer und des Verlaufes des neurologischen Defizites eingeteilt in TIA (transitorisch ischämische Attacke), welche sich innerhalb von 24 Stunden komplett zurückbildet, RIND (reversibles, ischämisches neurologisches Defizit), welches innerhalb weniger Minuten entsteht und nicht länger als 3 Tage anhält, sowie PRIND (progressives, reversibles, ischämisches neurologisches Defizit), das progressiv innerhalb von 6 Stunden entsteht und nach 3 Tagen komplett zurückgegangen ist. Der Schlaganfall wird ebenfalls entsprechend Dauer und Verlauf eingeteilt in einen vollständigen Schlaganfall (Completed Stroke), der nach 3 Tagen noch nicht zurückgebildet ist und einen progressiven Schlaganfall („progressive Stroke"), welcher eine progressive Entwicklung aufweist und ebenfalls länger als 3 Tage besteht. Die Tatsache, daß eine Amaurosis fugax ein Vorläufersymptom eines weiteren neurologischen

---

* Wir danken Herrn Priv.-Doz. Dr. G. Küffer, Radiologische Poliklinik, für die freundliche Überlassung der Abb. 4.2 und 4.3

Ereignisses sein kann, unterstreicht die Bedeutung einer frühzeitigen Diagnostik.

4.1.2 Differentialdiagnose okulärer arterieller Durchblutungsstörungen

In Tabelle 4.1 sind die häufigsten internistischen Ursachen von okulären arteriellen Durchblutungsstörungen zusammengefaßt.

4.1.2.1 Arterio-arterielle Embolie

Die Ursachen arterieller Embolien sind arteriosklerotische Wandveränderungen des extra- und intrakraniellen Abschnittes der hirnversorgenden Arterien und der Aorta ascendens. Bei arteriosklerotischen Wandveränderungen können Atherome (Intimaverdickung mit Ablagerung von Thrombozyten und Fibrin), Plaques (sklerotische Wandveränderungen) und Stenosen, welche zu einer Flußbeschleunigung führen, unterschieden werden. Arteriosklerotische Wandveränderungen treten meistens an den Gefäßabgängen auf. Am häufigsten werden Wandveränderungen am Abgang der Arteria carotis interna, selten der Arteria carotis communis diagnostiziert. Über Wandveränderungen am Abgang der Arteria ophthalmica kann aufgrund der schlechten diagnostischen Zugänglichkeit dieses Gefäßes keine Aussage getroffen werden.

Tabelle 4.1 Internistische Ursachen von okulären arteriellen Durchblutungsstörungen.

Arterio-arterielle Embolie
    Extra- und intrakranieller Abschnitt der hirnversorgenden Arterien, Aorta ascendens

Strombahnhindernis durch Arteriosklerose
    Extra- und intrakranieller Abschnitt der hirnversorgenden Arterien

Strombahnhindernis durch Vaskulitis
    z. B. Arteriitis temporalis, Takayashu-Arteriitis

Kardiale Embolie

Seltene Ursachen
    Hyperviskosität
    Funktionelle Vasokonstriktion (z. B. Migräne accompagnée)
    Arteriendissektion
    Arterienkompression von außen

Die wichtigsten Risikofaktoren für das Auftreten einer Arteriosklerose sind der Nikotinabusus, die Dyslipidämie, der Diabetes mellitus und die arterielle Hyptonie. Bei der Dyslipidämie können sowohl ein erhöhtes LDL-Cholesterin als auch ein vermindertes HDL-Cholesterin vorhanden sein.

Die arterielle Embolie tritt sowohl bei stenosierenden als auch bei nichtstenosierenden Wandveränderungen auf und hängt von der Morphologie der jeweiligen Veränderung (z. B. exulceriertes Plaque), hämodynamischen Faktoren (z. B. Turbulenzen) sowie plötzlich auftretenden Veränderungen der Gefäßwand (z. B. Einblutungen) ab. Es läßt sich nicht vorhersagen, wie groß die Gefahr einer Embolie aus einer arteriosklerotischen Wandveränderung ist. Weiter sind asymptomatisch verlaufende Mikroembolien häufig.

4.1.2.2 Strombahnhindernis durch Arteriosklerose

Ätiologie, Pathogenese und Prädilektionsstellen des arteriosklerotischen Strombahnhindernisses sind unter Abschnitt 4.1.2.1 erwähnt. Ein arteriosklerotisches Strombahnhindernis zeigt eine hämodynamische Wirksamkeit ab einem Stenosegrad von etwa 80%. Erst bei dieser Lumeneinengung kommt es zu einer poststenotischen Flußreduktion.

Dieser „Low-Flow" zeigt sich oft an der zerebralen Endstrombahn und kann sich durch Veränderungen des Blutflusses, z. B. bei hypotonen Kreislaufsituationen und Herzrhythmusstörungen manifestieren. Eine hämodynamisch wirksame Stenose kann somit sowohl durch eine Low-Flow als auch durch eine Mikroembolie symptomatisch werden.

4.1.2.3 Strombahnhindernis durch Vaskulitis

Die häufigste Vaskulitis, die zu einer okulären Symptomatik führen kann, ist die Arteriitis temporalis, eine Panarteriitis mit entzündlichen mononukleären Zellinfiltraten in der Arterienwand, die häufig in Form von Riesenzellen auftreten. Meistens sind große und mittelgroße Arterien betroffen, vorzugsweise Äste der Arteria carotis. Riesenzellarteriitiden sind jedoch auch in allen übrigen Gefäßgebieten bekannt. Die Patienten mit einer Arteriitis der Zerebralarterien und deren Ästen können über Sehstörungen bis hin zum Sehverlust klagen, weiter treten teilweise myalgieforme

Schmerzen im Bereich des Schultergürtels auf. Bei den Patienten bestehen oft auch Zeichen einer Allgemeinerkrankung wie Gewichtsabnahme, subfebrile Temperaturen und ein allgemeines Krankheitsgefühl. Die Arteriitis temporalis betrifft gehäuft Frauen nach dem 50. Lebensjahr.

Die Takayashu-Arteriitis befällt mittelgroße und große Arterien des Aortenbogens und führt zu Stenosen und Verschlüssen der supraaortalen Arterien, meist kurz nach dem Abgang aus der Aorta. Oft sind Frauen vor dem 40. Lebensjahr betroffen.

Die Symptomatik leitet sich aus dem Ausmaß und der Lokalisation des Gefäßbefalls ab. Bei Befall der hirnversorgenden Arterien entstehen Symptome einer zerebrovaskulären Insuffizienz, bei Befall der Arteria subclavia belastungsabhängige Schmerzen im Arm.

Bei zusätzlichem Vorhandensein eines Vertebralis-Steal-Phänomens besteht eine Schwindel-Symptomatik, welche durch körperliche Belastung des linken Armes ausgelöst wird.

4.1.2.4 Kardiale Embolie

Eine kardiale Emboliequelle als Ursache einer arteriellen okulären Durchblutungsstörung ist zwar selten, sollte aber immer dann in Erwägung gezogen werden, wenn eine Amaurosis bei Patienten mit fehlenden arteriosklerotischen Wandveränderungen und bei Patienten mit kardialen Vorerkrankungen auftritt.

Das Vorhofflimmern gehört zu den wichtigsten Risikofaktoren für die Ausbildung von Vorhofthromben. Vorhofthromben bestehen aus Fibrin und sind bis auf wenige Ausnahmen im linken Herzohr lokalisiert. Das Herzohr ist eine 2–3 cm lange, fingerförmige Ausbuchtung des linken Vorhofes und liegt im Bereich der Einmündung der oberen linken Pulmonalvene. Aufgrund dieser anatomischen Lage ist das Herzohr mit der transthorakalen Echokardiographie nicht zu untersuchen. Zwar stellt das Vorhofflimmern den wichtigsten Risikofaktor für das Auftreten von Vorhofthromben dar, Thromben im linken Herzohr können jedoch auch bei Patienten mit Sinusrhythmus entstehen.

Weiter bedeutet eine schwere Herzinsuffizienz mit stark reduzierter linksventrikulärer Pumpfunktion einen Risikofaktor für die kardiale Thrombenbildung. Seltener entstehen kardiale Thromben im linken Ventrikel (akinetischer Bereich eines Ventrikelaneurysmas und einer Infarktnarbe) und an den Herzklappen (Herzvitium und Herzklappenersatz).

4.1.2.5 Seltene Ursachen okulärer arterieller Durchblutungsstörungen

Obwohl der Blutviskosität eine große Bedeutung für die retinale Mikrozirkulation zukommt, stellt das Hyperviskositätssyndrom dennoch eine seltene Ursache einer okulären arteriellen Durchblutungsstörung dar. Die Hyperviskosität kann durch die Erhöhung der korpuskulären Blutbestandteile (z. B. bei Polyzythämia vera, essentieller Thrombozytose) oder eines Paraproteins (z. B. bei Morbus *Waldenström*) bedingt sein.

Die funktionelle Vasokonstruktion, z. B. bei Migräne accompagnée oder einer traumatischen Arteriendissektion, ist eine andere seltene Ursache okulärer arterieller Durchblutungsstörungen.

4.1.3 Internistische Diagnostik

Die meisten pathologischen Veränderungen bei okulären arteriellen Durchblutungsstörungen werden während der Untersuchung der hirnversorgenden Arterien, seltener bei der kardialen Diagnostik und Labordiagnostik gestellt.

Bei der klinischen Untersuchung werden der Puls der Arteria carotis getastet und Strömungsgeräusche im gesamten Verlauf der Arteria carotis auskultiert. Während der Pulstastung kann nicht zwischen Arteria carotis communis, Arteria carotis interna und Arteria carotis externa unterschieden werden. Eine verschlossene Arteria carotis interna kann folglich bei tastbarer Arteria carotis communis nicht diagnostiziert werden.

4.1.3.1 Perkussion und Auskultation der hirnversorgenden Arterien

Der häufigste pathologische Untersuchungsbefund, der bei der klinischen Untersuchung festgestellt wird, ist ein Strömungsgeräusch im Bereich der Arteria carotis. Das Strömungsgeräusch entsteht durch Turbulenzen bei nichtstenosierenden und stenosierenden Wandveränderungen und durch Knickbildung („Kinking") der Arteria carotis. Die Lautstärke wird durch die Morphologie der Wandveränderung bestimmt und korreliert nicht mit dem Stenosegrad. Weiter kann durch die klinische Untersuchung ein pathologischer Untersuchungsbefund meist nicht einem bestimmten

Gefäßabschnitt (insbesondere Differenzierung zwischen Arteria carotis interna und Arteria carotis externa) zugeordnet werden.

4.1.3.2 Dopplersonographie

Mit der Dopplersonographie läßt sich die Flußgeschwindigkeit in den einzelnen Arterien diagnostizieren. Es ist möglich, Arteria carotis communis, Arteria carotis interna und Arteria carotis externa aufgrund ihres unterschiedlichen Flußmusters, das sich aus dem unterschiedlichen nachgeschalteten Widerstand ergibt, zu differenzieren. Da eine Flußbeschleunigung erst bei einem Stenosegrad von über 50% auftritt, werden nur diese Stenosen diagnostiziert. Die Dopplersonographie hat eine sehr treffsichere Methode, um hochgradige und filiforme Stenosen festzustellen. Durch die indirekte Dopplersonographie mit Beschallung der Arteria supratrochlearis können hämodynamisch wirksame Stenosen der intrakraniellen Abschnitte der Arteria carotis interna erkannt werden. Bei filiformer Stenose oder Verschluß der Arteria carotis interna kommt es zur Flußumkehr in den Arteriae supratrochlearis und supraorbitalis, da diese Gefäße im Bereich des Augenwinkels dann von Ästen der Arteria carotis externa perfundiert werden.

4.1.3.3 Duplexsonographie

Die Duplexsonographie ist die Kombination aus B-Ultraschallbild und gerichteter Dopplersonographie und erlaubt die Beurteilung der Gefäßwandmorphologie und des Blutflusses (Abb. 4.1). Bei der farbkodierten Duplexsonographie wird aus mehreren Dopplersignalen ein Farbsignal errechnet. Das Farbsignal wird durch Flußrichtung und -geschwindigkeit bestimmt und erlaubt somit eine orientierende Darstellung der Flußverhältnisse in einzelnen Gefäßabschnitten. Wird eine Turbulenz oder Stenose erkannt, so muß zur genauen Charakterisierung und Stenosegradbestimmung die Spektrumanalyse durchgeführt werden. Da bei der Duplexsonographie die Gefäßwandmorphologie zur Darstellung kommt, ist es möglich, Atherome und Plaques, die eine häufige Emboliequelle für arterio-arterielle Embolien sind, darzustellen.

Der Vorteil der Duplexsonographie gegenüber der Dopplersonographie ist die genaue Charakterisierung von Gefäßwandveränderungen der hirnversorgenden Arterien vom Abgang aus der Aorta bis in die Höhe des Kieferwinkels. Der intrakranielle Abschnitt der hirnversorgenden Arterien (z. B. Carotissyphon) kann nur indirekt durch Flußveränderungen in den vorgeschalteten Arterien beurteilt werden.

4.1.3.4 Intraarterielle digitale Subtraktions-Angiographie (DSA) in der Diagnostik der hirnversorgenden Arterien

Bei der DSA wird ein kontrastmittelenthaltendes „Füllungsbild" von der kontrastmittelfreien „Leeraufnahme" elektronisch subtrahiert. Mit Hilfe dieser elektronischen Subtraktion ist es möglich, lediglich das kontrastmittelenthaltende Gefäßbett darzustellen, und die Abbildung störender Strukturen, z. B. Knochen, zu unterdrücken. Die Ortsauflösung der DSA wird durch den Kontrast zwischen der darzustellenden Gefäßstruktur und der Umgebung bestimmt. Da nicht ausreichende Kontrastmittel-Füllung die Qualität der Darstellung vermindert, ist die intravenöse DSA zur Darstellung der intrakraniellen Arterien nicht geeignet. Aufgrund der großen Zuverlässigkeit der Duplexsonographie in der Beurteilung der Arteria carotis communis und des extrakraniellen Abschnittes der Arteria carotis interna, muß heute die DSA zur Beurteilung dieses Bereiches nur noch selten durchgeführt werden. Eine DSA wird somit dann durchgeführt, wenn die intrakraniellen Anteile der hirnversorgenden Arterien und der Aortenbogen dargestellt werden sollen. Weitere Indikationen, eine DSA durchzuführen, sind massiv verkalkte Stenosierungen, welche mit Hilfe der Sonographie aufgrund der Schallauslösung nicht ausreichend zu charakterisieren sind und längerstrecki-

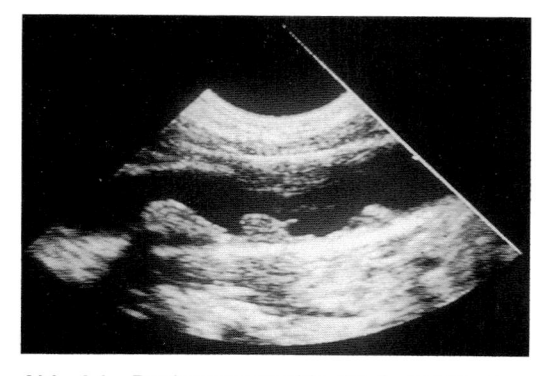

Abb. 4.1 Duplexsonographie der A. carotis communis. Massive, wellenförmige Atheromatose.

ge, hochgradige Stenosierungen, welche zu einer poststenotischen Flußreduktion („Pseudookklusion") führen. Abb. 4.2 zeigt eine DSA des Aortenbogens bei einem Patienten mit einer filiformen Abgangsstenose der rechten Arteria carotis interna. Wird durch die DSA des Aortenbogens keine ausreichende Kontrastierung erzielt, muß eine selektive Darstellung der entsprechenden Gefäßabschnitte durchgeführt werden. Der Vorteil der intraarteriellen DSA des Aortenbogens gegenüber der herkömmlichen Angiographie ist die Tatsache, daß geringere Kontrastmittelmengen und -konzentrationen verwendet werden und sich somit auch eine geringere Komplikationsrate (etwa 0,3%) ergibt.

4.1.3.5 Magnetresonanz (MR-Angiographie)

Die MR-Angiographie beruht auf der Tatsache, daß fließende und stationäre Protonen mittels eines Auslesegradienten unterschieden werden. Durch Verwendung von Vorsättigungsimpulsen können fließende Protonen in Venen und Arterien differenziert und gezielt ausgeschaltet werden. Bei der heute meist verwendeten 3D-Aufnahmetechnik wird ein bestimmtes Volumen angeregt und die Einzelschichten werden anschließend rekonstruiert. Da es möglich ist, die Schichten sehr dünn zu halten, ergibt sich eine hohe räumliche Auflösung. Weiter können verschiedene Ebenen rekonstruiert werden, ohne daß es zu einem Verlust der Bildqualität kommt. Abb. 4.3 zeigt eine Carotis-Siphon-Stenose bei einem Patienten mit einer rechtsseitigen Amaurosis. Durch MR-Angiographie können intrakranielle Gefäße in einer Qualität dargestellt werden, die der intraarteriellen DSA entspricht. Intrakranielle Gefäßstenosen, arteriovenöse Malformationen und Aneurysmen lassen sich somit ohne Verwendung von Kontrastmittel darstellen. Ein Nachteil der Methode ist allerdings, daß es bei turbulenter Strömung zu flußbedingten Signalabschwächungen und -auslöschungen kommen kann, welche dann als Verschlüsse imponieren.

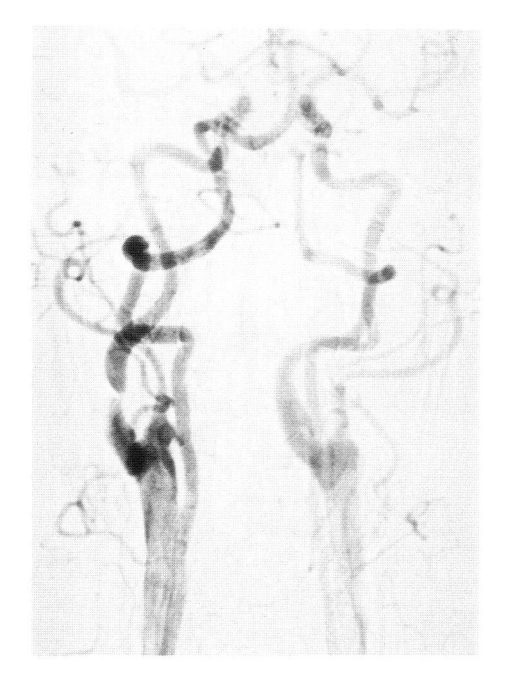

Abb. 4.2 DSA des Aortenbogens mit Darstellung der hirnversorgenden Arterien. Filiforme Abgangsstenose der rechten Arteria carotis interna.

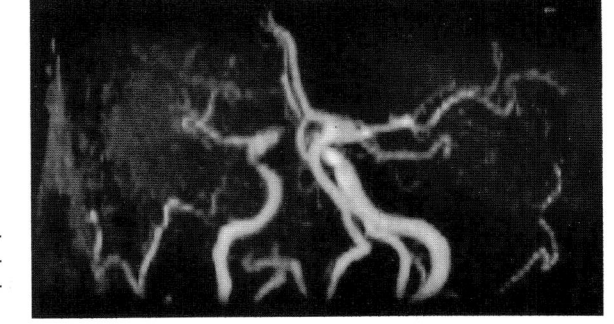

Abb. 4.3 MR-Angiographie der intrakraniellen Arterien. Carotis-Siphon-Stenose bei einem Patienten mit einer rechtsseitigen Amaurosis.

4.1.4 Kardiale Diagnostik

4.1.4.1 Klinische Untersuchung

Bereits durch die klinische Untersuchung ergeben sich oft Hinweise darauf, ob bei Patienten Risikofaktoren für die Entstehung von kardialen Emboliequellen vorhanden sind. Liegt ein unregelmäßiger Herzrhythmus vor, muß untersucht werden, ob ein Pulsdefizit besteht. Ist ein Herzgeräusch auskultierbar, so kann dieses der Hinweis auf einen embolisierenden Herzklappenfehler (z. B. Aortenklappenstenose) sein.

4.1.4.2 EKG und Langzeit-EKG

Mit Hilfe des EKG ist es möglich, Herzrhythmusstörungen genau zu charakterisieren und zu unterscheiden, ob multiple ventrikuläre Extrasystolen vorhanden sind oder eine absolute Arrhythmie bei Vorhofflimmern besteht. Durch Anwendung des Langzeit-EKG werden intermittierend auftretende Herzrhythmusstörungen (z. B. intermittierendes Vorhofflimmern) erfaßt.

4.1.4.3 Echokardiographie und transoesophageale Echokardiographie (TEE)

Mit der Echokardiographie werden morphologische Herzveränderungen diagnostiziert. Bei den meisten Patienten sind mit Hilfe der transthorakalen Echokardiographie der linke Ventrikel und die Herzklappen ausreichend beurteilbar. Linksventrikuläre Veränderungen, die eine kardiale Emboliequelle darstellen, sind narbige Areale und Aneurysmen im Bereich des linken Ventrikels. Diese Wandveränderungen können zur Ausbildung von embolisierenden Wandthromben führen. Weitere Ursachen für embolisierende Veränderungen sind eine schwer reduzierte linksventrikuläre Pumpfunktion (z. B. dilatative Kardiomyopathie) und Herzklappenfehler. Während bei der transthorakalen Echokardiographie, wie bereits oben erwähnt, der linke Ventrikel und die Herzklappen meist ausreichend beurteilbar sind, kann der linke Vorhof aus anatomischen Gründen nie komplett dargestellt werden. Das linke Herzohr, eine etwa 3 cm lange Aussackung des linken Vorhofes im Bereich der Einmündungsstelle der Pulmonalvenen, ist der Prädilektionsort für Vorhofthromben (mehr als 90% aller Vorhofthromben sind im linken Vorhofohr lokalisiert) und kann nur mit Hilfe der transoesophagealen Echokardiographie diagnostiziert werden. Diese Methode stellt somit den „Goldstandard" der kardialen Emboliequellensuche dar und hat eine große Bedeutung in der Ursachenabklärung rezidivierend auftretender cerebraler Durchblutungsstörungen bei Patienten mit fehlenden arteriosklerotischen Wandveränderungen. Die transoesophageale Echokardiographie hat auch die höchste Sensitivität (über 90%) in der Diagnostik eines offenen Foramen ovale, welches die Voraussetzung für das Auftreten von gekreuzten Embolien darstellt.

4.1.5 Labordiagnostik

Tabelle 4.2 gibt einen Überblick über die bei Patienten mit okulären arteriellen Durchblutungsstörungen durchzuführende Labordiagnostik. Mit der Blutzucker- (ggf. im Rahmen eines Blutzuckertagesprofils und eines oralen Glucosebelastungstests) und der Lipidbestimmung (ggf. mit Bestimmung des LDL- und HDL-Cholesterins) werden die Risikofaktoren für das Auftreten einer Arteriosklerose erfaßt. Parameter, mit denen ein Hyperviskositätssyndrom erkannt wird, sind: Blutsenkung, Hämoglobin, Thrombozyten, Gesamt-Eiweiß, Eiweißelektrophorese und Fibrinogen. Besteht der Verdacht auf das Vorliegen einer Vaskulitis, so müssen die humoralen Entzündungsparameter wie Blutsenkung, C-reaktives Protein, Eiweißelektrophorese und Serumeisen erfaßt werden. Fehlende humorale Entzündungszeichen schließen jedoch das Vorliegen einer Vaskulitis nicht aus.

Tabelle 4.2 Labordiagnostik bei okulären arteriellen Durchblutungsstörungen.

Erfassung der Risikofaktoren für Arteriosklerose

    Blutzuckerbestimmung (ggf. Blutzuckertagesprofil, oraler Glukosebelastungstest)
    Lipidbestimmung (ggf. Bestimmung des LDL- und HDL-Cholesterins)

Erfassung der Hyperviskosität

    Blutsenkung
    Blutbild (Hämoglobin und Thrombozyten)
    Gesamteiweiß mit Eiweißelektrophorese
    Fibrinogen

Erfassung der humoralen Entzündung

    Blutsenkung
    C-reaktives Protein
    Gesamteiweiß mit Eiweißelektrophorese
    Serumeisen

4.1.6 Stufendiagnostik zur Erfassung der arteriellen Durchblutungsstörung

Abb. 4.4 zeigt das diagnostische Programm, das durchgeführt werden sollte, um arterielle okuläre Durchblutungsstörungen zu diagnostizieren. Mit Hilfe der Dopplersonographie werden Stenosen und Verschlüsse der hirnversorgenden Arterien erfaßt. Ergibt sich ein unauffälliger Untersuchungsbefund bei der Dopplersonographie, so ist zur weiteren Diagnostik und Erfassung von Wandveränderungen (Atherome, Plaques) die Duplexsonographie notwendig. Weiter können mit Hilfe der Duplexsonographie unklare dopplersonographische Befunde (z. B. Pseudookklusion) erfaßt werden. Die intraarterielle DSA ist nur in den seltenen Fällen notwendig, in denen ein unklarer duplexsonographischer Befund erhoben wurde. Besteht der Verdacht auf eine kardiale Embolie, so können mit der Echokardiographie Emboliequellen erfaßt werden, meist ist jedoch zur kompletten Diagnostik eine transoesophageale Echokardiographie notwendig.

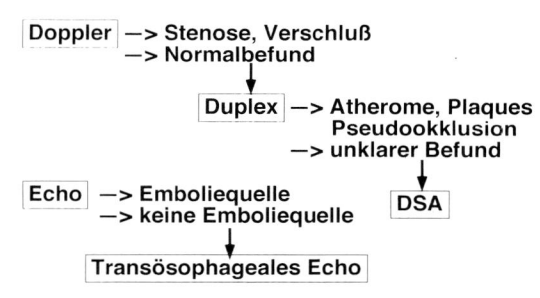

```
Doppler —> Stenose, Verschluß
        —> Normalbefund
            ↓
        Duplex —> Atherome, Plaques
                  Pseudookklusion
                —> unklarer Befund
Echo  —> Emboliequelle          DSA
      —> keine Emboliequelle
            ↓
    Transösophageales Echo
```

Abb. 4.4 Diagnostisches Vorgehen bei arteriellen okulären Durchblutungsstörungen. Mit Hilfe der Dopplersonographie werden Stenosen und Verschlüsse der hirnversorgenden Arterien erfaßt. Ergibt sich ein unauffälliger Untersuchungsbefund bei der Dopplersonographie, so ist zur weiteren Diagnostik und Erfassung von Wandveränderungen (Atherome, Plaques) die Duplexsonographie notwendig. Die intraarterielle DSA ist nur in den seltenen Fällen notwendig, in denen ein unklarer duplexsonographischer Befund erhoben wurde. Besteht der Verdacht auf eine kardiale Embolie, so können mit der Echokardiographie Emboliequellen erfaßt werden, meist ist jedoch zur kompletten Diagnostik eine transoesophageale Echokardiographie notwendig.

4.1.7 Therapie der okulären arteriellen Durchblutungsstörungen

Tabelle 4.3 zeigt die verschiedenen Therapiestrategien bei okulären arteriellen Durchblutungsstörungen.

4.1.7.1 Arterio-arterielle Embolie

Bei arteriosklerotischen Wandveränderungen in der Aorta ascendens und den hirnversorgenden Arterien scheint die Therapie mit Acetylsalicylsäure (100 mg/die) ausreichend, um die Bildung von embolisierenden Thrombozytenaggregaten zu verhindern. Dabei verhindert die Gabe von Acetylsalicylsäure die Häufigkeit von transitorisch-ischämischen Attacken um ca. 50%, auf das Auftreten des apoplektischen Insultes scheint sich allerdings kein Einfluß zu ergeben. Führen die arteriosklerotischen Wandveränderungen der hirnversorgenden Arterien zu Stenosierungen von über 80%, so ist eine Thrombendarteriektomie (s. Abschnitt 4.1.7.2) notwendig. Für arteriosklerotische Veränderungen, die nicht zu transitorisch-ischämischen Attacken führen, ist es nicht nachgewiesen, daß die Gabe von Acetylsalicylsäure die

Tabelle 4.3 Therapiestrategien bei okulären arteriellen Durchblutungsstörungen.

Arterio-arterielle Embolie

Arteriosklerotische Wandveränderung der Aorta ascendens und der hirnversorgenden Arterien (auch Stenose < 80%):
→ Acetylsalicylsäure, 100 mg/d

Stenose der hirnversorgenden Arterien > 80%:
→ Thrombendarteriektomie

Akuter Verschluß der A. carotis interna
→ Op innerhalb von 6 Stunden

Akuter Zentralarterienverschluß
→ Systemische Lysetherapie innerhalb von 6 Stunden

Strombahnhindernis durch Arteriosklerose

Stenose der hirnversorgenden Arterien > 80%:
→ Thrombendarteriektomie

Strombahnhindernis durch Vaskulitis

→ Steroide und andere Immunsuppressiva (z. B. Cyclophosphamid)

Kardiale Embolie

→ Antikoagulation mit Heparin (Soforttherapie) und anschließend Marcumar (Dauertherapie)

Häufigkeit von zerebralen Ischämien reduziert. Der akute Verschluß der A. carotis interna und der A. carotis externa kann, vor allem wenn er embolischer Genese ist, in den ersten 6 Stunden nach Auftreten operiert werden. Eine Operation ist nicht mehr möglich, wenn Verschlüsse auf dem Boden von arteriosklerotisch schwer veränderten Gefäßen auftreten und die Verschlüsse älter als 6 Stunden sind. Somit beschränkt sich die Behandlung eines Carotisverschlusses in den meisten Fällen darauf, Acetylsalicylsäure zu geben, und die Gegenseite in regelmäßigen Abständen zu kontrollieren, um bei einer Stenose von über 80% eine rechtzeitige operative Therapie einleiten zu können.

Wird ein akuter Zentralarterienverschluß bei intakter Arteria carotis innerhalb der ersten 6 Stunden diagnostiziert, so kann nach Ausschluß der Lyse-Kontraindikationen (arterielle Hypertonie, Operationen innerhalb der letzten 2 Monate, intramuskuläre Injektionen, Diabetes mellitus mit Mikroangiopathie, etc.) eine systemische Lysetherapie durchgeführt werden. Die bei dieser Behandlung verwendeten Dosierungen entsprechen den bei der Behandlung des akuten Myokardinfarktes verwendeten. Da die letale Blutungskomplikation bei ca. 2% liegt, wird diese Behandlung nur bei ausgewählten, meist jungen Patienten, deren Sehkraft auch auf dem nicht betroffenen Auge reduziert ist, durchgeführt.

4.1.7.2 Therapie beim Strombahnhindernis durch Arteriosklerose

Hämodynamisch wirksame Strombahnhindernisse im extrakraniellen Abschnitt der Arteria carotis interna und der Arteria carotis communis mit einer Lumeneinengung von mehr als 80% müssen einer operativen Therapie zugeführt werden. Die Schlaganfallhäufigkeit ist bei diesen Carotisstenosen außerordentlich hoch, und die transitorisch ischämische Attacke muß als Warnzeichen für das Auftreten eines apoplektischen Insultes angesehen werden. Als akute Behandlung muß die Therapie mit Acetylsalicylsäure (100 mg/die) durchgeführt werden. Nach Abklärung der Operationsfähigkeit und Ausschluß anderer Ursachen der okulären Durchblutungsstörung (z. B. Tumor), sollte eine Thrombendarteriektomie durchgeführt werden. Das Risiko, daß während der Operation ein neurologisches Ereignis auftritt, liegt bei etwa 2% und entspricht der kumulativen Häufigkeit, ein neurologisches Ereignis innerhalb von 3 Jahren zu entwickeln. Werden arteriosklerotische Strombahnhindernisse bei Patienten ohne vorhergegangene neurologische Ereignisse diagnostiziert, so ist nur die Gabe von Acetylsalicylsäure erforderlich. Die Frage, wie die Therapie von asymptomatischen, filiformen Stenosen der Arteria carotis interna durchgeführt werden sollte, wird kontrovers diskutiert. Bei der Entscheidung spielen das Lebensalter des Patienten sowie assoziierte Erkrankungen aus dem arteriosklerotischen Formenkreis (z. B. KHK) und weitere Grunderkrankungen, welche zu einer Reduktion der Lebenserwartung führen, eine Rolle.

4.1.7.3 Therapie bei Strombahnhindernis durch Vaskulitis

Wird eine Vaskulitis diagnostiziert, so ist eine immunsuppressive Therapie erforderlich. Dabei werden hochdosiert Steroide sowie andere Immunsuppressiva (z. B. Cyclophosphamid) verwendet. Die Dauer und Dosierung der Therapie richtet sich nach der humoralen entzündlichen Aktivität. Die Therapie muß in ausreichender Dosierung und Länge durchgeführt werden, um die humorale Entzündungsaktivität zu unterdrücken. Bei Patienten, bei denen eine Vaskulitis besteht und keine humorale Entzündungsaktivität vorliegt, richtet sich die Therapie nach der klinischen Symptomatik. Auch hier ist eine ausreichend lange (meist 2 Jahre) Immunsuppression erforderlich.

4.1.7.4 Therapie bei kardialen Embolien

Während der Patient mit arterio-arteriellen Embolien aus exulcerierten Wandveränderungen der Aorta und der hirnversorgenden Arterien mit Acetylsalicylsäure ausreichend behandelt ist, muß bei kardialen Embolien eine Antikoagulation mit Heparin (Soforttherapie) und anschließend Marcumar (Dauertherapie) erfolgen. Der Grund für dieses Therapieregime liegt in der unterschiedlichen Zusammensetzung der Thromben. Der kardiale Thrombus entsteht in einem „Niederdruckgebiet" und besteht deshalb aus Fibrin. Thrombozytenaggregationshemmer haben nur einen beschränkten Einfluß auf die Entstehung von Fibrinthromben. Wird eine kardiale Emboliequelle diagnostiziert, so ist neben der oralen Antikoagulation oft auch eine weiterführende Therapie (z. B. operative Therapie eines Herzvitiums, Rekompensation einer Herzinsuffizienz) erforderlich.

4.1.7.5 Sonstige Therapiemaßnahmen bei okulären arteriellen Durchblutungsstörungen

Weitere Therapiemaßnahmen richten sich nach der diagnostizierten Grunderkrankung. Liegt eine Polyglobulie vor, so ist oft neben der spezifischen Therapie der Grunderkrankung der Aderlaß, ggf. die isovolämische Hämodilution erforderlich. Wird bei der Laboruntersuchung eine Paraproteinämie gefunden, so steht oft die Therapie der Grunderkrankung, z. B. des Lymphoms, im Vordergrund. Ist eine Amaurosis fugax Ausdruck einer Migräne, erfolgt eine Migränetherapie. Handelt es sich bei der Durchblutungsstörung um das Symptom einer Arteriendissektion, so muß die Gabe von Acetylsalicylsäure erfolgen.

4.2 Zentralvenenthrombose

4.2.1 Assoziierte internistische Erkrankungen

Patienten mit Zentralvenenthrombose weisen ein einheitliches Risikoprofil auf (Tab. 4.4). Bei etwa 2/3 der Patienten war bereits vor dem Ereignis eine arterielle Hypertonie und eine Erhöhung der Vollblut- und Plasmaviskosität vorhanden. Auch in anderen Studien konnte gezeigt werden, daß eine Assoziation mit der arteriellen Hypertonie besteht und arteriosklerotische Erkrankungen der großen Gefäße im Vergleich zu einem altersgleichen Kontrollkollektiv nur untergeordnete Risikofaktoren darstellen.

Tabelle 4.4 Risikoprofil bei Patienten mit Zentralvenenthrombose.

Erhöhung der Blutviskosität	80%
Arterielle Hypertonie	73%
Hypercholesterinämie	40%
Diabetes mellitus	20%

4.2.2 Internistische Diagnostik der Zentralvenenthrombose

Tabelle 4.5 zeigt die Diagnostik aus internistischer Sicht. Im Vordergrund der Diagnostik steht die Erfassung der arteriellen Hypertonie. Um die „Praxishypertonie" von der manifesten Hypertonie zu differenzieren, kann eine 24h-RR-Messung durchgeführt werden. Auch wenn sekundäre Hypertonien (z. B. Nierenarterienstenose, Hyperaldosteronismus, Phäochromozytom) selten sind, ist es notwendig, diese Erkrankungen ggf. auszuschließen. Zur Erfassung einer Hyperviskosität müssen Blutkörpersenkungsgeschwindigkeit, Blutbild, Serum-Eiweiß und Fibrinogen bestimmt werden und die Risikofaktoren für eine Arteriosklerose wie Diabetes mellitus und Dyslipidämie durch die entsprechenden Serumuntersuchungen diagnostiziert werden.

Tabelle 4.5 Diagnostik bei Zentralvenenthrombose.

Erfassung der arteriellen Hypertonie
  mehrmalige Blutdruckmessungen ggf. 24-h-RR-Messung

Erfassung der Hyperviskosität
  Blutsenkung
  Blutbild (Hämoglobin und Thrombozyten)
  Gesamteiweiß mit Eiweißelektrophorese
  Fibrinogen

Erfassung der Risikofaktoren für Arteriosklerose
  Blutzuckerbestimmung (ggf. Blutzuckertagesprofil, oraler Glukosebelastungstest)
  Lipidbestimmung (ggf. Bestimmung des LDL- und HDL-Cholesterins)

4.2.3 Therapie der Zentralvenenthrombose aus internistischer Sicht

Aus internistischer Sicht steht im Vordergrund der Therapie die Einstellung der arteriellen Hypertonie. Bei der medikamentösen Therapie sollten Vasodilatatoren gegenüber den Diuretika bevorzugt werden. Wird eine Hyperviskosität festgestellt, so muß eine Aderlaßtherapie durchgeführt werden. Werden ein Diabetes mellitus oder eine Dyslipidämie diagnostiziert, so sind zunächst diätetische Maßnahmen, danach eine lipidsenkende bzw. glucosesenkende, medikamentöse Therapie indiziert.

Zusammenfassung

Bei Verdacht auf okuläre Durchblutungsstörungen ist eine umfangreiche internistische Diagnostik notwendig. Arteriosklerotische Wandveränderungen im Bereich der Carotiden müssen durch Doppler- und Duplexsonographie erfaßt werden. Manifestiert sich bei der Doppler- und Duplexsonographie der Verdacht auf ein intrakranielles Strombahnhindernis, so müssen Kernspinangiographie und intraarterielle DSA folgen. Mit Hilfe der Labordiagnostik können Störungen der Blutviskosität und die arteriosklerotischen Risikofaktoren erkannt werden. Kardiale Embolien müssen mit Hilfe des transthorakalen und transoesophagealen Echos diagnostiziert werden.

Die Therapie der okulären Durchblutungsstörung richtet sich nach der vorhandenen Grunderkrankung. Bei arteriosklerotischen Wandveränderungen und Stenosen der hirnversorgenden Arterien unter 80% stellt die Gabe von Acetylsalicylsäure (100 mg/die) das Mittel der Wahl dar. Bei Stenosen der hirnversorgenden Arterien über 80% muß die Strombahn operativ wieder hergestellt werden. Bei Vorhandensein einer Vaskulitis ist eine immunsuppressive Therapie erforderlich. Wird eine kardiale Emboliequelle diagnostiziert, so ist die orale Antikoagulation mit Marcumar erforderlich. Bei einem Hyperviskositäts-Syndrom ist neben der Verbesserung der Rheologie durch Aderlaß oft die Therapie einer Grunderkrankung erforderlich. Okuläre Durchblutungsstörungen erfordern somit die intensive Zusammenarbeit von Augenärzten, Angiologen, Kardiologen, Radiologen und ggf. Gefäßchirurgen. Eine enge interdisziplinäre Zusammenarbeit ist die Voraussetzung für eine erfolgreiche Diagnostik und optimale Therapie.

Summary

Vascular eye diseases require an extensive diagnosis. Arteriosclerotic changes of the carotid artery are diagnosed by doppler and duplex scanning. The suspicion of intracranial obstruction by doppler and duplex scanning requires magnetic ressonance imaging and intraarterial angiography. The laboratory evaluation discloses disturbances of blood viscosity and arteriosclerotic risk factors. Cardiac emboli are diagnosed by transthoracal and transesophageal echocardiography.

The treatment of vascular eye diseases depends on the underlying disease. Atherosclerosis and stenosis of the carotid artery below 80% are treated with acetylsalicylic acid (100 mg/d). In patients with stenosis of the carotid artery above 80% surgery is necessary. Vasculitis is treated by immune supprssive therapy, cardiac emboli are treated by oral anticoagulation. If increased blood viscosity is present, phlebotomy and the treatment of the underlying disease is necessary. Vascular eye diseases require the intensive cooperation of ophthalmologists, angiologists, cardiologists, radiologists and vascular surgeons. Extensive diagnosis and successful therapy is only possible by close cooperation of various specialists.

Literatur

Elmann, M. J., A. K. Bhatt, P. M. Quinlan, C. Enger: The Risk Factors for Systemic Vascular Diseases and Mortality in Patients with Central Retinal Vein Occlusion. Ophthalmology 97 (1990) 1543–1548

European Carotid Surgery Trialists Collaborative Group: MRC European Carotid Surgery Trial. The Lancet 337 (1991) 1235–1242

Hennerici, M. G.: Carotisendarterektomie – aktuelle Studienergebnisse und ihre Konsequenzen. Medizinische Klinik 88 (1993) 586–591

Hobson, R. W., D. G. Weiss, W. S. Fields, et al.: Efficacy of carotid endarterectomy for asymptomatic carotid stenosis. N. Engl. J. Med. 328 (1993) 221–227

Kistler, J. P., A. H. Ropper, J. B. Martin: Cerebrovascular Disease. In *Wilson, J. D., E. Braunwald, K. J. Isselbacher, R. G. Petersdorf, J. B. Martin, A. S. Fauci, R. K. Root* (Hrsg.), Harrison's Textbook of Medicine. McGraw-Hill, New York 1994, S. 2233–2256

Money, S. R., L. H. Hollier: Indications for carotid endarterectomy according to presenting clinical symptoms. In: *Greehhalgh, R. M., L. H. Hollier* (Hrsg.), Surgery for stroke. WB Saunders, Philadelphia 1993, S. 97–106

Rath, E. Z., R. N. Frank, D. H. Shin, C. Kim: Risk Factors for Retinal Vein Occlusion. Ophthalmology 99 (1992) 509–514

Rauh, G.: Angiologie. In: *Emmerich, B., E. Held, R. M. Huber, P. Lehnert, K. Loeschke, R. Pickardt, G. Rauh, M. Späth, F. A. Spengel, K. Theisen* (Hrsg.), Innere Medizin pur. Börm Bruckmeier, Grünwald 1994, S. 13–32

Rauh, G., M. Fischereder, F. A. Spengel: Häufigkeit mittels transösophagealer Echokardiographie diagnostizierter Embolien bei Patienten mit zerebralen Ischämien und unauffälliger konventioneller Diagnostik. Vasa 43 (Suppl) (1994) 36

Rauh, G., F. A. Spengel, H. Dörfler, C. Keller, G. Küffer, N. Zöllner: Riesenzellarteriitis mit Befall der Extremitätenarterien. Internist 30 (1989) 622–624

Reutern, G. M. von, H. J. Büdingen: Ultraschalldiagnostik der hirnversorgenden Arterien. Thieme Verlag, Stuttgart 1989

Ring, C. P., T. C. Pearson, M. D. Sanders, G. Wetherley-Mein : Viscosity and Retinal Vein Thrombosis. British Journal of Ophthalmology 66 (1982) 161–164

Ruland, O., M. Bosiers (Hrsg.): Dopplersonographische Diagnostik. Dtsch. Ärzteverlag, Köln 1988

Rüthlein, V. M., F. A. Spengel: Diagnostik symptomatischer Plaques in den Carotiden bei Patienten mit neurologischen ischämischen Ereignissen. Bildgebung/Imaging 65 (1988) 18–21

Spengel, F. A., W. Zoller: Erythrocytapheresis, a new effective tool for treatment of central venous thrombosis of the eye. Plasma Ther. Transfus. Technol. 7 (1986) 19–42

Spengel, F. A., B. Kaess, Ch. Keller, K. K. Kröner, M. Schreiber, H. Schuster, N. Zöllner: Atherosclerosis of the Carotid arteries in young patients with familial hypercholesterolaemina. Klin. Wochenschrift 66 (1988) 65–88

Spengel, F. A., J. Bogner, H. Füssl, A. Matuschke, M. Middeke : Kreislauferkrankungen und ophthalmologische Befunde aus internistischer Sicht. In: *Lund, O.-E., T. N. Waubke* (Hrsg.), Auge und Allgemeinleiden – Der Augenarzt als Konsiliarius. Enke, Stuttgart 1989, S. 11–23

Spengel, F. A., G. Küffer: Angiologische Abteilung arterieller Durchblutungsstörungen des Auges. In: *Lund, O.-E., T. N. Waubke* (Hrsg.), Bildgebende Verfahren in der Augenheilkunde. Enke, Stuttgart 1989, S. 181–187

Spengel, F. A.: Arterieller Gefäßstatus. Internist 36 (1995) 181–190

The European Carotid Surgery Trialists Collaborative Group: Risk of stroke in the distribution of an asymptomatic carotid artery. Lancet 345 (1995) 209–212

Zoller, W. G., H. Kellner, F. A. Spengel: Erythrocytapharesis: a method for rapid extracorporal elimination for erythrocytes. Results in 65 patients. Klin. Wochenschr. 66 (1988) 404–409

5 Differentialdiagnose neovaskulärer Erkrankungen am Auge

Harald Schilling

In der nachfolgenden Übersicht werden die wichtigsten Krankheitsbilder, in deren Verlauf retinale Neovaskularisationen auftreten können, zusammengestellt und deren differentialdiagnostischen Aspekte erläutert.

Definitionen

Der Begriff der **retinalen Proliferation** wird definiert als präretinale Neovaskularisation, die vom **retinalen** Blutgefäßsystem vornehmlich aus dem Bereich der Peripherie, den Hauptgefäßarkaden und der Papille ausgeht.

Im Rahmen von Erkrankungen, die retinale Neovaskularisationen verursachen, können auch Neovaskularisationen der Iris auftreten. Hierbei handelt es sich um eine Gefäßneubildung durch Aussprossung neugebildeter Kapillaren aus **uvealen** Gefäßen. Diesbezüglich wird im klinischen Sprachgebrauch und in der Literatur fast ausschließlich der deskriptive Begriff der Rubeosis iridis verwendet, der – obwohl per definitionem nicht eindeutig von einer reinen Hyperämie der Irisgefäße unterscheidend – im folgenden für echte Neovaskularisation steht.

Vorkommen

Die Mehrzahl der retinalen Neovaskularisationen entsteht bei vaskulären Gefäßerkrankungen mit Ischämie oder entzündlichen Erkrankungen mit möglicher Ischämie als Folgeerscheinung (36). Daneben existieren eine Reihe unterschiedlichster okulärer Erkrankungen, bei denen die Ursache der Neovaskularisationen größtenteils unbekannt ist, wohl aber auch eine Hypoxie retinalen Gewebes vorliegt.

Neovaskularisationen der Iris stellen eine unspezifische Reaktion auf verschiedenste Augenerkrankungen dar, die zu bindegewebigen Narben mit zunehmender Funktionsbeeinträchtigung führen. In der Regel beginnen die Kapillaraussprossungen am Pupillarsaum oder an der Iriswurzel (30). Im allgemeinen kann bei jeder Augenerkrankung, die mit einer Ischämie verbunden ist, eine Neovaskularisation an der Iris auftreten. Sie wird aber auch nach Trauma oder bei intraokulären Tumoren beschrieben (8, 9).

Angiogenese

Zur Erklärung des Phänomens retinaler Neovaskularisationen wurde bereits im Jahre 1954 von *Michaelson* (46) das Vorhandensein vasoproliferativer oder angiogener Substanzen postuliert. Inzwischen wurde eine Vielzahl physiologischer, angiogener Faktoren nachgewiesen, die durch Hypoxämie, Entzündungsreaktionen oder auch Tumorzellen stimuliert werden können und in den betroffenen Arealen ihre Wirkung i. S. einer Heilungsreaktion entfalten. Die neovaskuläre Aktivität retinaler Gefäße wird vermutlich durch ein Gleichgewicht stimulierender und inhibierender Faktoren bestimmt (26) und ruht, solange keine Beeinflussung z. B. durch Ischämie oder Entzündungsmediatoren eintritt. Während der biochemische Wirkungsmechanismus der verschiedenen angiogenen Faktoren sehr komplex ist, verhält sich der Vorgang der eigentlichen Gefäßneubildung relativ uniform (4, 21, 22). Folgende Hypothese der Entstehung gilt z. Zt. allgemein als akzeptiert (37): Träger der neovaskulären Reaktion sind die Endothelzellen der venösen Kapillaranteile, die aufgrund eines angiogenen Stimulus lytische Enzyme freisetzen, welche zur umschriebenen Auflösung der Basalmembran der Kapillare führen. In der Folge kommt es zu einer Migration von Endothelzellen durch die Gefäßwand in das interstitielle Stroma, wo sie sich erst strangförmig, dann tubulär anordnen und eine eigene Basalmembran bilden. Perizyten wandern ein, und es etabliert sich ein Blutfluß in den neu formierten Gefäßen, in denen sich dieser Vorgang wiederholt. Die Membrana limitans interna stellt keine Barriere gegen die lytische Aktivität der sezernierten Substanzen dar. Die Proliferation entwickelt sich in den Glaskörperraum hinein. Eine intakte hintere

Glaskörpergrenzfläche kann Leitstruktur für die Neovaskularisationen sein.

5.1 Vaskuläre Erkrankungen mit Ischämie

Die wohl häufigste Grunderkrankung, die mit Gefäßneubildungen an Retina und Iris einhergeht, ist der **Diabetes mellitus**. In den Industrieländern mit entsprechendem Standard der medizinischen Versorgung wird die Erstdiagnose nur selten von ophthalmologischer Seite durch Erkennen der diabetischen Retinopathie gestellt. Das typische Krankheitsbild der diabetischen Retinopathie wird ausführlich in den Kapiteln *Lemmen* (Düsseldorf) und *Roider* (Lübeck) dargestellt. Die diabetische Grunderkrankung ist in der Regel bereits bekannt, so daß tatsächliche differentialdiagnostische Probleme erst bei nicht-diabetogenen Neovaskularisationen auftauchen. In der Tabelle 5.1 sind die meisten Grunderkrankungen aufgelistet. Auf die wichtigsten wird nachfolgend ausführlicher eingegangen.

5.1.1 Zentralvenenthrombose und Venenastverschlüsse

Ätiologie und Pathogenese: Der Verschluß der retinalen Zentralvene liegt am häufigsten im Bereich der Lamina cribrosa des Nervus opticus (32). Betroffen sind in der Regel Patienten jenseits des 50. Lebensjahres, die mehrheitlich Grunderkrankungen mit Gefäßschädigungen aufweisen. Für die Entstehung von Neovaskularisationen ist das Ausmaß der Ischämie in den inneren retinalen Schichten entscheidend. Ein wichtiger Einflußfaktor hierfür stellt eine mögliche Rest- oder Re-Perfusion der Zentralvene dar, wobei verschiedene Typen der Zentralvenenthrombose unterschieden werden (s. a. Kap. 9, S. 84). Entscheidend ist auch hier das Entstehen von Ischämiearealen in der Netzhaut.

Venenastverschlüsse können sowohl einen oder mehrere Gefäßhauptstämme als auch periphere Äste betreffen und treten gehäuft in arteriovenösen Kreuzungsstellen auf, an denen die intramuralen Veränderungen der Arterien zur Kompression der kreuzenden Vene führen können. Hinzu treten aber noch weitere Pathomechanismen (s. Kap. 9, S. 84).

Fundusveränderungen: In der Akutphase eines kompletten Zentralvenenverschlusses liegt das

Tabelle 5.1 Retinale Neovaskularisationen (modifiziert nach *Jampol* 1994 [37]).

- Vaskuläre Erkrankungen mit Ischämie.
  Diabetes mellitus
  Zentralvenenverschluß
  Venenastverschlüsse
  Morbus Eales
  Arterielle Kapillarokklusionen
  Ischämische Ophthalmopathie
  Hyperviskositätssyndrome
  Sinus cavernosus Fistel
  Multiple Sklerose
  Sichelzellanämie
  Andere Hämoglobinopathien
  Hyalinose der Kapillargefäße
  EPH-Gestose (Schwangerschafts-Toxikose)
  Retinopathia prämaturorum
  Familiäre exsudative Vitreoretinopathie
  Cerclage

- Entzündliche Erkrankungen mit möglicher retinaler Ischämie.
  Posteriore Uveitiden und Vaskulitiden allgemein
  insbesondere:
  Uveitis intermedia
  Sarkoidose
  Lupus erythematodes disseminatus
  Morbus Behçet
  Birdshot-Retinopathie
  Toxoplasmose
  Akutes Retinales Nekrose Syndrom (ARNS)
  Arteriitis temporalis Horton

- Seltene Krankheitsbilder mit möglichen retinalen Neovaskularisationen.
  Retinitis pigmentosa
  Incontinentia pigmenti
  Autosomal-dominante Vitreoretinopathie
  X-chromosomal gebundene Retinoschisis
  Goldmann-Favre-Erkrankung
  Aderhautmelanome
  Aderhauthämangiome
  Alte Netzhautablösung

Bild eines panretinalen Ödems mit massiven intraretinalen Hämorrhagien vor. Venenastverschlüsse zeigen das gleiche Bild entsprechend zum abhängigen Fundusgebiet. Später nach Resorption und bei ausgeprägter retinaler Ischämie können sich retinale Neovaskularisationen sowohl an der Papille als auch in der Peripherie, bei Zentralvenenverschluß insbesondere auf der Iris mit hämorrhagischem Sekundärglaukom entwickeln.

Differentialdiagnostische Aspekte: Das charakteristische Fundusbild einer **akuten** Venen-(ast)thrombose stellt in der Regel kein differentialdiagnostisches Problem dar. In späteren Phasen – insbesondere nach Reperfusion – kann die diagnostische Festlegung erschwert sein, sofern keine eindeutigen venösen Gefäßabbrüche erkennbar sind. Eine denkbare Differentialdiagnose stellen Uveitiden dar, die unter dem Bild einer hämorrhagisch-okklusiven Vasculitis verlaufen können – wie z. B. im Falle des Morbus *Behçet*. Diese Fälle sind wegen des Vorhandenseins anderer okulärer Entzündungszeichen – oder Spuren davon – in der Regel leicht auszuschließen.

Bei Venenastverschlüssen können die Neovaskularisationen sowohl peripher des Verschlusses wie auch in der Nähe des hinteren Augenpoles entstehen. Diagnostisch richtungsweisend ist auch hier das meistens eindeutige ophthalmoskopische Bild und die lokale Ausrichtung der Veränderungen in Richtung auf den ischämischen Bezirk.

5.1.2 Morbus Eales

Ätiologie und Pathogenese: Die Ätiologie dieser Erkrankung ist unbekannt. Auch ist die genaue Definition des Morbus *Eales* kontrovers. Unter dieser Krankheitsbezeichnung werden obliterierende Vaskulopathien mit peripheren Neovaskularisationen unbekannter Genese subsumiert, welche vornehmlich junge ansonsten gesunde Erwachsene – vorrangig Männer – befallen. Der Namensgeber dieser Erkrankung, der Augenarzt *Henry Eales*, beschrieb 1880 (16) ein Syndrom bei jungen Männern, das durch rezidivierende Glaskörperblutungen kombiniert mit Nasenbluten und Obstipation charakterisiert war. An den Fundusgefäßen fielen ihm Anomalien der Venen auf. In späteren Untersuchungen zeigten Obstipation und Nasenbluten keine positive Korrelation zu den von Eales beschriebenen Fundusveränderungen. Letztere wurden aber seither immer wieder als eigenständige Erkrankung beschrieben. Sie scheint auf dem indischen Subkontinent stärker verbreitet zu sein. Eindeutige Zusammenhänge mit anderen oder systemischen Erkrankungen konnten nicht nachgewiesen werden. Ein möglicher Zusammenhang mit einer früheren oder noch bestehenden Exposition zum Tuberkuloseerreger (54) wurde vermutet konnte aber in Langzeitstudien nicht belegt werden. Es ist aber theoretisch denkbar, daß gegen einen Erreger gerichtete Immunmechanismen für die Pathogenese von Bedeutung sind. Bei fast der Hälfte der Patienten zeigt sich schon im jugendli-

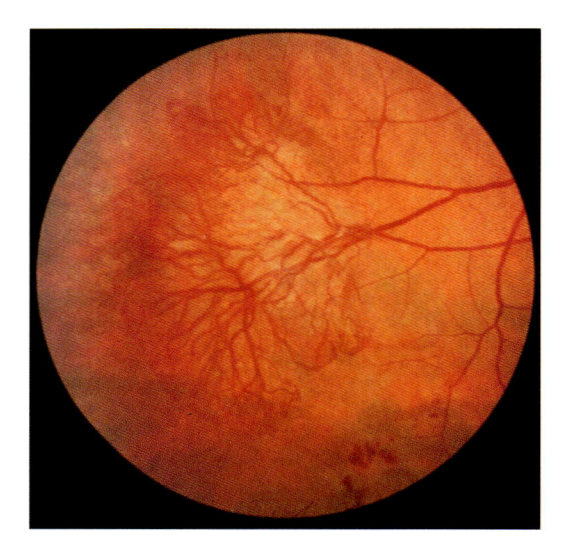

Abb. 5.1 Typische retinale Neovaskularisation im Rahmen eines Morbus Eales an der Grenze zwischen vaskularisierter und nicht perfundierter Netzhaut.

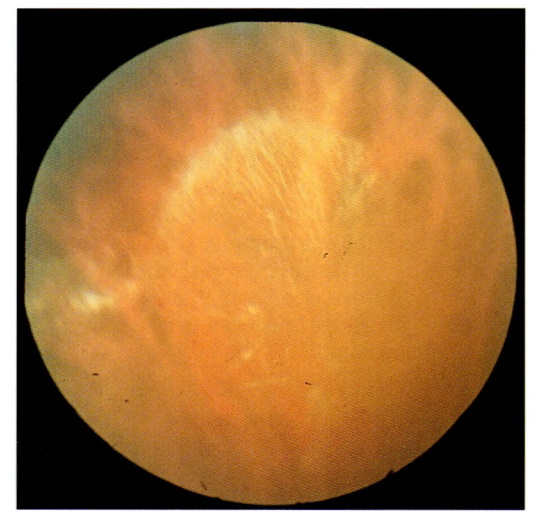

Abb. 5.2 In Regression übergehende retinale Neovaskularisation eines Patienten mit M. Eales. Die Morphologie dieser Rückbildung wird auch bei der Sichelzellanämie oft gesehen und dort als „seafans" (korallenartig) bezeichnet.

chen Alter eine Einschränkung des Hörvermögens (54), der vermutlich in ähnlicher Weise eine vaskulär bedingte Störung im vestibulo-cochleären Versorgungsgebiet zugrundeliegt.

Fundusveränderungen: Die Gefäßokklusionen und Neovaskularisationen bei M. Eales gleichen sehr denen der Sichelzellanämie (s. u.). Fast alle Patienten entwickeln im Verlauf der Erkrankung Neovaskularisationen (Abb. 5.1 und 5.2), die gewöhnlich an der ophthalmoskopisch gut abgrenzbaren Linie zwischen vaskularisierter und nicht perfundierter Netzhaut liegen. Auch bestehen arteriovenöse Shuntbildungen. Uneinigkeit besteht in der Wertung sehr häufig zu sehender Gefäßeinscheidungen. Während die meisten Autoren (25, 49) entzündliche, paravasale gelblich-weiße Einscheidungen der Arteriolen und Venolen und auch zelluläre Glaskörperinfiltrate als einen Bestandteil des M. *Eales* ansehen, weisen *Meyer-Schwickerath* (45) und *Spitznas* (58) auf die Notwendigkeit der strikten Zuordnung dieser Befunde zu dem eigenständigen Krankheitsbild der Periphlebitis retinae (s. u.) hin. Nach dieser Auffassung ist der M. *Eales* keinesfalls als eine entzündliche Erkrankung definiert. Gleichwohl zeigen sich diskrete Einscheidungen an Venen, die von avaskulären Arealen ausgehen und von *Spitznas* als Zeichen **intramuraler**, degenerativer Veränderungen gesehen werden.

Die Erkrankung ist in der Regel langsam progredient und hat eine gute Prognose bezgl. des Erhalts der zentralen Sehschärfe bis ins höhere Alter hinein. Visuseinschränkend können die rezidivierenden Glaskörperblutungen sein. Grundsätzlich sind aber auch schwerwiegendere Verläufe mit Entstehen einer Traktionsablatio, zystoidem Makulaödem und hämorrhagischem Sekundärglaukom möglich.

Differentialdiagnostische Aspekte: Der M. *Eales* ist in der Regel eine Ausschlußdiagnose, wenn Zeichen einer Systemerkrankung fehlen. Schließt man entzündliche Symptome bei der Definition der Erkrankung nicht von vornherein aus, so können gelegentlich Verwechslungen mit einem M. *Behçet* vorkommen, insbesondere wenn diese Erkrankung nicht in ihrem Vollbild vorliegt oder sich in einer Remission befindet.

5.1.3 Sichelzellanämie

Ätiologie und Pathogenese: Aufgrund erblicher genetischer Defekte in der Molekülsynthese des Hämoglobins wird statt des normalen Hb-A das Hb-S oder Hb-C gebildet. Bei Hb-S liegt eine Substitution der Glutaminsäure durch Valin in der Beta-Kette an der sechsten Position der Aminosäurenkette vor, bei Hb-C durch Lysin. Erythrozyten, die das pathologische Hb-S-Protein tragen, weisen insbesondere unter hypoxischen Bedingungen eine elongierte, sichelartige Form auf, die mit einer höheren Rigidität der Zelle einhergeht. In kleineren Gefäßen und Kapillaren kommt es zu einer „Verklumpung" der Erythrozyten, was zur Ischämie und Nekrose des umgebenden Gewebes führt. Die hierdurch bedingte Hypoxie wiederum verschlimmert den Krankheitsprozeß.

Verschiedene genetische Konstellationen sind möglich: Hb-SS (homozygot), Hb-AS (heterozygot) und Hb-SC (doppelt heterozygot). In seltenen Fällen kann auch die Thalassämie als genetischer Defekt der Molekülkettensynthese des Hämoglobins gleichzeitig vererbt werden, so daß eine kombinierte Fehlbildung der Erythrozyten resultiert als sog. „Sichelzell-Thalassämie" (Hb-SThal).

Die Sichelzellanämien kommen fast ausschließlich bei Farbigen und vereinzelt im Mittelmeerraum und Vorderen Orient vor. *Cohen* und *Van Houten* (11) geben folgende Inzidenzen in der farbigen Bevölkerung der U.S.A. für die verschiedenen genetischen Kombinationen an: Hb-AS 8%, Hb-AC 2–3%, Hb-SS 0,2–0,4%, Hb-SC 0,1%, Hb-SThal 0,03%. Heterozygote Personen (Hb-AS und Hb-AC) erkranken selten an systemischen oder okulären Symptomen. Spekulativ ist eine vermehrte Disposition für ischämische Fundusveränderungen, wenn andere eine Hypoxie verursachende Faktoren hinzutreten (z. B. Diabetes mellitus, Dyspnoe etc.). Die homozygoten Personen (Hb-SS) zeigen das typische Bild ernsthafter systemischer **und** okulärer Symptome. Doppelt heterozygote (Hb-SC und Hb-SThal)) Personen erleiden in der Regel nur milde systemische Krisen, haben demgegenüber aber die schwerwiegendsten okulären Befunde von allen Formen der Sichelzellanämie.

Fundusbefunde: Nach *Goldberg* (29) können 5 Stadien der Fundusveränderungen bei Sichelzellanämie unterschieden werden. Stadium 1: Okklusionen von Arteriolen in der äußeren Fundusperipherie.

Stadium 2: Anastomosen zwischen Arteriolen und Venolen im Grenzbereich zwischen vaskularisierter und avaskulärer Netzhaut.

Stadium 3: Periphere Neovaskularisationen im Bereich der Anastomosen, die eine typische korallenartige Form aufweisen und im amerikanischen Schrifttum meistens als „sea-fans" bezeichnet werden (Abb. 5.2).

Stadium 4 und 5: Glaskörperblutungen und Traktionsablatio.

Differentialdiagnostische Aspekte: Die beiden letzten Stadien unterscheiden sich nicht von den Endstadien der diabetischen Retinopathie. In den frühen Stadien ist der ausschließliche Befall der Peripherie ohne inflammatorische Zeichen differentialdiagnostisch richtungsweisend. Weitere nicht-proliferative Zeichen stellen zusätzliche Hinweise auf eine Sichelzellanämie dar: Beim „sickle disc sign" (27) handelt es sich um kleinste, dunkelrote Spots auf der Papillenoberfläche, die bei hoher Vergrößerung annähernd eine Y-Konfiguration haben. Sie werden als kleinste Blutverklumpungen der sichelförmigen Erythrozyten in den epipapillären Gefäßen interpretiert. Beim „macular depression sign" (28) handelt es sich um einen bei der Ophthalmoskopie auffälligen dunklen Ring über der Macula mit einem glänzenden zentralen Reflex. Ursache ist wohl eine Verdünnung der zentralen Retina durch Kapillarokklusionen, die eine Konkavität mit entsprechender Veränderung des physiologischen Makulareflexes erzeugt. Der rot-orange-farbige „salmon patch" stellt eine umschriebene, runde oder ovale Hämorrhagie unmittelbar unterhalb der Membrana limitans interna dar, die nach Resorption charakteristische Glitzerpunkte („iridescent spots") hinterläßt, die sehr lange nachweisbar sind und am gesamten Fundus auftreten können. Das „black sunburst"-Zeichen (2) ist eine typischerweise in der Peripherie lokalisierte chorioretinale Narbe, die histologisch eine lokale Pigmentepithelhyperplasie darstellt und wahrscheinlich Folge einer Blutung in die tieferen retinalen Schichten ist. „Salmon-patch" und „black-sunburst"-Zeichen werden bei *Ruprecht* und *Naumann* (55) als pathognomonisch für die Sichelzellanämie bezeichnet.

5.1.4 Andere Hämoglobinopathien

Über periphere Neovaskularisationen wurde in einzelnen Fällen von heterozygoten Personen für das Hb-C Protein (Hb-AC) [47] und bei Thalassämie [14] berichtet. Retinale Neovaskularisationen scheinen bei diesen Krankheitsbildern aber eher selten aufzutreten.

5.1.5 Hyalinose der Kapillargefäße

Ätiologie und Pathogenese: Vermutlich autosomal rezessiv vererbte, progressive Hyalinose der kleinen Gefäße mit entsprechenden Funktionsverlusten an inneren Organen, Haut und Gehirn (59).

Fundusveränderungen: Periphere retinale Ischämien, chorioretinale Narben und periphere retinale Neovaskularisationen.

5.1.6 Arterielle Verschlüsse

Ätiologie, Pathogenese und Fundusveränderungen: Ein reiner Zentralarterienverschluß oder Arterienastverschlüsse allein führen grundsätzlich **nicht** zu retinalen Neovaskularisationen. Eine Erklärung hierfür ist wohl die Tatsache, daß die inneren Netzhautschichten einem vollständigen Infarkt unterliegen und keine angiogenen Substanzen mehr freisetzen könnten (37).

Differentialdiagnostische Aspekte: Vereinzelt wird über Astverschlüsse mit folgender retinaler Neovaskularisation berichtet, wenn zusätzlich andere Erkrankungen, wie z.B. ein subklinischer Diabetes mellitus (42) vorliegen. Auch bei rheumatischem Fieber und Herzklappenerkrankungen (40) auftretende Fibrinemboli und im Rahmen einer Sepsis wurde von retinalen Kapillarverschlüssen mit peripheren Neovaskularisationen berichtet. Eine Kuriosität stellt hierbei die sog. „talc retinopathy" von Drogenabhängigen dar, bei denen die durch Talkpartikel verunreinigten Injektionen Astverschlüsse verursachen können (7, 43, 56). Im allgemeinen aber führen auch derartige arterielle Verschlüsse selten zu retinalen Neovaskularisationen.

5.1.7 Retinopathia prämatuorum

Ätiologie, Pathogenese und klinisches Bild: Die normale Vasogenese in der Netzhaut beginnt in der 16. Schwangerschaftswoche und hat die Ora serrata in der Regel bis zur 40. Woche erreicht. Von der Papille ausgehend breitet sich noch undifferenziertes, mesenchymales Gewebe nach peripher aus. Dieses Gewebe ist das Bett für die physiologische Gefäßentstehung, die von noch weitgehend unbekannten angiogenen Einflußgrößen gesteuert wird. Im Falle einer Frühgeburt ist der Grad der Vaskularisation der Netzhaut abhängig vom Gestationsalter. Mehr als die Hälfte der Netzhaut kann bei frühzeitiger Entbindung avaskulär sein. Die physiologische Vasogenese wird unterbrochen durch einen oder mehrere „toxische Effekte" – möglicherweise durch erhöhte Sauerstoffspiegel im Blut – auf das Endothel der noch nicht ausdifferenzierten, mesenchymalen Kapillaren im Grenzbereich zwischen reifer und avaskulärer Netzhaut. Das primitive Kapillarnetz geht zugrunde. Das Mesenchym findet über noch verbliebene Gefäßkanäle Anschluß an die reifen Arteriolen und Venen. Es entstehen „mesenchymale arteriovenöse Shunts", die die pathognomonische Läsion der Frühgeborenen-Retinopathie und die Grundlage der weiteren pathologischen Abläufe darstellen (20). Entscheidend ist, ob die primitiven Endothelzellen in den Shunts ausdifferenzieren, sich teilen und ein regelrechtes Kapillarband entlang der alten Demarkierungslinie bilden, welches allmählich in die ehemals avaskuläre Zone vorrückt. In diesem Falle ist eine Regression erreicht. Bleibt diese Differenzierung jedoch aus, so teilen sich die primitiven Endothelzellen in den Shunts, vermehren sich, durchbrechen die Membrana limitans interna und wachsen in den Glaskörper entlang der retinalen Oberfläche bis hin zu Ciliarkörper und Linsenäquator. Der Vorgang kann grundsätzlich zu jedem Zeitpunkt zum Stillstand kommen. Resultiert jedoch eine Traktionsablatio der bereits vaskularisierten Netzhaut, so nimmt die Bildung retinaler Neovaskularisationen noch zu, vermutlich weil die Ischämie in den inneren Schichten der abgehobenen Netzhaut zur Freisetzung zusätzlicher angiogener Faktoren führt (37).

Differentialdiagnostische Aspekte: In den sehr typischen Frühstadien (12) und bei Frühgeborenen-Anamnese stellen sich keine diagnostischen Schwierigkeiten für den konsiliarisch untersuchenden Augenarzt. Im Falle eines Endstadiums (13) mit Leukokorie durch retrolentale Membranbildung stellen ein fortgeschrittener Morbus *Coats*, der primär hyperplastische Glaskörper und vor allem das Retinoblastom die wichtigsten Differentialdiagnosen dar.

5.1.8 Familiäre exsudative Vitreoretinopathie

Ätiologie, Pathogenese und Fundusveränderungen: Die Erkrankung tritt bei jungen Kindern von normalem Geburtsgewicht als inkomplette Vasogensese in der Retina auf, die sich klinisch ähnlich wie die Retinopathia prämatuorum verhält. Der Vererbungsmodus ist autosomal dominant mit jedoch sehr variabler Expression.

Differentialdiagnostische Aspekte: Die familiäre Disposition der Patienten ist aufgrund der so variablen Expression der Krankheit oft nicht erkennbar. Die Kinder (oder bereits Erwachsenen) der subjektiv oft asymptomatischen Eltern werden in der Regel erst im fortgeschrittenen Stadium mit der Diagnose einer komplizierten traktionsbedingten Netzhautablösung dem operierenden Augenarzt vorgestellt. Ähnlichkeiten der Fundusveränderungen zu solchen der Frühgeborenen-Retinopathie sollten Anlaß dazu geben, Eltern und Geschwister gewissenhaft in Hinblick auf die wichtigsten therapeutischen Konsequenzen zu untersuchen. Bei peripheren retinalen Neovaskularisationen im Kindesalter ohne Vorliegen einer anderen, schweren Allgemeinerkrankung oder echten Frühgeborenenretinopathie stellt sich praktisch keine weitere Differentialdiagnose.

5.1.9 Hyperviskositätssyndrome

Ätiologie und Pathogenese: Ursächlich für einen Anstieg der Viskosität ist die Vermehrung von zellulären Bestandteilen oder von Proteinen im Kreislauf. Extrem hohe Zellzahlen treten insbesondere bei der chronisch myeloischen Leukämie auf. Die Stagnation des Blutflusses in den peripheren Kapillaren führt zu minder- bzw. nichtperfundierten Netzhautarealen. Bei einer Dysproteinämie sind

Tabelle 5.2 Basis-Diagnostik bei retinalen Neovaskularisationen durch den niedergelassenen Augenarzt und Hausarzt.

- **Primär vaskuläre Erkrankung**.
  - Ausschluß Diabetes
    BZ, Glucose-Toleranz-Test, ggf. HbA1
  - Ausschluß Venenverschluß (Fluoreszenzangiographie)
  - Ausschluß Hyperviskosität
    Differentialblutbild, Proteinelektrophorese
  - Abklärung kardiovaskulärer Erkrankungen, Gerinnungsstatus
- **Primär entzündliche Erkrankung**.
  - Basis Tests:
    Blutsenkung, Complement (C3), Röntgen-Thorax, Angiotensin-Converting-Enzyme, VDRL, Tine-Test

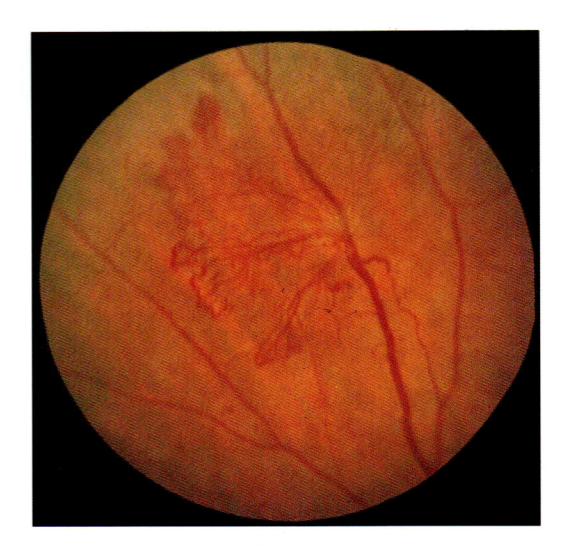

Abb. 5.3 Retinale Neovaskularisation bei einer akuten Leukozytose.

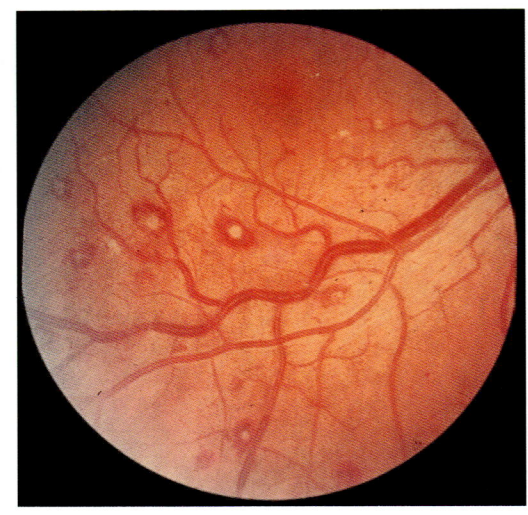

Abb. 5.4 Typische intraretinale Hämorrhagien im Rahmen einer akuten Leukose mit weißlichem leukämischen Infiltrat im Zentrum.

derartige Vorgänge theoretisch denkbar; retinale Neovaskularisationen sind bislang jedoch nicht beschrieben worden.
Fundusveränderungen: Pathologische Fundusbefunde bei akuten Leukosen sind nicht selten (41), retinale Neovaskularisationen aber sind praktisch nur bei einer massiven Leukozytose im Rahmen einer chronischen Leukämie beschrieben worden (23, 48). Die retinalen Venen dieser Patienten sind peripher eingescheidet und eher dilatiert. Auch Mikroaneurysmen können auftreten (35). Die Neovaskularisationen entwickeln sich ebenfalls an der Grenze zwischen perfundierter und ischämischer Netzhaut (Abb. 5.3).
Differentialdiagnostische Aspekte: Richtungsweisend bei der Diagnose sind – anders als bei den meisten anderen Ischämie-verursachenden Erkrankungen – die oft i. S. einer Tortuositas erweiterten Gefäße, die leicht gräulichen Einscheidungen und die sehr typischen intraretinalen Hämorrhagien, die ein weißliches leukämisches Infilrat im Zentrum aufweisen (Abb. 5.4). Das Fundusbild kann – wenn nicht ganz typisch – mit venösen retinalen Verschlüssen verwechselt werden.

5.1.10 Ischämische Ophthalmopathie

Ätiologie und Pathogenese: Hier liegt eine generalisierte okuläre Ischämie aufgrund von Verschlüssen oder Stenosen in den größeren zuführenden Gefäßen (6) vor. Als Grunderkrankung besteht in den meisten Fällen eine Arteriosklerose. Andere Ursachen sind granulomatöse Arteriitiden im Bereich des Aortenbogens (*Takayasu*-Syndrom) und im Rahmen der seltener gewordenen Lues.
Fundusveränderungen: Neovaskularisationen können sowohl peripher wie auch zentral an der Papille und an der Iris vorkommen.
Differentialdiagnostische Aspekte: Auffällig und richtungsweisend ist oft die Einseitigkeit oder zumindest Seitendifferenz der meist fortgeschrittenen neovaskulären Veränderungen. Im Hinblick auf eine kausale Therapie ist der Ausschluß einer entzündlichen Grundlage der Verschlüsse besonders wichtig.

5.1.11 Seltenere Ursachen allgemeiner okulärer Ischämie

Einzelne Fallbeschreibungen von retinalen Neovaskularisationen existieren in der Literatur in Fällen einer Sinus cavernosus-Fistel (33, 38), wobei dies sicher kein Leitsymptom dieser Erkrankung darstellt.

Der reduzierte Blutfluß in den posterioren Ziliararterien und der erhöhte Druck in den ableitenden Vortexvenen nach *Cerclage* kann zu einer Ischämie des Vordersegments führen, in deren Folge es neben einer Hornhautdekompensation und Iris-Neovaskularisation auch zu einer peripheren retinalen Neovaskularisation kommen kann (10). Vermutlich müssen aber zusätzliche Grunderkrankungen wie Diabetes mellitus oder Arteriosklerose vorliegen, ehe sich eine derart seltene Reaktion auf eine Cerclage einstellt.

5.2 Entzündliche Erkrankungen mit möglicher Ischämie

Die Entwicklung ischämischer Netzhautareale entzündlicher Genese vollzieht sich in der Regel auf Grundlage einer Vaskulitis der retinalen Gefäße. Diese kann Teil des Krankheitsbildes zahlreicher Uveitisformen sein oder im Rahmen von Systemerkrankungen auftreten (Tab. 5.1). Im Hinblick auf die Proliferationsentwicklung zeigt sich ein relativ uniformer Ablauf unter dem Bild einer Perivaskulitis mit Einscheidungen und Gefäßabbrüchen in der Peripherie. Allein an der Art oder Verteilung retinaler Neovaskularisationen läßt sich die Diagnose der Grunderkrankung nicht stellen. Ist ein entzündlicher Faktor bei Entdeckung peripherer retinaler Neovaskularisationen vorhanden, so stellt sich somit letztlich fast immer die Differentialdiagnose der Uveitis. Auf einige der wichtigsten Krankheitsbilder mit retinalen Proliferationen auf entzündlicher Grundlage wird im folgenden näher eingegangen.

5.2.1 „Periphlebitis retinae"

In Literatur und klinischem Sprachgebrauch hat sich diese Bezeichnung als ein eigenständiger Begriff etabliert, der oft auch als Begleitbefund bei Beschreibung von Gefäßeinscheidungen im Rahmen verschiedenster Uveitiden benutzt wird. Als **primäre** Erkrankung dagegen kennzeichnet er ein eher seltenes Krankheitsbild, das bezüglich der Morphologie der Proliferationen mit der bei M. *Eales* fast identisch ist. Die entzündliche Beteiligung (s. o.) mit einer im Gegensatz zum M. *Eales* eindeutigen Perivaskulitis (58) und einem zellulären Glaskörperinfiltrat ist für die Diagnose

richtungsweisend. Der Verlauf ist grundsätzlich ähnlich.

5.2.2 Sarkoidose

Die retinalen Neovaskularisationen können sowohl am hinteren Pol wie auch peripher entstehen (1, 3, 15, 30). Der angiogene Stimulus könnte zum einen die entzündliche Blockade aufgrund der segmentalen, perivaskulären Einscheidungen selbst sein oder aber unbekannte angiogene Faktoren aus den entzündlichen Zellen darstellen. Insgesamt stellen retinale Neovaskularisationen aber kein Leitsymptom der Sarkoidose dar.

5.2.3 Lupus erythematodes

Der systemische Lupus erythematodes kann auch in mittleren und kleinen Fundusgefäßen Thrombosen verursachen, die zu retinalen Neovaskularisationen führen (Abb. 5.5). Es werden sowohl vaskulitische als auch nicht-vaskulitische Okklusionen beschrieben (34, 39, 61). Insgesamt sind die segmentalen Gefäßeinscheidungen in der Regel nicht so auffällig wie in den meisten anderen Krankheitsbildern mit Perivaskulitis.

5.2.4 Multiple Sklerose

Vorwiegend an den Venen auftretende Einscheidungen werden bei einem Teil der Erkrankten gesehen. *Vine* (62) berichtet von besonders ausgeprägten retinalen Ischämien und Neovaskularisa-

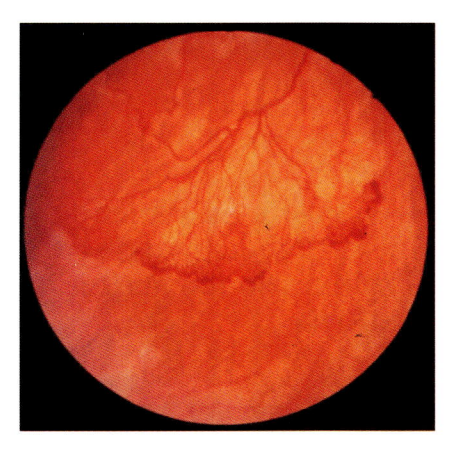

Abb. 5.5 Ausgeprägte retinale Neovaskularisation im Rahmen eines systemischen Lupus erythematodes.

tionen bei Multiple Sklerose Patienten. Die ursächlichen Faktoren für diese starke neovaskuläre Komponente bei dieser Erkrankung ist unbekannt.

5.2.5 Intermediäre Uveitis

Die perivaskulären Einscheidungen sind in der Regel sehr diskret oder gar nicht nachweisbar. Die Gefäßokklusionen betreffen die äußere Peripherie. Neovaskularisationen auf der Papille und im Bereich der „Zyklitischen Membranen" in der Peripherie können eine Komplikation in den Spätstadien unbehandelter Fälle darstellen (17, 57).

Weitere charakteristische Erkrankungen aus dem entzündlichen Formenkreis, bei denen es in seltenen Fällen auch zu Neovaskularisationen kommen kann, sind Toxoplasmose (24), Birdshot Retinopathie (52) und das Akute Retinale Nekrose Syndrom (Tab. 5.1).

5.3 Sonstige Krankheitsbilder mit möglichem Auftreten retinaler Neovaskularisationen

Retinale Neovaskularisationen im Rahmen der folgenden Krankheitsbilder sind sehr selten. Ihre Erwähnung in diesem Zusammenhang erfolgt auf Grundlage einzelner Fallbeschreibungen:

Retinitis pigmentosa (5)
Incontinentia pigmenti (51, 53)
Autosomal dominante Vitreoretinochorioidopathie (n. *Kaufman*)
X-chromosomal gebundene Retinoschisis (31)
Goldmann-Favre-Erkrankung (19)
Aderhautmelanome (60)
Aderhauthämangiome (44)
Alte Netzhautablösung (18)

5.4 Diagnostik an Patienten mit nicht-diabetogenen Proliferationen an Retina und Iris

Die ophthalmologischen und allgemein-systemischen Untersuchungen dienen der Suche nach Krankheitsmerkmalen, die eine Zuordnung zu einer der oben aufgeführten Erkrankungen ermöglicht. Schon eine sorgfältige Allgemein-und Familienanamnese sowie Alter und Geschlecht des Erkrankten können die Differentialdiagnose weitgehend eingrenzen. Die ophthalmologische Untersuchung sollte gezielt nach Charakteristika einzelner Krankheitsbilder suchen. Bereits die Feststellung oder der Ausschluß einer entzündlichen Komponente ist richtungsweisend für das weitere diagnostische Vorgehen und natürlich für die Therapie von großer Tragweite. Konsiliaruntersuchungen – vornehmlich auf internistischem Sektor – sind oft notwendig. Die jeweilige Fragestellung und gewünschte Untersuchung sollte so gezielt wie möglich formuliert werden. Sehr spezifische Untersuchungen – speziell solche der Uveitisdiagnostik – bleiben in der Regel größeren klinischen Zentren vorbehalten. Dennoch kann der niedergelassene Augenarzt in Zusammenarbeit mit dem Hausarzt des betroffenen Patienten eine relativ einfache Basisdiagnostik durchführen, welche in der Mehrzahl der Fälle bereits zur Diagnosefindung ausreicht. Einige der wichtigsten Untersuchungen und Tests sind in Tabelle 5.2 aufgelistet.

5.5 Schlußbetrachtung

Retinale (und Iris-) Neovaskularisationen können von sehr unterschiedlichen Grunderkrankungen ausgelöst werden. Wachstumsfaktoren unterschiedlichsten Ursprungs initiieren und unterhalten den proliferativen Prozeß. Genauere Kenntnisse über die Mechanismen der Angiogenese könnten in Zukunft neue, gezielte therapeutische Ansätze bringen. Voraussetzung hierfür wird aber eine ebenso zielsichere Diagnose sein, für die die Kenntnis über das gesamte Spektrum der möglichen (angiogenen) Grunderkrankungen unverzichtbar bleibt.

Zusammenfassung

Retinale Neovaskularisationen können Folge unterschiedlichster Grunderkrankungen sein. In der Mehrzahl der Fälle liegt eine rein vaskuläre oder eine entzündliche Erkrankung mit Beteiligung retinaler Gefäße zugrunde, in deren Verlauf es zur Ischämie im Netzhautgewebe kommt. Daneben existieren eine Reihe seltener okulärer Erkrankungen, bei denen die Ursache der Neovaskularisationen größtenteils unbekannt ist, wohl aber auch eine Hypoxie retinalen Gewebes als entscheidender Faktor im Pathomechanismus anzusehen ist. Nach Ausschluß eines Diabetes mellitus als der häufigsten Ursache für retinale Neovaskularisationen in den Industrienationen stellt sich in erster Linie die Differentialdiagnose nicht-diabetogener Neovaskularisationen. In einer Übersicht werden Pathogenese, Verlauf und Differentialdiagnose der häufigsten nicht-diabetogenen Neovaskularisationen der Netzhaut aufgeführt und Empfehlungen zu einer Basisdiagnostik gegeben.

Summary

Retinal neovascularisations can be caused by disorders of various origin. In the majority of cases the underlying disorder is represented by a purely vascular or an inflammatory disease with involvement of retinal vessels leading to ischemia of retinal tissue. In addition some other rare ocular diseases can give rise to retinal neovascularisations. After exclusion of diabetes mellitus, the most frequent cause of proliferative retinopathy in the industrial countries, the differential diagnosis is mainly confined to the non-diabetic neovascularisation. In this review pathogenesis, follow-up and differential diagnosis of the most frequent non-diabetic disorders causing retinal neovascularisations are listed up and recommendations for basic diagnostic investigations are given.

Literatur

1. *Algvere, P.*: Fluorescein studies of retinal vasculitis in sarcoidosis. Report of a case. Acta Ophthalmol. 48 (1970) 1129–1139
2. *Asdourian, G., K. C. Nagpal, M. Goldbaum, D. Patrianakos, M. F. Goldberg, M. Rabb*: Evolution of the retinal black sunburst in sickling haemoglobinopathies. Br. J. Ophthalmol. 59 (1975) 710–716
3. *Asdourian, G. K., M. F. Goldberg, B. J. Busse* : Peripheral retinal neovascularization in sarcoidosis. Arch. Ophthalmol. 93 (1975) 787–791
4. *Ausprunck, D. H., J. Folkman*: Migration and proliferation of endothelial cells in preformed and newly formed blood vessels during tumor angiogenesis. Microvasc. Res. 14 (1977) 53–65
5. *Bressler, N. M., E. S. Gragoudas*: Neovascularization of the optic disk associated with atypical retinitis pigmentosa. Am. J. Ophthalmol. 100 (1985) 431–433
6. *Brown, G. C., L. E. Magargal, F. A. Simeone, R. E. Goldberg, J. L. Federman, W. E. Benson*: Arterial obstruction and ocular neovascularization. Ophthalmology 89 (1982) 139–146
7. *Brucker, A. J.*: Disk and peripheral retinal neovascularization secondary to talc and constarch emboli. Am. J. Ophthalmol. 88 (1979) 864–867
8. *Bujara, K.*: Necrotic malignant melanomas of the choroid and ciliary body. A clinicopathological and statistical study. Graefe's Arch. Clin. Exp. Ophthalmol. 219 (1982) 40–43
9. *Cappin, J. M.*: Malignant melanoma and rubeosis iridis. Histopathological and statistical study. Brit. J. Ophthalmol. 57 (1973) 815–824
10. *Cohen, S., I. Kremer, Y. Yassur, I. Ben-Sira*: Peripheral retinal neovascularization and rubeosis iridis after a bilateral circular buckling operation. Ann. Ophthalmol. 20 (1988) 153–156
11. *Cohen, S. B., P. A. Van Houten*: Hemoglobinopathies. In: *Ryan, S. J.* (Hrsg.), Retina. Mosby, St. Louis, 1989, S. 501–508
12. Committee on Classification of Retinopathy of Prematurity. An international classification of retinopathy of prematurity. Arch. Ophthalmol. 102 (1984) 1130–1134
13. Committee for Classification of Late Stages of Retinopathy of Prematurity. An international classification of retinopathy of prematurity II. Arch. Ophthalmol. 105 (1987) 906–912
14. *Duker, J. S., G. C. Brown, S. K. Ballas*: Peripheral retinal neovascularization associated with hemoglobin CB° thalassemia. Am. J. Ophthalmol. 108 (1989) 328–329
15. *Duker, J. S., G. C. Brown, J. A. McNamara*: Proliferative sarcoid retinopathy. Ophthalmology 95 (1988) 1680–1686
16. *Eales, H.*: Cases of retinal hemorrhage associated with epistaxis and constipation. Birmingham Med. Rev. (1880) 262–273
17. *Felder, K. S., R. J. Brockhurst*: Neovascular fundus abnormalities in peripheral uveitis. Arch. Ophthalmol. 100 (1982) 750–754
18. *Felder, K. S., R. J. Brockhurst*: Retinal neovascularization complicating rhegmatogenous retinal detachment of long duration. Am. J. Ophthalmol. 93 (1982) 773–776
19. *Fishman, G. A., L. M. Jampol, M. F. Goldberg*: Diagnostic features of the Favre-Goldmann syndrome. Brit. J. Ophthalmol. 60 (1979) 345–353
20. *Flynn, J. T.*: Retinopathy of prematurity. In: *Eichenbaum, J. W., A. Mamelok, R. N. Mittl, J. Orellana* (Hrsg.), Treatment of retinopathy of prematurity. Year book medical publishers, inc., Chicago, 1990, S. 81–117
21. *Folkman, J., M. Klagsburn*: Angiogenic factors. Science 235 (1987) 442–447
22. *Folkman, J.*: Tumor angiogenesis. Adv. Cancer Res. 43 (1985) 175–203
23. *Frank, R. N., S. J. Ryan* (Jr.): Peripheral retinal neovascularization with chronic myelogenous leukemia. Arch. Ophthalmol. 87 (1972) 585–589
24. *Gaynon, M. W., E. E. Boldrey, E. R. Strahlman, S. L. Fine*: Retinal neovascularization and ocular toxoplasmosis. Am. J. Ophthalmol. 98 (1984) 585–589
25. *Gieser, S. C., R. P. Murphy*: Eales disease. In: *Ryan, S. J.* (Hrsg.), Retina. Mosby, St. Louis 1989, S. 535–539
26. *Glaser, B. M.*: Extracellular modulation factors and the control of intraocular neovascularisation. Arch. Ophthalmol. 106 (1988) 603–607
27. *Goldbaum, M. H., L. M. Jampol, M. F. Goldberg*: The disc sign in sickling haemoglobinopathies. Arch. Ophthalmol. 96 (1978) 1597–1600
28. *Goldbaum, M. H.*: Retinal depression sign indicating a small retinal infarct. Am. J. Ophthalmol. 86 (1978) 45–55

29 *Goldberg, M. F.*: Classification and pathogenesis of proliferative sickle retinopathy. Am. J. Ophthalmol. 71 (1971) 649–665
30 *Graham, E. M., M. R. Stanford, J. S. Shilling, M. D. Sanders*: Neovascularisation associated with posterior uveitis. Brit. J. Ophthalmol. 71 (1987) 826–833
31 *Green, J. L., L. M. Jampol*: Vascular opacification and leakage in X-linked (juvenile) retinoschisis. Brit. J. Ophthalmol. 63 (1979) 368–373
32 *Green, W. R., C. C. Chan, G. M. Hutchins, J. M. Terry*: Central retinal vein occlusion: a prospective histopathologic study of 29 eyes in 28 cases. Retina 1 (1981) 27–55
33 *Harris, M. J., S. L. Fine, N. R. Miller*: Photocoagulation treatment of proliferative retinopathy secondary to carotid-cavernous fistula. Am. J. Ophthalmol. 90 (1980) 515–518
34 *Jabs, D. A., S. L. Fine, M. C. Hochberg, S. A. Newman, G. G. Heiner, M. B. Stevens*: Severe retinal vaso-occlusive disease in systemic lupus erythematosus. Arch. Ophthalmol. 104 (1986) 558–563
35 *Jampol, L. M., M. F. Goldberg, B. Busse*: Peripheral retinal microaneurysms in chronic leukemia. Am. J. Ophthalmol. 80 (1975) 242–248
36 *Jampol, L. M., J. I. Sherwin, M. F. Goldberg*: Occlusive retinal arteriolitis with neovascularization. Am. J. Ophthalmol. 81 (1976) 583–589
37 *Jampol, L. M., D. A. Ebroon, M. H. Goldbaum*: Peripheral proliferative retinopathies: An update on angiogenesis, etiologies and management. Surv. Ophthalmol. 38 (6) (1994) 519–540
38 *Kalina, R. E., W. A. Kelly*: Proliferative retinopathy after treatment of carotid-cavernous fistulas. Arch. Ophthalmol. 96 (1978) 2058–2060
39 *Kayazawa, F., A. Honda*: Severe retinal vasular lesions in systemic lupus erythematosus. Ann. Ophthalmol. 13 (1981) 1291–1294
40 *Kelley, J. S., H. G. Randall*: Peripheral retinal neovascularization in rheumatic fever. Arch. Ophthalmol. 97 (1979) 81–83
41 *Kolker, A.*: Ocular manifestation of hematologic disease. In: *Brown, E. B., C. V. Moore* (Hrsg.), Progress in hematology V. Grune & Stratton, New York, 1966
42 *Kraushar, M. F., G. C. Brown*: Retinal neovascularization after branch retinal arterial obstruction. Am. J. Ophthalmol. 104 (1987) 294–296
43 *Kresca, L. J., M. F. Goldberg, L. M. Jampol*: Talc emboli and retinal neovascularization in a drug abuser. Am. J. Ophthalmol. 87 (1979) 334–339
44 *Leys, A. M., S. Bonnet*: Case report: Associated retinal neovascularization and choroidal hemangioma. Retina 13 (1993) 22–25
45 *Meyer-Schwickerath, G.*: Eales' disease. Treatment with light-coagulation. Acta XIX Concilium Ophthalmologicum 2 (1962) 862–867
46 *Michaelson, I. C.*: Mode of development of vascular system of retina, with some observations on its significance for certain retinal diseases. Trans. Ophthalmol. Soc. UK 68 (1949) 137–180

47 *Monschandreou, M., S. Galinos, R. Valenzuela, A. A. Constantaras, M. F. Goldberg, J. Adams*: Retinopathy in hemoglobin C trait (AC hemoglobinopathy). Am. J. Ophthalmol. 77 (1974) 465–471
48 *Morse, P. H., J. L. McCready*: Peripheral retinal neovascularization in chronic myelocytic leukemia. Am. J. Ophthalmol. 72 (1971) 975–978
49 *Murphy, R. P., W. A. Renie, L. R. Proctor* et al.: A survey of patients with Eales' disease. In: *Fines, S., S. Owens* (Hrsg.), Management of retinal vascular and macular disorders. Williams & Wilkins, Baltimore, 1983, S. 29–39
50 *Naumann, G. O. H.*: Uvea. In: *Naumann, G. O. H.* (Hrsg.), Pathologie des Auges. Springer, Berlin, 1980, S. 424–425
51 *Nishimura, M., Y. Okay, I. Takagi, T. Yamana, A. Kitano*: The clinical features and treatment of the retinopathy of Bloch-Sulzberger Syndrome (incontinentia pigmenti). Jpn. J. Ophthalmol. 24 (1980) 310–319
52 *Priem, H. A., J. A. Oosterhuis*: Birdshot chorioretinopathy: clinical characteristics and evolution. Brit. J. Ophthalmol. 72 (1988) 646–659
53 *Rahi, J., J. Hungerford*: Early diagnosis of the retinopathy of incontinentia pigmenti: successful treatment by cryotherapy. Brit. J. Ophthalmol. 74 (1990) 377–379
54 *Renie, W. A., R. P. Murphy, K. C. Anderson, S. M. Lippman, McKusick, L. R. Proctor, H. Shimizu, A. Patz, S. L. Fine*: The evaluation of patients with Eale's disease. Retina (1983) 243–248
55 *Ruprecht, K. W., G. O. H. Naumann*: Auge und Allgemeinleiden. In: *Naumann, G. O. H.* (Hrsg.), Pathologie des Auges. Springer, Berlin 1980, S. 886–888
56 *Schatz, H., M. Drake*: Self-injected retinal emboli. Ophthalmology 86 (1979) 468–483
57 *Shorb, S. R., A. R. Irvine, S. J. Kimura, B. W. Morris*: Optic disk neovascularization associated with chronic uveitis. Am. J. Ophthalmol. 82 (1976) 175–178
58 *Spitznas, M., G. Meyer-Schwickerath, B. Stephan*: The clinical picture of Eales disease. Graefe's Arch. Clin. Exp. Ophthalmol. 194 (1975) 73–85
59 *van Effentere, G., J. Haut, A. Brezin, Y. Le Mer, J. C. Rambaud, A. Galian, G. Touchard, E. Rothschild*: Retinal and choroid ischemic syndrome, digestive tract and renal small vessel hyalinosis, intracerebral calcifications, and phenotypic abnormalities: a new family syndrome. Graefe's Arch. Clin. Exp. Ophthalmol. 227 (1989) 315–322
60 *Vine, A. K.*: Choroidal melanoma with disc and retinal neovascularization. Retina 3 (1983) 118–120
61 *Vine, A. K., C. C. Barr*: Proliverative lupus retinopathy. Arch. Ophthalmol. 102 (1984) 852–854
62 *Vine, A. K.*: Severe periphlebitis, peripheral retinal ischemia, and preretinal neovascularization in patients with multiple sclerosis. Am. J. Ophthalmol. 113 (1992) 28–32

6 Pharmakologische Beeinflussung der okulären Durchblutung

Volker Hessemer

6.1 Einleitung

Die okuläre Durchblutung wird durch zahlreiche lokal oder systemisch applizierte Medikamente beeinflußt, sei es zu therapeutischen Zwecken oder als unbeabsichtigter Nebeneffekt. Der vorliegende Beitrag gibt einen Überblick über ausgewählte durchblutungsbeeinflussende Substanzen von klinischem oder wissenschaftlichem Interesse.

Die Durchblutung eines Organs ergibt sich formal aus dem Quotienten Perfusionsdruck/Gefäßwiderstand. Der Perfusionsdruck berechnet sich aus der Differenz zwischen arteriellem und venösem Druck; letzterer entspricht am Auge in erster Näherung dem intraokularen Druck (IOD).

Prinzipiell kann die okuläre Durchblutung also beeinflußt werden durch Veränderung des okulären Perfusionsdrucks (via Änderung von arteriellem Druck oder IOD) und/oder durch Veränderung des okulären Gefäßwiderstands (via Vasodilatation oder Vasokonstriktion). Ein weiterer Angriffspunkt für eine Durchblutungsbeeinflussung sind die Fließeigenschaften des Bluts.

6.2 Pharmaka zur Erhöhung des okulären Perfusionsdrucks

Aus den einleitend skizzierten Zusammenhängen folgt, daß Pharmaka zur Erhöhung des okulären Perfusionsdrucks entweder den arteriellen Druck erhöhen oder den IOD senken. Eine therapeutische Perfusionsdruckerhöhung durch **allgemeine Kreislaufmedikamente** (Mittel gegen Herzinsuffizienz, Antiarrhythmika, Antihypotonika etc. [40]) gehört in die Hand des Internisten oder Hausarztes. Die Verordnung dieser Medikamente kann und soll jedoch von uns Ophthalmologen angeregt werden – etwa bei einem Low-tension-Glaukom und gleichzeitig bestehender Herzinsuffizienz oder arterieller Hypotonie.

IOD-senkende Medikamente werden von uns tagtäglich zur Glaukomtherapie verordnet, und es kann keinerlei Zweifel daran bestehen, daß *ein* therapeutischer Effekt dieser Pharmaka die Erhöhung des okulären Perfusionsdrucks ist – so wie umgekehrt *ein* pathogener Effekt der IOD-Erhöhung beim Glaukom eine chronische okuläre Perfusionsdruckminderung ist bei möglicherweise defekter papillärer und retinaler Autoregulation [24, 52]. Die Glaukommedikamente sind Gegenstand eines gesonderten Beitrags in diesem Band, so daß sie hier nicht im Detail diskutiert werden.

6.3 Vasodilatatorische Substanzen

Die zweite Gruppe von Medikamenten, mit denen die okuläre Durchblutung beeinflußt werden kann, sind vasoaktive Substanzen, die entweder vasodilatatorisch oder vasokonstriktorisch wirken und so den okulären Gefäßwiderstand senken oder erhöhen. In diesem Kapitel werden zunächst die vasodilatatorischen Substanzen behandelt. Eine Übersicht über wichtige Vertreter dieser Substanzklasse gibt Tabelle 6.1.

Tabelle 6.1 Vasodilatatorische Substanzen (Auswahl).

- Tolazolin
- CO_2
- Nitrate
- Kalziumantagonisten
- Prostaglandine
- Endotheliale Vasodilatatoren (v. a. Stickoxid)
- Endothelin-Antagonisten

6.3.1 Tolazolin

Eine der in der Ophthalmologie bekanntesten vasodilatatorischen Substanzen ist Tolazolin (Priscol®). Früher gehörte die retrobulbäre oder intravenöse Tolazolin-Injektion zum Standardrepertoire bei der Behandlung von Zentralarterienverschlüssen (siehe z.B. [4]). Sie wird heute nur noch selten empfohlen, da die Ergebnisse nicht zufriedenstellend sind [29]. Gelegentlich jedoch wird über einen günstigen Effekt von Tolazolin-Injektionen bei der Behandlung akuter Zentralarterienverschlüsse berichtet [15, 41, 42]. Möglicherweise ist in den erfolgreichen Behandlungsfällen ein *Spasmus* die Ursache für den Zentralarterienverschluß, denn tierexperimentell konnte gezeigt werden, daß Tolazolin Vasospasmen zu lösen vermag [14]. Möglicherweise könnte die Tolazolin-Injektion in Zukunft wieder an Bedeutung gewinnen, wenn es mit verbesserter Diagnostik gelänge, spasmogene und embolische Zentralarterienverschlüsse sicher zu differenzieren.

6.3.2 CO_2

Eine der am längsten bekannten und am besten untersuchten vasodilatatorischen Substanzen ist das CO_2. Abb. 6.1 zeigt ein Ergebnis von Untersuchungen von *Flohr* und *Kaufmann* [17] und *Kaufmann* und *Mitarbeitern* [38]. Bei Katzen wurde mit einer Partikelverteilungsmethode die Gesamtdurchblutung des Auges in Abhängigkeit vom arteriellen CO_2-Partialdruck gemessen. Abb. 6.1 zeigt, daß eine enge Korrelation zwischen der Größe der Augendurchblutung und dem CO_2-Partialdruck besteht. Ähnliche Ergebnisse wurden später auch von anderen Autoren publiziert (siehe z.B. [34, 56]).

Aufgrund dieser Zusammenhänge hat es nicht an Versuchen gefehlt, die vasodilatatorische CO_2-Wirkung therapeutisch zu nutzen. So findet sich gelegentlich die Empfehlung [15], bei Zentralarterienverschlüssen solle eine Mischung von 5% CO_2 und 95% O_2 eingeatmet werden (sog. „Oxycarbontherapie"). Die Ergebnisse sind jedoch nicht überzeugend [11, 41, 42], so daß diese Behandlung heute nur noch selten durchgeführt wird. Einer der Gründe für die enttäuschenden Ergebnisse der Vasodilatator-Therapie bei arteriellen Gefäßverschlüssen ist das „Steal-Phänomen". Darunter versteht man die Tatsache, daß Vasodilatantien überwiegend intakte Gefäße erweitern – die verschlossenen nicht oder nur gering. Dies führt dazu, daß der Blutstrom in gesundes Gewebe umgeleitet wird und die Perfusion der vom Infarkt bedrohten Gefäßprovinzen noch zusätzlich iatrogen abfällt.

6.3.3 Nitrate

Eine ebenfalls seit langem bekannte vasodilatatorisch wirksame Substanzklasse sind Nitrate, die in der Inneren Medizin insbesondere zur Therapie der koronaren Herzkrankheit eingesetzt werden. *Wizemann* u. *Wizemann* [57] beschrieben, daß **Isosorbiddinitrat** (Isoket®) den Augeninnendruck um bis zu 40% senkt, und sie schlugen daher Nitrate als Glaukomtherapeutika vor.

Wir führten eine Untersuchung [32] mit der Frage durch, ob Nitrate aus hämodynamischer Sicht tatsächlich unbedenklich als Glaukomtherapeutika eingesetzt werden können. Dazu erhielten 20 Versuchspersonen 40 mg Isosorbiddinitrat (ISDN) in Retardform oder ein Placebo. In Abb. 6.2 ist gezeigt, daß nach ISDN-Gabe der systolische okuläre Perfusionsdruck signifikant gegenüber Placebo abfiel. Auch das okuläre Pulsationsvolumen – ein Maß für die pulsatile Komponente der okulären Durchblutung – fiel unter Einfluß von ISDN signifikant gegenüber Placebo ab (Abb. 6.3).

Wie lassen sich diese Ergebnisse interpretieren? Nitrate führen nachweislich zu einer Dilatation der Netzhautgefäße [18], jedoch offenbar nicht zu

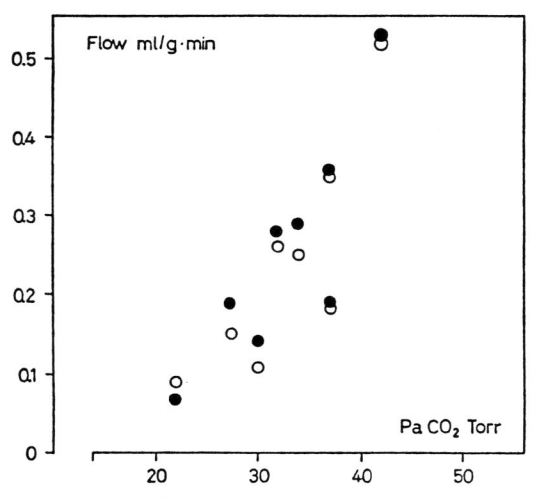

Abb. 6.1 Relation zwischen okulärer Gesamtdurchblutung (Flow) und arteriellem CO_2-Partialdruck (PaCO_2) bei Katzen. Offene Symbole: rechte Augen; geschlossene Symbole: linke Augen. Aus [17].

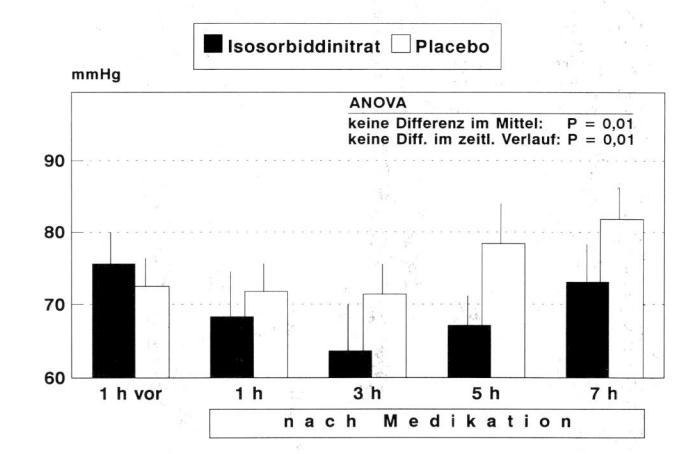

Abb. 6.2 Systolischer okulärer Perfusionsdruck vor und nach oraler Gabe von 40 mg Isosorbiddinitrat retard im Vergleich mit Placebo. Angegeben sind Mittelwerte + SE von 20 Probanden. ANOVA: Varianzanalyse. Aus [32].

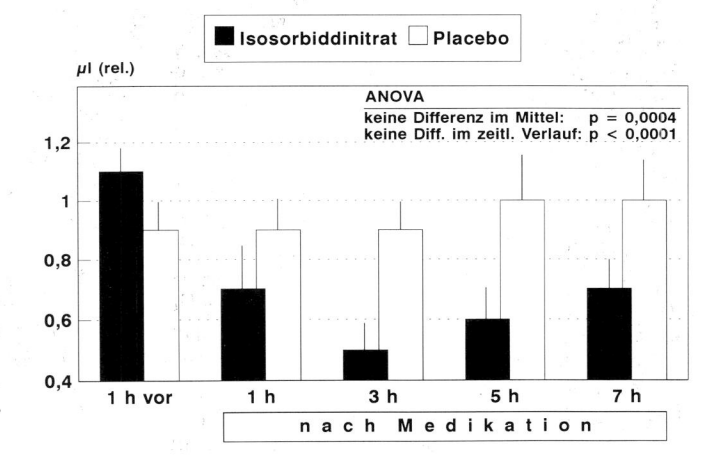

Abb. 6.3 Relatives okuläres Pulsationsvolumen vor und nach oraler Gabe von 40 mg Isosorbiddinitrat retard im Vergleich mit Placebo. Weitere Erläuterungen s. Abb. 6.2.

einer verstärkten Durchblutung des Auges (siehe dazu auch [18]). Dies dürfte auf die ausgeprägte okuläre Perfusionsdruckreduktion zurückzuführen sein, die ihrerseits auf den nitratbedingten Systemblutdruckabfall zurückzuführen ist. Als praktische Konsequenz ergibt sich, daß Nitrate wenig zur Glaukomtherapie geeignet sind, da sie die okuläre Durchblutung reduzieren. Dies ist ein Hauptproblem vieler systemisch wirksamer Vasodilatatoren, was *Havener* [29] zu dem Diktum veranlaßt hat, die Wirkung dieser Substanzen werde treffender durch den Terminus „Stagnatoren" bezeichnet.

6.3.4 Kalziumantagonisten

Eine andere vasodilatatorisch wirksame Substanzklasse sind die Kalziumantagonisten. Die bekannteste Substanz ist **Nifedipin** (Adalat®). Eine Behandlung mit Nifedipin soll erfolgreich sein hinsichtlich der Erhaltung des Gesichtsfelds bei Patienten mit Low-tension-Glaukom und vasospastischer Komponente [16, 20]. Eine Erklärung des gesichtsfelderhaltenden Effekts von Nifedipin gibt möglicherweise der in Abb. 6.4 gezeigte Befund einer Studie von *Schmidt* und *Mitarbeitern* [50]: Bei Patienten mit Low-tension-Glaukom ist die okuläre Pulsamplitude im Vergleich mit einer gesunden Kontrollgruppe signifikant reduziert. Bei der Untergruppe von Patienten mit Low-tension-Glaukom *und vasospastischer Komponente* führt eine 3monatige Behandlung mit 60 mg Nife-

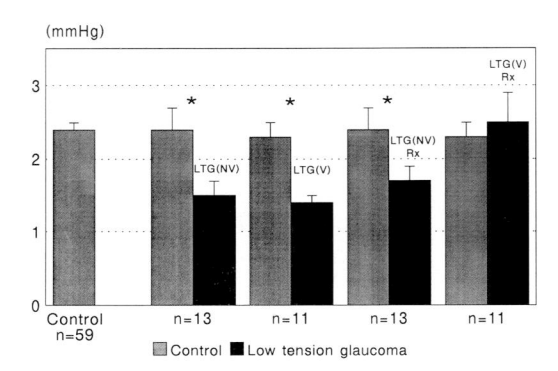

Abb. 6.4 Okuläre Pulsamplituden bei Patienten mit Low-tension-Glaukom (LTG) ohne (NV) und mit (V) vasospastischer Komponente vor bzw. 3 Monate nach Behandlung mit 60 mg Nifedipin (Rx), jeweils im Vergleich mit gesunden Kontrollen. Angegeben sind Mittelwerte + SE; * $p < 0{,}05$. Aus [50].

dipin zu einer deutlichen Erhöhung der okulären Pulsamplitude im Vergleich zum Ausgangsbefund; auch im Vergleich zur Kontrollgruppe ist die Pulsamplitude tendenziell erhöht. Dieser Effekt von Nifedipin (siehe auch [46]) steht im Gegensatz zur Wirkung von Nitraten, die zu einer signifikanten Reduktion des okulären Pulsationsvolumens führen (Abb. 6.3). Eine Behandlung mit Nifedipin oder einem anderen Kalziumantagonisten wie **Nimodipin** (Nimotop®) sollte daher unseres Erachtens bei Low-tension-Glaukom mit vermuteter oder nachgewiesener vasospastischer Komponente auf jeden Fall versucht werden.

6.3.5 Prostaglandine

Einige Prostaglandine wie das **PGF$_{2a}$** könnten in Zukunft therapeutische Bedeutung als Glaukommedikamente gewinnen, da sie einerseits den Augeninnendruck senken [2, 6, 9, 10] und andererseits eine vasodilatatorische Wirkung besitzen (siehe z. B. [5]). Dies ist eine zumindest theoretisch vielversprechende Konstellation, die Prostaglandine von sympathomimetischen Glaukomtherapeutika oder β-Blockern unterscheidet. Details antiglaukomatöser Therapie werden in einem gesonderten Beitrag dieses Bands dargestellt.

6.4 Bedeutung endothelialer vasoaktiver Substanzen für die Regulation des Gefäßdurchmessers

Erst seit wenigen Jahren ist die zentrale Rolle des Endothels für die Regulation des Gefäßdurchmessers bekannt [19, 26, 27, 48, 49, 54, 58]: Endothelzellen reagieren auf bestimmte neurohumorale Stimuli mit der Freisetzung hochwirksamer vasodilatatorischer oder vasokonstriktorischer Substanzen. Dabei handelt es sich um ein ubiquitäres Prinzip, das in allen Gefäßprovinzen aller bislang untersuchten Spezies nachweisbar ist.

6.4.1 Endotheliale vasodilatatorische Substanzen

Stickoxid (NO) ist die weitaus wichtigste endotheliale vasodilatatorische Substanz (endothelium-derived relaxing factor, EDRF). In Abb. 6.5 ist veranschaulicht, daß NO nach Freisetzung aus der Endothelzelle zur benachbarten glatten Muskelzelle diffundiert und hier zu einer Relaxation führt. Die NO-Freisetzung wird – via spezifische Rezeptoren im Gefäßendothel – stimuliert durch eine Reihe von Substanzen wie Bradykinin [48, 49, 58], Acetylcholin und Histamin [54] und eine Reihe weiterer Substanzen [54]. Das von Blutplättchen freigesetzte Bradykinin ist einer der stärksten Agonisten der endothelabhängigen Relaxation der glatten Muskulatur der A. ophthalmica und der Ziliararterien [25, 26, 58].

6.4.2 Endotheliale vasokonstriktorische Substanzen

Endotheline sind die bekanntesten endothelialen vasokonstriktorischen Substanzen. **Endothelin-1** besitzt beim Menschen die größte Bedeutung. Abb. 6.6 zeigt, daß eine Stimulation durch das von Thrombozyten freigesetzte Serotonin – via serotonerge Rezeptoren – zu einer Freisetzung von Endothelin-1 aus den Endothelzellen führt. Endothelin-1 diffundiert zu den glatten Muskelzellen und bewirkt hier eine Kontraktion.

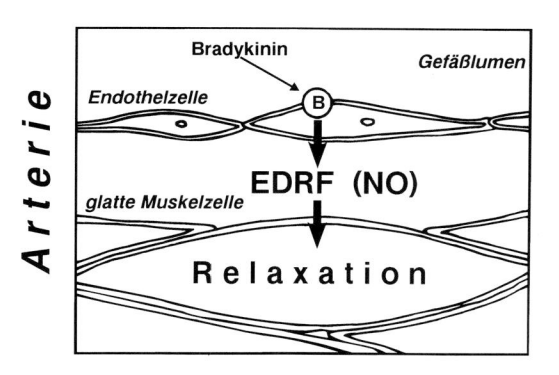

6 Pharmakologische Beeinflussung der okulären Durchblutung

Abb. 6.5 Wirkung des vom Endothel freigesetzten Relaxationsfaktors (EDRF) Stickoxid (NO) auf glatte Muskelzellen einer Arterie. B: Bradykinin-Rezeptor. Details im Text.

Abb. 6.6 Wirkung des vom Endothel freigesetzten Vasokonstriktors Endothelin-1 auf glatte Muskelzellen einer Arterie. S: Serotonin-Rezeptor. Details im Text.

6.4.3 Pharmakologische Endothelin-Antagonisten

In Abb. 6.7 ist illustriert, daß pharmazeutisch hergestellte Endothelin-Antagonisten den entsprechenden Rezeptor blockieren und damit die Freisetzung von Endothelin-1 hemmen können – es resultiert eine Relaxation der glatten Gefäßmuskulatur. Endothelin-Antagonisten wie die Substanz **Ro 46-2005**, die zur Zeit präklinisch getestet wird [12], gelten für die Zukunft als aussichtsreiche Kandidaten für eine Behandlung von akuten und chronischen Gefäßerkrankungen wie zerebraler Vasospasmus, renale Ischämie, Arteriosklerose und Hypertonus. Aber auch für ischämische Erkrankungen des Auges sind von dieser Substanzklasse möglicherweise erfolgversprechende Therapieansätze zu erwarten.

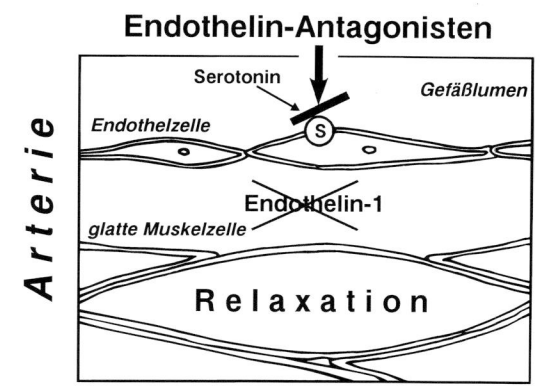

Abb. 6.7 Von außen zugeführte Endothelin-Antagonisten hemmen die Freisetzung von Endothelin-1 aus dem Gefäßendothel; es resultiert eine Relaxation (vgl. Abb. 6.6).

6.5 Vasokonstriktorische Substanzen

Tabelle 6.2 gibt eine Übersicht über wichtige vasokonstriktorische Substanzen. Von den aufgelisteten Substanzen wurden die **Endotheline** im vorhergehenden Kapitel bereits besprochen. Die ebenfalls aufgeführten **sympathomimetischen Glaukomtherapeutika** sind Gegenstand eines gesonderten Beitrags in diesem Band.

Tabelle 6.2 Vasokonstriktorische Substanzen (Auswahl).

- Endotheline
- sympathomimetische Glaukomtherapeutika
- topische Vasokonstriktoren
- Vasokonstriktorzusätze zu Lokalanästhetika
- topisches Kokain und retrobulbär injizierte Amid-Typ-Lokalanästhetika

6.5.1 Topische Vasokonstriktoren

Topische Vasokonstriktoren („Weißmacher") sind die in der Ophthalmologie am häufigsten verwendeten vasoaktiven Substanzen. Die zahlenmäßig größte Untergruppe stellen die **Imidazolin-Derivate** dar: **Naphazolin** (Naphazolin®, Vistalbalon®), **Oxymetazolin** (Vistoxyn®), **Tetryzolin** (Yxin®), **Tramazolin** (Biciron®) und **Yylometazolin** (Otriven®). Seltener verordnet werden Präparate, die **Phenylephrin** (Vistosan®, Visadron®), **Ephedrin** (in: Zinc in der Ophtiole®) oder **Oxedrin** (in: Dacrin®, Ophtalmin®) enthalten. Es ist eine gerne geübte akademische Attitüde, topische Vasokonstriktoren grundsätzlich abzulehnen, weil sie keine kausale Therapie darstellen. In der täglichen Praxis jedoch sind diese Mittel häufig hilfreich bei unspezifischen konjunktivalen Reizerscheinungen. Beachtet man die Kontraindikation „trockenes Auge" und limitiert die Vasokonstriktor-Anwendung auf wenige Tage, dann sind nach unserer Erfahrung kaum Probleme zu erwarten. Äußerst seltene Nebenwirkungen, v. a. bei Phenylephrin, sind Augeninnendruckanstieg bei engem Kammerwinkel oder Puls- und Blutdruckanstiege aufgrund systemischer Resorption.

6.5.2 Vasokonstriktorzusätze zu Lokalanästhetika

Der von *Braun* [8] bereits im Jahre 1905 eingeführte Zusatz von **Adrenalin** zur Lokalanästhesie dient dem Zweck, durch eine lokale Vasokonstriktion die Wirkungsdauer des Lokalanästhetikums zu verlängern und die Blutungsneigung zu verringern. Auch heute ist der Adrenalinzusatz noch gebräuchlich und wird insbesondere bei Operationen an stark vaskularisierten Geweben verwendet. Der Zusatz anderer Vasokonstriktoren wie **Naphazolin** (Privin®) oder **Ornipressin** (Por 8®) hat gegenüber Adrenalin keine Vorteile; **Noradrenalin** kann wegen gelegentlicher hypertensiver Krisen nicht mehr empfohlen werden.

6.5.3 Kokain und retrobulbär injizierte Amid-Typ-Lokalanästhetika

Über die peripheren Kreislaufeffekte von Lokalanästhetika (LA) bestehen weithin unklare Vorstellungen. **Kokain**, das in der Ophthalmologie noch heute als hochwirksames Oberflächenanästhetikum verwendet wird, wirkt ausschließlich vasokonstriktorisch [13]. Die am meisten verwendeten **LA vom Amid-Typ (Lido-, Bupi-, Mepivacain u. a.)** wirken in *nicht-okulären Geweben* bei niedrigen LA-Konzentrationen allesamt vasokonstriktorisch und erst bei höheren Konzentrationen – substanzspezifisch mehr oder weniger ausgeprägt – vasodilatatorisch [1, 3, 27, 35, 36, 55]. Die Substanzspezifität besteht darin, daß die vasodilatatorische Komponente bei Lidocain stärker ist als bei Bupi- oder Mepivacain. Die biphasische periphere Kreislaufwirkung hängt auch von der LA-Einwirkdauer ab: initiale Vasokonstriktion und erst nach wenigen Minuten einsetzende – substanzabhängige – Vasodilatation [27]. Von der beschriebenen Biphasizität gibt es Ausnahmen: So reagieren einige Gefäßprovinzen (A. uterina, A. umbilicalis) auf alle Konzentrationen von Amid-Typ-LA ausschließlich vasokonstriktorisch [21, 23, 51].

Das skizzierte moderne Konzept der peripheren LA-Kreislaufwirkung steht im Gegensatz zur weitverbreiteten laienhaften Ansicht, LA seien generell Vasodilatatoren. Dies trifft jedoch lediglich für das heute nicht mehr verwendete Procain [43, 55] und für toxische LA-Dosen zu [7].

In mehreren früheren Studien unserer Arbeitsgruppe [30, 31, 33] wurden die okulären Kreislaufeffekte **retrobulbär injizierter Amid-Typ-LA** untersucht. In Abb. 6.8 und 6.9 ist gezeigt, daß durch Retrobulbäranästhesie (RETRO) in allen untersuchten Varianten sowohl systolischer A.-ophthalmica-Druck und systolischer okulärer Perfusionsdruck reduziert wird (Abb. 6.8) als auch die okuläre Pulsationsamplitude (Abb. 6.9). Das Ausmaß der Veränderungen ist abhängig vom Injektionsvolumen (2, 5 oder 8 ml), von der Adrenalinkonzentration (1 : 500 000 oder 1 : 200 000), der Art des Lokalanästhetikums (Bupi-, Lido-, Mepivacain) und dem Zusatz von Hyaluronidase. Es ist wichtig, darauf hinzuweisen, daß Adrenalin lediglich einen *additiven* Effekt besitzt, d. h. die genannten Meßgrößen sind bereits ohne Adrenalin reduziert.

Worauf lassen sich die in Abb. 6.8 und 6.9 gezeigten okulären Kreislaufveränderungen durch RETRO zurückführen? – Ein Mechanismus, der die Perfusionsdruckreduktion erklären könnte, ist der Augeninnendruck-Anstieg nach RETRO (Abb. 6.9). Doch steigt der Augeninnendruck nicht in allen Fällen an – und wenn, dann nur temporär. Es müssen also andere Mechanismen hinzukommen. – Ein zweiter Mechanismus ist eine

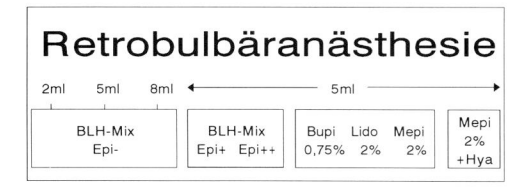

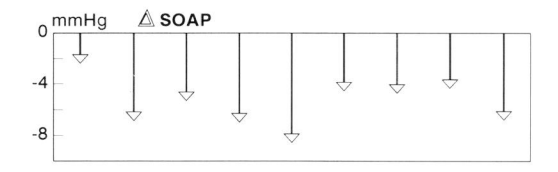

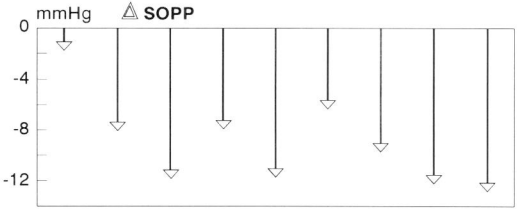

6 Pharmakologische Beeinflussung der okulären Durchblutung

Abb. 6.8 Systolischer A.-ophthalmica-Druck (SOAP) und systolischer okulärer Perfusionsdruck (SOPP) nach Retrobulbäranästhesie mit verschiedenen Volumina, Zusätzen und Lokalanästhetika. Angegeben sind Mittelwertdifferenzen Injektions- minus Kontrollaugen (von jeweils 10 Patienten) 15 min post injectionem. BLH-Mix: Bupivacain-Lidocain-Hyaluronidase-Mischung; Epi-: ohne Adrenalin; Epi+ und Epi++: mit Adrenalin 1:500 000 bzw. 1:200 000; Bupi, Lido, Mepi: Bupi-, Lido-, Mepivacain; Hya: Hyaluronidase. Zusammengestellt nach Daten aus [30, 31, 33].

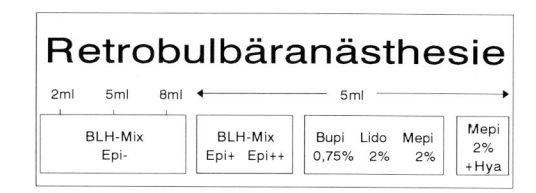

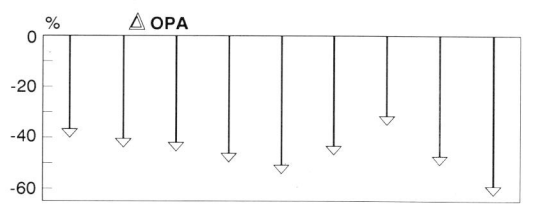

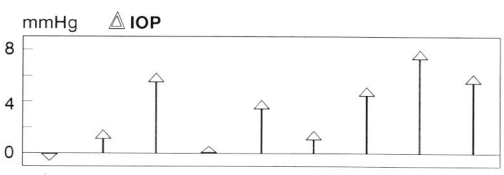

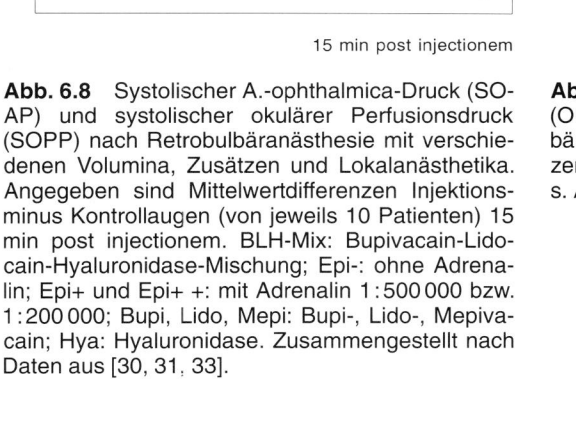

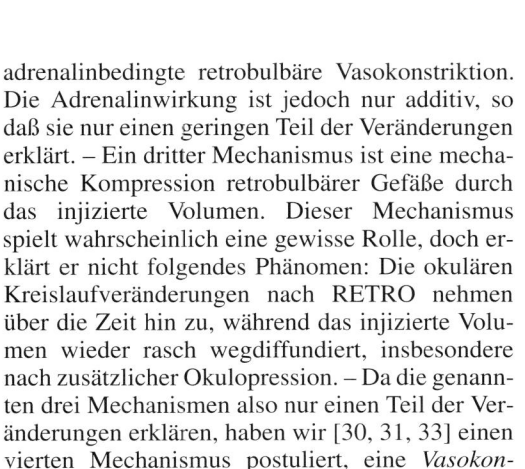

Abb. 6.9 Relative okuläre Pulsationsamplitude (OPA) und intraokularer Druck (IOP) nach Retrobulbäranästhesie mit verschiedenen Volumina, Zusätzen und Lokalanästhetika. Weitere Erläuterungen s. Abb. 6.8.

adrenalinbedingte retrobulbäre Vasokonstriktion. Die Adrenalinwirkung ist jedoch nur additiv, so daß sie nur einen geringen Teil der Veränderungen erklärt. – Ein dritter Mechanismus ist eine mechanische Kompression retrobulbärer Gefäße durch das injizierte Volumen. Dieser Mechanismus spielt wahrscheinlich eine gewisse Rolle, doch erklärt er nicht folgendes Phänomen: Die okulären Kreislaufveränderungen nach RETRO nehmen über die Zeit hin zu, während das injizierte Volumen wieder rasch wegdiffundiert, insbesondere nach zusätzlicher Okulopression. – Da die genannten drei Mechanismen also nur einen Teil der Veränderungen erklären, haben wir [30, 31, 33] einen vierten Mechanismus postuliert, eine *Vasokonstriktion der A. ophthalmica und/oder ihrer Äste durch retrobulbär injizierte Amid-Typ-LA.*

Die Hypothese einer retrobulbären Vasokonstriktion erklärt die zahlreichen in der Literatur berichteten ischämischen Komplikationen (Apoplexia papillae, Zentralarterienverschluß) nach Retro- oder Parabulbäranästhesie, auch ohne Adrenalinzusatz [22, 28, 39, 45, 47, 53]. Die Hypothese wird experimentell gestützt durch eine Studie von *Meyer* et al. [44]: Danach hemmen Amid-Typ-LA (Lido-, Bupi-, Mepivacain) die Bradykinin-induzierte Freisetzung von Stickoxid (NO) aus dem Endothel porciner Ziliararterien – es resultiert eine Kontraktion der glatten Muskelzellen bzw. Vasokonstriktion der Ziliararterien (Abb. 6.10).

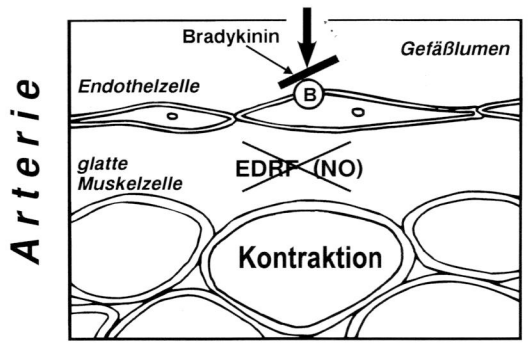

Abb. 6.10 Amid-Typ-Lokalanästhetika hemmen die Bradykinin-induzierte Freisetzung von Stickoxid (NO) aus dem Endothel einer Ziliarterie; es resultiert eine Kontraktion (vgl. Abb. 6.5). Gezeichnet nach Daten aus [44].

6.6 Hämorheologisch wirksame Pharmaka

Der Vollständigkeit halber sei abschließend die letzte Gruppe von Substanzen, mit denen die okuläre Durchblutung beeinflußt werden kann, kurz gestreift: hämorheologisch wirksame Pharmaka. Tabelle 6.3 gibt eine Übersicht über die wichtigsten Hämorheologika im weitesten Sinne (mit Einschluß von Antikoagulantien und Fibrinolytika). Die Indikationen und Details der Behandlung mit diesen Medikamenten sind Gegenstand mehrerer anderer Beiträge in diesem Band.

Tabelle 6.3 Hämorheologisch wirksame Pharmaka (Auswahl).

- Thrombozytenaggregationshemmer: ASS
- Mittel zur Verbesserung der Erythrozytenverformbarkeit: Pentoxifyllin
- Antikoagulantien: Heparin, Cumarinderivate
- Hämodilutionslösungen: Dextran, Hydroxyäthylstärke (HÄS)
- Fibrinolytika: Strepto-/Urokinase, rekombinanter Gewebe-Plasminogen-Aktivator (rt-PA)

Zusammenfassung

Eine pharmakologische Beeinflussung der okulären Durchblutung ist möglich über eine Veränderung des okulären Perfusionsdrucks und/oder des okulären Gefäßwiderstands (via Vasodilatation oder Vasokonstriktion). Es wird ein Überblick gegeben über die Wirkungen folgender Substanzen: Pharmaka zur okulären Perfusionsdruckerhöhung (allgemeine Kreislaufmedikamente, IOD-senkende Pharmaka), vasodilatatorische Substanzen (Tolazolin, CO_2, Nitrate, Kalziumantagonisten, Prostaglandine, Stickoxid als endothelialer Vasodilatator, Endothelin-Antagonisten), vasokonstriktorische Substanzen (Endotheline, sympathomimetische Glaukomtherapeutika, topische Vasokonstriktoren, Adrenalin und andere Vasokonstriktorzusätze zu Lokalanästhetika, topisches Kokain, retrobulbär injizierte Amid-Typ-Lokalanästhetika) sowie hämorheologisch wirksame Substanzen.

Summary

Ocular blood flow can be influenced pharmacologically by changing the ocular perfusion pressure and/or the ocular vascular resistance (via vasodilation or vasoconstriction). The effect of the following substances are reviewed: drugs for increasing the ocular perfusion pressure (general circulatory or IOP-lowering drugs), vasodilator substances (tolazoline, CO_2, nitrates, calcium channel blockers, prostaglandins, nitric oxide as endothelium-derived vasodilator, endothelin antagonists), vasoconstrictor substances (endothelins, sympathomimetic glaucoma drugs, topical vasoconstrictors, adrenaline and other vasoconstrictor adjuncts for local anesthetics, topical cocaine, retrobulbarly injected amide-typ local anesthetics) as well as hemorheologically active substances.

Literatur

1 *Åberg, G., B. Wahlström:* Mechanical and electrophysiological effects of some local anaesthetic agents and their isomers on the rat portal vein. Acta Pharmacol. Toxicol. 31 (1972) 255–266

2 *Alm, A., J. Villumsen:* Effects of topically applied PGF_{2a} and its isopropyl-ester on normal and glaucomatous eyes. In: The Ocular Effects of Prostaglandins and Other Eicosanoids. Bito, L. Z., J. Stjernschantz (eds.). A. R. Liss, New York 1989, pp. 447–458

3 *Aps, C., F. Reynolds:* The effect of concentration on vasoactivity of bupivacaine and lignocaine. Br. J. Anaesth. 48 (1976) 1171–1174

4 *Axenfeld, T., H., Pau:* Lehrbuch und Atlas der Augenheilkunde. 11. Auflage (Hrsg.: Pau, H.) Gustav Fischer, Stuttgart 1973

5 *Bhattacherjee, P., C. A. Paterson:* Studies on prostanoid receptors in ocular tissues. J. Ocul. Pharmacol. 10 (1994) 167–175

6 *Bito, L. Z., C. B. Camras, G. G. Gum, B. Resul:* The ocular hypotensive effects and side effects of prostaglandins on the eyes of experimental animals. In: The Ocular Effects of Prostaglandins and Other Eicosanoids. (Eds.: *Bito, L. Z., J. Stjernschantz*). A. R. Liss, New York 1989, pp. 349–368

7 *Blair, M. R.:* Cardiovascular pharmacology of local anaesthetics. Br. J. Anaesth. 47 (1975) 247–252

8 *Braun, H.:* Die Lokalanästhesie, ihre wissenschaftlichen Grundlagen und praktische Bedeutung. Ein Hand- und Lehrbuch. 1. Auflage. Verlag von Johann Ambrosius Barth, Leipzig 1905

9 *Camras, C. B., S. M. Podos:* The role of endogenous prostaglandins in clinically used and investigational glaucoma therapy. In: The Ocular Effects of Prostaglandins and Other Eicosanoids. Bito, L. Z., J. Stjernschantz (eds.). A. R. Liss, New York 1989, pp. 459–475

10 *Camras, C. B., E. C. Siebold, J. S. Lustgarten, J. B. Serle, S. C. Frisch, S. M. Podos, L. Z. Bito:* Reduction of IOP by prostaglandin F2-1-isopropyl-ester topically applied in glaucoma patients. Ophthalmology 96 (1989) 1329–1337

11 *Chambers, R. B.:* Vasodilators. In: Havener's Ocular Pharmacology, 6th edition (Eds.: *Mauger, T. F., E. L. Craig*) Mosby, St. Louis 1994, Chapter 14

12 *Clozel, M., V. Breu, K. Burri, J.-M. Cassal, W. Fischli, G. A. Gray, G. Hirth, B.-M. Löffler, M. Müller, W. Neidhart, H. Ramus:* Pathophysiological role of endothelin revealed by the first orally active endothelin receptor antagonist. Nature 365 (1993) 759–761

13 *Covino, B. G.:* Pharmacology of local anesthetic agents. Br. J. Anaesth. 58 (1986) 701–716

14 *Ellis, P. P., R. A. Lende:* Induced spasm in the retinal arterioles of cats. II. Influences of physical factors and drugs. Arch. Ophthalmol. 71 (1964) 706–711

15 *Fechner, P. U., K. D. Teichmann:* Medikamente, die auf die Blutgerinnung und Durchblutung einwirken. In: Medikamentöse Augentherapie, 3. Auflage. Enke, Stuttgart 1991, Kap. 9

16 *Flammer, J.:* Therapeutic aspects of normal-tension glaucoma. Current Opinion in Ophthalmology 4-II (1993) 58–64

17 *Flohr, H., H. Kaufmann:* Ocular blood flow determined by the particle distribution method in anaesthetized cats. Ophthal. Res. 2 (1971) 304–310

18 *Frayser, R., J. B. Hickam:* Effect of vasodilator drugs on the retinal blood flow in man. Arch. Ophthalmol. 73 (1965) 640–642

19 *Furchgott, R. F., J. V. Zawadzki:* The obligatory role of endothelial cells in the relaxation of arterial smooth muscle by acetylcholine. Nature 299 (1980) 373–376

20 *Gasser, P., J. Flammer:* Short- and long-term effect of nifedipine on the visual field in patients with presumed vasospasm. J. Int. Med. Res. 18 (1990) 334–339

21 *Gibbs, C. P., S. C. Noel:* Human uterine artery responses to lidocaine. Am. J. Obstet. Gynecol. 126 (1976) 313–315

22 *Givner, I., N. Jaffe:* Occlusion of the central retinal artery following anesthesia. Arch. Ophthalmol. 43 (1950) 197–201

23 *Greiss, F. C., J. G. Still, S. G. Anderson:* Effects of local anesthetic agents on the uterine vasculature and myometrium. Am. J. Obstet. Gynecol. 124 (1976) 889–898

24 *Grunwald, J. E., C. E. Riva, R. A. Stone, E. U. Keates, B. L. Petrig:* Retinal autoregulation in open-angle glaucoma. Ophthalmology 91 (1984) 1690–1694

25 *Haefliger, I. O., J. Flammer, T. F. Lüscher:* Heterogeneity of endothelium-dependent regulation in ophthalmic and ciliary arteries. Invest. Ophthalmol. Vis. Sci. 33 (1992) 1722–1730

26 *Haefliger, I. O., J. Flammer, T. F. Lüscher:* Nitric oxide and endothelin-1 are important regulators of human ophthalmic artery. Invest. Ophthalmol. Vis. Sci. 33 (1992) 2340–2343

27 *Haines, P. C., J. Ranzoni, D. E. Longnecker, R. F. Morgan:* Effects of lidocaine concentration on distal capillary blood flow in a rabbit ear model. Microsurgery 8 (1987) 54–56

28 *Hanisch, J., V. Födö:* Über transitorische Amaurosen bei retrobulbärer und stomatologischer Lokalanästhesie. Klin. Monatsbl. Augenheilk. 153 (1968) 247–252

29 *Havener, W. H.:* Vasodilators. In: Ocular Pharmacology, 4th edition. CV Mosby, Saint Louis 1978, Chapter 27

30 *Hessemer, V.:* Anästhesie-Effekte auf den okulären Kreislauf. Eine klinisch-physiologische Studie. Habilitationsschrift, Gießen 1990

31 *Hessemer, V., A. Heinrich, K. W. Jacobi:* Okuläre Kreislaufveränderungen durch Retrobulbäranästhesie mit und ohne Adrenalinzusatz. Klin. Monatsbl. Augenheilk. 197 (1990) 470–479

32 *Hessemer, V., K.-G. Schmidt:* Einfluß des Vasodilatators Isosorbiddinitrat auf den okulären Kreislauf. Klin. Monatsbl. Augenheilk. (1995) (eingereicht zur Publikation)

33 *Hessemer, V., K. Wieth, A. Heinrich, K. W. Jacobi:* Veränderungen der uvealen und retinalen Hämodynamik durch Retrobulbäranästhesie mit unterschiedlichem Injektionsvolumen. Fortschr. Ophthalmol. 86 (1989) 760–766

34 *Hessemer, V., K. Wieth, K. W. Jacobi, H. Kaufmann, G. Hempelmann:* Okuläre Kreislaufveränderungen bei Halothan-Lachgas-Intubationsnarkose unter besonderer Berücksichtigung des arteriellen CO_2-Partialdrucks. II. Mechanismen der Veränderungen. Klin. Monatsbl. Augenheilk. 199 (1991) 424–431

35 *Johns, R. A., C. A. DiFazio, D. E. Longnecker:* Lidocaine constricts of dilates rat arterioles in a dose-dependent manner. Anesthesiology 62 (1985) 141–144

36 *Johns, R. A., W. C. Seyde, C. A. DiFazio, D. E. Longnecker:* Dose-dependent effects of bupivacaine on rat muscle arterioles. Anesthesiology 65 (1986) 186–191

37 *Kampffmeyer, H.:* Die Arzneimitteltherapie okulärer, vaskulärer Verschlußkrankheiten. In: Bücherei des Augenarztes, Heft 95, Gefäßerkrankungen des Auges. *Lund, O.-E., T. N. Waubke* (Hrsg). Enke, Stuttgart 1983, S. 1–6

38 *Kaufmann, H., H. Flohr, W. Breull, D. Redel, H. W. Dahners:* Quantitative Messung der Durchblutungsgröße des Auges. Albrecht v. Graefes Arch. klin. exp. Ophthalmol. 186 (1973) 181–190

39 *Klein, M. L., L. M. Jampol, P. I. Condon, T. A. Rice, G. R. Serjeant:* Central retinal artery occlusion without retrobulbar hemorrhage after retrobulbar anesthesia. Am. J. Ophthalmol. 93 (1982) 573–577

40 *Lang, E.:* Allgemeine Kreislauftherapie. In: Okuläre Durchblutungsstörungen. *Stodtmeister, R., T. Christ, L. E. Pillunat, W.-D. Ulrich* (Hrsg.). Enke, Stuttgart 1987, S. 123–127

41 *Lund, O.-E.:* Netzhaut. In: Therapie in der Augenheilkunde (Hrsg.: *Pau, H.*). Springer, Berlin 1977, Kap. 17

42 *Lund, O.-E.:* Therapie arterieller Gefäßverschlüsse der Netzhaut. In: Bücherei des Augenarztes, Heft 95, Gefäßerkrankungen des Auges. *Lund, O.-E., T. N. Waubke* (Hrsg.) Enke, Stuttgart 1983, S. 23–28

43 *Mesnil de Rochemont, W. du, H. Hensel:* Messung der Hautdurchblutung am Menschen bei Einwirkung verschiedener Lokalanaesthetika. Naunyn-Schmiedeberg's Arch. exp. Path. u. Pharmakol. 239 (1960) 464–474

44 *Meyer, P., J. Flammer, T. F. Lüscher:* Local anesthetic drugs reduce endothelium-dependent relaxations of porcine ciliary arteries. Invest. Ophthalmol. Vis. Sci. 34 (1993) 2730–2736

45 *Meythaler, F. H., G. O. H. Naumann:* Intraokulare ischämische Infarkte bei Injektionen in das Lid und parabulbär (ohne Bulbusperforation). Klin. Monatsbl. Augenheilk. 190 (1987) 474–477

46 *Miyoshi, T.:* Effect of nifedipine on choroidal circulation. I. Change of choroidal blood-flow in rabbits. Transac. Jpn. Soc. Ophthalmol. 35 (1984) 664–670

47 *Morgan, C. M., H. Schatz, A. K. Vine, H. L. Cantrill, F. H. Davidorf, K. A. Gitter, R. Rudich:* Ocular complications associated with retrobulbar injections. Ophthalmology 95 (1988) 660–665

48 *Palmer, R. M. J., A. G. Ferrige, S. Moncada:* Nitric oxide accounts for the biological activity of endothelium-derived relaxing factor. Nature 327 (1987) 524–526

49 *Palmer, R. M. J., D. S. Ashton, S. Moncada:* Vascular endothelial cells synthesize nitric oxide from L-arginine. Nature 333 (1988) 664–666

50 *Schmidt, K.-G., T. W. Mittag, V. Hessemer:* Nifedipine and ocular pulse amplitude in patients with low tension glaucoma. Graefes Arch. Clin. Exp. Ophthalmol. (1995) (eingereicht zur Publikation)

51 *Silva de Sá, M. F., R. S. Meirelles, J. G. Franco, R. Rodrigues:* Constriction of human umbilical artery induced by local anesthetics. Gynecol. Obstet. Invest. 12 (1981) 123–131

52 *Sossi, N., D. R. Anderson:* Effect of elevated intraocular pressure on blood flow. Occurrence in cat optic nerve head studied with iodoantipyrine I 125. Arch. Ophthalmol. 101 (1983) 98–101

53 *Sullivan, K. L., G. C. Brown, A. R. Forman, R. C. Sergott, J. C. Flanagan:* Retrobulbar anesthesia and retinal vascular obstruction. Ophthalmology 90 (1983) 373–377

54 *Vanhoutte, P. M.:* The end of the quest? Nature 327 (1987) 459–460

55 *Willatts, D. G., F. Reynolds:* Comparison of the vasoactivity of amide and ester local anesthetics. An intradermal study. Br. J. Anaesth. 57 (1958) 1006–1011

56 *Wilson, T. M., F. T. Strang, F. T. MacKenzie:* The responses of the choroidal and cerebral circulations to changing arterial pCO_2 and acetazolamide in the baboon. Invest. Ophthalmol. Vis. Sci. 16 (1977) 576–582

57 *Wizemann, A. J. S., V. Wizemann:* Organic nitrate therapy in glaucoma. Am. J. Ophthalmol. 90 (1980) 106–109

58 *Yao, K., M. Tschudi, J. Flammer, T. F. Lüscher:* Endothelium-dependent regulation of vascular tone of the porcine ophthalmic artery. Invest. Ophthalmol. Vis. Sci. 32 (1991) 1791–1798

7 Ultraschalldiagnostik bei okulären Verschlußerkrankungen

Georg Michelson

Einführung

Die Untersuchung der Zirkulation in orbitalen und okulären Gefäßen mittels Dopplersonographie wird immer häufiger im klinischen Alltag durchgeführt und beschränkt sich nicht mehr nur auf universitäre Forschungslabors. Dieser Vortrag hat deshalb zur Zielsetzung, die klinische Wertigkeit der Dopplersonographie bei der Diagnostik von okulären Verschlußerkrankungen zu diskutieren. Dabei wird dargestellt in Abschnitt 7.1 die Technik und die Reproduzierbarkeit von Messungen mit Dopplersonographien, in Abschnitt 7.2 werden die Ergebnisse von Untersuchungen verschiedener Arbeitsgruppen bei den häufigsten okulären Verschlußerkrankungen wie Zentralarterienverschluß (ZAV) und Zentralvenenverschluß (ZVV) zusammengefaßt, und in einer Zusammenschau wird in Abschnitt 7.3 die klinische und praktische Bedeutung der Dopplersonographie bei okulären Verschlußerkrankungen diskutiert.

7.1 Technik der Dopplersonographie

7.1.1 Christian Johann Doppler (1803–1853)

Der Doppler-Effekt ist nach dem Physiker *Christian Johann Doppler* (1803–1853) benannt. *Doppler* hat die Beobachtung, daß das Licht von Sternen, die sich auf die Erde zubewegen, eine Blauverschiebung erfahren, und das Licht von Sternen, die sich von der Erde wegbewegen, eine Rotverschiebung, physikalisch gedeutet und mathematisch beschrieben. Wir alle sind mit der Erfahrung im Alltag mit dem Phänomen des Doppler-Effekts vertraut. Die Sirene eines Krankenwagens wird als höher empfunden, wenn er mit hoher Geschwindigkeit auf uns zufährt, und als niedriger, wenn er sich wieder entfernt. In den Blutgefäßen des Körpers sind Erythrocyten, die sich mit unterschiedlichen Blutflußgeschwindigkeiten auf den Schallkopf zubewegen bzw. sich von ihm wegbewegen, die Informationsträger, die die Doppler-Sonographie ermöglichen. Die von den Erythrocyten gestreuten und zum Schallkopf zurückkehrenden Echosignale erfahren gegenüber der Frequenz des Sendesignals eine geringfügige Frequenzverschiebung, die von der Größe und der Richtung der Fließgeschwindigkeit abhängt.

7.1.2 Der Doppler-Effekt

Die Frequenzverschiebung Δf, die das von den Erythrocyten gestreute Echosignal gegenüber der Frequenz f des Sendesignals erfährt, wird durch die Doppler-Formel beschrieben.

$$\Delta f = 2f/c \; v \cos \alpha$$

Hierbei ist c die Schallgeschwindigkeit (im Mittel 1540 m/s), v die zu bestimmende Blutflußgeschwindigkeit und α der Einstrahlwinkel zur Achse des Gefäßes. Die Frequenzverschiebung Δf – auch Dopplerfrequenz genannt – ist ein direktes Maß für die Flußgeschwindigkeit v. Bei einer gegebenen Größe von v ist Δf um so größer, je höher die Sendefrequenz ist. Das bedeutet, daß zur Messung von niedrigen Geschwindigkeiten möglichst hohe Sendefrequenzen gewählt werden sollten. Δf hängt ferner vom Einstrahlwinkel α ab: Δf ist am größten bei möglichst parallel zur Gefäßachse einfallendem Schallstrahl. Bei senkrechtem Einfall ist $\cos \alpha = 0$, und es wird kein Dopplersignal registriert. Bei Winkel α von +20° bis –20° beträgt der Winkelfehler ± 6%. Die im Echosignal aus dem Blutgefäß enthaltene Frequenz f wird durch den Doppler-Effekt um Δf erhöht oder erniedrigt, entsprechend der Richtung des Blutflusses. Bei der Auswertung der Echosignale, die zum Dopplerspektrum bzw. zum Farbdoppler-Bild führen, werden in der Regel Flußgeschwindigkeiten in Richtung auf den Schallkopf zu im Dopplerspektrum positiv dargestellt und im Farbdopplerbild rotfarbig codiert, während sie im Falle der Flußrichtung vom Schallkopf weg negativ bzw. blaufarbig dargestellt werden (Abb. 7.1, 7.2).

$$\Delta f = f1 - f2$$

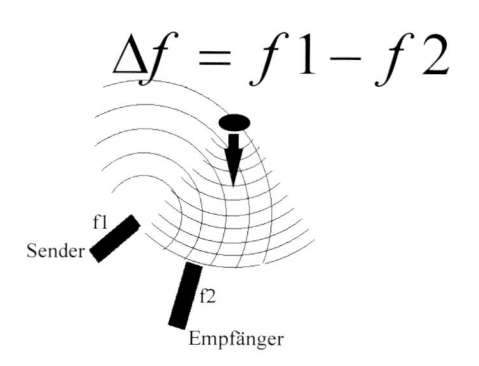

Abb. 7.1 Doppler-Prinzip.

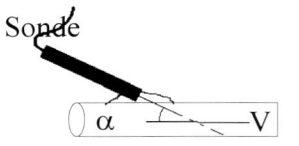

V = Flußgeschwindigkeit
f = Sendefrequenz
c = Schallgeschwindigkeit
α = Einstrahlwinkel

Abb. 7.2 Doppler-Effekt.

7.1.3 Spektralanalyse

Jedes komplexe periodische Signal ist auflösbar in elementare Grundschwingungen. Bei Durchführung einer „Fast Fourier Transformation" (FFT) wird der zeitliche Amplitudenverlauf in seine harmonischen Dopplerfrequenzanteile zerlegt (Abb. 7.3 a, b). Die Analyse des zurückkehrenden Dopplersignals (Δf) bezüglich der vorkommenden Frequenzen und ihrer Häufigkeit ergibt die Geschwindigkeits-Pulskurve auf dem Bildschirm, die die Verteilung der Dopplerfrequenzen zu jedem Zeitpunkt zeigt. Die Häufigkeit (Amplitude) der vorkommenden Dopplerfrequenzen ist durch die Helligkeit oder Dichte der Bildpunkte repräsentiert. Die spektrale Analyse der reflektierten Echosignale läßt sich mittels des Frequenzdichtespektrums sowie des Frequenzzeitspektrums darstellen: Bei der Darstellung des Frequenzdichtespektrums wird in Form eines Histogramms die Häufigkeitsverteilung der im Signal vorkommenden Frequenzen (Geschwindigkeiten) dargestellt. Die X-Achse stellt die Frequenz dar, an der Y-Achse kann die Vorkommenshäufigkeit der jeweiligen Frequenz abgelesen werden. Im Frequenzzeitspektrum wird der zeitliche Ablauf der vorkommenden Frequenzen (Geschwindigkeiten) dargestellt. Die Information über die Häufigkeit der vorkommenden Frequenzen erfolgt qualitativ in Form eines Farbcodes oder der Punktdichte (Abb. 7.4). Eine vereinfachte Darstellungsform beinhaltet eine fortlaufende Ausgabe der gewichteten mittleren Frequenz (Geschwindigkeit).

Sowohl eine normale wie pathologische Strömung mit unterschiedlicher Häufigkeit niedriger Geschwindigkeitsanteile (Dopplerfrequenzen) kann eine ähnliche Hüllkurve mit gleichen Maximalgeschwindigkeiten aufweisen. Erst durch eine qualitative oder quantitative Analyse der vollständigen Dopplerspektren kann zwischen normalen und pathologischen Pulskurven differenziert werden. Pathologische Strömungsverhältnisse können sich darstellen durch eine „Auffüllung des systolischen Fensters" (= Grad 1), sowie durch „inverse Signalanteile" im systolischen Zeitbereich (= Grad 2 und 3) (Abb. 7.5). Um quantitativ unterscheiden zu können zwischen normalen und pathologischen Strömungsverhältnissen trotz gleicher Hüllkurve, werden zur quantitativen Analyse von Dopplerspektren herangezogen die Maximalfrequenz, die Bandbreite der Dopplerfrequenzen, sowie die mittlere Frequenz der Dopplerfrequenz. Die Maximalfrequenz, die meist als Hüllkurve ausgegeben wird, ist proportional zur Blutfluß-Geschwindigkeit im Zentrum des Lumens und ist ein Maß für eine Änderung des Gefäßlumens. Die Bandbreite des Spektrums stellt ein Maß dar für die Dispersion der Geschwindigkeiten im gemessenen Gefäßabschnitt und ist somit ein Index für die Turbulenz der Strömung im untersuchten Gefäßabschnitt. Die mittlere Frequenz stellt eine gewichtete Mittelung über alle im Gefäßquerschnitt vorkommenden Geschwindigkeiten dar. Sowohl die Geschwindigkeiten langsamer Erythrocyten in der Nähe der Gefäßwand sowie schneller Erythrocyten in der Gefäßmitte werden dabei berücksichtigt. Zur Berechnung des Volumenblutflusses in einem Gefäßabschnitt muß deshalb neben der Fläche des Gefäßquerschnittes die mittlere Frequenz (= mittlere Geschwindigkeit) verwendet werden.

Frequenzanalyse 1

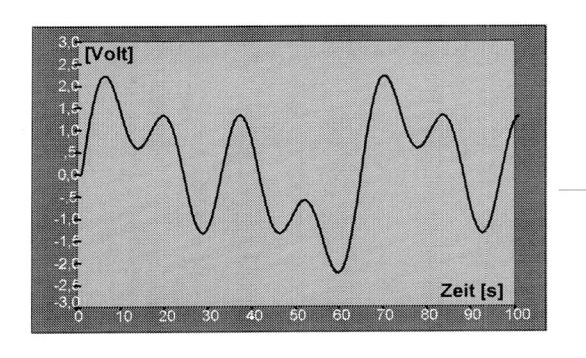

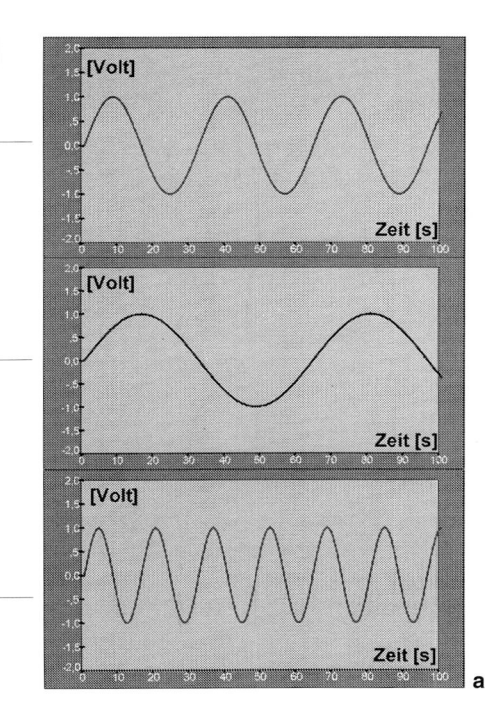

Frequenzanalyse 2

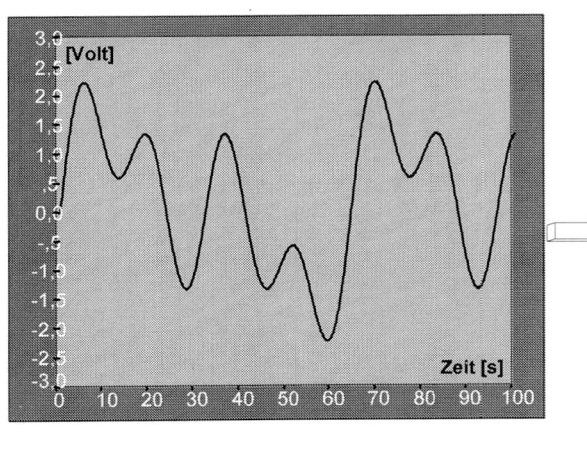

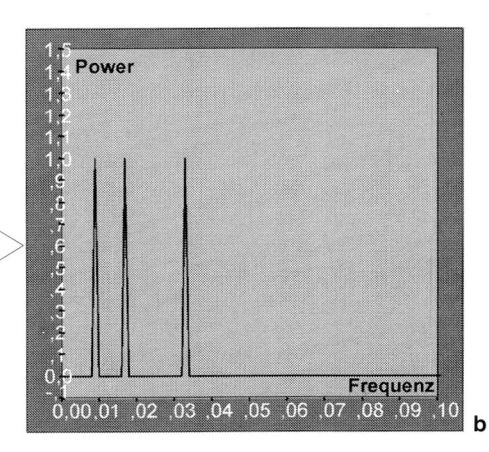

Abb. 7.3 a, b Spektralanalyse.
a zeigt auf der rechten Seite 3 verschiedene Frequenzen, die zusammen das Kurvenbild auf der linken Seite ergeben.
b zeigt die Analyse dieses zusammengesetzten Signals bezüglich der vorkommenden Frequenzen und ihrer Häufigkeit mittels einer Frequenzanalyse.

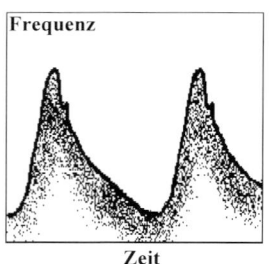

Abb. 7.4 Darstellungsarten der spektralen Analyse der reflektierten Echosignale mittels des Frequenzdichtespektrums (links) sowie des Frequenzzeitspektrums (rechts).

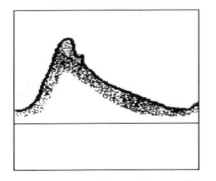

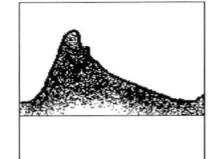

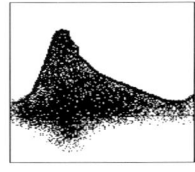

Normalbefund   Auffüllung des systolischen Fensters   Inverse Signalanteile

Abb. 7.5 Qualitative Auswertung von Doppler-Spektren.

7.1.4 Spektrale Doppler-Verfahren und Farbdoppler-Verfahren

Es gibt 2 Doppler-Verfahren zur Messung von Blutflußgeschwindigkeiten, die sich in der Art der Ergebnisdarstellung und Interpretation unterscheiden: das spektrale Doppler-Verfahren (Abb. 7.6) und das Farbdoppler-Verfahren (Abb. 7.7). Beim spektralen Doppler wird das Gefäß von einem Einzelschallstrahl geschnitten und die Flußgeschwindigkeit nur längs dieser Schallstrahlrichtung gemessen und als spektrale Verteilung dargestellt.

Im CW-Doppler-Betrieb (Continous Wave) wird diese Messung kontinuierlich über die gesamte Tiefe des Schallstrahls durchgeführt, während beim PW-Doppler (Pulsed wave) nur die Echosignale aus dem Meßtor in vorgewählter Tiefe analysiert werden. In Kombination mit einem Schnittbild (B-Bild) des Gefäßes wird das spektrale

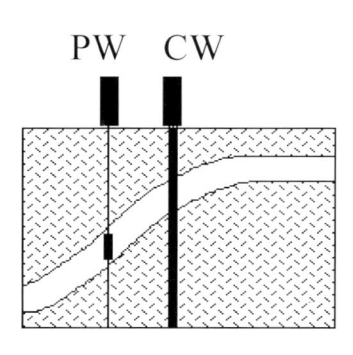

Abb. 7.6 Spektrale Doppler Sonographie.

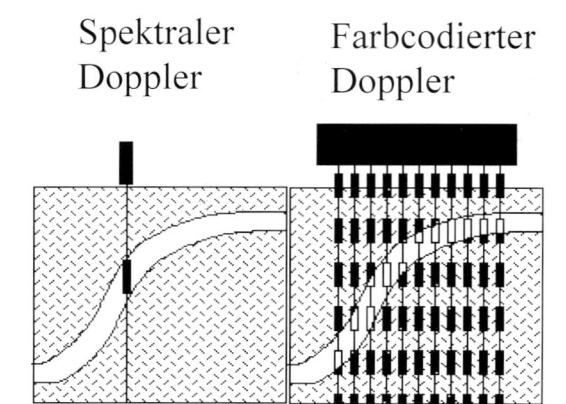

Abb. 7.7 Farbdoppler-Verfahren.

Doppler-Verfahren auch Duplex-Sonographie genannt. In einer einfachen Ausführung wird statt der spektralen Verteilung der Geschwindigkeit lediglich die Kurve einer charakteristischen (meist der maximalen) Geschwindigkeit ausgewertet. Beim Farbdoppler wird der Blutfluß aus einer Vielzahl von Meßtoren, die über das ganze Schnittbild verteilt sind, erfaßt und im Schnittbild farbcodiert dargestellt.

7.1.5 Winkelkorrektur

Sowohl der spektrale Doppler wie der Farbdoppler benötigen zur genauen Bestimmung der Blutflußgeschwindigkeit die Meßwerte Δf und den Einstrahlwinkel α ($\Delta f = 2\, f/c \cdot v \cdot \cos \alpha$). Beachtenswert ist jedoch, daß bei kleinem Winkel der Fehler nicht ins Gewicht fällt. So beträgt der Winkelfehler von $-20°$ bis $+20°$ lediglich 6%. Erst bei höheren Winkelwerten, die häufig bei Farbdopplermessungen auftreten, ist eine Winkelkorrektur nötig.

7.1.6 Zusammenfassung der Vor- und Nachteile von Spektral-Doppler und Farbdoppler

Farbdoppler mit B-Bild erlauben die Beurteilung der Organanatomie mit Messung von Δf von einer Vielzahl von Orten und können den zeitlichen Verlauf der mittleren Geschwindigkeit darstellen. Dabei ist die Bildrate vom Farbdoppler deutlich niedriger als bei B-Bildern (typische Farbbildraten 10–25 B/sec). Die Bestimmung der räumlichen Verteilung der mittleren Geschwindigkeit erfolgt mittels Autokorrelationsverfahren. Diese Methode erlaubt die Beurteilung von „Fluß vorhanden" oder „Fluß fehlt" an festgelegten Organpunkten. Mittels Farbcodierung der Ausgangssignale –*rot/weiß bedeutet Flußrichtung zum Schallkopf, blau/weiß bedeutet Flußrichtung vom Schallkopf weg* – kann die Flußrichtung optisch dargestellt werden.

Spektrale Doppler messen den Frequenzshift Δf von einem bestimmten Organ-Ort und liefern Information über die Geschwindigkeitsverteilung und den zeitlichen Verlauf von maximaler und mittlerer Geschwindigkeit. Der Spektraldoppler ermöglicht eine kontinuierliche „online"-Ausgabe einer Pulskurve, deren Werte digital speicherbar und weiterverarbeitbar sind.

Durch simultane Aufzeichnung und Analyse mehrerer zeitlich gemessener Parameter (EKG, Atmung, IOP-Pulskurve) können weitergehende Informationen über die okuläre Zirkulation analysiert werden. Mit dieser Methode lassen sich zum Beispiel Aussagen machen über das Ausströmverhalten durch die Vena centralis retinae bei gleichzeitiger Kenntnis der IOP-Pulskurve. Damit lassen sich Schlüsse ziehen auf die Interaktion mehrerer okulärer Zirkulationsparameter (7).

7.1.7 Reproduzierbarkeit von Geschwindigkeitsmessungen durch Spektraldoppler und Farbdoppler

Ein sehr wichtiges Kriterium bei der Beurteilung klinisch eingesetzter Meßmethoden ist die Güte der Reproduzierbarkeit. Eine Reihe von Arbeitsgruppen untersuchten die Reliabilität von Geschwindigkeitsmessungen durch Spektraldoppler und Farbdoppler.

Flaharty und Mitarbeiter untersuchten an 2 verschiedenen Tagen die A. ophthalmica, A. centralis retinae und A. ciliares posteriores. Bei dieser Meßreihe wurden in 10 Augen die systolischen und diastolischen Geschwindigkeiten mittels Farbdoppler untersucht. Es zeigte sich kein signifikanter Unterschied zwischen Messungen an 2 Tagen (Tab. 7.1) (4).

Cape und Mitarbeiter untersuchten die Reproduzierbarkeit von Spektral-Doppler- und Farbdoppler-Verfahren (Spectral Doppler, Farbdoppler [Acuson, Hewlett-Packard-System]). Dabei fanden sie bei Untersuchungen an einem Blutfluß-Phantom mit Kapillaren ($< 0,6$ mm, Geschwindigkeitsbereich 3–30 cm/s), daß die vorhergesagte und tatsächliche Geschwindigkeit gut übereinstimmte bei dem Spektral-Doppler (Y = 1,061 X +

Tabelle 7.1

		Tag 1	Tag 2
A. centralis retinae in cm/s	sysV	11.3 ± 2.8	10.4 ± 3.0
	diaV	4.1 ± 1.6	4.1 ± 1.9
A. ophthalmica in cm/s	sysV	27.1 ± 8.2	29.8 ± 10.0
	diaV	11.4 ± 6.3	11.3 ± 5.6
A. ciliares posterior in cm/s	sysV	7.6 ± 1.6	7.0 ± 1.6
	diaV	3.8 ± 1.2	3.3 ± 1.4

0,084, r = 0,999). Der Farbdoppler zeigte sich nützlich bei der Meßfeldplazierung, die Geschwindigkeitsmessung variierte jedoch beträchtlich für konstante Fließgeschwindigkeiten. Die Variabilität war abhängig von den Voreinstellungen (Filtereigenschaften) und variierte von Gerät zu Gerät. Vor allem niedrige Geschwindigkeiten wurden von den Filtereigenschaften beeinflußt. Retinale Geschwindigkeiten – gemessen durch einen Spektral-Doppler – zeigten sich abhängig vom Einstrahlwinkel und der Auswahl des Wandfilters. Zusammenfassend erklärten die Autoren, daß Farbdoppler sich gut zur *Geschwindigkeitslokalisation* eignen, jedoch fanden sie eine Geschwindigkeitsmessung mittels zum derzeitigen Zeitpunkt für „unrealistisch" (1).

Williamson und Mitarbeiter untersuchten die Reproduzierbarkeit bei Messungen mit einem Farbdoppler (Siemens Quantum 2000, 7,5 MHz linear probe) bei 15 normalen Personen und 15 Patienten mit Low-Tension-Glaukom. Dabei wurden die Reliabilitätsfaktoren für die systolische/diastolische Geschwindigkeit in Tabelle 7.2 bestimmt (11).

Dennis und Mitarbeiter untersuchten die Variabilität von Geschwindigkeitsmessungen in der A. centralis retinae durch einen Farbdoppler in Abhängigkeit vom Meßort. Sie bestimmten die Blutflußgeschwindigkeit in der A. centralis retinae durch einen Farbdoppler (Siemens Quantum 2000, 7,5 MHz linear probe) in 2 Positionen relativ zum N. opticus: (1) posterior in 3,56 ± 0,14 mm von der Oberfläche, (2) anterior 1,76 ± 0,13 mm von der Oberfläche bei N = 11 Augen von 11 Personen. Sie fanden, daß die systolische Flußgeschwindigkeit posterior zum Sehnervenkopf durchschnittlich 8,16 ± 0,53 cm/s war, nahe der Oberfläche des Sehnervenkopfes betrug sie durchschnittlich 13,89 ± 1,01 cm/s. Der paarweise berechnete Unterschied betrug im Schnitt 72,5 ± 9,7%. Die Autoren stellen den klinischen Wert einer Einzelmessung der Flußgeschwindigkeit in der A. centralis retinae durch einen Farbdoppler in Frage (2).

Tabelle 7.2

	Reliabilität
A. ophthalmica	0.89/0.93
A. centralis retinae	0.76/0.89
A. cil. posterior	0.89/0.61

7.2 Dopplersonographische Befunde bei okulären Verschlußerkrankungen

7.2.1 Zentralarterienverschluß ZAV

Einige Arbeitsgruppen untersuchten die Fließgeschwindigkeit in der A. centralis retinae bei ZAV durch. Alle Arbeitsgruppen konnten zeigen, daß die ophthalmoskopisch sichtbare Geschwindigkeitsminderung in der A. centralis retinae durch embolischen Verschluß sich quantitativ und qualitativ (Farbdoppler) bestätigen läßt. Weiterhin zeigten die Untersuchungen, daß ZAVs im Anfangsstadium deutlich stärker erniedrigte Geschwindigkeiten aufwiesen, als „ältere" Verschlüsse. Damit scheint die Möglichkeit zu bestehen, durch Quantifizieren der retinalen Reperfusion den klinischen Wert von bestimmten Therapieschemata überprüfen zu können.

Montzka und Mitarbeiter führten Blutflußmessungen in der A. centralis retinae mittels Farbdoppler bei akutem und chronischem ZAV bei N = 14 Patienten durch. Sie konnten zeigen, daß innerhalb einer Woche nach ZAV die systolischen Geschwindigkeiten in der A. centralis retinae signifikant erniedrigt waren im Vergleich zum Partnerauge (4,3 ± 1,3 cm/s vs. 9,1 ± 0,9 cm/s, p < 0,01). Augen mit akutem ZAV (weniger als 1 Woche) wiesen eine größere Verminderung der systolischen Geschwindigkeit auf (2,6 ± 0,9 vs. 8,9 ± 1,0, p < 0,001, n = 11). „Ältere" ZAV zeigten keinen Unterschied zum Partnerauge (10,4 ± 3,5 vs. 9,6 ± 1,8, p < 0,08, n = 14) (8).

Hedges und Mitarbeiter untersuchten mittels eines Farbdopplers die A. centralis retinae und die A. carotis bei N = 8 Augen mit ZAV. Die Autoren konnten 3 Typen eines ZAV feststellen: 1) kalzifizierte Emboli im Bereich der Lamina cibrosa (vom Herzen ausgehend), 2) Umkehr des A. ophthalmica-Blutflusses nach vollständiger A. carotis-Okklusion, 3) lokalisierte ZAVs ohne Veränderungen am Herzen und A. carotis (5).

7.2.2 Zentralvenenverschluß ZVV

Die orbitale Zirkulation bei ZVV wurde von mehreren Arbeitsgruppen untersucht. Mehrere Autoren konnten zeigen, daß bei ZVV im Bereich der Lamina cibrosa der vaskuläre Widerstand in der V. centralis retinae erhöht ist und die Arterie und Vena centralis retinae signifikant erniedrigte Geschwindigkeiten aufweisen. Die okuläre Zirkula-

Tabelle 7.3

	ZVV-Auge	Partner-Auge	p
A. centralis retinae: sysV in cm/s	5.4 ± 0.9*	8.2 ± 0.8	0.04
V. centralis retinae: sysV in cm/s	4.1 ± 0.6*	6.5 ± 0.6	0.01

Tabelle 7.4

		ZVV-Auge	Partner-Auge	Kontrolle
A. centralis retinae	sysV in cm/s	7.4 ± 3.1*	10.8 ± 3.4	10.9 ± 2.4
	PI	4.0 ± 3.2*	1.9 ± 0.7	1.5 ± 0.5
A. ophthalmica	sysV in cm/s	31.2 ± 12.6	32.0 ± 15.9	32.6 ± 6.7
	PI	1.9 ± 0.6*	1.8 ± 0.6*	1.3 ± 0.3
A. cil. post.	PSV in cm/s	11.2 ± 5.9	11.2 ± 4.7	11.2 ± 3.9
	PI	1.6 ± 0.5*	1.7 ± 0.7*	1.1 ± 0.4

PI = (Peak Systolic Velocity – End Diastolic Velocity)/Average Velocity

Tabelle 7.5

		ZVV-Auge	Partner-Auge	Kontrolle
A. centralis retinae	sysV in cm/s	9.1 ± 3.2*	10.5 ± 3.1	10.2 ± 2.9
	diaV in cm/s	2.3 ± 1.6*	2.9 ± 1.1	3.1 ± 1.1
V. centralis retinae	sysV in cm/s	4.3 ± 2.1*	6.3 ± 2.1	5.8 ± 1.5
	diaV in cm/s	3.1 ± 1.6*	4.1 ± 1.1	3.8 ± 0.9
A. ophthalmica	sysV in cm/s	36.8 ± 10.9	36.8 ± 10.0	35.1 ± 11.2
	diaV in cm/s	8.3 ± 4.1	8.4 ± 4.1	8.6 ± 3.9

tion am Partner-Auge zeigten keine oder nur geringe Veränderungen. Klinisch wichtig könnte die Beobachtung sein, daß anhand der Minderung der Fließgeschwindigkeit in der Vena centralis retinae die Auftretenswahrscheinlichkeit einer Rubeosis iridis prognostiziert werden kann.

Fenton führte Blutflußmessung mittels Farbdoppler in der A. & V. centralis retinae und der A. ophthalmica bei ZVV an N = 7 Patienten durch. Er zeigte signifikant erniedrigte Geschwindigkeiten in der A. & V. centralis retinae im Vergleich zum Partnerauge (Tab. 7.3) (3).

Keyser und Mitarbeiter untersuchten die A. ophthalmica, Aa. ciliares und A. & V. centralis retinae mittels Farbdoppler bei N = 22 Patienten mit ZVV. Sie fanden, daß bei Augen mit ZVV die systolische Geschwindigkeit in der A. centralis retinae signifikant niedriger und der vaskuläre Widerstand signifikant höher ist in Vergleich zum Partner-Auge und zu Kontroll-Augen. In der A. ophthalmica und der A. cil. post. ist der vaskuläre Widerstand PI signifikant höher in dem ZVV-Auge und im Partner-Auge in Vergleich zu Kontroll-Augen (Tab. 7.4) (6).

Williamson und Mitarbeiter untersuchten die orbitalen Gefäße mittels Farbdoppler bei N = 77 Patienten mit ZVV und bei N = 95 Kontrollen. Sie zeigten, daß die Blutflußgeschwindigkeit in der A. & V. centralis retinae bei ZVV signifikant verringert ist in Vergleich zum Partner-Auge und zu Kontroll-Augen.

Das Risiko für die Entwicklung einer Rubeosis iridis innerhalb 3 Monaten kann anhand der Flußgeschwindigkeit in der V. centralis retinae bestimmt werden (1,9 ± 1,8 vs. 3,5 ± 0,7 cm/s) mit einer Sensitivität von 75% und einer Spezifität von 86% (Tab. 7.5) (10).

Eigene Untersuchungen von simultan gemessenen IOP-Pulskurven und Geschwindigkeits-Pulskurven der V. centralis retinae bei Patienten ergaben, daß die IOP-Pulskurve phasensynchron ist mit der Geschwindigkeit in der Vena centralis retinae. In Augen mit ZVV ist jedoch dieses Verhalten aufgehoben. Diese Befunde deuten darauf hin, daß bei ZVV der vaskuläre Widerstand der V. centralis retinae im Bereich der Lamina cibrosa erhöht ist.

7.3 Klinische Wertigkeit der verschiedenen Doppler-Verfahren

Als Kriterien für die Frage der klinischen Wertigkeit von Doppler-Verfahren können folgende Faktoren genannt werden. Reproduzierbarkeit, Genauigkeit der Geschwindigkeitsmessung, diagnostische „Power", prognostische „Power", klinische Einsetzbarkeit im Sinne von Handhabung und Preis.

a) Reproduzierbarkeit

Die Reproduzierbarkeit von Geschwindigkeitsmessungen in der A. ophthalmica und A. centralis retinae ist bei beiden Gerätetypen ähnlich hoch. Die Reproduzierbarkeit von Geschwindigkeits-Bestimmungen in den hinteren Ciliararterien ist eher umstritten (Tab. 7.6).

b) Genauigkeit der Geschwindigkeitsmessung

Bei beiden Gerätetypen ist die Genauigkeit der Geschwindigkeitsmessung ausreichend hoch. Farbdoppler erlauben darüber hinaus eine Winkelkorrektur.

Tabelle 7.6

		R-Koeffizient
Spektral-Doppler:	A. ophthalmica	0.8
	A. centralis retinae	0.7
Farb-Doppler:	A. ophthalmica	0.9
	A. centralis retinae	0.76
	A. cil. post.	?

c) Diagnostische „Power"

Mittels beider Gerätetypen ist eine Quantifizierung der okulären Makrozirkulation (A. ophthalmica, A. centralis retinae) möglich. Weiterhin problematisch bleibt jedoch die quantitative Beurteilung der Perfusion der hinteren Ciliararterien. Farbdoppler ermöglichen zusätzlich eine anatomische Darstellung von vaskularisierten Prozessen und orbitalen Gefäßen.

Erkrankungen, die mit pathologischer Zirkulation in den hinteren Ciliararterien assoziiert sind, sind durch Spektral-Doppler und Farbdoppler schlecht zugänglich. Reliable Messungen der Geschwindigkeiten in den Aa. cil. post. scheinen nicht möglich zu sein. *Williamson* und Mitarbeiter untersuchten die orbitale Zirkulation bei arteriellen Gefäßokklusionen im Bereich des N. opticus. Dabei bestimmten sie mittels eines Farbdopplers (Acuson 128) die Perfusion in der Nähe des Papillenkopfes bei N = 7 Patienten mit ZAV und bei N = 7 Patienten mit ischämischem Papilleninfarkt. Sie stellten fest, daß Farbdoppler-Untersuchungen der Gefäße am Papillenkopf nur eine sinnvolle Geschwindigkeitsbestimmung der A. centralis retinae ergeben. Reliable Messungen der Geschwindigkeiten in den Aa. cil. post. schienen nicht möglich zu sein (9).

Kritisch betrachtet, scheint die Dopplersonographie gut differenzieren zu können zwischen der Arterie und Vena centralis retinae, der A. ophthalmica sowie großen orbitalen Venen. Damit können okklusive Gefäßänderungen, die zu ZVV, ZAV und „ischämischer Ophthalmopathie" führen, qualitativ wie quantitativ dargestellt werden. Die spezifische Untersuchung von Ciliararterien ist derzeit mit ausreichend hoher Sicherheit nicht durchführbar.

d) Prognostische „Power"

Mittels beider Methoden scheint eine Unterscheidung zwischen nicht-ischämischen und ischämischen ZVV möglich. Spektral-Doppler ermöglichen zusätzlich die Koppelung verschiedener okulärer Perfusionsparameter, die zeitgleich gemessen werden. Bei der Analyse von zeitgleich aufgenommenen Pulskurven der A. & V. centralis retinae und der IOP-Pulskurve lassen sich Rückschlüsse ziehen auf z. B. den vaskulären Widerstand in der V. centralis retinae bei ZVV (Abb. 7.8). Weiterhin kann der Zeitpunkt und die Stärke der retinalen Reperfusion bei ZAV festgestellt werden. Es scheint jedoch nicht möglich zu sein, allein mittels Geschwindigkeitsmessung orbitaler Gefäße entzündliche okklusive Gefäßerkrankungen wie z. B. Artiitis temporalis von nicht-entzündlichen differenzieren zu können. *Ward* und Mitarbeiter untersuchten bei 15 Patienten mit Verdacht auf Arteriitis temporalis die Blutflußgeschwindigkeit in der A. ophthalmica und in der Temporalarterie vor Durchführung einer Biopsie der A. temporalis. Sie fanden keine statistisch signifikanten Befunde (12).

e) **Klinische Einsetzbarkeit**

Die praktische Handhabung beider Gerätetypen ist gut. Nach einer gewissen Lernphase kann mit einer ausreichend hohen Reproduzierbarkeit eine Geschwindigkeitsmessung orbitaler Gefäße durchgeführt werden. Spektral-Doppler sind mit Preisen von 50 000 DM deutlich günstiger als Farbdoppler, die zwischen 200 000–700 000 DM liegen.

Zusammenfassung

Die Untersuchung der Zirkulation in orbitalen und okulären Gefäßen mittels Dopplersonographie wird immer häufiger im klinischen Alltag durchgeführt. Es gibt 2 Doppler-Verfahren zur Messung von Blutflußgeschwindigkeiten, die sich in der Art der Ergebnisdarstellung und Interpretation unterscheiden: das spektrale Doppler-Verfahren und das Farbdoppler-Verfahren. Beim spektralen Doppler wird das Gefäß von einem Einzelschallstrahl geschnitten und die Flußgeschwindigkeit nur längs dieser Schallstrahlrichtung gemessen und als spektrale Verteilung dargestellt. Im CW-Doppler-Betrieb (Continous Wave) wird diese Messung kontinuierlich über die gesamte Tiefe des Schallstrahls durchgeführt, während beim PW-Doppler (Pulsed wave) nur die Echosignale aus dem Meßtor in vorgewählter Tiefe analysiert werden. In Kombination mit einem Echo-Schnittbild (B-Bild) des Gefäßes wird das spektrale Doppler-Verfahren auch Duplex-Sonographie genannt. In einer einfachen Ausführung wird statt der spektralen Verteilung der Geschwindigkeit lediglich die Kurve der maximalen Geschwindigkeit ausgewertet. Beim Farbdoppler wird der Blutfluß aus einer Vielzahl von Meßtoren, die über das ganze Schnittbild verteilt sind, erfaßt und im Schnittbild farbcodiert dargestellt. Farbdoppler mit B-Bild erlauben die Beurteilung der Organanatomie mit Messung von Δf von einer Vielzahl von Orten und können den zeitlichen Verlauf der mittleren Geschwindigkeit darstellen. Dabei ist die Bildrate vom Farbdoppler deutlich niedriger als bei B-Bildern (typische Farbbildraten 10–25 B/sec). Mittels Farbcodierung der Ausgangssignale kann die Flußrichtung optisch dargestellt werden. Spektrale Doppler messen den Frequenzshift Δf von einem bestimmten Organ-Ort und liefern Information über die Ge-

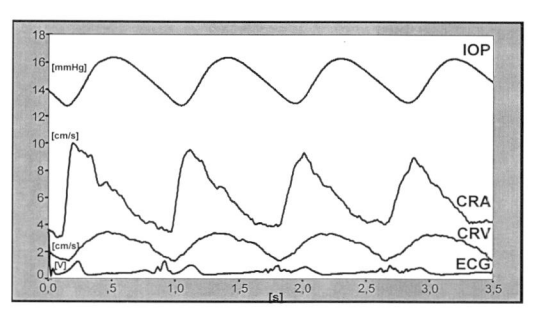

Abb. 7.8 Der Spektraldoppler ermöglicht eine kontinuierliche „online"-Ausgabe einer Pulskurve, deren Werte digital speicherbar und weiterverarbeitbar sind. Durch simultane Aufzeichnung und Analyse mehrerer zeitgleich gemessener Parameter (EKG, Atmung, IOP-Pulskurve) können weitergehende Informationen über die okuläre Zirkulation analysiert werden. Mit dieser Methode lassen sich zum Beispiel Aussagen machen über das Ausströmverhalten durch die Vena centralis retinae bei gleichzeitiger Kenntnis der IOP-Pulskurve. Damit lassen sich Schlüsse ziehen auf die Interaktion mehrerer okulärer Zirkulationsparameter.

schwindigkeitsverteilung und den zeitlichen Verlauf von maximaler und mittlerer Geschwindigkeit. Der Spektraldoppler ermöglicht eine kontinuierliche „online"-Ausgabe einer Pulskurve, deren Werte digital speicherbar und weiterverarbeitbar sind. Durch simultane Aufzeichnung und Analyse mehrerer zeitgleich gemessener Parameter (EKG, Atmung, IOP-Pulskurve) können weitergehende Informationen über die okuläre Zirkulation analysiert werden. Mit dieser Methode lassen sich zum Beispiel Aussagen machen über das Ausströmverhalten durch die Vena centralis retinae bei gleichzeitiger Kenntnis der IOP-Pulskurve. Damit lassen sich Schlüsse ziehen auf die Interaktion mehrerer okulärer Zirkulationsparameter.

Einige Arbeitsgruppen untersuchten die Fließgeschwindigkeit in der A. centralis retinae bei *ZAV* und konnten zeigen, daß die ophthalmoskopisch sichtbare Geschwindigkeitsminderung in der A. centralis retinae durch embolischen Verschluß sich quantitativ und qualitativ (Farbdoppler) bestätigen lassen. Die orbitale Zirkulation bei *ZVV* wurde von mehreren Arbeitsgruppen untersucht, die zeigen konnten, daß der vaskuläre Widerstand in der V. centralis retinae erhöht ist und die Arterie und Vena centralis retinae signifikant erniedrigte Geschwindigkeiten aufweisen. Die okuläre Zirkulation am Partner-Auge zeigten keine oder nur geringe Veränderungen. Als Kriterien für die Frage der *klinischen Wertigkeit* von Doppler-Verfahren können folgende Faktoren genannt werden. Reproduzierbarkeit, Genauigkeit der Geschwindigkeitsmessung, diagnostische „Power", prognostische „Power", klinische Einsetzbarkeit im Sinne von Handhabung und Preis.

Die Reproduzierbarkeit von Geschwindigkeitsmessungen an der A. ophthalmica und A. centralis retinae ist bei beiden Gerätetypen ähnlich hoch. Die Reproduzierbarkeit von Geschwindigkeits-Bestimmungen in den hinteren Ciliararterien ist eher umstritten. Bei beiden Gerätetypen ist die Genauigkeit der Geschwindigkeitsmessung ausreichend hoch. Farbdoppler erlauben darüber hinaus eine Winkelkorrektur. Erkrankungen, die mit pathologischer Zirkulation in den hinteren Ciliararterien assoziiert sind, sind durch Spektral-Doppler und Farbdoppler schlecht zugänglich. Reliable Messungen der Geschwindigkeiten in den Aa. cil. post. scheinen nicht möglich zu sein. Spektral-Doppler ermöglichen zusätzlich die Koppelung verschiedener okulärer Perfusionsparameter, die zeitgleich gemessen werden. Bei der Analyse von zeitgleich aufgenommenen Pulskurven der A. & V. centralis retinae und der IOP-Pulskurve lassen sich Rückschlüsse ziehen auf z. B. den vaskulären Widerstand in der V. centralis retinae. Es scheint jedoch nicht möglich zu sein, allein mittels Geschwindigkeitsmessung orbitaler Gefäße entzündliche okklusive Gefäßerkrankungen wie z. B. Artiitis temporalis von nicht-entzündlichen differenzieren zu können. Die praktische Handhabung beider Gerätetypen ist gut. Nach einer gewissen Lernphase kann mit einer ausreichend hohen Reproduzierbarkeit eine Geschwindigkeitsmessung orbitaler Gefäße durchgeführt werden. Spektral-Doppler sind mit Preisen von 50 000 DM deutlich günstiger als Farbdoppler, die zwischen 200 000–700 000 DM liegen.

Summary

The examination of the orbital and ocular circulation by Doppler sonography is now in clinical practise. There are two different methods of Doppler-sonography: spectral Doppler-sonography and Color Doppler Imaging (CDI). By spectral Doppler-sonography the blood velocity is measured by a single beam, crossing the vessel. The „Continous Wave"-Doppler sonograph examines the blood velocity of the total depth of the beam, as the „Pulsed Wave"-Doppler sonograph measures only the signals of a defined gate in a distinct depth of the beam. In combination with ultrasound-echography (B-picture) the pulsed Doppler sonograph examines the frequencyshift of a great number of gates in different depths (CDI). Color Doppler Imaging allows to assess the morphology of perfused vessels and enables the quantification of blood velocity in distinct locations. Spectral Doppler sonography enables the simultaneous measurement of the velocity-pulse curve and other variables like ECG, respiration and IOP. By simultaneous examination of different parameters the relationship between intraocular pressure and the blood velocity in the central retinal vein may be analysed.

Measurements of the blood velocity in central retinal artery occlusion showed decreased velocity in the CRA. In central retinal vein occlusion it was found an increased vascular resistance and decreased blood velocity in the central retinal vein.

The reliability of measurements of blood velocity by spectral Doppler sonography and Color Doppler Imaging is high for the ophthalmic artery and central retinal artery and low for measurements of the posterior ciliary arteries. The price of a spectral Doppler sonograph and a Color Doppler Imaging-system is about 50 000 DM and 350 000 DM respectively.

Literatur

1 *Cape, E. G., E. T. Lee, P. G. Rehkopf, T. R. Friberg, D. N. Finegold:* Can Doppler Flow Mapping be Used as a Reliable Measure of Changes in Retinal Blood Flow. Invest. Ophthalmol. Vis. Sci. Suppl. 1778 (1994) 1635

2 *Dennis, K. J., E. D. Dixon, F. Winsberg, J. T. Ernest, T. K. Goldstick:* Variability in Measurement of Central Retinal Artery Velocity Using Color Doppler Imaging Invest. Ophthalmol. Vis. Sci. Suppl. 2609 (1994) 1817

3 *Fenton, J., R. Rosen, S. Margolis, A. Liebeskind, R. Rosner, J. B. Walsh, J. M. Liebmann:* Color Doppler Imaging in Central Retinal Vein Occlusion (CRVO): A Pilot Study. Invest. Ophthalmol. Vis. Sci. Suppl. 2610 (1994) 1818

4 *Flaharty, P. M., D. L. Priest, A. M. Eaton, J. M. Frantz, and D. C. Brown:* Reproducibility of Orbital Hemodynamic Parameters as Measured by Color Doppler Imaging in Normal Volunteers. Invest. Ophthalmol. Vis. Sci. Suppl. 1751 (1994) 1630

5 *Hedges, T. R., E. Reichel, J. S. Duker, C. A. Puliafito, P. A. Heggerick:* Color Doppler Imaging Identifies Different Mechanisms of Central Retinal Artery Occlusion. Invest. Ophthalmol. Vis. Sci. Suppl. 691 (1993) 842

6 *Keyser, B. J., P. M. Flaharty, R. C. Sergott, G. C. Brown, W. E. Lieb, W. H. Annesley:* Color Doppler Imaging of Arterial Blood Flow in Central Retinal Vein Occlusion. Ophthalmology 101 (1994) 1357–1361

7 *Michelson, G., A. Gründler, R. Steinmeier, and U. Sigwanz:* Simultaneous Measurement of Ocular Micro- and Macrocirculation, Intraocular Pressure, and Systemic functions. German J. Ophthalmology 3 (1994) 48–53

8 *Montzka, D. P., C. D. Regillo, G. C. Brown, R. C. Segott, P. Flaherty:* Color Doppler imaging in Central Retinal Artery Obstruction. Invest. Ophthalmol. Vis. Sci. Suppl. 1777 (1994) 1635

9 *Williamson, T. H., G. M. Baxter, G. N. Dutton:* Color Doppler Velocimetry of the Optic Nerve Head in Arterial Occlusion. Ophthalmology 100 (1993) 312–317

10 *Williamson, T. H., G. M. Baxter:* Central Retinal Vein Occlusion, an Investigation by Color Doppler Imaging. Blood Velocity Characteristics and Prediction of Iris Neovascularisation. Ophthalmology 101 (1994) 1362–1372

11 *Williamson, T. H., A. Harris, J. A. Shoemaker, R. C. Segott, G. L. Spaeth, J. L. Katz, W. E. Lieb:* Reproducibility of Color Doppler Imaging Assessment of Blood Flow Velocity in Orbital Vessels. Invest. Ophthalmol. Vis. Sci. Suppl. 1868 (1994) 1658

12 *Ward, J. B., T. R. Hedges, M. Lahav, P. A. Heggerick:* Color Doppler Imaging in the Diagnosis of Temporal Arteritis. Invest. Ophthalmol. Vis. Sci. Suppl. 3734 (1994) 2059

8 Ultraschalldiagnostik vaskulärer Orbitaerkrankungen

Wolfgang E. Lieb

Einleitung

Die real-time A- und B-Bild-Echographie wird seit den frühen 60er Jahren in der Diagnostik orbitaler Veränderungen eingesetzt. Moderne digitale, hoch auflösende Geräte haben die Ultraschalldiagnostik erheblich verbessert und sie zu einem regelmäßigen Bestandteil ophthalmologischer Untersuchungen gemacht (8, 10, 24, 25). Eine erhebliche Erweiterung des diagnostischen Spektrums der Ultraschalldiagnostik kommt durch den Einsatz moderner Doppler-Techniken (29), insbesondere der Duplex- und Farb-Duplex-Sonographie (7, 9, 21) hinzu. Die Technologie der Duplex-Untersuchungen verbindet simultane B-Bild-Darstellung und Analyse des Doppler-Spektrums. Da die normalen Gefäße der Orbita jedoch zu klein sind, um mit konventioneller Ultraschall-B-Bild-Technologie aufgelöst zu werden, reicht die Duplex-Technik nicht aus, um eine gezielte Beurteilung orbitaler Gefäße durchzuführen. Um auch die kleinen Gefäßstrukturen im Bereich der Orbita auflösen zu können, ist die Darstellung von Strömungssignalen in den Gefäßen erforderlich, wie sie mit der farbkodierten Duplex-Sonographie möglich wird (4, 12, 17, 18).

Die Farb-Duplex-Sonographie erleichtert somit die Lokalisation von Gefäßstrukturen durch zweidimensionale farbkodierte Flußinformation über Strömungsrichtung und Strömungsgeschwindigkeit, die auf das Graustufenbild überlagert wird. Die erhöhte Sensitivität des Dopplers selbst für geringe Strömungssignale erlaubt es, Gefäße jenseits der B-Bild-Auflösungsgrenze anhand ihrer farbkodierten Flußsignale indirekt darzustellen.

Vaskuläre Erkrankungen der Orbita lassen sich in drei Gruppen einteilen:

- Gefäßanomalien
- Gefäßtumoren und
- Erkrankungen der Gefäße selbst.

Die sicherlich bedeutendste Gruppe sind die Gefäßanomalien, insbesondere die duralen und Carotis-/Sinus cavernosus-Fisteln sowie die orbitalen venösen Anomalien.

Sinus cavernosus-Fisteln

Sinus cavernosus-Fisteln können in zwei große Gruppen eingeteilt werden. Die direkten Carotis-/Sinus cavernosus-Fisteln und die duralen Sinus cavernosus-Fisteln. Die direkte Carotis-/Sinus cavernosus-Fistel ist eine Kommunikation zwischen der intrakavernösen Carotis interna und dem Sinus cavernosus. Die duralen Kommunikationen stellen Verbindungen des Sinus cavernosus und der extraduralen Äste der Carotis interna dar. Häufig kommt es im Rahmen von Trauma zur direkten Fistel, hingegen treten spontane durale Carotis-/Sinus cavernosus-Fisteln vermehrt spontan, insbesondere bei Frauen mittleren Alters mit arterieller Hypertonie, auf (2, 3, 6, 11). Gerade bei solchen Patienten wird häufig die korrekte Diagnose erst verzögert gestellt. Die exakte Ätiologie dieser duralen Fisteln ist nicht bekannt, bei Kollagenosen wie dem Ehlers-Danlos-Syndrom werden sie gehäuft beobachtet.

Klinisch manifeste Beschwerden von Carotis-/Sinus cavernosus-Fisteln entstehen durch Kompression und Ischämie, hervorgerufen durch erhöhten Venendruck in und um die Orbita. Das Ausmaß der ophthalmologischen Manifestation ist abhängig von dem Drainageweg der Fistel, der entweder nach hinten durch den Sinus petrosus superior und inferior oder aber über die obere und untere orbitale Vene erfolgen kann. Ausmaß und die Art der Manifestationen variieren deutlich abhängig von der Flußrate und der Richtung der venösen Drainage.

Ophthalmologische Manifestationen bestehen aus erhöhtem intraokularem Druck, Arterialisation der konjunktivalen Blutgefäße, Bindehautinjektion und Chemose (Abb. 8.1). Ein Exophthalmus ist in der Mehrzahl der Fälle vorhanden, kann jedoch nur gering ausgeprägt sein. Andere Manifestationen sind Bewegungsstörungen mit Diplopie, hervorgerufen durch venöse Stauung der extraokularen Muskeln, Sensibilitätsausfälle im Bereich des ersten und zweiten Trigeminusastes, akuter Visusverlust im Rahmen von Zentralvenenthrombosen sowie Netzhaut-/Aderhautabhebungen, Glaskörperblutungen und akutes Winkelblockglaukom bzw. Neovaskularisationsglaukom.

Die Differentialdiagnose von Carotis-/Sinus cavernosus-Fisteln stellt sich insbesondere abhängig von der Ausprägung der klinischen Manifestationen. Schwierig ist sie bei Patienten mit allmählich einsetzenden Beschwerden sowie nur milder episkleraler Gefäßinjektion und geringem Exophthalmus. Die Mehrzahl der nicht invasiven Untersuchungstechniken, die zur Diagnostik von Carotis-/Sinus cavernosus-Fisteln eingesetzt werden, fordern ein hohes Ausmaß von technischer Ausrüstung.

Computertomographie (CT) und Magnetresonanztomographie (MRT) zeigen häufig orbitale Stauungszeichen mit verdickten Augenmuskeln und eine erweiterte Vena ophthalmica superior, was auch mit dem Bild einer endokrinen Orbitopathie verwechselt werden kann. Manchmal gelingt es ebenso, eine Konvexität der lateralen Sinus cavernosus-Wand bzw. abnorme Flußsequenzen innerhalb des Sinus darzustellen. Üblicherweise können diese Befunde aber auch von anderen orbitalen und intrakraniellen Erkrankungen herrühren.

Die orbitale Ultraschalldiagnostik trägt in vielerlei Hinsicht zur Diagnosestellung dieser Krankheitsbilder bei. Mit Hilfe der A- und B-Bild-Diagnostik gelingt es, eine Erweiterung der Vena ophthalmica superior sowie eine stauungsbedingte Verbreiterung der orbitalen Weichteile, insbesondere der extraokularen Muskulatur, darzustellen (22). Hämodynamische Veränderungen der pathologischen Strömung lassen sich mittels Duplex- bzw. Farb-Duplex-Doppler-Techniken einfach demonstrieren.

Die farbkodierte Duplex-Sonographie erlaubt es, bei Patienten mit Carotis-/Sinus cavernosus-Fisteln erweiterte präseptale Shuntgefäße sichtbar zu machen. Typische Befunde im Bereich der hinteren Orbita sind eine deutlich erweiterte arterialisierte Vena ophthalmica superior mit Strömungsrichtungsumkehr (Abb. 8.2a). Der Einsatz des spektralen Dopplers unter gezielter Sichtkontrolle der erweiterten Vena ophthalmica ermöglicht eine gezielte Analyse der Strömung in den pathologischen Shuntgefäßen, was zur Diagnostik und Differenzierung in „high"- bzw. „low-flow"-Fisteln von Bedeutung ist (5, 15, 19). Diese Möglichkeit

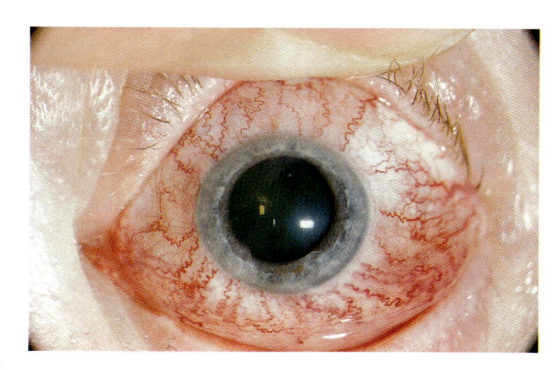

Abb. 8.1 Patient mit erhöhtem intraokularen Druck durch eine Karotis-Sinus-cavernosus-Fistel. Man erkennt eine zirkuläre Erweiterung der episkleralen Gefäße mit arterialisierter Strömung.

trägt wesentlich zur nicht invasiven Verlaufskontrolle des Spontanverlaufs bzw. des Therapieerfolges nach invasiver Okklusion bei. Bei spontaner Thrombosierung läßt sich im spektralen Doppler ein stetiges Zunehmen des Gewäßwiderstandes, erkennbar an reduzierten Strömungsgeschwindigkeiten in der Diastole, demonstrieren, bis die Strömung vollständig sistiert und sich keinerlei Strömungssignale mehr in der Vena ophthalmica superior nachweisen lassen (Abb. 8.2b). Zumeist ist auch in diesem Stadium das Gefäß noch darstellbar, das nach Thrombosierung erweitert bleibt. Auch der Mechanismus des erhöhten Augeninnendruckes läßt sich mit dieser Technologie einfach demonstrieren. Im Bereich der Vortexvenen kommt es zur Arterialisierung und damit auch zu einem erhöhten Abflußwiderstand im Bereich der episkleralen Venen (Abb. 8.3). Da die Farb-Duplex-Sonographie die topographische Diagnostik des Graustufenbildes mit der hämodynamischen Darstellung von Flußphänomenen kombiniert, ist die Carotis-/Sinus cavernosus-Fistel mit dieser Technologie einfach und sicher zu diagnostizieren. Die Farb-Duplex-Sonographie erlaubt zudem eine nicht invasive Verlaufskontrolle des Spontanverlaufes bzw. nach erfolgter Embolisationstherapie.

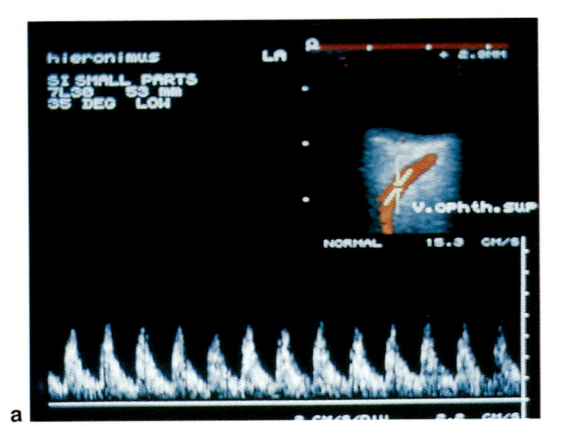

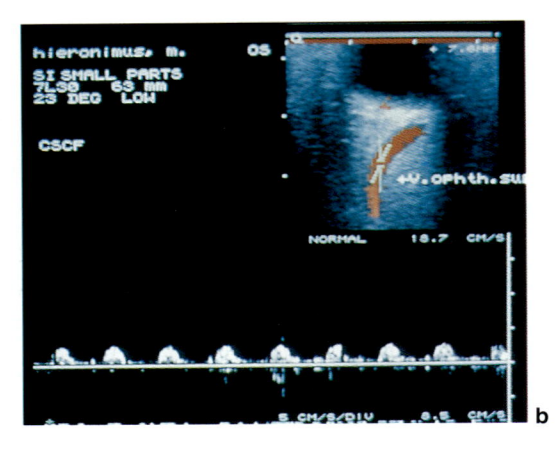

Abb. 8.2 a, b
a Dopplerfrequenzspektrum im Bereich der Vena ophthalmica superior. Man erkennt einen arterialisierten pulsatilen Fluß im erweiterten Gefäß mit hohen arteriellen Strömungsgeschwindigkeiten.
b Im Verlaufe einiger Wochen kommt es zur spontanen Thrombosierung mit Reduktion der Strömungsgeschwindigkeiten sowohl in der Systole als auch Diastole als Zeichen für zunehmenden Gefäßwiderstand. Einige Wochen später ist das Gefäß vollständig thrombosiert und nur noch im Graustufen-B-Bild darstellbar. Strömungssignale fehlen.

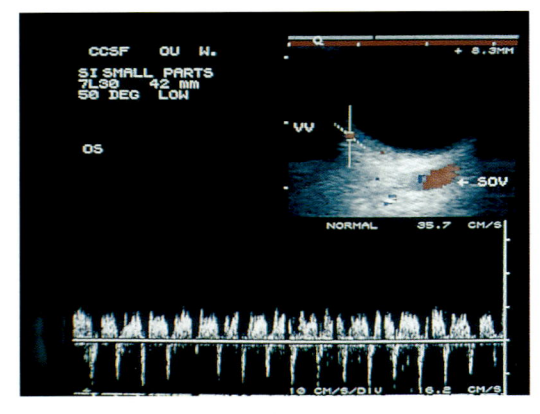

Abb. 8.3 Das Doppler-Spektrum aus einer Vortexvene erklärt den Mechanismus, der bei einer Karotis-Sinus-cavernosus-Fistel zu einem erhöhten intraokularen Druck führt. Es kommt zu arteriellem Reflux in das venöse Abflußsystem während der Systole.

8.1 Venöse Gefäßanomalien der Orbita (orbitale Varix)

Varizen der orbitalen Venen sind wahrscheinlich die häufigsten orbitalen Gefäßanomalien überhaupt. Sie sind zumeist nicht assoziiert mit anderen intraorbitalen oder intrakraniellen Gefäßanomalien oder Tumoren. Die orbitale Varix ist definiert als eine pathologische Vergrößerung eines oder mehrerer venöser Gefäße, zumeist ist die Vena ophthalmica superior betroffen. Orbitale Varizen werden üblicherweise in den ersten drei Lebensdekaden diagnostiziert, sind meist einseitig und haben keine Geschlechtsprädilektion. Anamnese und klinische Zeichen bestehen aus einseitigem intermittierendem Exophthalmus, der insbesondere bei Veränderungen des Druckes im venösen Gefäßsystem manifest wird, so z. B. beim Husten, Valsalva-Manöver, körperlicher Anstrengung und Veränderung der Kopfposition (1). Nur selten kommt es zur akuten Blutung im Bereich einer solchen Varix. Thrombose oder Blutung der Varix führt zur plötzlichen Verschlechterung des Exophthalmus, Schmerzen und ggf. Visusreduktion. Dabei können passagere Motilitätsstörungen mit Doppelbildwahrnehmung und eine Erweiterung der episkleralen und konjunktivalen Venen auftreten (6, 20, 31). Pathophysiologisch liegen bei der Varix orbitae mehrere unterschiedlich große weitlumige Gefäßabschnitte einer Vene mit deutlicher Wandverdickung vor. Während die Diagnose aufgrund der klinischen Manifestation klinisch gestellt wird, ist sie mittels bildgebender Verfahren nur schwer zu verifizieren. Die Darstellung mittels Computertomographie ergibt zumeist in der Nähe der Vena ophthalmica superior eine scharf begrenzte Erweiterung, die u. U. nur im Rahmen eines Valsalva-Manövers bzw. Kompression der Vena jugularis dargestellt werden kann (20, 23, 28, 30). Im kernspintomographischen Bild ist eine kleine Varix vom orbitalen Fettgewebe kaum zu unterscheiden, zumal es aufgrund des nur geringen Blutflusses nicht zu Signalauslöschungen im Lumen kommt. Ein gemischtes Signal mit hypointensen und hyperintensen Arealen läßt den Verdacht auf eine partiell thrombosierte Varix zu. Invasive Darstellungsformen, wie eine Angiographie, kommen nur in Betracht, sofern eine Therapie indiziert ist.

Nicht invasive Ultraschalltechniken erlauben es, im B-Bild eine erweiterte Vena ophthalmica darzustellen und die dynamische Vergrößerung im Rahmen eines Valsalva-Manövers zu demonstrieren. Im A-Bild erkennt man eine Varix an scharf begrenzten Oberflächenstrukturen mit niedriger Innenreflektivität (10). Konventionellen cw- (continous-wave) oder pw- (pulsed wave) Doppler-Techniken gelingt es zumeist nicht, die niedrigen Strömungen innerhalb der Varix darzustellen.

Im A- und B-Bild-Sonogramm einer orbitalen Varix erkennt man eine mehr oder weniger scharf begrenzte Struktur mit relativ niedrigen Innenechos. Unter Zuhilfenahme der Farbkodierung gelingt es, bereits während einer normalen In- und Exspiration Flußrichtungssignale darzustellen. Besonders eindrücklich wird der Einstrom des auf den Schallkopf gerichteten Blutes, kodiert in rot, während eines Valsalva-Manövers (Abb. 8.4) (16). Hierbei kommt es zu einer deutlichen Größenzunahme der Varix, und die Füllung der Gefäßanomalie wird provoziert. Bei vollständiger Füllung stagniert der aktive Blutfluß, so daß keine Doppler-Frequenzverschiebungen nachweisbar sind. Erst während der Exspirationsphase, d. h. nach Absenken des zentral venösen Druckes und damit Entleerung der Varix, kommt es zu einem Kollaps und zu Dopplerfrequenzverschiebungen, die entsprechend ihrer Richtung in die Tiefe der Orbita mit blau kodiert sind. Plaziert man während der verschiedenen Phasen den gepulsten Doppler an eine Stelle der Varix, kann man im Doppler-Spektrum die verschiedenen Phasen aufzeichnen. Zugleich gelingt es, anhand des venösen, relativ gleichförmigen Spektrums, eine orbitale Varix von einer arteriovenösen Malformation der Orbita klar zu unterscheiden. In einzelnen Fällen gelingt die Darstellung von stark reflektierenden Strukturen im B-Bild, den sog. Phlebolithen.

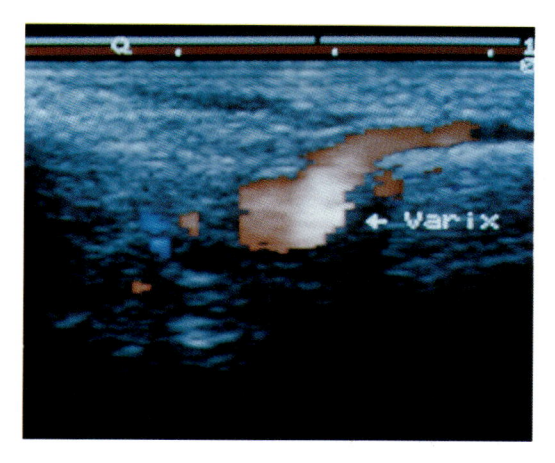

Abb. 8.4 Oberflächlich gelegene orbitale Varix. Man erkennt deutlich eine Dickenzunahme im Rahmen des Valsalva-Manövers und zum Einstrom von venösem Blut in die Varix während der Inspiration.

8.2 Gefäßtumoren der Orbita

Die topographische Darstellung von Orbitatumoren im Computer- und Kernspintomogramm ist der des Ultraschalls überlegen. Dennoch kommt der Echographie in der Differenzierung verschiedener Orbitaprozesse eine bedeutsame Rolle zu (8, 10, 25). Die Farb-Duplex-Sonographie fügt zu den A- und B-Bild-Kriterien Aussagen zum Gefäßreichtum des Tumors selbst und Lage in bezug auf große Orbitagefäße hinzu. Somit stellt sie insbesondere für den Operateur ein nützliches Untersuchungsverfahren für die Planung eines operativen Eingriffs dar. Vorteilhaft ist die Möglichkeit, anhand der dynamischen Darstellung der Blutversorgung Varizen und andere Gefäßanomalien auch nach partieller Thrombosierung von echten Tumoren zu differenzieren.

Das **kavernöse Hämangiom** gehört zu den häufigsten Tumoren der Orbita. Typischerweise liegen die Hämangiome innerhalb des Muskeltrichters, sind scharf begrenzt und reichern im Computertomogramm Kontrastmittel an. Im T-2-gewichteten Kernspintomogramm sieht man eine deutliche Signalanhebung (8, 26). Viele der kavernösen Hämangiome sind klinisch asymptomatisch und werden nur durch Zufall diagnostiziert. Ein Teil der Patienten stellte sich allerdings wegen intermittierender, zum Teil blickrichtungsabhängiger Visusminderung vor. Das Fehlen von starker Vaskularisation und ein mehr venöses Dopplerspektrum mit langsamem Fluß macht die Diagnose eines kavernösen Hämangioms wahrscheinlich. Die oft großen Tumoren führen manchmal vom Patienten unbemerkt zu einer Gefäßkompression der kleinen Orbitagefäße. Anhand deren Dopplerspektrum kann eine Gefäßkompression diagnostiziert und auch im Verlauf kontrolliert werden (14, 15, 19).

Das Dopplerspektrum und die im farbkodierten Bild darstellbaren Gefäße lassen eine Unterscheidung zwischen schwach und stark vaskularisierten Tumoren zu, nicht jedoch eine genaue histologische Differenzierung. Zur weiteren Eingrenzung müssen die sonographischen Kriterien der A- und B-Bild-Diagnostik hinzugezogen werden. Sowohl Metastasen als auch Lymphome der Orbita zeigen reichlich Gefäße im Tumor selbst. Besonders stark vaskularisierte Orbitatumoren sind die **Hämangioperizytome.**

Bei Hämangioperizytomen kann neben sehr starken Strömungssignalen im Tumor selbst häufig ein gut abgrenzbarer Gefäßstiel demonstriert werden (Abb. 8.5).

8.3 Erkrankungen der Orbitagefäße

Die Erkrankungen der Orbitagefäße selbst sind nur in Zusammenhang mit den Erkrankungen der zuführenden Gefäße, d. h. der A. carotis interna bzw. den nachgeschalteten Gefäßen der Netz- und Aderhaut, zu beurteilen. Isolierte Gefäßerkrankungen der intraorbitalen Gefäße kommen so gut wie nicht vor. Außer der farbkodierten Duplex-Sonographie gibt es kein Verfahren, den intraorbitalen Gefäßabschnitt darzustellen. Diese Technik erlaubt es anhand des Dopplersignalmusters, z. B. in der Arteria ophthalmica, Rückschlüsse auf **intraorbitale Gefäßstenosen** zu ziehen (Abb. 8.6a, b) (27). Problematisch ist jedoch deren Verifizierung mit anderen bildgebenden Verfahren. Eine gute Sensitivität und Spezifität zeigt die Farb-Duplex-Sonographie in der Diagnostik des **okulären Ischämiesyndroms** (13). Hier ist die Strömungsrichtungsumkehr in der Arteria ophthalmica charakteristisch zusätzlich zu deutlich reduzierten Dopplersignalen in der Zentralarterie und den Ziliargefäßen.

Der Ultraschalldiagnostik insbesondere unter Zuhilfenahme moderner hochauflösender B-Bild- und Farb-Duplex-Geräte kommt auch heute ein bedeutender Stellenwert in der Diagnostik von vaskulären Orbitaerkrankungen zu. Der Ultraschall mit A- und B-Bild-Echographie und farbkodierter Duplex-Sonographie leistet eine wertvolle Hilfe sowohl in der Erstdiagnostik von orbitalen Gefäßanomalien und Gefäßtumoren als auch in deren Differenzierung, Kontrolle des Spontanverlaufes bzw. Therapiemonitoring.

Echographische Verfahren sind nicht invasiv und im klinischen Alltag ohne Belastung für den Patienten einsetzbar. Erstmals gelingt es mit der Farb-Duplex-Technologie hämodynamische Phänomene in „real time" darzustellen und somit Strömungsmuster als diagnostisches Kriterium heranzuziehen.

Nachteile dieser Technologien sind neben den hohen Anschaffungskosten der Geräte die Tatsache,

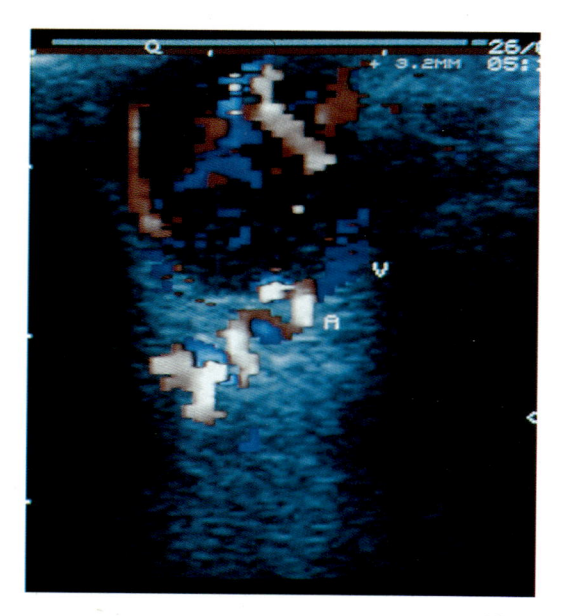

Abb. 8.5 Stark vaskularisierter Orbitatumor mit einem deutlich sichtbaren Gefäßstiel, der aus einer zuführenden Arterie (A) und drainierenden Vene (V) besteht. Die Histologie ergab die Diagnose eines Hämangioperizytoms.

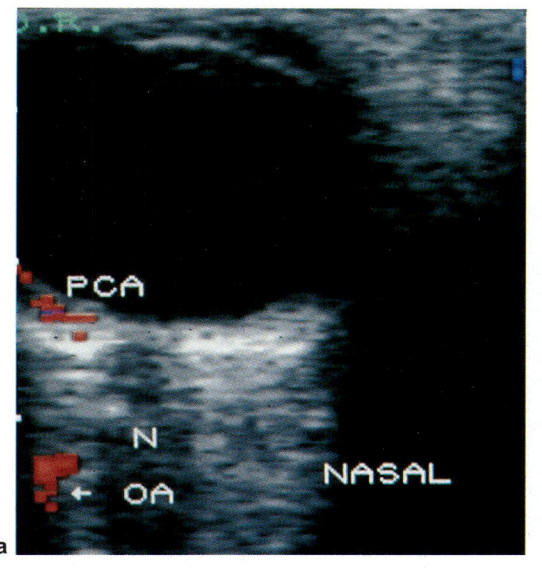

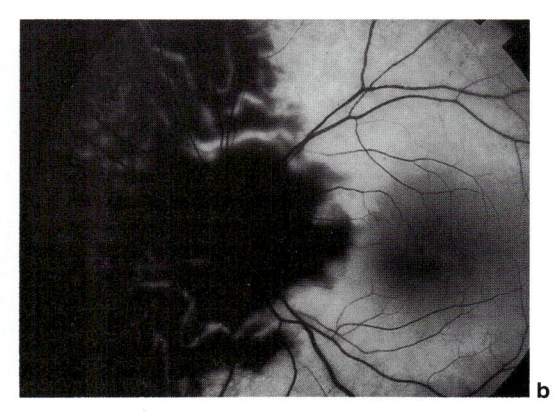

Abb. 8.6 a, b
a Patient mit klinischem Bild eines Zentralarterienverschlusses. Im Farb-Duplex-Bild erkennt man Strömungssignale in der A. ophthalmica (OA) und den temporalen Ziliargefäßen (PCA) nicht aber in den nasalen Ziliar- und den Zentralgefäßen, die im Bereich des Sehnerven (N) zu suchen sind.
b Die Fluoreszenzangiographie bestätigt den großen Perfusionsdefekt in den nasalen Ziliargefäßen. Dadurch konnte die Diagnose eines intraorbitalen Gefäßverschlusses nach Abgang der temporalen hinteren Ziliararterien gestellt werden.

Tabelle 8.1 Darstellung von orbitalen vaskulären Raumforderungen mittels der drei am häufigsten eingesetzten bildgebenden Verfahren Computertomographie (CT), Ultraschall (A+B-Bild und Farb-Duplex) und Kernspintomographie (NMR).

	A + B Echographie Doppler, Farb Duplex	CT	NMR
Topographie	gut	sehr gut	sehr gut
Gewebediagnostik	gut	gering	gut
Gefäßdarstellung	sehr gut	gering	gering
Strahlenbelastung	keine	hoch	keine
Zeitaufwand	gering	mäßig	hoch
Kosten	gering	hoch	sehr hoch

daß es sich um ein Kontaktverfahren handelt, das eine schlechtere Topographie der Orbita als die anderen bildgebenden Verfahren liefert. Desweiteren ist die Aussagekraft abhängig von der Erfahrung des Untersuchers (s. a. Tab. 8.1).

Zusammenfassung

Vaskuläre Erkrankungen der Orbita lassen sich in drei Gruppen einteilen: Gefäßanomalien, Gefäßtumoren und Erkrankungen der Gefäße selbst.

Die sicherlich bedeutendste Gruppe sind die Gefäßanomalien, insbesondere die Carotis-/Sinus cavernosus-Fisteln und orbitale venöse Anomalien. Unter Berücksichtigung der klinischen Symptomatik gelingt es mittels moderner Ultraschalltechniken, wie der A- und B-Bild-Echographie und der Duplex- bzw. farbkodierten Duplex-Sonographie, rasch die Diagnose zu stellen. Desweiteren erlauben diese Techniken eine Differenzierung der Gefäßveränderung sowie eine nicht invasive Kontrolle des Spontanverlaufes oder von Therapieeffekten. Somit werden aufwendige Untersuchungsverfahren, wie Computertomographie, Kernspintomographie oder Angiographie, teilweise überflüssig.

Summary

Vascular disorders of the orbit can be divided into three groups. Vascular anomalies, vascular tumors and disorders of the vasculature itself. The most important group are the vascular anomalies, especially the carotid cavernous sinus fistulas and orbital venous anomalies. Taking into consideration the clinical symptoms, modern ultrasound techniques, such as A- and B-scan-ultrasonography as well as Duplex and color Doppler imaging, allow a rapid confirmation of the diagnosis. These techniques further enable us to differentiate these lesions as well as to follow their spontaneous course and effects of therapy. Thus, these techniques eliminate in some cases the need for more invasive tests, such as computed tomography, nuclear magnetic resonance and angiography.

Literatur

1 *Bullock, J. D., G. B. Bartley:* Dynamic proptosis. Am. J. Ophthalmol. 102 (1986) 104–110
2 *Debrun, G., F. Vinuela, A. Fox, K. Davis, H. Ahn:* Indications for treatment and classification of 132 carotid-cavernous fistulas. Neurosurgery 22 (1988) 285–289
3 *deKeizer, R.:* Carotid cavernous fistulas. Fortschr. Ophthalmol. 79 (1983) 391–392
4 *Erickson, S. J., L. E. Hendrix, B. M. Massaro, G. J. Harris, M. F. Lewandowski, W. D. Foley, T. L. Lawson:* Color Doppler flow imaging of the normal and abnormal orbit. Radiology 173 (1989) 511–516
5 *Flaharty, P. M., W. E. Lieb, R. C. Sergott, T. M. Bosley, P. J. Savino:* Color Doppler imaging. A new noninvasive technique to diagnose and monitor carotid cavernous sinus fistulas. Arch. Ophthalmol. 109 (1991) 522–526
6 *Flanagan, J. C.:* Vascular problems of the orbit. Ophthalmology 86 (1979) 896–913
7 *Foley, W. D., S. J. Erickson:* Color Doppler flow imaging. AJR 156 (1991) 3–13
8 *Frazier-Byrne, S., R. Green:* Ultrasound of the eye and orbit, Mosby-Year Book, Inc., St. Louis 1992
9 *Grant, E., F. Tessler, R. Perrella:* Clinical Doppler Imaging. AJR 152 (1989) 707–717
10 *Guthoff, R.:* Ultraschall in der ophthalmologischen Diagnostik. Ein Leitfaden für die Praxis. Enke, Stuttgart 1988
11 *Guthoff, R., K. Hamann, D. Kühne:* Diagnostische und therapeutische Möglichkeiten orbitaler Gefäßveränderungen unter besonderer Berücksichtigung der Sinus-cavernosus-Fistel. Fortschr. Ophthalmol. 79 (1983) 388–390
12 *Guthoff, R. F., R. W. Berger, P. Winkler, K. Helmke, L. C. Chumbley:* Doppler ultrasonography of the ophthalmic and central retinal vessels. Arch. Ophthalmol. 109 (1991) 532–536
13 *Ho, A. C., W. E. Lieb, P. M. Flaharty, R. C. Sergott, G. C. Brown, T. M. Bosley, P. J. Savino:* Color Doppler Imaging of the ocular ischemic syndrome. 99 (1992) 1453–1462
14 *Knapp, M. E., P. M. Flaharty, R. C. Sergott, P. J. Savino, R. A. Mazzoli, J. C. Flanagan:* Gaze-induced amaurosis from central retinal artery compression. Ophthalmology 99 (1992) 238–240
15 *Lieb, W.:* Color Doppler ultrasonography of the eye and orbit. Current Opinion in Ophthalmology 4 (1993) 68–75
16 *Lieb, W., D. Merton, J. Shields, S. Cohen, D. Mitchell, B. Goldberg:* Color Doppler imaging in the demonstration of an orbital varix. Br. J. Ophthalmology 74 (1990) 305–308
17 *Lieb, W. E., S. M. Cohen, D. A. Merton, J. A. Shields, D. G. Mitchell:* Darstellung von intraokularen und orbitalen Gefäßen mittels Angiodynographie. Fortschr. Ophthalmol. 87 (1990) 537–539
18 *Lieb, W. E., S. M. Cohen, D. A. Merton, J. A. Shields, D. G. Mitchell, B. B. Goldberg:* Color Doppler imaging of the eye and orbit. Technique and normal vascular anatomy. Arch. Ophthalmol. 109 (1991) 527–531
19 *Lieb, W. E., P. M. Flaharty, A. Ho, R. C. Sergott:* Color Doppler imaging of the eye and orbit. A synopsis of a 400 case experience. Acta Ophthalmologica suppl. 204 (1992) 50–54
20 *Lloyd, G. A.:* Vascular anomalies of the orbit: CT and angiographic diagnosis. Orbit 1 (1982) 45–54
21 *Merritt, C.:* Doppler color-flow Imaging. J. Clin. Ultrasound 15 (1987) 591–597
22 *Moster, M. R., J. S. Kennerdell:* B-scan ultrasonic evaluation of a dilated superior ophthalmic vein in orbital and retroorbital arteriovenous anomalies. J. Clin. Neuroophthalmol. 3 (1983) 105–108
23 *Osborn, R. E., J. D. DeWitt, P. D. Lester, W. S. Yamanashi:* Magnetic resonance imaging of an orbital varix with CT and ultrasound correlation. Computerized Radiol. 10 (1986) 155–159
24 *Ossoinig, K.:* Standardized echography: basic principles, clinical applications, and results. Int. Ophthalmol. Clin. 19 (1979) 127–210
25 *Rochels, R.:* Ultraschalldiagnostik in der Augenheilkunde. Lehrbuch und Atlas., Ecomed, München 1986
26 *Rootman, J.:* Diseases of the orbit, JP Lippincott 1988
27 *Sergott, R., P. M. Flaharty, W. J. Lieb, A. C. Ho, M. D. Kay, R. A. Mittra, P. J. Savino, T. M. Bosley:* Color Doppler imaging identifies four syndromes of

the retrobulbar circulation in patients with amaurosis fugax and central retinal artery occlusions. Source (Bibliographic Citation): Trans. Am. Ophthalmol. Soc. 90 (1992) 383–98
28 *Shields, J. A., C. J. J. A. Dolinskas, H. M. L. S. Shah:* Demonstration of orbital varix with computed tomography and valsalva maneuver. Am. J. Ophthalmol. 97 (1984) 108–110
29 *von Reutern, G. M., H. J. Büdingen:* Ultraschalldiagnostik der hirnversorgenden Arterien. Dopplersonographie der extra- und intrakraniellen Arterien, Duplex-Sonographie. Georg Thieme, Stuttgart–New York 1989
30 *Wildenhain, P., S. Lehar, K. Dastur, G. Dodd III:* Orbital varix: Color flow imaging correlated with CT and MR studies. Journal of Computer Assisted Tomography 15 (1991) 171–173
31 *Wright, J. E.:* Orbital vascular anomalies. Trans. Am. Acad. Ophthalmol. 78 (1974) 606–616

9 Venöse retinale Gefäßverschlüsse

Sebastian Wolf

Definition und klinisches Bild

Bereits 5 Jahre nach der Erfindung des Ophthalmoskops beschrieb *Liebreich* die typischen Blutungen eines Venenverschlusses am Augenhintergrund (1). Wenige Jahre später, 1878, erfolgte die korrekte Beschreibung und Zuordnung dieser Netzhautblutung als „spontane Thrombose der Venae centralis des Opticus" durch *Michel* (2). Heute gehören retinale Venenverschlüsse zu den häufigsten retinalen Gefäßerkrankungen, welche potentiell zur Erblindung führen können. In der Augenklinik der RWTH Aachen wurden im Zeitraum zwischen 1989 und 1993 insgesamt 573 Patienten mit akuten retinalen Venenverschlüssen untersucht. Damit nehmen retinale Venenverschlüsse hinter der diabetischen Retinopathie den zweiten Platz in der Häufigkeit vaskulärer Netzhauterkrankungen ein. Retinale Venenastverschlüsse sind etwas häufiger als Verschlüsse der Zentralvene (Abb. 9.1). Das klinische Bild eines retinalen Venenverschlusses ist eindeutig (Abb. 9.2–9.4): Ophthalmoskopisch finden sich stark erweiterte Venen und Blutungen, deren Ausmaß sehr variabel sein kann. Sie können punkt- und fleckförmig in der inneren Körnerschicht liegen, sich streifenförmig in der Nervenfaserschicht ausbreiten oder diffus große Flächen der Retina bedecken. Die Papille ist hyperämisch und/oder ödematös. Häufig finden sich Cotton-Wool-Exsudate und ein Makulaödem. Die klinische Symptomatik besteht in einem langsamen Visusabfall mit Metamorphopsien oder Schleiersehen. Das Ausmaß der Visusminderung ist sehr variabel. Je nach Schwere der ischämischen Schädigung kann die Sehschärfe zwischen Handbewegungen und einem vollen Visus schwanken (3). Der weitere Verlauf ist variabel und scheint vom Ausmaß der retinalen Ischämie abzuhängen. So kann sowohl eine Restitutio ad integrum, aber auch ein totaler Visusverlust in der Folge der Erkrankung auftreten. Der Krankheitsverlauf ist meist protrahiert, häufig ist erst nach mehr als 6 Monaten ein stabiler Zustand erreicht.

Der unterschiedliche klinische Verlauf der Zentralvenenverschlüsse hat dazu geführt, daß man heute in Abhängigkeit von der Schwere der retinalen Ischämie zwei Formen unterscheidet (4–9). Ischämische Zentralvenenverschlüsse haben eine schlechte Prognose für die zentrale Sehschärfe

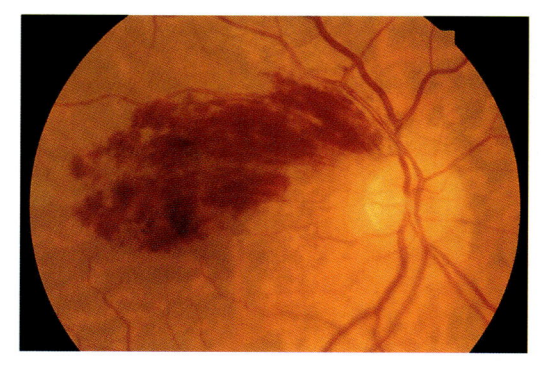

Abb. 9.1 Venenastverschluß eines makulären Seitenastes in der temporal oberen Gefäßstraße.

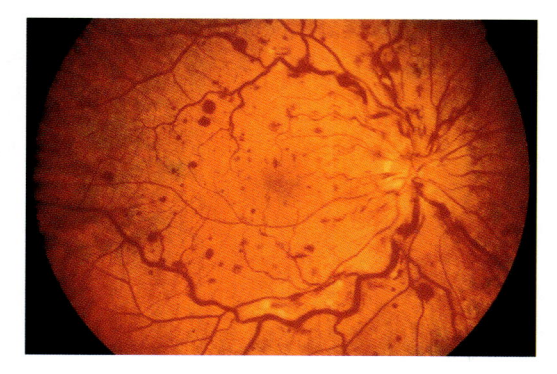

Abb. 9.2 Nicht-ischämischer Zentralvenenverschluß mit deutlich gestauten Venen und fleckförmigen Blutungen.

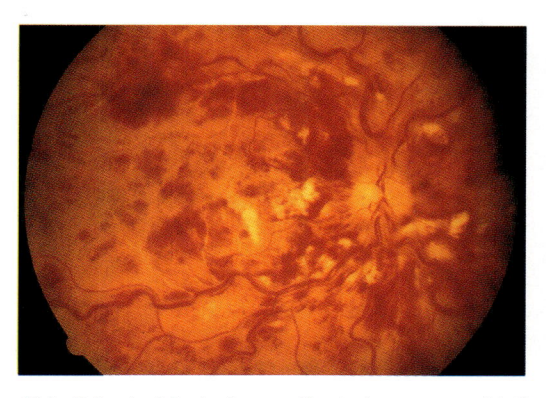

Abb. 9.3 Ischämischer Zentralvenenverschluß mit weichen Exsudaten und flächigen Blutungen. Temporal der Makula finden sich mehrere eingescheidete Venenäste als Zeichen einer ausgeprägten Ischämie.

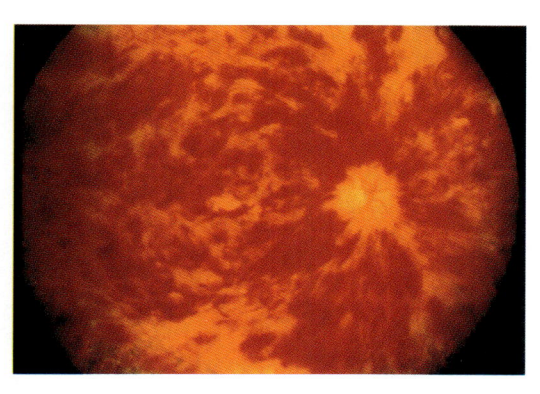

Abb. 9.4 Ischämischer Zentralvenenverschluß mit vielen flächigen Blutungen.

und gehen häufig mit neovaskulären Komplikationen einher, während die nicht-ischämische Form einen günstigeren Verlauf nimmt. Ungefähr ein Drittel der Zentralvenenverschlüsse ist der ischämischen Form zuzuordnen (3). Übergänge von primär nicht-ischämischen Zentralvenenverschlüssen in den ischämischen Typ werden in circa 10–15% der nicht-ischämischen Zentralvenenverschlüsse beobachtet (3, 10). Die Pathogenese dieses Übergangs ist ungeklärt.

Epidemiologie

Die meisten Patienten, die einen retinalen Venenverschluß erleiden, sind älter als 50 Jahre. In der in Aachen untersuchten Population waren circa 10% Patienten jünger als 50 Jahre, das Durchschnittsalter betrug 65 ± 13 Jahre. Die Geschlechter waren gleich verteilt, jedoch überwogen bei unter 50jährigen die Männer. Beide Augen waren gleich häufig betroffen. Diese Daten stimmen gut mit Ergebnissen in der Literatur überein.

Ätiologie und Pathophysiologie

Obwohl *Michel* bereits damals eine externe Kompression und intravaskuläre Zellproliferation für die Genese dieser Erkrankung verantwortlich machte, ist der Pathomechanismus bis heute nicht endgültig geklärt. Bis heute besteht Unklarheit, ob es sich um eine primär-venöse, arteriovenöse oder um eine reine Störung der Kapillarperfusion handelt (11–15). Verschiedene histopathologische Untersuchungen kommen zu unterschiedlichen Ergebnissen. So fanden *Green* et al. (16) bei 29 untersuchten Augen jeweils einen frischen oder auch rekanalisierten venösen Thrombus. Hingegen konnten andere Untersuchungen (17, 18) nur in einem kleinen Prozentsatz der untersuchten Augen Thromben nachweisen. Als weiterer Pathomechanismus werden Störungen der Fließfähigkeit des Blutes bei Patienten mit venösen retinalen Gefäßverschlüssen diskutiert (19–23). Diese Befunde verdeutlichen, daß dem Zentralvenenverschluß wahrscheinlich keine einheitliche Ursache zugrunde liegt. Vielmehr ist anzunehmen, daß alle drei oben aufgeführten Pathomechanismen bei der Entstehung eines Zentralvenenverschlusses der Retina eine Rolle spielen. Möglicherweise ist eine venöse Abflußbehinderung in Verbindung mit einer Störung der Fließfähigkeit des Blutes für die Entwicklung eines Zentralvenenverschlusses verantwortlich. Durch Teilverschluß der Zentralvene durch einen Thrombus oder durch Kompression beim Durchtritt durch die Lamina cribrosa kann es zu einer Flußverlangsamung in der retinalen Mikrostrombahn kommen. Dieses ist insbesondere dann der Fall, wenn der Perfusionsdruck durch Regulationsmechanismen nicht weiter erhöht werden kann. Bei zunehmender Strömungsverlangsamung kommt es zu einem starken Anstieg der Viskosität des Blutes in der Endstrombahn, schließlich wird durch Erythrozytenaggregation und Gefäßwandinteraktionen die kritische

Fließschubspannung erreicht, bei der es zur Stase in der Endstrombahn kommt (24–26). Dieser Mechanismus kann als „rheologische Okklusion" bezeichnet werden. Er ist nur dann zu beobachten, wenn gleichzeitig eine Störung der Fließfähigkeit des Blutes und der Perfusion zusammentreffen. Durch länger dauernde „rheologische Okklusionen" in der Mikrostrombahn können irreversible Gefäßverschlüsse auf Kapillarebene entstehen. Diese imponieren fluoreszenzangiographisch als non-perfusion Areale. Das Auftreten größerer zusammenhängender non-perfusion Areale kann als Gradmesser für die Schwere und Dauer der retinalen Durchblutungsstörung angesehen werden.

Folge der Minderperfusion der Retina ist neben irreversiblen Verschlüssen von Kapillargebieten eine chronische Ischämie des Netzhautparenchyms. Folgen der Ischämie sind ein Zusammenbruch der Blut-Retina-Schranke und Schädigung der Gefäßwände nicht nur in den Kapillaren, sondern auch in den größeren oberflächlich liegenden Venolen. Dieses führt zu Extravasaten von Blut und Blutbestandteilen. Durch den Austritt von Blut kommt es zu kleinen punktförmigen Blutungen in die tieferen Netzhautschichten und zu streifigen großflächigen Blutungen in der Nervenfaserschicht. Die Exsudation von Blutbestandteilen wie z. B. Plasmaproteinen führt zum Netzhautödem, das insbesondere bei Beteiligung der Makula zur passageren Visusminderung und bei längerem Bestehen zum irreversiblen Untergang von Nervenzellen führen kann.

Eine Vielzahl von systemischen und lokalen Risikofaktoren, welche die Entstehung eines retinalen Venenverschlusses begünstigen sollen, sind beschrieben worden. Kardiovaskuläre Risikofaktoren liegen bei circa 60% bis 70% der Patienten mit Venenverschlüssen vor (27, 28). Im Aachener Patientengut kommt eine arterielle Hypertonie in 63% der Fälle, eine Hyperlipädemie in 27% der Fälle, eine koronare Herzkrankheit in 16% der Fälle und Diabetes mellitus in 11% der Fälle vor. Tendenziell finden sich bei Patienten mit Venenastverschlüssen und mit ischämischen Zentralvenenverschlüssen gehäuft Hypertoniker. Stenosen der Halsarterien finden sich bei Patienten mit retinalen Venenverschlüssen nicht öfter als in der Normalbevölkerung. In unserem Patientengut konnten wir nur bei 5 von 180 dopplersonographisch untersuchten Patienten höhergradige Stenosen der Halsarterien nachweisen.

Störungen der Blutgerinnung wurden immer wieder als ätiologische Faktoren angeführt, jedoch ist die Zahl der Patienten mit nachweisbaren Veränderungen des Gerinnungssystems gering.

Die Fließfähigkeit des Blutes scheint bei Patienten mit retinalen Venenverschlüssen eine wichtige Rolle zu spielen (19, 22, 23, 29–33). Eine starke Erhöhung des Hämatokrits oder der Plasmaviskosität können bei Patienten mit Hyperviskositätssyndromen zu massiven Störungen der retinalen Mikrozirkulation mit dem Bild eines beiderseitigen Zentralvenenverschlusses führen (34). Untersuchungen der Fließfähigkeit des Blutes haben zu widersprüchlichen Ergebnissen geführt (19, 22, 23, 29–33). Diese Widersprüche erklären sich teilweise aus unterschiedlichen Meßmethoden und Referenzwerten. Bei den in Aachen rheologisch untersuchten Patienten zeigte sich eine signifikante Erhöhung der Plasmaviskosität und des Hämatokrits im Vergleich zu Referenzwerten (Tab. 9.1). Dabei war die Erhöhung der Plasmaviskosität unabhängig von der Zahl der kardiovaskulären Risikofaktoren.

Tabelle 9.1 Hämatokrit, Plasmaviskosität und Erythrozytenaggregationsindex bei Patienten mit Zentralvenenverschluß und einer gesunden Kontrollgruppe.

	Kontrolle	Venenverschlüsse	Signifikanz
Anzahl	173	173	
Hämatokrit (%)			
Männer	44 ± 5	46 ± 5	$p < 0.01$
Frauen	42 ± 4	44 ± 4	$p < 0.01$
Plasmaviskosität (mPas)	1,29 ± 0,07	1,36 ± 0,1	$p < 0.01$
Erythrozytenaggregationsindex (–)	14,4 ± 2,7	13,9 ± 4,3	p = n. s.

Als wichtigster lokaler Faktor, der die Entstehung eines Zentralvenenverschlusses begünstigt, wird die Erhöhung des Augeninnendruckes vermutet (35). So erhöht sich das Risiko, an einem Zentralvenenverschluß zu erkranken, um das 5- bis 10fache beim Vorliegen eines Glaukoms (35). Eine direkte Korrelation zwischen Ausmaß der glaukomatösen Schädigung des Sehnerven und der Entwicklung eines Zentralvenenverschlusses soll jedoch nicht bestehen.

Untersuchungen der retinalen Hämodynamik bei Patienten mit Zentralvenenverschluß haben gezeigt, daß es im Akutstadium der Erkrankung zu einer Verlängerung der arteriovenösen Passagezeit um den Faktor 4–5 und zu einer Reduktion der arteriellen Fließgeschwindigkeit um den Faktor 3,5 kommt (6). Darüber hinaus läßt sich eine Halbierung der kapillären Fließgeschwindigkeiten im perifovealen Kapillarnetz bei Patienten mit Zentralvenenverschluß nachweisen (36, 37). Da die Pathogenese des retinalen Zentralvenenverschlusses nicht geklärt ist (8, 38, 39), kann über die Ursache der Minderperfusion in der Endstrombahn nur spekuliert werden. Eine mögliche Erklärung ist ein Rückstau des Blutes durch die Verlegung oder Einengung des venösen Abflusses (16). Weiter könnte eine primäre rheologische Störung Grund für die Verringerung der Fließgeschwindigkeit in der Mikrostrombahn sein (24, 26, 40). Die Untersuchung der Fließfähigkeit des Blutes zeigt bei dem untersuchten Patientenkollektiv eine signifikante Erhöhung der Plasmaviskosität und des Hämatokrits. Die übrigen Meßgrößen sind gegenüber den Normalwerten nicht verändert. Eigene Untersuchungen bei Patienten mit Makroglobulinämie, bei denen die Plasmaviskosität auf Werte um 6,5 mPas massiv erhöht war, haben zeigt, daß bei diesen Patienten Netzhautveränderungen, die dem Bild eines nicht-ischämischen Zentralvenenverschlusses entsprechen, beobachtet werden können (34). Bei diesen Patienten findet sich ebenfalls eine Verlängerung der arteriovenösen Passagezeit, wie sie bei Patienten mit Zentralvenenverschluß gefunden wird. Bei Senkung der Plasmaviskosität auf Werte unter 3 mPas haben sich jedoch sowohl das ophthalmoskopische Bild als auch die arteriovenöse Passagezeit normalisiert. Diese Beobachtungen sprechen gegen eine alleinige rheologische Ursache von Zentralvenenverschlüssen.

Die Reduzierung der arteriellen Farbstoffbolusgeschwindigkeit um den Faktor 3,5 könnte durch eine Störung der arteriellen Versorgung der Retina, durch einen erhöhten Widerstand in der Mikrostrombahn oder durch eine Behinderung des venösen Abflusses verursacht sein. Inwieweit eine primär arterielle Störung als Ursache für den Zentralvenenverschluß eine Rolle spielt, kann mit den vorliegenden Daten nicht entschieden werden. Auf Grundlage tierexperimenteller Untersuchungen (41) wurde eine arterielle Mitbeteiligung bei der Pathogenese von Zentralvenenverschlüssen angenommen. Strömungsmechanische Überlegungen an Netzwerken mit einem Zu- und einem Abfluß haben aber gezeigt, daß auf Grund des Kontinuitätsgesetzes bei einer Verlangsamung des Abflusses auch der Zufluß verlangsamt sein muß. Neben diesen strömungsmechanischen Überlegungen wurde in einer klinischen Untersuchung bei Patienten mit Zentralvenenverschluß und zilioretinalen Arteriolen gezeigt, daß auch im Versorgungsbereich des zilioretinalen Gefäßes die für den Zentralvenenverschluß typischen Netzhautveränderungen beobachtet werden können (42–44). Daraus kann gefolgert werden, daß Zentralvenenverschlüssen keine Störung der arteriellen Versorgung der Retina, sondern wahrscheinlich eher eine Mikrozirkulationsstörung oder eine Behinderung des venösen Abflusses zugrunde liegt.

Therapiemöglichkeiten

Die bisher ungeklärte Pathophysiologie des Zentralvenenverschlusses der Retina mag die Ursache dafür sein, daß sich bis heute keine Therapieform etablieren konnte. Denn obwohl es sich bei den retinalen Venenverschlüssen nach der diabetischen Retinopathie um die häufigste Durchblutungsstörung der Retina handelt, hat sich an der Prognose dieser Erkrankung in bezug auf die zentrale Sehschärfe seit ihrer Entdeckung wenig geändert. Einzig die Laserkoagulation zur Verhinderung des befürchteten Sekundärglaukoms ist in der Therapie des Zentralvenenverschlusses unumstritten und ihr Erfolg durch kontrollierte Studien nachgewiesen (45–47). Therapien mit Antikoagulantien, Thrombozytenaggregationshemmern und Vasodilatantien wurden wegen unbefriedigender Ergebnisse wieder verlassen. Auch die fibrinolytische Therapie (48–56), deren therapeutische Wirksamkeit auch in bezug auf die zentrale Sehschärfe von Metzer et al. (52) nachgewiesen werden konnte, hat sich bis heute wegen der häufigen Kontraindikationen und der Gefahr schwerer Nebenwirkungen nicht durchsetzen können (46, 48).

Ein weiterer möglicher Therapieansatz stellt die Verbesserung der Mikrozirkulation durch eine hämorheologische Therapie dar (4, 6, 57–70). Grundprinzip dieser Therapie ist es, die auch beim Zentralvenenverschluß der Retina noch bestehende Restperfusion zu bessern und damit die Hypoxie zu mildern. Insbesondere in Mikrozirkulationsgebieten, in denen die vasomotorische Reserve ausgeschöpft und die Strömungsgeschwindigkeit stark verlangsamt ist, ist die Fließfähigkeit des Blutes der für die nutritive Versorgung des Parenchyms und für den Abtransport von Stoffwechselmetaboliten limitierende Faktor. Die Fließfähigkeit des Blutes wird im wesentlichen vom Hämatokrit, der Plasmaviskosität, der Erythrozytenaggregation und der Erythrozytenverformbarkeit bestimmt (71–73). Diese Parameter lassen sich therapeutisch durch eine Hämodilutionstherapie beeinflussen. Verschiedene kontrollierte prospektive Studien haben die Wirksamkeit der Hämodilution bei retinalen Venenverschlüssen belegt (4, 6, 60–62, 70).

In der Aachener Klinik hat sich folgendes Therapieschema bei retinalen Venenverschlüssen bewährt: Patienten mit akuten retinalen Venenverschlüssen (Latenzzeit < 6 Wochen) erhalten eine 10tägige Hämodilutionstherapie mit Hydroxyäthylstärke (HAES MW 200 000/0,5 10% [HAES-steril®]). Dabei wird bei Hämatokritwerten größer oder gleich 40% eine isovolämische Hämodilution (Aderlaß und gleichzeitige Infusion von Hydroxyäthylstärke als Plasmaexpander), bei Hämatokritwerten kleiner als 40% eine hypervolämische Hämodilution durchgeführt. Zusätzlich erhalten alle Patienten täglich eine Infusion von 300 mg Pentoxifyllin (Trental®) in 250–500 ml Ringerlösung. Die Wirksamkeit dieses Therapieschemas konnte in einer kontrollierten prospektiven Studie belegt werden (6). In dieser Untersuchung zeigten 10 Patienten der Gruppe, die mit Infusionen von Hydroxyäthylstärke in Kombination mit Pentoxifyllin behandelt wurde, nach 6 Monaten eine Besserung der zentralen Sehschärfe um 2 oder mehr Optotypenreihen. In der Kontrollgruppe trat nur bei 3 Patienten eine Besserung der zentralen Sehschärfe um 2 oder mehr Optotypenreihen ein.

Zusammenfassung

Retinale Venenverschlüsse nehmen hinter der diabetischen Retinopathie den zweiten Platz in der Häufigkeit vaskulärer Netzhauterkrankungen ein. Retinale Venenastverschlüsse sind etwas häufiger als Verschlüsse der Zentralvene. Man teilt in Abhängigkeit von der Schwere der retinalen Ischämie retinale Venenverschlüsse in eine ischämische und in eine nicht-ischämische Form ein. Ischämische Zentralvenenverschlüsse haben eine schlechte Prognose für die zentrale Sehschärfe und gehen häufig mit neovaskulären Komplikationen einher, während die nicht-ischämische Form einen günstigeren Verlauf nimmt. Die beiden Hauptkomplikationen sind eine Visusreduktion durch Mitbeteiligung der Makula und ein Sekundärglaukom in Folge einer rubeosis iridis. Pathophysiologisch könnte eine venöse Abflußbehinderung in Verbindung mit einer Störung der Fließfähigkeit des Blutes für die Entwicklung eines Zentralvenenverschlusses verantwortlich sein. Jedoch sind die genauen Zusammenhänge immer noch ungeklärt. Dieses mag die Ursache dafür sein, daß sich bis heute für retinale Venenverschlüsse keine Therapieform etablieren konnte. Einzig die Laserkoagulation zur Verhinderung des befürchteten Sekundärglaukoms ist in der Therapie des Zentralvenenverschlusses unumstritten. Einen möglichen Therapieansatz stellt die Verbesserung der Mikrozirkulation durch eine Hämodilutionstherapie dar. Verschiedene kontrollierte prospektive Studien haben die Wirksamkeit der Hämodilution bei retinalen Venenverschlüssen belegt.

Summary

Following diabetic retinopathy, retinal venous occlusive disease (including both branch and central retinal vein occlusion) is probably the most common retinal vascular disorder. Depending on the amount of retinal non-perfusion retinal vein occlusion are commonly described as ischemic or nonischemic. The prognosis is related directly to the type of vein occlusion present. The ischemic form of a central retinal vein occlusion is related with a poor prognosis and the development of neovascular complications. Possible mechanisms leading to retinal venous occlusive disease include alterations of the vessel wall, hemorheologic abnormalities, and blood flow. The sequence of events that still remains unclear. This may explain the lack of a commonly accepted treatment for retinal venous occlusive disease. Only panretinal laser photocoagulation has been proven to be beneficial in the prevention of neovascular glaucoma in eyes with ischemic central retinal vein occlusion. One possible treatment regimen is the improvement of the retinal micorcirculation by hemodilution. Several prospective studies using hemodilution therapy have demonstrated a beneficial effect of the visual outcome in patients with retinal venous occlusive disease.

Literatur

1 *Liebreich, R.:* Über die Farbe des Augenhintergrundes: Apoplexia retinae. Graefes Arch. Clin. Exp. Ophthalmol. 1 (1855) 346–351
2 *Michel, J.:* Die spontane Thrombose der Vena centralis des Opticus. Graefes Arch. Clin. Exp. Ophthalmol. 24 (1878) 37–70
3 *Quinlan, P. M., M. J. Elman, A. K. Bhatt, P. Mardesich, C. Enger:* The natural course of central retinal vein occlusion. Am. J. Ophthalmol. 110 (1990) 118–123
4 *Hansen, L. L., P. Danisevskis, H. R. Arntz, G. Hövener, M. A. Wiederholt:* Randomised prospective study on treatment of central retinal vein occlusion by isovolaemic haemodilution and photocoagulation. Br. J. Ophthalmol. 69 (1985) 108–116
5 *Minturn, J., G. C. Brown:* Progression of nonischemic central retinal vein obstruction to the ischemic variant. Ophthalmology 93 (1986) 1158–1162
6 *Wolf, S., O. Arend, B. Bertram, A. Remky, K. Schulte, K. J. Wald, M. Reim:* Hemodilution therapy in central retinal vein occlusion. One-year result of a prospective randomized study. Graefes Arch. Clin. Exp. Ophthalmol. 232 (1994) 33–39
7 *Sinclair, S. H., E. S. Gragoudas:* Prognosis for rubeosis iridis following central retinal vein occlusion. Br. J. Ophthalmol. 63 (1979) 735–743
8 *Hayreh, S. S.:* Classification of central retinal vein occlusion. Ophthalmology 90 (1983) 458–474
9 *Hayreh, S. S., M. R. Klugman, P. Podhajsky, H. E. Kolder:* Electroretinography in central retinal vein occlusion. Graefes Arch. Clin. Exp. Ophthalmol. 227 (1989) 549–561
10 *Wolf, S., B. Bertram, F. Jung, H. Kiesewetter, C. Teping, M. Reim:* Videofluoreszenzangiographische Verlaufsbeobachtungen bei Patienten mit retinalem Stase-Syndrom. Klin. Mbl. Augenheilk. 193 (1988) 39–43
11 *Collen, D., E. J. Topol, A. J. Tiefenbrunn, H. K. Gold, M. L. Weisfeld, B. E. Sobel, R. C. Leinbach, J. A. Brinker, P. A. Ludbrook, I. Yasuda, B. H. Bulkley, A. K. Robinson, A. M. Hutter, W. R. Bell, J. J. Spadaro, B. A. Khaw, E. B. Grossbard:* Coronary thrombolysis with recombinant human tissue-type plasminogen activator: a prospective randomizes placebo-controlled triel. 70 (1984) 112–117
12 *Hauner, H., J., Schubert, E.-F. Pfeiffer:* Die Prävalenz von Sekundärkomplikationen bei Patienten mit Typ I-Diabetes mellitus. Ergebnisse einer retrospektiven Analyse an 549 Typ I-Diabetikern der Universitätsklinik Ulm. Med. Klin. 85 (12) (1990) 690–695
13 *Moss, S. E., R. Klein, B. E. K. Klein:* Ten-year incidence of visual loss in a diabetic population. Ophthalmology 101 (1994) 1061–1070
14 *Huckman, M. S., J. Haas:* Reversed flow through the ophthalmic artery as a cause of rubeosis iridis. Am. J. Ophthalmol. 74 (1972) 1094–1099
15 *Körber, N., F. Jung, H. Kiesewetter, S. Wolf, C. Prünte, H. Stolze, M. Reim:* Fernsehfluoreszenzangiographie und Bildanalyse: Klinische Anwendung mit Fallbeispiel. Klin. Mbl. Augenheilk. 186 (1985) 117–120
16 *Green, W. R., C. C. Chan, G. M. Hutchins, J. M. Terry:* Central retinal vein occlusion: a prospective histopathologic study of 29 eyes in 28 cases. Trans. Am. Ophthalmol. Soc. 79 (1981) 371–421
17 *Klien, B. A., J. H. Olwin:* A survey of the pathogenesis of the retinal vein occlusion. Arch. Ophthalmol. 36 (1956) 207–247
18 *Lücke, A., E. Landolt:* Inkompletter Zentralvenenverschluß. Ophthalmologica 190 (1985) 53–60
19 *Wiek, J., M. Schade, M. Wiederholt, H. R. Arntz, L. L. Hansen:* Haemorheological changes in patients with retinal vein occlusion after isovolaemic haemodilution. Br. J. Ophthalmol. 74 (1990) 665–669
20 *Wiek, J., M. Krause, M. Wiederholt, L. L. Hansen:* Hämorheologische Parameter bei Patienten mit Riesenzellarteriitis vor und nach der Behandlung mit Steroiden. Fortschr. Ophthalmol. 87 (1990) 671–674
21 *Peduzzi, M., A. Debbia, F. Guerrieri, R. Bolzani:* Abnormal blood viscosity and filterability in retinal vein occlusion. Clin. Hemorheology 4 (1984) 555–561
22 *Peduzzi, M., A. Debbia, F. Guerrieri, R. Bolzani:* Abnormal blood rheology in retinal vein occlusion. Graefes Arch. Clin. Exp. Ophthalmol. 224 (1986) 83–85
23 *Remky, A., S. Wolf, K. Schulte, O. Arend, B. Bertram, M. Reim:* Hemorheologic and hemodynamic findings in patients with central retinal vein occlusion. Invest. Ophthalmol. Vis. Sci. 33 (1992) 1083
24 *Schmid-Schoenbein, H.:* Was ist eine Mikrozirkulationsstörung bei chronisch degenerativer Gefäßerkrankung? Arzneim. Forsch./Drug. Res. 31 (11a) (1981) 1999–2007
25 *Schmid-Schönbein, H.:* Was ist eine „Mikrozirkulationsstörung"? Ärztliche Forschung (1982) 4–10
26 *Schmid-Schönbein, H., P. Teipel:* Current developments in clinical hemorheology. Clin. Hemorheology (1987) 203–238
27 *Elman, M. J., A. K. Bhatt, P. M. Quinlan, C. Enger:* The risk of systemic vascular diseases and mortality in patients with central retinal vein occlusion. Ophthalmology 97 (11) (1990) 1543–1548
28 *Hansen, L. L.:* Behandlungsmöglichkeiten bei retinalen Zentralvenenverschlüssen. Ophthalmologe 91 (1994) 131–145
29 *Remky, A., S. Wolf, O. Arend, B. Bertram, K. Schulte, M. Reim:* Hemorheologic findings in patients with ischemic and non-ischemic central retinal vein occlusion. Clin. Hemorheology 12 (3) (1992) 480
30 *Wolf, S., O. Arend, B. Bertram, A. Remky, K. Schulte, K. J. Wald, M. Reim:* Hemodilution therapy in central retinal vein occlusion. Graefes Arch. Clin. Exp. Ophthalmol. (1993)
31 *Glacet-Bernard, A., A. Chabanel, G. Coscas, F. Lelong, M. Samama:* Elévation de l'agrégation érythrocytaire au cours des occlusion veineuses rétinnes. J. Fr. Ophthalmol. 13 (10) (1990) 500–505

32. *Glacet-Bernard, A., A. Chabanel, G. Coscas, F. Lelong, M. Samama:* Elévation de l'agrégation érythrocytaire au cours des occlusion veineuses retiennes. J. Fr. Ophthalmol. 13 (10) (1990) 500–505
33. *Chabanel, A., A. Glacet-Bernard, F. Lelong, A. Taccoen, G. Coscas:* Increased red blood cell aggregation in retinal vein occlusion. Br. J. Haem. 75 (1990) 127–131
34. *Wolf, S., K. Schulte, O. Arend, W. M. Glöckner, S. Handt, F. Jung, M. Reim:* Correlation between retinal microcirculation, plasma viscosity and visual function in patients with macroglobulinemia. Clin. Hemorheology 12 (5) (1992) 725–731
35. *David, R., L. Zangwill, M. Badarna, Y. Yassur:* Epidemiology of retinal vein occlusion and its association with glaucoma and increased intraocular pressure. Ophthalmologica 197 (1988) 69–74
36. *Remky, A., S. Wolf, H. Knabben, K. Schulte, O. Arend, M. Reim:* Perifoveal capillary network in central retinal vein occlusion. Invest. Ophthalmol. Vis. Sci. 34 (4) (1993) 840
37. *Wolf, S., O. Arend, M. Reim:* Measurement of retinal hemodynamics with scanning laser ophthalmoscopy: reference values and variation. Surv. Ophthalmol. (Suppl.) 38 (1994) 95–100
38. *Chahal, P., T. J. Fallon, P. J. Chowienczyk, E. M. Kohner:* Quantitative changes in blood-retinal barrier function in central retinal vein occlusion. Trans. Ophthalmol. Soc. UK 104 (1985) 861–863
39. *Hayreh, S. S.:* So-called "central retinal vein occlusion". II. Pathogenesis, terminology, clinical features. Ophthalmologica 172 (1976) 1–13
40. *Waldhausen, P., F. Jung, P. Scheffler, C. Mrowietz, G. Leipnitz, E. Wenzel, B. Häuser:* Einfluß einer Infusion mittelmolekularer Hydroxyäthylstärke auf die Fließfähigkeit des Blutes sowie der Perfusion der Makro- und Mikrostrombahn bei Gesunden. 1987. (*Heilmann, L., A. M. Ehrly,* eds. Hämorheologie und operative Medizin; 135–142
41. *Hayreh, S. S.:* An experimental study of the central retinal vein occlusion. Trans. Ophthalmol. Soc. UK 84 (1964) 586–595
42. *McLeod, M.:* Cilio- retinal arterial circulation in central retinal vein occlusion. Br. J. Ophthalmol. 59 (1975) 486–492
43. *Brazitikos, P. D., C. J. Pournaras, A. Baumgartner:* Occlusion d'une artere cilioretinienne associee a une occlusion de la veine centrale de la retine. Klin. Mbl. Augenheilk. 198 (1990) 374–376
44. *Schatz, H., A. C. Fong, H. R. McDonald, R. N. Johnson, L. Joffe, C. P. Wilkinson, J.-J. d. Laey, L. A. Yannuzzi, R. T. Wendel, B. C. Joondeph, L. V. Angioletti, T. A. Meredith:* Cilioretinal artery occlusion in young adults with central retinal vein occlusion. Ophthalmology 98 (5) (1991) 594–601
45. *Laatikainen, L., E. M. Kohner, D. Khoury, R. K. Blach:* Panretinal photocoagulation in central retinal vein occlusion: a randomised controlled clinical study. Br. J. Ophthalmol. 61 (1977) 741–753
46. *Kohner, E. M.:* Central retinal vein occlusion: Natural history, associated medical conditions and treatment. Bull. Soc. Belge. Ophthalmol. 201 (1982) 1–13
47. *Clarkson, J. G.:* Photocoagulation for ischemic central retinal vein occlusion. Arch. Ophthalmol. 109 (1991) 1218–1219
48. *Kohner, E. M., J. E. Pettit, A. M. Hamilton, C. J. Bulpitt, C. T. Dollery:* Streptokinase in central retinal vein occlusion: a controlled clinical trial. Br. med. J. 1 (1976) 550–553
49. *Coscas, G., G. Soubrane:* Occlusions de la veine centrale de la retine: anticoagulants et fibrinolytiques (Urokinase) prémiers results d'une etude randomisee. Bull. Soc. Ophthalmol. Fr. 78 (1978) 737–742
50. *Höhmann, R., M. Martin, E. Weigelin:* Fibrinolysis in retinal vein occlusions. Graefes Arch. Clin. Exp. Ophthalmol. 187 (1973) 327–340
51. *Leydhecker, W., G. K. Krieglstein, D. Brunswig:* Indikation und Grenzen der Fibrinolysetherapie bei Verschluß der Zentralvene. Klin. Mbl. Augenheilk. 172 (1978) 43–46
52. *Metzler de Höhmann, U.:* Fibrinolyse und Antikoagulantientherapie bei retinalen Venenverschlüssen. Die Medizinische Verlagsgesellschaft mbH, Marburg/Lahn 1977
53. *Ohrloff, C., G. Trübestein, B. Völker, E. Weigelin:* Zur Fibrinolyse bei Venenverschlüssen der Retina. Fortschr. Ophthalmol. 80 (1983) 162–165
54. *Rossmann, H.:* Treatment of retinal vascular occlusion by means of fibrinolysis. Postgraduate Medical Journal Aug. (1973) 105–108
55. *Sautter, H., H. Rossmann:* Ein Beitrag zur Behandlung von Gefäßverschlüssen der Netzhaut durch Fibrinolyse. Angiologica 8 (1971) 303–317
56. *Weigelin, E.:* Fibrinolysebehandlung bei venösen Verschlüssen der Netzhaut. Fortschr. Ophthalmol. 79 (1982) 218–222
57. *Gallasch, G.:* Rebound-Effekte nach isovolämischer Hämodilution venöser Gefäßverschlüsse und deren Verhütung. Fortschr. Ophthalmol. 84 (1987) 367–368
58. *Brunner, R., A. Heinen, W. Konen, P. Gaethgens:* Isovolämische Hämodilution mit Humanalbumin als Therapie bei retinalen Durchblutungsstörungen. Fortschr. Ophthalmol. 80 (1983) 168–172
59. *Danisevskis, P., L. L. Hansen, H. R. Arntz, G. Hövener, M. Wiederholt:* Die Behandlung der Zentralvenenokklusion mit isovolämischer Hämodilution und Photokoagulation. Fortschr. Ophthalmol. 80 (1983) 173–175
60. *Hansen, L. L., G. Hövener, C. Mercks, U. Tavokolian, M. Wiederholt:* Isovolämische Hämodilution bei Patienten mit retinalen Venenastverschlüssen. Fortschr. Ophthalmol. 82 (1985) 290–292
61. *Hansen, L. L., J. Wiek, R. Arntz:* Randomisierte Studie zur Wirkung der isovolämischen Hämodilution bei retinalen Venenastverschlüssen. Fortschr. Ophthalmol. 85 (1988) 514–516

62 *Hansen, L. L., J. Wiek, M. A. Wiederholt:* A randomised prospective study of treatment of non-ischaemic central retinal vein occlusion by isovolaemic haemodilution. Br. J. Ophthalmol. 73 (1989) 895–899

63 *Hansen, L. L., J. Wiek, M. Schade, N. Müller-Stolzenburg, M. Wiederholt:* Effect and compatibility of isovolaemic haemodilution in the treatment of ischaemic and non-ischaemic central retinal vein occlusion. Ophthalmologica 199 (1989) 90–99

64 *Messmer, K.:* Sauerstofftransport und Sauerstoffversorgung des Gewebes bei mäßiger normovolämischer Hämodilution. Ann. Clin. Res. 13 (1981) 33–58

65 *Mikus, E.:* Theoretische Grundlagen und praktische Durchführung der akuten normovolämischen Hämodilution. Zeitschrift für ärztliche Fortbildung 75 (1981) 112–114

66 *Wiederholt, M., H. Leonhardt, H. Schmid-Schönbein, E. Hager:* Die Behandlung von Zentralvenenverschlüssen und Zentralarterienverschlüssen mit isovolämischer Hämodilution. Klin. Mbl. Augenheilk. 177 (1980) 157–164

67 *Wolf, S., B. Bertram, H. Kiesewetter, F. Jung, M. Reim:* Iso- and hypervolemic hemodilution in central retinal vein occlusion (CRVO). Clin. Hemorheology 7 (1987) 398

68 *Wolf, S., O. Arend, B. Bertram, K. Schulte, F. Kaufhold, C. Teping, M. Reim:* Hämodilution bei Patienten mit Zentralvenenthrombose der Retina. Fortschr. Ophthalmol. 88 (1991) 35–43

69 *Wiederholt, M.:* Retinal vascular occlusions: Hemodilution, a new therapeutic concept? *Effros, R., H. Schmid-Schönbein, J. Ditzel* (eds.): Microcirculation, Academic Press, New York 1981

70 *Schumann, M., L. L. Hansen, P. Janknecht, H. Witschel:* Isovolämische Hämodilution bei Zentralvenenverschlüssen von Patienten unter 50 Jahren. Klin. Mbl. Augenheilk. 203 (1993) 341–346

71 *Jung, F., J. Rupp, R. Schneider, N. Körber, H. Kiesewetter:* Zusammenhang zwischen dem Fluß und der Fließfähigkeit des Blutes in der Endstrombahn. Klin. Wschr. 62 (1984) 939–951

72 *Kiesewetter, H.:* Meßmethoden für die Blutfluidität. In: *Kriessmann, A.*, ed. Aktuelle Diagnostik und Therapie in der Angiologie. Thieme, Stuttgart 1988, 66–72

73 *Schmid-Schönbein, H., P. Teitel:* In vitro assessment of "covertly abnormal" blood rheology; critical appraisal of presently available microrheological methodology. A review focusing on diabetic retinopathy as a possible consequence of rheological occlusion. Clin. Hemorheology 7 (1987) 203–238

10 Arterielle Gefäßverschlüsse in der Netzhaut und im Nervus opticus

ALBRECHT KRAUSE

Einleitung

Arterielle Durchblutungsstörungen am hinteren Bulbussegment gehören zu den Notfallsituationen in der Ophthalmologie, die einer sofortigen Therapie bedürfen. Ihrer Kenntnis kommt damit entscheidende Bedeutung zu.

Anamnese und klinisches Bild

Zentralarterienverschlüsse (ZAV) der Netzhaut sind sowohl von der Anamnese (plötzliche, schmerzlose Erblindung) als auch vom Befund (Netzhautödem, kirschroter Fleck der Makula, blasse Papille, fadendünne Arterien, teilweise mit körniger Strömung) dem erfahrenen Augenarzt ein geläufiges Bild.

Der **Verschluß einer Netzhautarteriole** dagegen führt nur in dem betroffenen Areal zu den o. g. Veränderungen mit einem entsprechenden Skotom.

Auf Grund der gesonderten Blutversorgung kann eine **vorhandene zilioretinale Arterie bei einem ZAV** einen kleinen zentralen oder parazentralen Sehrest erhalten. Dieser Retinabezirk ist dann ödemfrei.

Entsprechend ruft der **separate Verschluß einer zilioretinalen Arterie** ein Zentral- oder Parazentralskotom hervor. Das Versorgungsgebiet dieses Gefäßes ist durch das Ödem gut markiert.

Nicht so extrem dramatisch verlaufen arterielle Gefäßverschlüsse im Nervus opticus. Innerhalb von Stunden ist eine erhebliche Sehverschlechterung mit Zentralskotom und peripheren Gesichtsfeldeinschränkungen zu konstatieren. Während bei der **vorderen ischämischen Optikusneuropathie (AION)** die „Apoplexia papillae" mit blassem oder hyperämischem Ödem, Blutungen auf der Papille und der angrenzenden Netzhaut kennzeichnend ist, erscheint die Sehnervenscheibe bei der **hinteren ischämischen Optikusneuropathie (PION)** anfangs unverändert. Drei Wochen nach dem Ereignis ist unabhängig vom primären Befund meist eine atrophische Sehnervenscheibe erkennbar.

Einen Sonderfall dieser arteriellen Durchblutungsstörungen stellt die **Arteriitis temporalis** dar. Die meist sehr alten Menschen klagen über ein unklares, allgemeines Krankheitsgefühl und Kopfschmerzen. Die Temporalarterien sind auffallend verdickt, druckschmerzhaft und pulslos. Der Augenhintergrund zeigt eine Apoplexia papillae, selten aber auch einen ZAV der Netzhaut. Ein besonderes Leitsymptom ist die extrem erhöhte BSR.

Auf die Anamnese sollte auch heute noch stets besonderer Wert gelegt werden. Bei gutem Funduseinblick und typischem Beschwerdebild ist die Diagnose meist leicht und sicher zu stellen. Ist der Einblick erschwert, liefert die genaue Erhebung der Krankengeschichte jedoch äußerst wertvolle Hinweise.

Weiterhin sollte unbedingt in der Anamnese nach Vorboten und weiteren, arterielle Gefäßverschlüsse begünstigenden Faktoren gefahndet werden:

Amaurosis fugax
Sehverschlechterung plötzlich oder in Stunden
Hypertonie, Arteriosklerose, weitere Herz-Kreislauf-Krankheiten
Diabetes mellitus
Medikamenteneinnahme (Kontrazeptiva)
Migräne

Therapie

Bei arteriellen Durchblutungsstörungen am hinteren Augenabschnitt muß sofort gehandelt werden! Alle Maßnahmen dienen der Verbesserung der Blutversorgung.

Soforttherapie

Ambulant sind folgende Maßnahmen zu empfehlen:

Kopftieflage,
Senkung des i. o. Druckes: Parazentese (6-Std.-Grenze!),
Bulbusmassage, Betablocker
kein Diamox!
Vasodilatator parabulbär.
Danach erfolgt die sofortige stationäre Einweisung.
Stationäre Therapie:
Diese wird stets mit dem Internisten abgesprochen!
1. *ggf. wie ambulante Soforttherapie,
2. *Kortikosteroide und Vasodilatantien parabulbär,
3. *isovolämische Hämodilution (HAES®: Hydroxyethylstärke),
4. *Pentoxifyllin (Trental®),
5. *Steigerung der vis a tergo,
6. *Normalisierung des Blutdruckes,
7. Lysebehandlung,
8. Antikoagulantien,
9. Acetylsalizylsäure,
10. *Therapie des Grundleidens, ggf. entsprechende Überweisung,
11. *Prednisolonstoß bei Arteriitis temporalis.
(* Standard-Therapie in der Univ.-Augenklinik, Halle)

Unter Berücksichtigung der physiologischen Variablen ist das Gesetz nach *Hagen* und *Poiseuille* auch auf das Retinagefäßsystem anwendbar (14).

$$\text{Durchblutung} \triangleq \frac{\text{Perfusionsdruck} \cdot \text{Gefäßradius}^4}{\text{Blutviskosität} \cdot \text{Gefäßlänge}}$$

(modifiziert).

Daraus ergibt sich folgende Situation:

Die Gefäßlänge bleibt unverändert.

Der Perfusionsdruck wird durch die vis a tergo bestimmt.

Die Herzleistung ist daher möglichst zu steigern, eine Hypertonie zu normalisieren, die Hypotonie aber ausdrücklich zu vermeiden.

Die Sanierung der A. carotis trägt ebenfalls zur Erhöhung des Perfusionsdruckes bei.

Durch die lokale Applikation von Vasodilatantien ist der Gefäßradius zu erweitern. Das wird aber deutlich nur bei spastisch verengten Gefäßen gelingen, da Sklerosierungen kaum eine Vasodilatation zulassen. Jedoch schon eine minimale Lumenvergrößerung wäre von erheblichem Vorteil, da diese **Variable** in der 4. Potenz steht! Eine systemische Gefäßerweiterung würde sich dagegen nur ungünstig auswirken. Die Kortikosteroid-Therapie führt über die Intimaentquellung zu einer gewissen Lumenerweiterung, bzw. ihr antiphlogistischer Effekt verhindert die zunehmende entzündliche Gefäßverlegung bei der Arteriitis temporalis. Die Blutviskosität ist eine Variable, die sich nach heutiger Ansicht erfolgversprechend beeinflussen läßt.

Die hypervolämische Hämodilution mit Dextran verbessert die Fließeigenschaft des Blutes (4, 9, 19). Allerdings ist diese Behandlung u. a. wegen möglicher gefährlicher Nebenwirkungen (Lungenödem) verlassen worden (8).

Günstigere Therapieerfolge zeitigte die isovolämische Hämodilution mit Hydroxyethylstärke (HAES®) (4, 5, 6, 7, 8, 20, 23, 24).

Eine Senkung des Hämatokrit's bewirkt zwar eine Reduzierung der Sauerstoffträger im Blut, die Fließfähigkeit desselben wird aber deutlich verbessert. Bei einem bestimmten Hämatokritwert müßte dann auch die beste Gewebeversorgung liegen. Derzeit wird ein Zielhämatokrit von 38–40% empfohlen (24).

Eine niedrig dosierte Behandlung mit Acetylsalizylsäure soll die erneute Thrombosierung verhindern.

Die anfängliche intravenöse und später orale Therapie mit Pentoxifyllin (Trental®) hat sich in der Behandlung der arteriellen Verschlußkrankheit auch am Auge bewährt (3, 4, 8, 9, 10, 11, 13, 21). Dieses Pharmakon bewirkt auf eine komplexe Weise eine Verbesserung der Durchblutung: Verbesserung der Erythrozytenverformbarkeit, Hemmung der Erythrozyten- und Thrombozytenaggregation, Senkung des pathologisch erhöhten Fibrinogenspiegels, Hemmung der Leukozytenaktivierung und -adhäsivität, Senkung der Blutviskosität.

Günstig ist die isovolämische Hämodilution mit HAES bei gleichzeitiger Gabe von Pentoxifyllin. Sie brachte unter sehr strengen Kriterien eine Visusbesserung und Vergrößerung des Gesichtsfeldes bei mehr als der Hälfte der behandelten Patienten (22). Mit Hilfe der Videofluoreszenzangiographie war das Ausmaß der Durchblutungsstörung nachweisbar. Nach der Kombinationstherapie besserten sich sowohl die arterio-venöse Passagezeit als auch die Farbstoffbolusgeschwindigkeit signifikant (22). Die Thrombolyse mit Streptokinase oder Urokinase wird ausdrücklich nicht in den Vordergrund gestellt. Sie gilt im frischen Stadium als zwar sehr zuverlässige Methode (2, 15, 17). Da ihr aber die meisten Kontraindikationen und höchsten Risiken anhaften (15), haben wir ihre Anwendung aus rein ophthalmologischer Sicht nur im Ausnahmefall (letztes Auge, keine Kontraindikationen) für angezeigt gehalten. Allerdings wurde in jüngster Zeit auch wieder über die Anwendung der systemischen Lysetherapie bei Netzhautarterienverschlüssen berichtet, ohne daß schwerwiegende Komplikationen auftraten (18).

Andere Autoren applizierten Urokinase über einen Mikrokatheter direkt in die A. ophthalmica. Bei einem von elf behandelten Patienten trat dabei eine Hemiplegie auf (17).

Ein Sonderfall liegt bei der Arteriitis temporalis vor. Hier ist vielfach ein Prednisolonstoß lebensrettend. Der Visus jedoch ist durch diese Behandlung in der Regel nur am zweiten, noch nicht betroffenen Auge, zu erhalten. Unter Beachtung der BSR ist die systemische Kortikoidtherapie über lange Zeit fortzuführen (Zusammenarbeit mit dem Hausarzt!).

Therapieergebnisse an der Univ.-Augenklinik Halle (12)

Vom 1. Januar 1993 bis zum 31. August 1994 wurden an der Klinik und Poliklinik für Augenheilkunde der Martin-Luther-Universität Halle-Wittenberg 81 Patienten (43 Frauen, 38 Männer, Alter 32–87 Jahre, im Mittel: 64 Jahre) mit arteriellen Gefäßverschlüssen stationär behandelt (Abb. 10.1):

Zentralarterienverschluß:	21 Patienten
Arterienastverschluß:	14 Patienten
ischämische Optikusneuropathie:	40 Patienten
Arteriitis temporalis:	6 Patienten

Die Behandlung wurde stets sofort in Zusammenarbeit mit dem Internisten eingeleitet; viele Patienten kamen jedoch erst spät zur Aufnahme, im Mittel 4 Tage nach Beginn der Symptomatik. Nach in der Regel 10tägiger Therapiedauer wurden folgende Ergebnisse erzielt (Abb. 10.2):

AAV	Visus	gebessert	12 x
		unverändert	2 x
		verschlechtert	0
ZAV	Visus	gebessert	13 x
		unverändert	5 x
		verschlechtert	3 x
ION	Visus	gebessert	24 x
		unverändert	13 x
		verschlechtert	3 x
Arteriitis temp.	Visus	gebessert	1 x
		unverändert	4 x
		verschlechtert	1 x

Komplikationen

Bei 4 Kranken mußte die Infusionstherapie mit Pentoxifyllin wegen klinisch relevanter Nebenwirkungen abgebrochen werden (Tachycardie, Blutdruckabfall, Schweißausbruch, Hitzegefühl, Kopfschmerzen, Ohrengeräusche). Vitalbedrohende Komplikationen traten jedoch nie auf (12).

Rezidive und Allgemeinerkrankungen

13% der behandelten Pat. hatten rezidivierende arterielle Gefäßverschlüsse des Auges. Weiterhin wurden bei 74% eine Hypertonie, bei 23% ein Diabetes mellitus und bei 10% eine Stenose der A. carotis festgestellt (12).

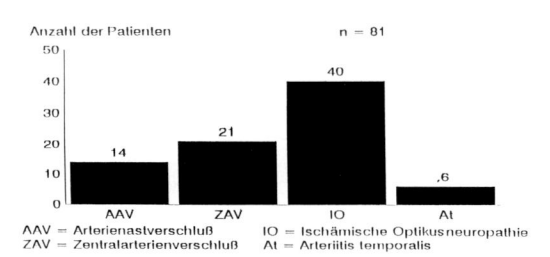

Abb. 10.1 Verteilung der arteriellen Gefäßverschlüsse nach der Lokalisation (12).

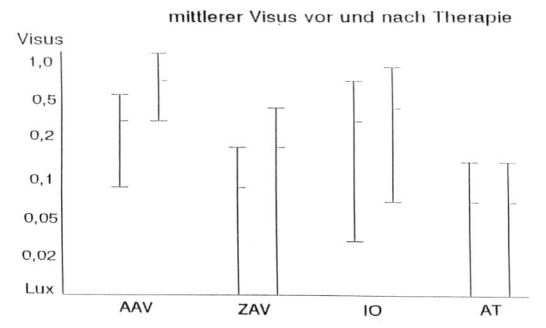

Abb. 10.2 Logarithmische Darstellung der Visusergebnisse (12).
AAV: Arterienastverschluß der Netzhaut.
ZAV: Zentralarterienverschluß der Netzhaut,
IO: ischämische Optikusneuropathie,
AT: Arteriitis temporalis.

Ursachenforschung:

In einer Pilotstudie unterzogen *Böhm* und Mitarb. 1994 (1) 16 Patienten einem sehr umfangreichen zusätzlichen Untersuchungsprogramm:

24-Stunden-EKG:	Arrhythmien?
transösophageale Echokardiografie:	Emboliequellen?
craniocerebrales CT:	Infarktareale?
Hirn-SPECT:	regionale Perfusionsminderung?

Danach wurden folgende Befunde ermittelt:
- 4 x arteriosklerotische Plaques im Bereich der Carotisbifurkation
- 10 x komplexe ventrikuläre Rhythmusstörungen
- 14 x pathologische Echocardiographiebefunde, davon 1 x Ventrikelthrombus, 2 x hochgradige Aortenstenose
- 6 x ischämische Hirnläsionen (1)

Diskussion und Schlußfolgerungen

1977 stellte *Küchle* (9) drei Therapiemöglichkeiten arterieller Gefäßverschlüsse am hinteren Bulbussegment heraus:

1. Fibrinolyse und (oder) Antikoagulantien
2. systemische Verabreichung von Kortikosteroiden
3. Anwendung vasoaktiver Substanzen

Trotzdem konnte sich bisher keine Therapieform sicher etablieren (6, 24). So ist auch heute noch *Küchles* Hinweis von 1977 (9) zeitgemäß, daß die Behandlung arterieller Gefäßverschlüsse des Auges ein aktuelles wie undankbares Problem ist.

Die günstigsten Behandlungsergebnisse wurden, wie aus der Literatur bekannt (23), bei den AAV erzielt. Dagegen ist bei der Arteriitis temporalis kaum eine Besserung der betroffenen Augen zu erreichen. Diese Beobachtungen stimmen mit denen anderer Autoren überein.

Insgesamt halten wir jedoch unsere Therapieergebnisse noch für unbefriedigend. An größeren Patientenzahlen ist weiterhin zu prüfen, welchen bleibenden Stellenwert die isovolämische Hämodilution und die Pentoxifyllin-Behandlung erlangen wird.

Die umfangreiche Diagnostik zur Ursachenforschung ist zwar sehr aufwendig. Die Ergebnisse unterstreichen aber den Hinweis von *Roth* und *Pliszkiewicz* (16) vehement, daß arterielle Gefäßverschlüsse am Auge Ausdruck einer allgemeinen Herz-Kreislauf-Erkrankung sind. Ihre Behandlung kann nur in enger Zusammenarbeit zwischen dem Augenarzt einerseits und dem Internisten und Hausarzt andererseits und ggf. zusätzlich mit dem Gefäßchirurgen, dem Radiologen und Neurologen erfolgen.

Zusammenfassung

Einleitend werden die klinischen Bilder arterieller Gefäßverschlüsse am hinteren Bulbussegment dargestellt (Zentralarterienverschluß, Arteriolenverschluß der Retina, Verschluß eines cilioretinalen Gefäßes, Zentralarterienverschluß bei vorhandener cilioretinaler Arterie, vordere und hintere ischämische Optikusneuropathie, Arteriitis temporalis).

Davon ausgehend erfolgt die Besprechung der aktuellen Vorstellungen zur Pathogenese und Therapie. Nach Behandlung in Absprache mit dem Internisten, u. a. mit Dexamethason und Priscol parabulbär, isovolämischer Hämodilution mit HAES- und Trentalinfusionen zeigten sich die günstigsten Visusergebnisse nach Verschluß einer Arteriole der Arteria centralis retinae; die ungünstige Visusentwicklung am betroffenen Auge bei Arteriitis temporalis ließ sich trotz zusätzlicher systemischer Prednisolongabe oft nicht aufhalten. Besonders hervorgehoben wird die Zusammenarbeit mit Internisten und Radiologen zur Ursachenforschung (kraniocerebrales CT, 24-Stunden-EKG, transösophageale Echocardiographie, metabolische und hämostaseologische Risikofaktoren, Dopplersonographie der hirnversorgenden Gefäße), zur Behandlung, zur Prophylaxe von Rezidiven (bis 13%) und zur Verhinderung vitaler Komplikationen bei den sehr häufig kardiovaskulär vorgeschädigten Patienten.

Summary

The chapter begins by presenting the clinical pictures of arterial occlusion in the posterior segment (central artery occlusions, retinal arteriole occlusion, occlusion of a central retinal vessel, central artery occlusion with extant cilioretinal artery, anterior and posterior ischaemic optic neuropathy, temporal arteritis).

Current concepts in pathogenesis and therapy are discussed on the basis of these clinical pictures. The best visual results after occlusion of an arteriole of the central retinal artery were achieved after therapy coordinated with the internist, including dexamethasone and parabulbar Priscol, isovolemic haemodilution with infusions of HAES and Trental. It often proved impossible to halt deterioration of vision in eyes with temporal arteritis, despite additional systemic prednisolone. Special emphasis is given to the collaboration with internists and radiologists in aetiological research (craniocerebral CT, 24-hour ECG, trans-oesophageal echocardiography, metabolic and haemostasiological risk factors, Doppler sonography of the cerebral vessels), therapy, prevention of recurrence (up to 13%) and prevention of life-threatening complications, since many of the patients have a history of cardiovascular disorders.

Literatur

1. *Böhm, C., A. Krause, B. Panzner, A. Köhler:* Kardiovaskuläre Risikofaktoren bei Patienten mit arteriellen Gefäßverschlüssen am hinteren Bulbussegment. Poster Nr. P 228 92. Tagg. Dtsch. Ophthalmol. Ges., Mannheim–Heidelberg. Der Ophthalmologe 91 (Suppl. 1) (1994) 72
2. *Bertram, B., S. Wolf, H. Fisches, K. Schulte, A. Hoberg, M. Reim:* Lysebehandlung bei retinalen Arterienverschlüssen mit Plasminogen-Aktivator. Klin. Mbl. Augenheilk. 198 (1991) 295–300
3. *Beitz, D.:* Vaskuläre Erkrankungen des Augenhintergrundes. Therapiewoche 33 (1983) 4672–4685
4. *Fechner, P. U., K. D. Teichmann:* Medikamentöse Augentherapie. Enke, Stuttgart 1991
5. *Gallasch, G., A. Hartmann:* Hyperviskositätssyndrom mit Pseudostauungspapille und cerebraler Minderdurchblutung. Dtsch. med. Wschr. 109 (1984) 1643–1646
6. *Hansen, L. L., I. Wiek, M. Danisevskis, W. Schrader:* Isovolämische Hämodilution bei nichtarteriitischer anteriorer Optikusneuropathie. Fortschr. Ophthalmol. 88 (1991) 487–489
7. *Körber, N., H. Kiesewetter, F. Jung, J. Blume, M. Gerhards:* Hydroxyäthylstärke-Lösung bei Patienten mit Fundus arteriosclerotius und Zerebralsklerose. Fortschr. Med. 103 (1985) 775–777
8. *Körber, N., D. Nüsser, H. Paulmann, S. Wolf:* Erfahrungen mit einer hämorrheologisch konzipierten Therapie bei arteriellen und venösen Gefäßprozessen der Retina. medwelt 38 (1987) 1543–1546
9. *Küchle, H. J.:* Zur Therapie der akuten arteriellen Durchblutungsstörungen von Netzhaut und Sehnerv. Klin. Mbl. Augenheilk. 171 (1977) 395–406
10. *Küchle, H. J., G. Richard:* Zur Therapie arterieller Gefäßverschlüsse von Netzhaut und Sehnerv. Ophthalmologica 179 (1979) 291–296
11. *Küchle, H. J., G. Richard:* The effect of pentoxifylline on circulatory disturbances of the retina and optic nerve. A report of ten years clinical experience. La Ricerca Clin. Lab. 11 (Suppl. 1) (1981) 333–343
12. *Lehmann, D., A. Krause:* Arterienverschlüsse am hinteren Bulbussegment. Aktuelle Augenheilkunde (1995) (zum Druck eingereicht)
13. *Richard, G., H. J. Küchle:* Circulatory disturbances of the retina and the optic nerve. Excerpta Med. (1981) 115–128
14. *Robert, Y. C. A.:* Der Augenarzt als Konsiliarius. Klin. Mbl. Augenheilk. 202 (1993) 364–368
15. *Rossmann, H.:* Treatment of Retinal Arterial Occlusion. Ophthalmologica 180 (1980) 68–74
16. *Roth, A., K. Pliszkiewicz:* Occlusions vasculaires aigués du fond de L'oeil: bilan oculaire et général. Schema général du traitement. Klin. Mbl. Augenheilk. 1986 (1985) 480–484
17. *Schmidt, D., M. Schumacher, A. K. Wakhloo:* Microcatheter Urokinase Infusion in Central Retinal Artery Occlusion. Amer. J. Ophthalmol. 113 (1992) 429–434
18. *Siegert, J., W. Wiegand, P. Kroll:* Ergebnisse der Urokinaselyse bei arteriellen Gefäßverschlüssen der Retina. Poster Nr. P 546, 91. Tagg. Dtsch. Ophthalmol. Ges., Mannheim–Heidelberg. Der Ophthalmologe 90 (Suppl. 1) (1993) 168–169
19. *Speiser, P., P. Bischoff:* Arterienverschlüsse der Netzhaut, in: *Koller, F., F. Duckert:* Thrombose und Embolie. Schattauer, Stuttgart–New York 1983
20. *Wambach, G., G. Voskuhl, H. Paulmann:* Plasma-ANP-Bestimmungen zur Kontrolle der hypervolämischen Hämodilution bei Patienten mit retinalen Zirkulationsstörungen. Klin. Mbl. Augenheilk. 199 (1991) 99–102
21. *Willemsen, D.:* Arterielle Gefäßobstruktionen von Netzhaut und Sehnerv. Therapiewoche 39 (1989) 1117–1123
22. *Wolf, S., A. Hoberg, B. Bertram, F. Jung, H. Kiesewetter, M. Reim:* Videofluoreszenzangiographische Verlaufsbeobachtungen bei Patienten mit retinalen Arterienverschlüssen. Klin. Mbl. Augenheilk. 195 (1989) 154–160
23. *Wolf, S., M. Reim:* Hämodilution bei akuten arteriellen Durchblutungsstörungen der Netzhaut. In: *Koscielny, J., H. Kiesewetter, F. Jung, A. Haaß:* Hämodilution. Springer, Berlin–Heidelberg–New York–London–Paris–Tokyo–Hongkong–Barcelona–Budapest 1991
24. *Wolf, S., U. Schulte-Strake, B. Bertram, K. Schulte, O. Arend, M. Reim:* Hämodilutionstherapie bei Patienten mit akuter vorderer ischämischer Optikusneuropathie. Ophthalmologe 90 (1993) 21–26

11 Hämodilution bei okulärer Durchblutungsstörung

JUTTA WIEK

Einleitung

Die Hämodilution wird außer bei Durchblutungsstörungen des Gehirns, des Ohres und der Extremitäten auch bei primären retinalen Durchblutungsstörungen angewendet. Da die pathophysiologischen Vorgänge z. B. bei der Zentralvenenthrombose der Retina nicht vollständig geklärt sind, gibt es bisher keine ursächliche Therapie. Durch die Photokoagulation können zwar Neovaskularisationen vermieden werden, aber eine Therapie, die den Visusverlust verhindert, ist bisher noch nicht gefunden worden. Unter der Vorstellung, daß die Senkung der Blutviskosität eine noch vorhandene Restzirkulation verbessern kann, wurde die Hämodilution vor etwa 15 Jahren eingeführt.

Die Senkung der Blutviskosität als Therapie ist nicht neu. Der Aderlaß als einfache Möglichkeit, den Hämatokrit und damit die Blutviskosität zu senken, ist eine der ältesten Behandlungsmethoden und wurde von vielen Ärzten im Altertum und Mittelalter angewendet. 1907 wurde eine erste Arbeit über die hämorheologische Wirkung des Aderlasses auf die Fließeigenschaften des Blutes veröffentlicht. Seit Anfang der 80er Jahre arbeiten verschiedene Gruppen über die Wirkung der Hämodilution bei retinalen Durchblutungsstörungen (9, 16).

Physiologische Grundlagen

Liegt eine intakte Autoregulation der retinalen Gefäße vor, dann führt eine Verminderung des Sauerstoffangebotes, wie z. B. durch Thrombose oder Embolie, zu einer Vasodilatation und damit zu einer Erhöhung des Blutflusses. Ist die Autoregulation gestört bzw. die Möglichkeit der Vasodilatation ausgeschöpft, so spielen hämorheologische Faktoren wie Blutviskosität, Erythrozytenaggregation und Erythrozytenverformbarkeit eine zunehmend stärkere Rolle. Bei vermindertem Blutfluß kommt es poststenotisch zu einer verminderten Fließgeschwindigkeit. Dies führt zu einer Senkung der Schubspannung, was wiederum bedeutet, daß die Viskosität des Blutes ansteigt. Wegen lokal auftretender Veränderungen, wie z. B. einer Acidose, kommt es außerdem zur Verringerung der Erythrozytenverformbarkeit und zu einer Erhöhung der Erythrozytenaggregation.

Die Vollblutviskosität ist über mehrere Faktoren beeinflußbar, und zwar unter anderem über die Plasmaviskosität, die Erythrozytenaggregation, den Hämatokrit und die Erythrozytenfiltrierbarkeit, diese sind wiederum auf unterschiedliche Weise zu beeinflussen (Abb. 11.1). Mit der Hämodilution greift man sich einen leicht zu verändernden Faktor heraus und erreicht durch Senken des

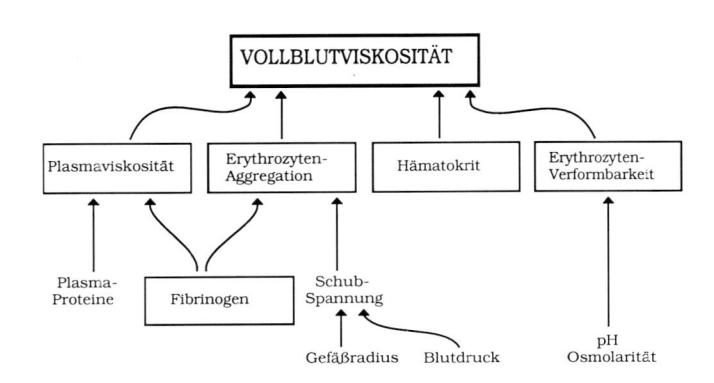

Abb. 11.1 Faktoren, welche die Vollblutviskosität beeinflussen.

Hämatokrites eine Reduzierung der Vollblutviskosität. Dadurch kommt es trotz verminderter Schubspannung im poststenotischen Gebiet zu einer Verbesserung der Perfusion. Das Ziel ist eine bessere Rekanalisierung der retinalen Gefäße, eine bessere Sauerstoffversorgung der Retina und eine Verhinderung weiterer Thromben.

Studienergebnisse bei venösen Durchblutungsstörungen

Die meisten Studien über die Wirkung der Hämodilution wurden bisher bei Patienten mit Zentralvenenverschluß (ZVV) gemacht (1, 5, 7, 8, 13, 19, 21). Tabelle 11.1 gibt eine Zusammenfassung der Studienergebnisse wieder. In gemischten Patientengruppen mit ischämischen und nicht-ischämischem Zentralvenenverschluß, die hämodiluiert wurden, kam es in 37–53% zur Visusverbesserung, in den entsprechenden Kontrollgruppen ohne Hämodilution in 5–14%. Wie in der Literatur angegeben, tritt ohne Therapie bei etwa 20% der Patienten eine spontane Besserung der Sehschärfe auf (22).

Es gibt nur eine randomisierte Studie über die Wirkung der Hämodilution bei nicht-ischämischem ZVV (8). Die mit Hämodilution behandelte Gruppe zeigte in 57% eine Visusverbesserung, die Kontrollgruppe keine Visusverbesserung. In der Literatur wird von einer spontanen Besserung der Sehschärfe ohne Therapie in 29% berichtet (Tab. 11.1).

Über den Venenastverschluß gibt es nur eine prospektive, randomisierte Studie (6) hinsichtlich der Wirkung einer Hämodilution (Tab. 11.2). 39% der mit Hämodilution behandelten Patienten erzielten eine Visusverbesserung, in der nicht behandelten Kontrollgruppe nur 6%. In der Literatur wird angegeben, daß bei 22–43% der Patienten ohne Therapie eine Besserung der Sehschärfe eintritt (15).

Der Vergleich verschiedener Studien bei Venenastverschlüssen ist wegen unterschiedlicher Ausprägung und Lokalisation des Verschlusses schwierig.

Von der Aachener Arbeitsgruppe konnte durch floureszenzangiographische Untersuchungen nachgewiesen werden, daß bei Patienten mit Venenastverschlüssen die Hämodynamik in dem betroffenen Areal nach einer Hämodilution deutlich besser wird (12), und zwar rascher, als es ohne Behandlung spontan geschieht.

Studienergebnisse bei arteriellen Durchblutungsstörungen

Es gibt nur wenige Studien über die Wirkung der Hämodilution bei retinalen Arterienverschlüssen (Tab. 11.3). Eine Arbeit berichtet, daß es bei Patienten mit Zentralarterienverschluß (ZAV) nach Hämodilution zu keiner Visusverbesserung kam (16), nach einer anderen Studie (18) aber in 50%. In einer gemischten Patientengruppe mit ZAV und Arterienastverschluß (AAV) trat bei 48% eine Sehverbesserung ein (3). Kontrollgruppen gab es bei diesen wenigen Studien allerdings nicht. Ohne Therapie soll es bei etwa 7% der Patienten zu einer spontanen Besserung der Sehschärfe kommen (10).

Die Wirksamkeit der Hämodilution bei retinalen Arterienverschlüssen ist also bisher noch nicht schlüssig belegt. Bei den genannten Studien wurde aber deutlich, wie wichtig ein früher Therapiebeginn ist. Bei Patienten, bei denen praktisch keine Restperfusion mehr vorhanden ist, hat man nur wenige Stunden Zeit für eine eventuell wirksame Therapie. Bei noch bestehender Restperfusion liegt die Toleranzzeit bei ca. 24 Stunden. Wird eine Hämodilution danach durchgeführt, verbessert sich zwar die Hämodynamik der Retina, aber

Tabelle 11.1 Zusammengefaßte Ergebnisse von Studien über die Wirkung der Hämodilution auf den Visusverlauf bei Zentralvenenverschluß.
ZVV = Zentralvenenverschluß, ni-ZVV = nichtischämischer Zentralvenenverschluß, HD = Hämodilution.

Visus	ZVV + HD	Kontrollgr.	Spontanverlauf
besser	37–53% ni-ZVV + HD	5–14%	20%
besser	57%	0%	29%

Tabelle 11.2 Ergebnis einer Studie (6) über die Wirkung der Hämodilution auf den Visusverlauf bei Venenastverschluß.
HD = Hämodilution.

Visus	HD	Kontrollgr.	Spontanverlauf
besser	39%	6%	22–43%
schlechter	11%	18%	13–18%

Tabelle 11.3 Zusammengefaßte Ergebnisse von Studien über die Wirkung der Hämodilution auf den Visusverlauf bei Arterienverschluß.
ZAV = Zentralarterienverschluß, AAV = Arterienastverschluß, HD = Hämodilution.

Visus	ZAV + HD	ZAV/AAV + HD	Spontanverlauf
besser	0–50%	48%	7%

der eingetretene Schaden kann nicht mehr behoben werden (18).

Auch bei Patienten mit nichtarteriitischer anteriorer ischämischer Optikusneuropathie (AION) wurde und wird die Hämodilution versucht (Tab. 11.4). Es gibt eine prospektive Studie, nach der eine Visusbesserung durch Hämodilution in 32% auftrat (20). In einer weiteren prospektiven, randomisierten Studie der Freiburger Arbeitsgruppe kam es bei den hämodiluierten Patienten in 45% und in der Kontrollgruppe in 17% zur Sehverbesserung (17). Die Besserung bei Spontanverlauf ist in der Literatur mit 0–24% angegeben (2). Wegen zu geringer Patientenzahlen ist der Unterschied zwischen Hämodilutionsgruppe und Kontrollgruppe nicht signifikant. Diese randomisierte Studie ist zur Zeit noch nicht beendet. Es kann daher noch keine schlüssige Aussage gemacht werden. Auch für die arterielle Durchblutungsstörung des Sehnervenkopfes gilt, daß nur eine möglichst schnell einsetzende Behandlung Aussicht auf Erfolg hat. Wenn die Behandlung erst mehr als zehn Tage nach dem Verschlußereignis begonnen wird, ist kaum noch eine Visusverbesserung zu erreichen.

Therapieempfehlungen

Wegen der positiven Studienergebnisse sollte bei venösen Durchblutungsstörungen der Retina mit Beteiligung der Makula eine Hämodilutionsbehandlung erfolgen, und zwar innerhalb von 6–8 Wochen nach Auftreten der Symptome.

Die Studien zu den arteriellen Durchblutungsstörungen zeigen bisher keine eindeutig positive Wirkung der Hämodilution. In der Freiburger Augenklinik werden Patienten mit Zentralarterienverschluß durch lokale Fibrinolyse behandelt. Ist eine Lyse wegen des schlechten Allgemeinzustandes des Patienten nicht möglich, wird jedoch auch hierbei eine Hämodilution durchgeführt. Beide Behandlungsformen sind nur dann sinnvoll, wenn sie möglichst innerhalb von 24 Stunden nach dem Verschluß begonnen werden.

Tabelle 11.4 Zusammengefaßte Ergebnisse von 2 Studien über die Wirkung der Hämodilution auf den Visusverlauf bei anteriorer ischämischer Optikusneuropathie.
AION = anteriore ischämische Optikusneuropathie, HD = Hämodilution.

Visus	AION + HD	Kontrollgr.	Spontanverlauf
besser	32%/45%	17%	0–24%
schlechter	0%/19%	25%	11%

Bei Patienten mit AION zeigen die Studien über die Wirkung der Hämodilution bisher keine eindeutigen positiven Ergebnisse. In Freiburg wird derzeit eine randomisierte prospektive Studie über den Effekt der Hämodilution auf Visus und Gesichtsfeld durchgeführt. Die Ergebnisse dieser Studie bleiben abzuwarten.

Bei Patienten mit AION am 2. Auge wird auf jeden Fall eine Hämodilution durchgeführt, um jede mögliche Chance einer Visusverbesserung zu nutzen.

Plasmaersatzmittel

Neben dem Aderlaß ist die gleichzeitige Infusion von Plasmaersatzmitteln bei der Hämodilution wichtig. Aufgabe eines idealen Plasmaersatzmittels wäre es, die gestörte Hämodynamik und Mikrozirkulation in möglichst kurzer Zeit wieder zu normalisieren. Das Mittel sollte außerdem unter minimaler Belastung des Kreislaufs und des Stoffwechsels vollständig abgebaut und ausgeschieden werden können.

Grundsätzlich lassen sich die Plasmaersatzmittel zwei Gruppen zuordnen, nämlich den körpereigenen und den körperfremden.

Körpereigene Plasmaersatzmittel

Körpereigene Plasmaersatzmittel sind kolloidale Lösungen, die aus Blut hergestellt werden. Sie haben den Nachteil, daß sie nur in begrenztem Umfang zur Verfügung stehen, teuer sind, Infektionen übertragen und zu etwa 0,1% anaphylaktische Reaktionen bis hin zum Schock auslösen können. Deshalb sind körpereigene Plasmaersatzmittel in der Augenheilkunde nicht üblich.

Körperfremde kolloidale Plasmaersatzmittel

Körperfremde kolloidale Plasmaersatzmittel bieten folgende Vorteile:
1. leichte Beschaffbarkeit,
2. lange Haltbarkeit und gute Lagerungsfähigkeit,
3. relativ billige Herstellung,
4. kein Infektionsrisiko.

Wegen dieser Vorteile gelten körperfremde kolloidale Plasmaersatzmittel als Therapeutika der ersten Wahl zum Volumenersatz bei der Hämodilutionstherapie.

Dextranlösungen und Hydroxyethylstärkelösungen sind die am häufigsten verwendeten körperfremden Plasmaersatzmittel.

Dextranlösungen sind hyperonkotisch, d. h. die Volumenwirkung geht über das infundierte Volumen hinaus. Die Vollblutviskosität wird zwar durch die HKT-Senkung reduziert, aber die Plasmaviskosität wird bei längerer Anwendung von Dextran sogar erhöht. Dies ist unerwünscht, da gerade die Plasmaviskosität im Bereich der Mikrozirkulation große Bedeutung hat. Auch kann es zu Gerinnungsstörungen kommen und zu einer hohen Rate an z. T. schweren anaphylaktischen Zwischenfällen. Rund 70% der Bevölkerung haben präformierte Antikörper gegen Dextran.

Hydroxyethylstärkelösungen (HES) gibt es in isoonkotischer und hyperonkotischer Zubereitung. Die heute üblicherweise verwendeten HES führen neben einer Senkung des Hämatokrit zu einer Senkung der Plasmaviskosität und schaffen somit eine gute Voraussetzung für eine bessere Kapillardurchblutung. Die Gerinnung wird dabei nicht beeinflußt. Die für die Praxis maßgeblichen Unterschiede zwischen Dextran und HES liegen aber in der Häufigkeit und Schwere der Nebenwirkungen. Bei Verwendung von HES treten weniger und leichtere anaphylaktische Reaktionen auf als bei Dextranlösungen. Da HES außerdem, wie schon angeführt, einen günstigen Effekt auf die Plasmaviskosität haben, sind sie zur Zeit Mittel der 1. Wahl bei der Hämodilution.

Hämodilutionsstrategien

Bevor eine Hämodilutionstherapie begonnen wird, sollte eine internistische Untersuchung des Patienten erfolgen.

Die wichtigsten Kontraindikationen gegen eine Hämodilutionsbehandlung sind: Herzinsuffizienz trotz Therapie, respiratorische Insuffizienz infolge restriktiver oder obstruktiver Lungenerkrankungen, Niereninsuffizienz, Anämie, Herzinfarkt in den letzten sechs Wochen, schwere hämorrhagische Diathese und ein deutlich reduzierter Allgemeinzustand.

Es gibt unterschiedliche Hämodilutionsstrategien. In Freiburg wird die isovolämische Hämodilution durchgeführt, in Aachen die hypervolämische (Tab. 11.5, 11.6).

Therapieschema der isovolämischen Hämodilution

Aderlaß und gleichzeitige isovolämische Infusion von Hydroxyethylstärkelösung über einen 2. Zugang alle zwei Tage bis zum Erreichen des Zielhämatokrits von 35%. Anschließend wöchentliche HKT-Kontrolle und erneute isovolämische Hämodilution unter Erhalt eines Hämatokrits von 35%. Gesamtdauer der Therapie sechs Wochen.

Therapieschema der hypervolämischen Hämodilution

Bei Patienten mit einem HKT über 40% zunächst isovolämische Hämodilution wie oben beschrieben bis zum Erreichen eines HKT von 40%, anschließend hypervolämische Hämodilution durch alleinige Infusion von Hydroxyethylstärke täglich bis zum Erreichen des Zielhämatokrites von 38%. Gesamtdauer der Hämodilutionsbehandlung zehn Tage. Den Hydroxyethylstärkeinfusionen kann ein Rheologikum zugesetzt werden, z. B. Pentoxifyllin oder Naftidrofuryl.

Vor- und Nachteile der verschiedenen Hämodilutionsstrategien

Durch die isovolämische Hämodilution kommt es zu einem stärkeren Abfall des Hämatokrits und der Plasmaviskosität. Bei der hypervolämischen Hämodilution wurde außerdem eine Absenkung der Erythrozytenaggregation gefunden. Bei der isovolämischen Hämodilution kann es, vor allen Dingen, wenn zunächst ein Aderlaß durchgeführt wird und erst anschließend die Hydroxyethylstärkeinfusion, zum Abfall des Herzzeitvolumens und dadurch zum Abfall des Sauerstoffangebotes in der Mikrostrombahn kommen. Deshalb muß bei der isovolämischen Hämodilution die Hydroxyethylstärkeinfusion gleichzeitig mit dem Aderlaß erfolgen. Bei der hypervolämischen Hämodilution kommt es eher zu einem Anstieg des Herzzeitvolumens. Deshalb besteht die Gefahr, daß es während der hypervolämischen Hämodilution zu einer kardialen Dekompensation oder zu einem Lungenödem kommt. Allgemein kann man sagen, daß bei Patienten mit der Gefahr einer kardialen Dekompensation eine isovolämische Hämodilution günstiger ist. Bei Patienten mit arteriellen Durchblutungsstörungen, z. B. bei Hirninfarkten (4), ist möglicherweise eine hypervolämische Hämodilution wegen der Erhöhung des Herzzeitvolumens günstiger.

Tabelle 11.5 „Freiburger Strategie" bei der isovolämischen Hämodilution.
HD = Hämodilution, HKT = Hämatokrit.

- Aderlaß: 250–500 ml (je nach HKT)
- gleichzeitige HES-Infusion gleichen Volumens
- zunächst alle 2 Tage bis Ziel-HKT erreicht
- dann wöchentliche HKT-Kontrolle, ggf. erneute HD
- Ziel-HKT: 35%
- Dauer der HD: 6 Wochen

Tabelle 11.6 „Aachener Strategie" bei der hypervolämischen Hämodilution.
HD = Hämodilution, HKT = Hämatokrit.

- HKT > 40%: isovolämische HD bis HKT 40%
- HKT ≤ 40%: täglich 250 ml HES-Infusion
- Ziel-HKT: 38%
- Dauer: 10 Tage
- „Rheologikum" kann zugegeben werden (Pentoxifyllin, Naftidofuryl)

Über die anzustrebende Hämatokritsenkung gibt es bisher keine Einigkeit. In Tierversuchen und von Transfusionsmedizinern wurde gefunden, daß selbst ein Hämatokritwert von 30% gut toleriert wird (10, 13). Von den Patienten, deren Hämatokrit auf 35% und darunter erniedrigt wurde, klagen etwa 10 bis 15% über eine leichtere Ermüdbarkeit bei körperlicher Anstrengung. Ansonsten treten so gut wie keine Nebenwirkungen auf.

Über die notwendige Dauer der Hämodilutionsbehandlung gibt es ebenfalls unterschiedliche Ansichten. Ob eine zehntägige Hämodilutionsbehandlung, wie in Aachen üblich, oder eine sechswöchige Hämodilution, wie in Freiburg üblich, besser ist, wurde bisher nicht untersucht.

Zusammenfassung

Die Hämodilution ist eine empfehlenswerte Therapie bei venösen Verschlüssen der Retina. Die positive Wirkung auf den Visusverlauf wurde in mehreren kontrollierten Studien nachgewiesen.

Bei arteriellen Verschlüssen der Retina und des Sehnerven ist die Wirksamkeit der Hämodilution noch nicht endgültig bewiesen. Es ist allerdings oft die einzige Behandlungsmöglichkeit, die wir den Patienten überhaupt anbieten können. Bei Patienten mit Zentralarterienverschluß ist die derzeitige Therapie in unserer Klinik die lokale Fibrinolyse. Ist diese wegen des Allgemeinzustandes des Patienten nicht möglich, sollte möglichst innerhalb kurzer Zeit nach dem Verschluß eine Hämodilution begonnen werden.

Bei Patienten mit AION sind die entsprechenden Studien noch nicht abgeschlossen, und man weiß daher nicht, ob die Hämodilution einen positiven Effekt auf den Visusverlauf hat. Bei Patienten, die innerhalb weniger Tage nach Erkrankungsbeginn kommen, kann man eine Hämodilution versuchen, zumal wenn ein schlechter Visus vorliegt.

Summary

Haemodilution is a recommended therapy in patients with retinal vein occlusion. The positive effect on visual outcome has been proven in some clinical studies. In patients with retinal artery occlusion and anterior ischaemic optic neuropathy (AION) the effect of haemodilution has not yet been proven finally, but often it is the only known therapy we can offer our patients.

In central arterial occlusion the therapy in our clinic is local fibrinolysis. If this is not possible because of a bad general health condition we recommend a haemodilution therapy within hours after the beginning of the occlusion.

In patients with AION the studies of the effect of haemodilution are not yet finished. In patients who show up within days after the AION started one can try a haemodilution therapy, especially in patients with bad visual acuity.

Haemodilution can be regarded as a recommended therapy in primary ocular vascular occlusion because it has a low risk, the patients suffer from very few side-effects, and the prognosis of visual outcome can be improved.

Literatur

1 *Arend, O., S. Wolf, K. Schulte, F. Jung, B. Bertram, M. Reim:* Konjunktivale Mikrozirkulation und Hämorheologie bei Patienten mit venösen Verschlüssen der Retina. Fortschr. Ophthalmol. 88 (1991) 243–247
2 *Arnold, A. C., R. S. Hepler:* Natural History of nonarteritic anterior ischemic optic neuropathy. J. Neuro-Ophthalmol. 14 (1994) 66–69
3 *Gallasch, G.:* Ergebnisse und daraus ableitbare Indikationen für isovolämische Hämodilution bei arteriellen und venösen Gefäßverschlüssen der Retina. Fortschr. Ophthalmol. 81 (1984) 349–352
4 *Haass, A.:* Ersttherapie von ischämischen Hirninfarkten. Kardiale und zerebrale Notfallsituationen 12 (1990) 126–139
5 *Hansen, L. L., P. Danisevskis, H. R. Arntz, G. Hövener, M. Wiederholt:* A randomised prospective study on treatment of central retinal vein occlusion by isovolaemic haemodilution and photocoagulation. Br. J. Ophthalmol. 69 (1985) 108–116
6 *Hansen, L. L., J. Wiek, R. Arntz:* Randomisierte Studie zur Wirkung der isovolämischen Hämodilution bei retinalen Venenastverschlüssen. Fortschr. Ophthalmol. 85 (1988) 514–516
7 *Hansen, L. L., J. Wiek, M. Schade, N. Müller-Stolzenburg, M. Wiederholt:* Effect and compatibility of isovolaemic haemodilution in the treatment of ischaemic and non-ischaemic central retinal vein occlusion. Ophthalmologica 199 (1989) 90–99
8 *Hansen, L. L., J. Wiek, M. Wiederholt:* A randomised prospective study of treatment of non-ischaemic central retinal vein occlusion by isovolaemic haemodilution. Br. J. Ophthalmol. 73 (1989) 895–899
9 *Heinen, A., R. Brunner, V. Hossmann, W. Konen, K. Roll, T. Wawer:* Veränderungen hämorheologischer und gerinnungsphysiologischer Parameter bei unterschiedlicher Therapie von retinalen Durchblutungsstörungen – eine randomisierte Doppelblindstudie. Fortschr. Ophthalmol. 81 (1984) 444–448
10 *Küchle, H. J.:* Zur Therapie der akuten arteriellen Durchblutungsstörungen von Netzhaut und Sehnerv. Klin. Mbl. Augenheilk. 171 (1977) 395–406
11 *Messmer, K.:* Hemodilution. Surg. Clin. North Am. 55 (1975) 659
12 *Remky, A., S. Wolf, H. Hamid, B. Bertram, K. Schulte, O. Arend, M. Reim:* Einfluß der Hämodilution auf die retinale Hämodynamik bei Venenastverschlüssen. Ophthalmologe 91 (1994) 288–292
13 *Schumann, M., L. L. Hansen, P. Janknecht, H. Witschel:* Isovolämische Hämodilution bei Zentralvenenverschlüssen von Patienten unter 50 Jahren. Klin. Mbl. Augenheilk. 203 (1993) 341–346
14 *Sunder-Plassmann, L., W. P. Klövekorn, K. Meßmer:* Präoperative Hämodilution: Grundlagen, Adaptationsmechanismen und Grenzen klinischer Anwendung. Anaesthesist 25 (1976) 124–130
15 *Wetzig, P. C.:* The treatment of acute branch vein occlusion by photocoagulation. Am. J. Ophthalmol. 87 (1979) 65–73
16 *Wiederholt, M., H. Leonhardt, H. Schmid-Schönbein, H. Hager:* Die Behandlung von Zentralvenenverschlüssen und Zentralarterienverschlüssen mit isovolämischer Hämodilution. Klin. Mbl. Augenheilk. 177 (1980) 157–164
17 *Wiek, J., L. L. Hansen:* Visusentwicklung bei AION: ASS gegen ASS + Hämodilution. Vortrag bei der Jahrestagung der Deutschen Gesellschaft für Mikrozirkulation am 6. + 7. 10. 1994 in Aachen
18 *Wolf, S., A. Hoberg, B. Bertram, F. Jung, H. Kiesewetter, M. Reim:* Videofluoreszenzangiographische Verlaufsbeobachtungen bei Patienten mit retinalen Arterienverschlüssen. Klin. Mbl. Augenheilk. 195 (1989) 154–160

19 *Wolf, S., O. Arend, B. Bertram, K. Schulte, F. Kaufhold, C. Teping, M. Reim:* Hämodilution bei Patienten mit Zentralvenenthrombose der Retina. Fortschr. Ophthalmol. 88 (1991) 35–43

20 *Wolf, S., U. Schulte-Strake, B. Bertram, K. Schulte, O. Arend, M. Reim:* Hämodilutionstherapie bei Patienten mit akuter vorderer ischämischer Optikusneuropathie. Ophthalmologe 90 (1993) 21–26

21 *Wolf, S., O. Arend, B. Bertram, A. Remdy, K. Schulte, K. J. Wald, M. Reim:* Hemodilution therapy in central retinal vein occlusion. Graefe's Arch. Clin. Exp. Ophthalmol. 232 (1994) 33–39

22 *Zegarra, H., F. A. Gutman, J. Conforto:* The natural course of central retinal vein occlusion. Ophthalmology 86 (1979) 1931–1939

12 Diabetes mellitus – internistische Aspekte

Rüdiger Landgraf

Das Schicksal des Diabetikers wird heute vorwiegend von vaskulär-bedingten Komplikationen bestimmt. Dabei wird die erhebliche Steigerung der Morbidität und Mortalität durch die diabetesspezifische Mikroangiopathie an Augen, Nieren und Nervensystem und die diabetesassoziierte Makroangiopathie vorwiegend an Herz, Gehirn und peripheren Arterien verursacht. Das Auge ist somit ein typischer Manifestationsort für diabetische Komplikationen (1–4). Die diabetische Retinopathie ist die führende Ursache neuer Erblindung zwischen dem 20. und 65. Lebensjahr in den westlichen Ländern. Obgleich exakte Zahlen für die Bundesrepublik fehlen, muß mit einer Inzidenz von ca. 9000 diabetesbedingten Erblindungen pro Jahr gerechnet werden. Etwa 90% aller Diabetiker (Typ 1 und Typ 2-Patienten) entwickeln innerhalb der ersten 15 Jahre ihres Diabetes eine Retinopathie. Nach 20jähriger Diabetesdauer manifestiert sich bei 56% der Typ 1- und bei 24% der Typ 2-Diabetiker eine proliferative Retinopathie. Im gleichen Zeitraum ist bei ca. 20% älterer Diabetiker ein Makulaödem erkennbar. Bei einer Diabetesfrequenz von 5–6% in unserer Bevölkerung und die durch die Verbesserung in der medizinischen Versorgung bedingten ständigen Steigerung der Lebenserwartung, auch der Diabetiker,

läßt sich die enorme medizinische und sozioökonomische Bedeutung des Diabetes für die Entstehung visusbeeinträchtigender Augenkomplikationen abschätzen.

Risikofaktoren für die Entstehung und Progression einer diabetischen Retinopathie sind vor allem Dauer und Grad der Hyperglykämie (2, 3). Neben der Güte der langfristigen Stoffwechselführung sind aber auch eine arterielle Hypertonie, eine Dyslipidämie, eine Proteinurie als sicherer Indikator für eine diabetische Nephropathie und Rauchen wesentlich an der Entwicklung einer Retinopathie beteiligt. Eine vorbestehende diabetische Retinopathie kann sich während einer Schwangerschaft und vorübergehend bei intensivierter Insulintherapie – insbesondere bei vorheriger langfristiger schlechter Stoffwechselkontrolle – verschlechtern

Es besteht somit eine enge Comorbidität bei Patienten mit Retinopathie mit anderen diabetischen Komplikationen, wie Nephropathie, Neuropathie und Makroangiopathie. Es wundert daher nicht, daß insbesondere Patienten mit proliferativer Retinopathie eine deutlich schlechtere Überlebensrate haben als Diabetiker mit einer Hintergrundsretinopathie.

Regelmäßige ophthalmologische Untersuchungen gehören, wie das HbA1c als Langzeitparameter der Glukosekontrolle, Blutdruck, Mikroalbuminurie und weitere Daten (Tab. 12.1) zum Standardscreening eines Diabetikers (5). Nur so lassen sich frühzeitig diabetische Komplikationen erkennen und einer adäquaten sowie effektiven Therapie zuführen.

Leider sind wir trotz entsprechender Bemühungen von Fachgremien und der WHO/IDF Europa (St. Vincent-Initiative) weit von einem adäquaten Screening auf diabetische Komplikationen einschl. der Retinopathie entfernt. So konnte kürzlich gezeigt werden, daß nur bei knapp 20% aller Diabetiker eine jährliche Augenhintergrundsuntersuchung erfolgt und dies unabhängig vom Alter des Diabetikers und der Art der Therapie (6).

Tabelle 12.1 Screening-Programm für Menschen mit Diabetes.

1. Stoffwechselkontrolle (HbA1c)
2. Blutdruck
3. Nierenfunktion (MAU, Creatinin)
4. Fettstoffwechsel (Chol., HDL-, LDL-Chol., Triglyc.)
5. Cardiovaskuläre Funktionen
6. Neurologische Untersuchung (autonom, peripher)
7. Fußuntersuchungen
8. Ophthalmologische Untersuchungen

AUGENFACHÄRZTLICHER UNTERSUCHUNGSBOGEN

Der Augenarzt wird gebeten, Zutreffendes auf dem Computerbogen anzukreuzen.
Der Fundus sollte nur in Mydriasis untersucht werden.

Patientenname: _____

Augenarztstempel

Geburtsdatum: _____ Diabetesdauer: _____ Jahre Untersuchungsdatum: _____

	rechtes Auge		linkes Auge	
Bester korrigierter **Fernvisus**	_____		_____	
Nahvisus	_____		_____	
Vorderabschnitte:	Ja	Nein	Ja	Nein
– visusrelevante Katarakt	☐	☐	☐	☐
– visusrelevanter Nachstar	☐	☐	☐	☐
– Linse entfernt	☐	☐	☐	☐
– Linsenersatz	☐	☐	☐	☐
– Rubeosis iridis	☐	☐	☐	☐
– Glaukommedikation	☐	☐	☐	☐
Fundus (Grund für schlecht einsehbaren Fundus):				
– Pupillendilatation ungenügend	☐	☐	☐	☐
– Linsentrübung	☐	☐	☐	☐
– Glaskörpertrübung, -einblutung	☐	☐	☐	☐
– Mikroaneurysmen	☐	☐	☐	☐
– intraretinale Blutungen	☐	☐	☐	☐
– harte (Lipid) Exsudate	☐	☐	☐	☐
– Venen: perlschnurartige Veränderungen	☐	☐	☐	☐
– IRMA (intraretinale mikrovaskuläre Abnormität)	☐	☐	☐	☐
– Gefäßneubildungen an der Papille	☐	☐	☐	☐
– Gefäßneubildungen anderswo	☐	☐	☐	☐
– Traktionsamotio ohne Makulabeteiligung	☐	☐	☐	☐
– Traktionsamotio mit Makulabeteiligung	☐	☐	☐	☐
– Glaskörpereinblutung	☐	☐	☐	☐
– Makulaödem	☐	☐	☐	☐
– klinisch signifikantes Makulaödem (Blutungen oder harte Exsudate innerhalb eines Papillendurchmessers von der Fovea)	☐	☐	☐	☐
Bisherige Therapie:				
– panretinale Laserkoagulation	☐	☐	☐	☐
– fokale Laserkoagulation am hinteren Augenpol	☐	☐	☐	☐
– glaskörperchirurgischer Eingriff	☐	☐	☐	☐
Therapievorschlag:				
– Laser	☐	☐	☐	☐
– Kryokoagulation	☐	☐	☐	☐
– Vitrektomie	☐	☐	☐	☐

Augenarztunterschrift

Abb. 12.1 Der derzeit von Diabetologen und den Augenärzten akzeptierten Dokumentation des bei Diabetikern zu erhebenden Augenbefundes. (Initiativgruppe „Früherkennung diabetischer Augenerkrankungen").

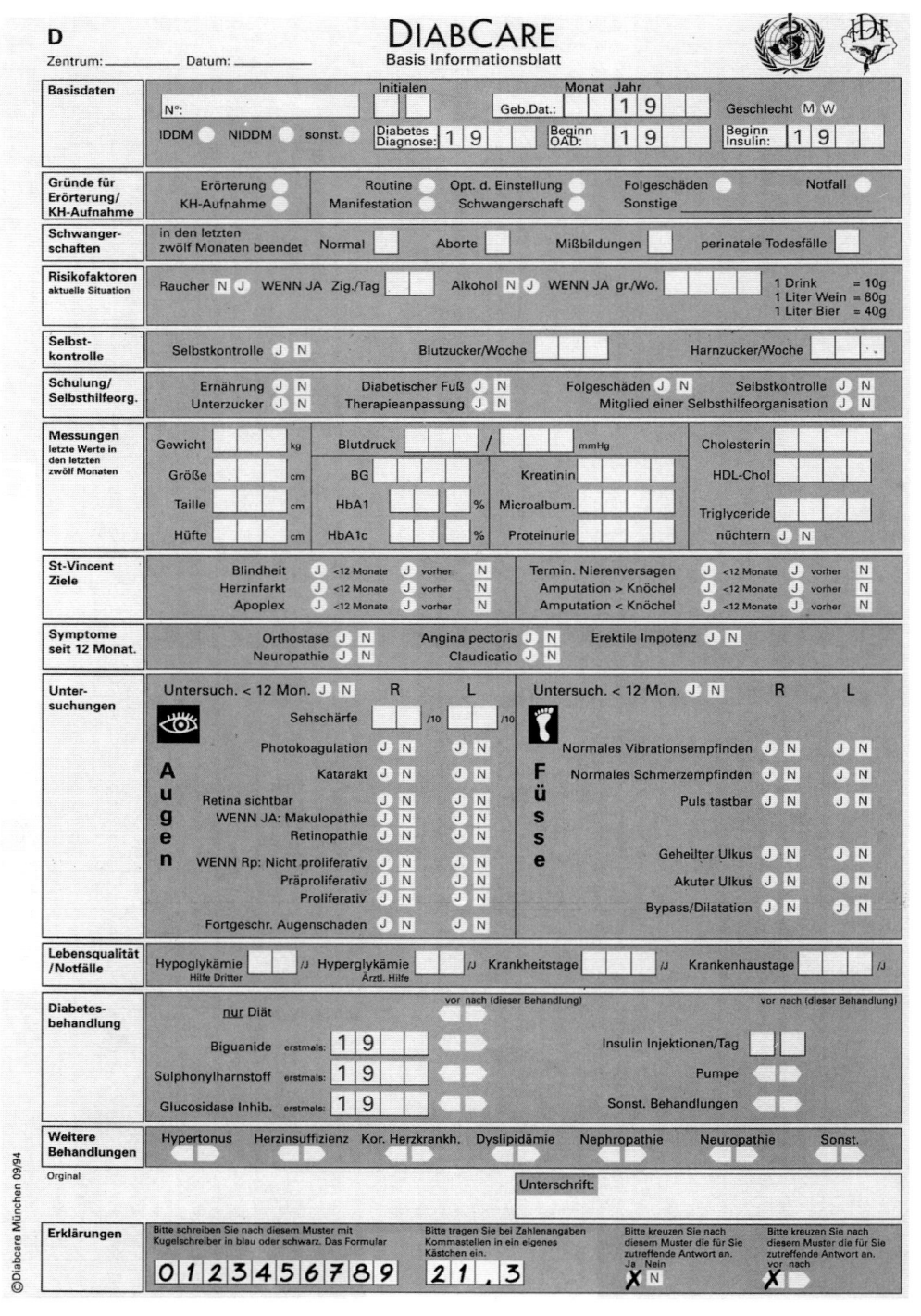

Abb. 12.2 Basisinformationsblatt zur Dokumentation der Untersuchungs- und Behandlungsergebnisse. Ein Instrument der von der WHO und International Diabetes Federation (IDF) initiierten DIABCARE Arbeitsgruppe, das europaweit akzeptiert wird.

Darüber hinaus erfolgt meist keine strukturierte Dokumentation der Untersuchungs- und Behandlungsergebnisse. Qualitätssichernde Maßnahmen sind jedoch von ausschlaggebender Bedeutung für eine flächendeckende Optimierung der Versorgung von Diabetikern. Ein entsprechend europaweit akzeptierter Untersuchungsbogen liegt vor (Abb. 12.1), wird jedoch von den meisten Ophthalmologen bisher nicht verwendet. Gründe für diese Situation sind vielschichtig und sowohl Arzt- als auch Patientenbedingt (Tab. 12.2).

Der augenärztliche Untersuchungsbogen ist nur ein Teil einer strukturierten europaweit in Einführung begriffenen Dokumentation notwendiger demographischer und medizinischer Untersuchungsdaten, dem sogenannten „Basisinformationsblatt" (Abb. 12.2). Ein weiteres wichtiges Instrument für die Verbesserung der Diabetikerbetreuung und der Kommunikation zwischen Patient und Arzt sowie innerhalb verschiedener medizinischer Disziplinen ist der in diesem Jahr eingeführte **Gesundheits-Paß Diabetes.**

Überwachung und Therapie einer diabetischen Retinopathie bedeutet ein interdisziplinäres Vorgehen (Tab. 12.3). Neben einer frühzeitigen adäquaten ophthalmologischen Intervention ist spätestens nach Diagnose einer Retinopathie eine komplexe und fachgerechte Betreuung des Diabetikers notwendig. Abhängig vom Alter des Zuckerkranken und dem Grad der diabetischen Komplikationen ist eine optimale Stoffwechselkontrolle die wichtigste therapeutische Maßnahme zur Primär- und Sekundärprävention, wie die kürzlich publizierte DCCT-Studie eindrücklich belegt (7). Bei chronisch schlecht eingestellten Diabetikern besteht die Gefahr einer vorübergehenden Progression einer vorhandenen diabetischen Retinopathie. Deshalb muß die Verbesserung des Glukosestoffwechsels in enger Kooperation mit einem Ophthalmologen nicht abrupt, sondern möglichst in Stufen über ca. 6 Monate erfolgen. Diese Empfehlung darf nicht bei diabetischen Schwangeren gelten. Hier ist der Stoffwechsel möglichst bereits präkonzeptionell extrem gut einzustellen (Zielwert: Blutglukose zwischen 60–120 mg/dl) und die Augen mindestens in 3monatigen Abständen zu kontrollieren und ggfs. eine Laserkoagulationstherapie einzuleiten.

Da die meisten Diabetiker mit Retinopathie bereits weitere Sekundärkomplikationen haben, z. B. haben 80% bereits einen Hypertonus, ist das vaskuläre Risikoprofil durch antihypertensive Maßnahmen, durch Plättchenaggregationshem-

Tabelle 12.2 Mediziner- und patientenbedingte Ursachen für unzureichende ophthalmologische Betreuung von Diabetikern (modif. nach Klein et al., 3).

Medizinerbedingt:
Mangelnde Kenntnisse über die Vorteile einer Photokoagulation
Unzureichende ophthalmologische Ausbildung
Ophthalmologische Untersuchung ohne Pupillenerweiterung
Nichtüberweisung an Ophthalmologen
Zu wenige Ophthalmologen
Mangelnde Kooperation mit Diabetologen
Unzureichende Beseitigung der Risikofaktoren für die diabetische Ophthalmopathie
Mangelnde Schulung und Aufklärung des Diabetikers

Patientenbedingt:
Visusgefährdende Retinopathie häufig asymptomatisch
Mangelnde Kenntnisse über die Wichtigkeit von Vorsorgeuntersuchungen in Mydriasis
Mangelnde Motivation oder Verweigerung
Zu beschäftigt
(Mangelnde Ressourcen)

Tabelle 12.3 Therapie der diabetischen Retinopathie.

1. Interdisziplinäre Betreuung
2. Diabetiker-Schulung
3. Optimale, individuell adaptierte Stoffwechselkontrolle
4. Hochdrucktherapie
5. Acetylsalicylsäure
6. Therapie einer schweren Dyslipidämie
7. Einstellen von Rauchen
8. Ophthalmologische Intervention

mer (8) und durch Behandlung einer schweren Dyslipidämie zu reduzieren. Dabei sollte der Diabetiker unbedingt auch das Rauchen einstellen.

Entsprechende europaweit anerkannte und in den Diabeteszentren praktizierten Richtlinien zur Betreuung von Typ 1-Diabetikern (9) und Typ 2-Diabetikern (10) existieren, wurden jedoch leider in

Deutschland bisher nicht flächendeckend umgesetzt. Die Intensivierung der Kooperation zwischen Ophthalmologen und Diabetologen in der Patientenbetreuung und auch in der Forschung ist dringend erforderlich, denn nur so können bei Diabetikern alle effektiven Maßnahmen zur Prävention und Intervention diabetischer Komplikationen zur Anwendung gelangen. Dabei tragen sicher gemeinsame Fortbildungen zur Verbesserung der Versorgung von Diabetikern bei.

Zusammenfassung

Diabetesspezifische Komplikationen am Auge sind extrem häufig. So findet man bei mehr als 90% aller Diabetiker eine Hintergrundretinopathie und bei 50% (Typ 1 Diabetes), bzw. 20% (Typ 2 Diabetes) eine proliferative Retinopathie im Mittel 20 Jahre nach Diabetesbeginn. Bei Typ 2 diabetischen Patienten findet man bei ca. 20% ein Maculaödem. Der Diabetes ist Hauptursache neuer Erblindungen in den westlichen Ländern. Potentielle Faktoren bei der Entstehung oder einer Progression der Retinopathie sind chronische Hyperglykämie, Hypertonie, Rauchen, Dyslipidämie, Nephropathie und Alkoholabusus. Ein Screening auf diabetische Komplikationen einschließlich der Augen ist von entscheidender Bedeutung für die Prävention schwerwiegender und irreversibler Komplikationen. Dieses beinhaltet Stoffwechselkontrollen (HbA1c), Blutdruck, Microalbuminurie, Fettstoffwechsel, cardiovaskuläre, neurologische, ophthalmologische, sowie Fuß-Untersuchungen. Die Betreuung eines Menschen mit Diabetes muß daher interdisziplinär erfolgen und sollte neben einer adäquaten ophthalmologischen Diagnose und Therapie immer eine Ursachentherapie einschließen. Das bisher praktizierte Vorgehen bei Betreuung der Diabetiker, z. B. nur in 18% aller Diabetiker findet eine jährliche augenärztliche Untersuchung statt, kann und muß unbedingt verbessert werden.

Summary

Diabetes-specific ocular complications are frequent. More than 90% of all diabetic patients develop background retinopathy and 50% of all Type 1 diabetics and 20% of the Type 2 diabetics suffer from proliferative retinopathy after 20 years of their disease. In 20% of the Type 2 diabetics macula edema can be recognized. Diabetes is the main cause of new blindness in the Western countries. Potential factors which lead to the development or progression of retinopathy are chronic hyperglycemia, hypertension, smoking, dyslipidemia, nephropathy and alcohol abuse. Screening for diabetic complications including the eyes is of utmost importance for the prevention of severe and irreversible complications. It consists of metabolic control (HbA1c), blood pressure, microalbuminuria, lipids, cardiovascular, neurological, opthalmological and foot examinations. The management of patients with diabetes must be interdisciplinary and should include adaequate examination and treatment of retinopathy as well as therapy of the causative factors. The management of diabetes is poor, for example only 18% of all diabetics had yearly eye examinations, and should be improved urgently.

Literatur

1 *Klein, R., B. E. K. Klein, S. E. Moss, M. D. Davis, D. L. DeMets:* Glycosylated hemoglobin predicts the incidence and progression of diabetic retinopathy. JAMA 260 (1988) 2864–2871
2 *Janka, H. U., J. H. Warram, L. I. Rand, A. S. Krolewski:* Risk factors for progression of background retinopathy in long-standing IDDM. Diabetes 38 (1989) 460–464
3 *Klein, R., B. E. K. Klein, S. E. Moss:* Epidemiology of proliferative diabetic retinopathy. Diabetes Care 15 (1992) 1875–1892
4 *Kohner, E. M.:* Diabetic retinopathy. Brit. Med. J. 307 (1993) 1195–1199
5 *Kohner, E. M., M. Porta:* Screening for diabetic retinopathy in Europe: A field guide-book. WHO and IDF Europe (1992)
6 *Hauner, H., L. von Ferber, I. Köster:* Ambulante Versorgung von Diabetikern. Eine Analyse von Krankenkassendaten der AOK Dortmund. Dtsch. Med. Wschr. 119 (1994) 129–134
7 *The Diabetes Control and Complications Trial Research Group:* The effect of intensive treatment of diabetes on the development and progression of long-term complications in insulin-dependent diabetes mellitus. N. Engl. J. Med. 329 (1993) 977–986
8 *European NIDDM Policy Group:* Leitfaden für die Behandlung des nicht-insulinabhängigen Diabetes mellitus (NIDDM, Typ 2). Kirchheim Verlag, Mainz 1994
9 *ETDRS Investigators:* Aspirin effects on mortality and morbidity in patients with diabetes mellitus. Early Treatment Diabetic Retinopathy Study Report 14. JAMA 268 (1992) 1292–1300
10 Consensus Guidelines for the management of insulin-dependent (Type I) diabetes. European IDDM Policy Group. Medicom Europe BV, Bussum, The Netherlands 1993

13 Stadieneinteilung der diabetischen Retinopathie

Johann Roider, Horst Laqua

Diabetes mellitus ist die häufigste Systemerkrankung, die zur Erblindung führt. Allein in den USA gibt es heute ca. 10 Millionen diabetische Patienten, und jedes Jahr werden ca. 600 000 neue Fälle an Diabetes mellitus diagnostiziert. Das Auge, als einziges direkt visualisierbares Organ, läßt ohne größere Hilfsmittel den aktuellen Schweregrad der Erkrankung erkennen. Unterschiedliche Formen der diabetischen Retinopathie (DRP), insbesondere die Unterscheidung in proliferative und nichtproliferative Formen und deren unterschiedliche Bedeutung auf den langfristigen Visuserhalt, waren lange bekannt, aber eine einheitliche reproduzierbare Stadieneinteilung setzte sich bis in die 60er Jahre nicht durch. Dies änderte sich erst, als die Ergebnisse der „Diabetic Retinopathy Study" (DRS) (4–6) und der „Early Treatment Diabetic Retinopathy Study" (ETDRS) (8–10) vorlagen, zwei großangelegte randomisierte Studien an Diabetikern, die überzeugend den Nutzen einer Laserkoagulation im Vergleich zum Spontaverlauf belegen konnten.

Klinisch statistische Angaben über Langzeitverhalten und Empfehlungen über die Therapie hängen entscheidend von der Objektivität des Fundusbefundes ab. Eine erste größere Beachtung – insbesondere zur systematischen Fundusbeschreibung für Studienzwecke – fand die erstmals 1969 publizierte Airlie-House-Klassifikation der diabetischen Retinopathie (2). Vierzehn Fundusparameter (wie z. B. Papillenproliferationen) wurden in 3 quantitativen Graden klassifiziert (nicht vorhanden, leicht, schwer), die z. T. durch Referenzphotos definiert wurden. Die Dokumentation beschränkte sich dabei im wesentlichen auf ein um die Makula zentriertes Fundusareal. Wesentliche Anteile der Peripherie blieben dabei aber unberücksichtigt. Der diabetischen Retinopathie-Studie (4–6) wurde deshalb eine modifizierte Form (Modified Airlie-House-Classification) zugrunde gelegt, wo mehr als 20 Veränderungen mit je 3–6 Schweregraden in 7 photographischen Feldern beschrieben wurden (7). Diese Klassifikation wurde später, als die Ergebnisse der ETDR-Studie vorlagen, nochmals erweitert (Extension of the Modified Airlie Classification, (10)). Während diese Klassifikationen ihren Nutzen v. a. in der Dokumentation und Objektivierung von Fundusbefunden bei zahlreichen Studien bewiesen, begann sich eine in der Praxis verwendbare, sinnvolle Stadieneinteilung nur allmählich durchzusetzen. Die wohl bisher am weitesten gebräuchliche Einteilung in Hintergrundretinopathie, präproliferative Retinopathie und proliferative Retinopathie überbetont jedoch die Bedeutung der Cotton wool Herde, wie die ETDR-Studie zeigte. Sie ist somit nicht mehr als aktuell zu bezeichnen.

Die proliferative diabetische Retinopathie (PDRP)

Die momentan aktuelle Einteilung der PDRP ist als ein direktes Ergebnis der Diabetic Retinopathy (DR) Studie (4–6) aufzufassen. Die DR-Studie untersuchte in einer prospektiv, randomisiert und multizentrisch angelegten Untersuchung zwischen 1972–1975 an 1700 Patienten mit sowohl proliferativen als auch nichtproliferativen Fundusveränderungen ob eine Xenonlichtkoagulation bzw. eine Argonlaserkoagulation Vorteile gegenüber dem spontanen Visusverlauf habe. Die Vorteile der Licht- bzw. Laserkoagulation waren so überzeugend, daß die Studie zugunsten einer Behandlung aller proliferativen Formen in der Kontrollgruppe abgebrochen wurde. Eine systematische Analyse der Fundusveränderungen bei unbehandelten Augen zeigte vier Hochrisikofaktoren, die das Risiko eines massiven Visusverlusts innerhalb von 2 Jahren (d. h. eine Visusverschlechterung bei einem Ausgangsvisus von mindestens 0,2, einen Visusverlust auf einen Visus unter 0,025 zu erfahren) deutlich beeinflußten. Als Hochrisikofaktoren für einen solchen massiven Visusverlust zeigten sich Papillenproliferationen (NVD), Proliferationen in der Netzhaut außerhalb der Papille (NVE), präretinale Blutungen bzw.

Glaskörperblutungen als auch der Schweregrad der Neovaskularisationen (Abb. 13.1). Schwere Papillenproliferationen (NVD) sind als solche anzusehen, deren Proliferationsfläche größer als ein Viertel der Papillenfläche ist, schwere Proliferationen im Bereich der übrigen Netzhaut (NVE) sind beim Überschreiten einer Fläche, die größer als die halbe Papillenfläche ist, zu diagnostizieren. Während Augen mit z. B. nur einem Risikofaktor eine relative Wahrscheinlichkeit von 4,2% bis 6,8% haben, innerhalb von 2 Jahren einen massiven Visusverlust ($<0,025$) zu erleiden, beträgt das Risiko bei Vorhandensein von z. B. vier Risikofaktoren nahezu 37 Prozent (6).

Es wird deshalb zwischen der **frühen** proliferativen diabetischen Retinopathie und der **Hochrisiko** proliferativen diabetischen Retinopathie unterschieden. Für das Vorliegen der **Hochrisiko**-PDRP müssen drei oder mehr Hochrisikofaktoren vorliegen. Das Vorhandensein einer Hochrisiko-PDRP (Abb. 13.1) bedeutet immer eine hohe Wahrscheinlichkeit eines massiven Visusverlusts in nächster Zeit. Nur ein massives laserchirurgisches Vorgehen kann diesen Prozeß verhindern. Die **frühe** PDRP faßt alle proliferativen Formen zusammen, die noch nicht den Kriterien der Hochrisiko-PDRP entsprechen.

Die nichtproliferative diabetische Retinopathie (NPDRP)

Nach der erfolgreichen Durchführung der DRS-Studie, die in klarer Form die Vorteile eine Laserbehandlung der Hochrisiko-PDRP zeigt, wurde die „Early Treatment Diabetic Retinopathy" Studie (ETDRS) initiiert, um u. a. zu klären, wann im Laufe der Progression der diabetischen Retinopathie es überhaupt sinnvoll ist, mit einer Photokoagulation zu beginnen, und ob die Behandlung eines diabetischen Makulaödems sinnvoll ist (8, 9). Von der Konzeption der Diabetic Retinopathie Study ähnlich, handelte es sich auch hier wieder um eine multizentrische, prospektive und randomisierte Studie an insgesamt 3711 Patienten mit nichtproliferativen oder frühen proliferativen Veränderungen. Einen großen Anteil nahmen dabei die Untersuchungen von funduskopischen Risikofaktoren ein, die auf einen Übergang zur proliferativen diabetischen Retinopathie hindeuten (9). Hierbei zeigte sich, daß perlschnurartige Kaliberschwankungen der Venen (Abb. 13.2), Mikroaneurysmen mit Blutungen (Abb. 13.3) und intraretinale mikrovaskuläre Abnormalitäten (IRMAs) (Abb. 13.4) große prognostische Bedeutung hin-

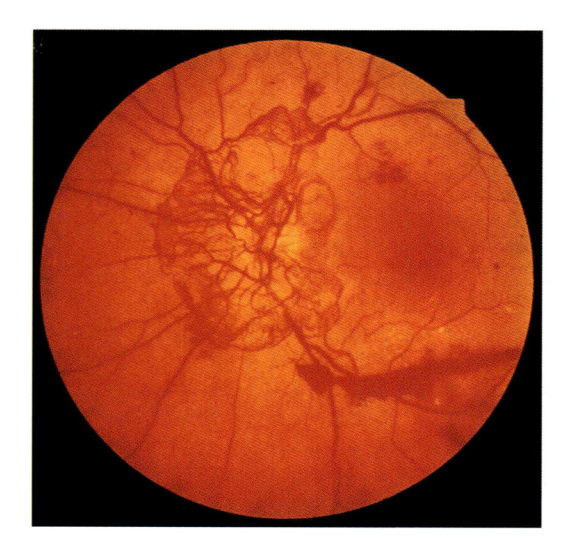

Abb. 13.1 Fundus mit Hochrisiko proliferativen diabetischen Retinopathie. Drei Hochrisikofaktoren sind zu erkennen (Papillenproliferationen, die sehr groß sind und eine subhyoidale Blutung).

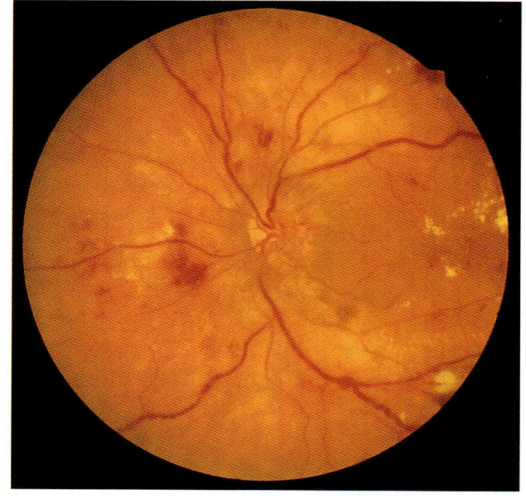

Abb. 13.2 Fundus mit ausgeprägten schweren venösen Kaliberschwankungen v. a. im nasal unteren und temporal unteren Quadranten.

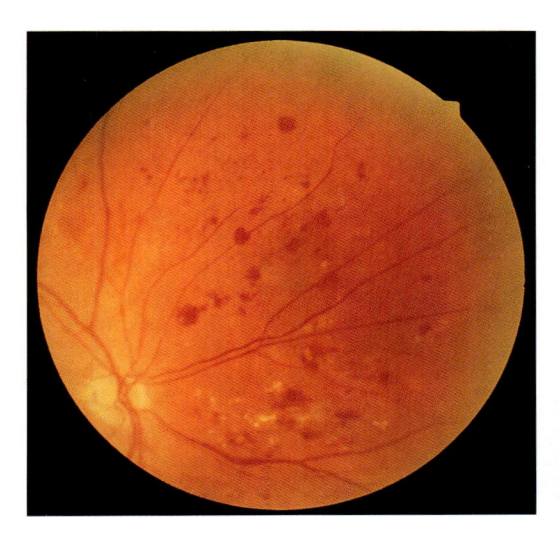

Abb. 13.3 Fundus mit schweren Mikroaneurysmen und fleckförmigen Blutungen.

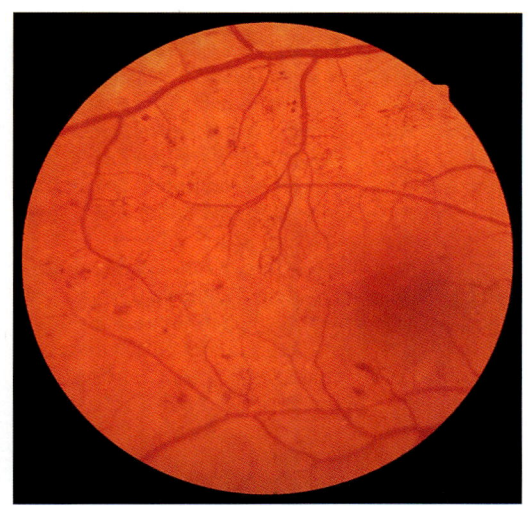

Abb. 13.4 Fundus mit schweren intraretinalen mikrovaskulären Abnormalitäten (IRMA).

sichtlich eines Übergangs einer nichtproliferativen Form in eine proliferative Form haben. Bei der Routine-Fundusuntersuchung ist auf diese Veränderungen besonders zu achten, da deren Vorhandensein eine ganz eindeutige Verschlechterung der Prognose und eine engmaschige Überwachung oder ein konsequentes laserchirurgisches Vorgehen nach sich ziehen. Cotton wool Herde als Ischämiezeichen, die bisher eine große Bedeutung bei der Zuordnung zur präproliferativen diabetischen Retinopathie hatten, erwiesen sich von nur geringer prognostischer Bedeutung. Keine Bedeutung hinsichtlich der Progression zur PDRP haben harte Exsudate, venöse Schleifen, perivenöse Exsudate, Einengungen von Arteriolen sowie das Vorhandensein eines Netzhautödems. Auf der Basis dieser Ergebnisse wurde eine Einteilung entwickelt, die die meisten Fälle der diabetischen Retinopathie erfaßt und gleichzeitig das Risiko der Entstehung einer Hochrisiko-RDRP und damit eines massiven Visusverlusts in ihrer Klassifikation widerspiegelt (9).

1. Milde nichtproliferative diabetische Retinopathie

Mindestens ein Mikroaneurysma muß erkennbar sein.

2. Mäßige nichtproliferative diabetische Retinopathie

Schwere intraretinale Blutungen und/oder Mikroaneurysmen müssen zu finden sein. Darüber hinaus kann diese Form der NPDRP auch Cotton wool Herde oder venöse Einschneidungen oder IRMAs aufweisen.

3. Schwere nichtproliferative diabetische Retinopathie

Die Originaleinteilung der ETDR-Studie betonte die Fundusveränderung in den vier peripheren 30° Feldern Nr. 4 bis 7, wie sie der modifizierten Airline House Classification zugrunde liegen. Die Felder Nr. 4 bis 7 sind die Felder oberhalb und unterhalb der Makula und die Felder nasal oben und nasal unten. Eine schwere NPDRP liegt dann vor, wenn

- Cotton wool Herde, venöse Einschneidungen und IRMAs in mindestens 2 Feldern vorliegen **oder** wenn
- zwei von den eben genannten Veränderungen in mindestens 2 Feldern und schwere intraretinale Blutungen und Mikroaneurysmen in allen vier Feldern vorliegen **oder** wenn
- IRMAs in allen vier Feldern zu finden sind, wobei in 2 Quadranten mindestens schwere Ausprägungen vorliegen müssen.

Für die Einteilung der **schweren** nichtproliferativen diabetischen Retinopathie hat sich als praktizierbare Richtlinie die „4:2:1"-Regel bewährt, wie sie von der Initiativgruppe Früherkennung diabetischer Augenkrankheiten vorgeschlagen wurde (3). Die Zahlen „4:2:1" bedeuten hierbei Grenzwerte, in wieviel Quadranten jeweils die drei prognostischen wichtigen Fundusveränderungen vorkommen dürfen. Eine schwere NPDRP liegt dann vor, wenn Mikroaneurysmen und intraretinale Blutungen in allen 4 Quadranten oder perlschnurartige veränderte Venen in mindestens 2 Quadranten oder intraretinale mikrovaskuläre Abnormalitäten in mindestens 1 Quadrant vorkommen. In Anlehnung an die ETDR-Studie wurde von der Initiativgruppe die **mäßige** nichtproliferative diabetische Retinopathie definiert, wenn Mikroaneurysmen, einzelne interetinale Blutungen und perlschnurartige Venen vorkommen.

Die Stadieneinteilung der nichtproliferativen diabetischen Retinopathie hat eine erhebliche prognostische Bedeutung hinsichtlich des Übergangs in die proliferative Form der diabetischen Retinopathie, insbesonders hinsichtlich des Übergangs zur Hochrisiko-PDRP. Während z. B. die milde bzw. die mäßige NPDRP nach 5 Jahren ein Risiko von ca. 15,5% bzw. 26,5% hat, eine Hochrisiko-PDRP zu entwickeln, steigt das Risiko bei Vorliegen einer schweren NPDRP deutlich an (56%), ein nur etwas geringeres Risiko wie bei der frühen Form der proliferativen DRP, die eine Wahrscheinlichkeit mit 64–75% besitzt, eine Hochrisiko-PDRP nach 5 Jahren zu bekommen (9). Tabelle 13.1 zeigt nochmals die 1-Jahresrisiken, 3-Jahresrisiken und die 5-Jahresrisiken für die Entstehung einer PDRP.

Die diabetische Makulopathie

Die diabetische Makulopathie ist ein Begriff, der eine Vielzahl von intraretinalen Veränderungen und auch präretinalen Veränderungen bei der diabetischen Retinopathie erfaßt. Die Fundusveränderungen bei der diabetischen Makulopathie sind stadienunabhängig zu finden, d. h. sie kommen sowohl bei nichtproliferativen als auch bei proliferativen Veränderungen vor, können also deshalb getrennt behandelt werden. Die ETDRS-Studie (8) zeigte, daß die fokale Laserkoagulation des „klinisch signifikanten Makulaödems" deutlich das Risiko eines weiteren Visusverlustes verringert, es zu einer Visusverbesserung kommen kann und die Häufigkeit von persistierenden Veränderungen verringert werden kann.

Ein **„klinisch signifikantes Makulaödem" (CSM)** liegt dann vor, wenn

1) klinisch eine Netzhautverdickung in einem Areal von 500 μm um die Foveola zu erkennen ist, was etwa der avaskulären Zone entspricht, oder
2) harte Exsudate in diesem Areal liegen und gleichzeitig angrenzende Netzhautbereiche klinisch verdickt sind oder
3) ein Netzhautareal von der Größe einer Papillenfläche klinisch verdickt ist und in einem Kreis um die Foveola mit einem Radius von einem Papillendurchmesser liegt.

Die Diagnose eines klinisch signifikanten Makulaödems beruht rein auf der Funduskopie, nicht auf der Fluoreszenzangiographie. Die Fluoreszenzangiographie ist aber zur gezielten Laserbehandlung notwendig, um behandelbare Läsionen zu identifizieren, wie z. B. diskrete Punkte einer Hyperfluoreszenz, Areale von diffuser Leckage, Mikroaneurysmen oder z. B. retinale avaskuläre Zonen.

Aus didaktischen Gründen werden fokale, diffuse und ischämische Formen unterschieden, wobei in

Tabelle 13.1 Wahrscheinlichkeit der Entstehung einer Hochrisiko PDRP (in Prozent) (nach 9).

	nach 1 Jahr	nach 3 Jahren	nach 5 Jahren
milde NPDRP	0.8	6.7	15.5
mäßige NPDRP	3.3	14.2	26.5
schwere NPDRP	14.5	39.5	56.0
frühe PDRP	21–45	49–67	64–75

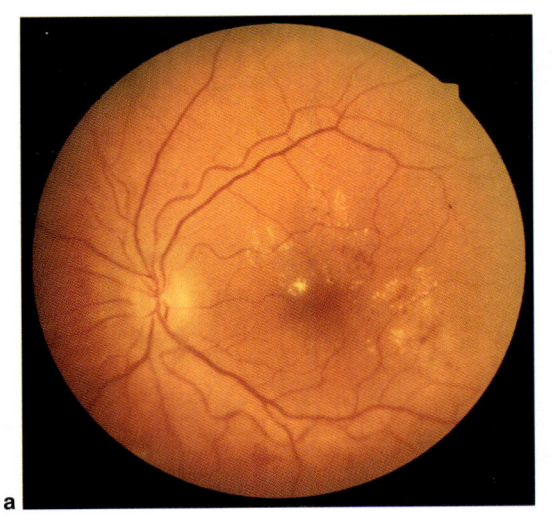

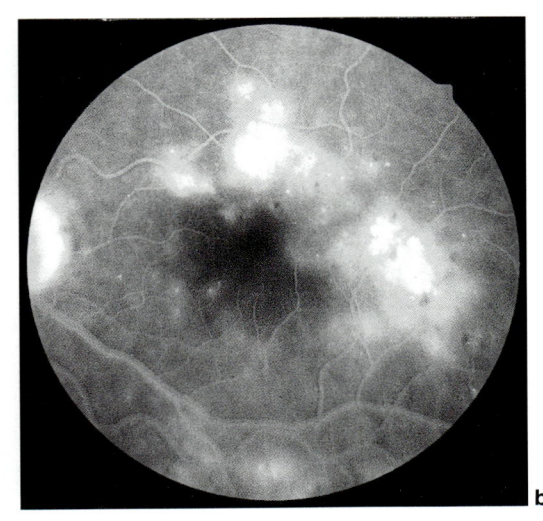

Abb. 13.5 a, b Fokale Makulopathie (**a**) mit zugehörigem Fluoreszenzangiogramm (**b**). Klinisch ist ein signifikantes Makulaödem zu erkennen. Die Circinata Herde kennzeichnen die Grenzen der Exsudation. Im Fluoreszenzangiogramm zeigt sich eine ausgeprägte fokale Leckage aus Mikroaneurysmen.

der Praxis die verschiedenen Formen unterschiedlich stark vertreten sein können und damit auch das unterschiedlich gute Ansprechen auf eine Lasertherapie erklären können.

Die **fokale Makulopathie** (Abb. 13.5) ist durch umschriebene Zonen von Ödem, harten Exsudaten, intraretinalen Blutungen und Mikroaneurysmen gekennzeichnet. Klinisch imponieren umschriebene Circinata-Herde. In der dazugehörigen Fluoreszenzangiographie zeigen sich fokale Leckagen aus spezifischen Läsionen wie z. B. Mikroaneurysmen. Es wird eine Störung der inneren Blut-Retina-Barriere angenommen. Retinale Kapillaren werden für Makromoleküle durchlässig, die in das Retina-Gewebe gelangen. Der Abtransport abgelagerter Plasma-Lipoproteine ist verzögert.

Die **diffuse Makulopathie** (Abb. 13.6) imponiert durch ein diffuses Ödem. Die diffuse Leckage ist durch einen generalisierten Zusammenbruch der Blut-Retina-Schranke bedingt. Im Fluoreszenzangiogramm zeigt sich ein diffuser Kapillarausfall sowie eine Erweiterung der verbliebenen Kapillaren. Klinisch zeigt sich im typischen Fall eine im Vergleich zur fokalen Makulopathie geringe Anzahl von harten Exsudaten. Es wird angenommen, daß eine defekte äußere Blut-Retina-Schranke Flüssigkeit aus der Choriocapillaris in die sensorische Netzhaut eindringen läßt (1). Der physiologische Transport von Flüssigkeit und Substanzen aus der Retina in Richtung Aderhaut ist als Folge einer insuffizienten Pigmentepithelpumpe gestört (1). Zystoide Veränderungen bei lang andauerndem diffusen Makulaödem sind dabei häufig Folgeerscheinungen.

Die „**ischämische Makulopathie**" (Abb. 13.7) bedarf besonderer Beachtung. Klinisch imponiert sie durch einen schlechten Visus, ohne daß klinisch ein klares Korrelat zu erkennen ist. Erst die Fluoreszenzangiographie liefert die Erklärung, wo ausgedehnte Okklusionen des perifovealen Kapillarnetzes zu erkennen sind. Die Diagnose kann in der Regel nur fluoreszenzangiographisch gestellt werden. Eine Laserkoagulation ist bei der ischämischen Makulopathie von keinem Nutzen.

Aus dem bisher Dargestellten ist zu erkennen, daß die derzeitige empfehlenswerte Einteilung der nichtproliferativen diabetischen Retinopathie in mild, mäßig und schwer bzw. die Einteilung der proliferativen diabetischen Retinopathie (PDRP) in frühe und Hochrisiko-PDRP eine zunehmende Wahrscheinlichkeit, eine PDRP zu entwickeln bzw. einen massiven Visusverlust zu erleiden, beinhaltet. Die Zuordnung von bestimmten Fundusveränderungen zu einem bestimmten Stadium bedeutet, wie sich aus den Studien gezeigt hat, ein be-

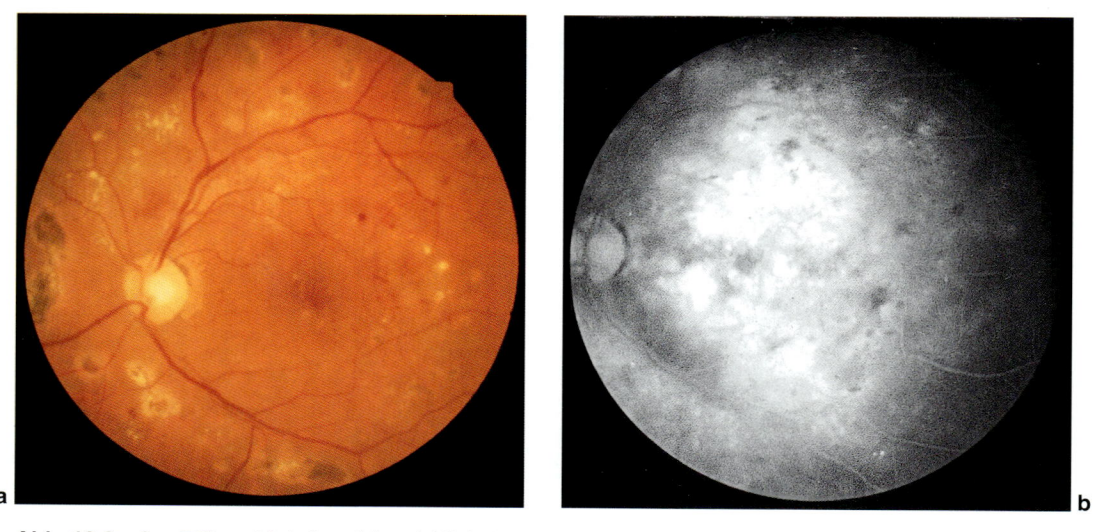

Abb. 13.6 a, b Diffuse Makulopathie mit klinisch relativ gering ausgeprägten harten Exsudaten. Im zugehörigen Fluoreszenzangiogramm zeigt sich in der Spätphase (**b**) am ganzen hinteren Pol eine ausgeprägte diffuse Exsudation, ohne daß fokale Quellpunkte in der Frühphase zu erkennen sind.

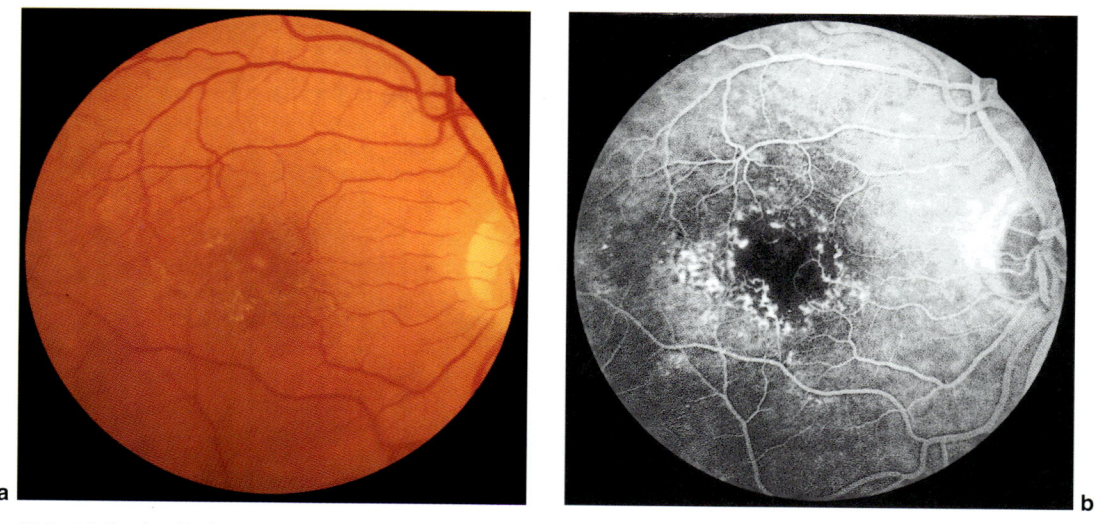

Abb. 13.7 a, b Ischämische Makulopathie (**a**). Im zugehörigen Fluoreszenzangiogramm (**b**) zeigt sich ein ausgeprägter Untergang des perifovealen Kapillarnetzes.

stimmtes therapeutisches Vorgehen, wie z. B. engmaschige Kontrollen bei der frühen oder mäßigen NPDRP (z. B. 3–6 Monatsintervalle) oder aber ein konsequentes laserchirurgisches Vorgehen („mild scatter" Laserkoagulation, „full scatter" Laserkoagulation, fokale oder Grid-Laserkoagulation). Das Ziel einer gründlichen Fundusuntersuchung sollte deshalb die Zuordnung zu einem bestimmten Stadium sein. In der Praxis darf allerdings nicht übersehen werden, daß oftmals das konsequente Vorgehen wie es sich aus der Stadieneinteilung ergibt nicht möglich ist, da z. B. eine ausgeprägte Katarakt eine Laserbehandlung verhindert, eine lokalisierte Traktionsamotio eine „full scatter" Laserbehandlung verbietet oder bei einer Hochrisiko-PDRP eine Rubeosis iridis mit Sekundärglaukom im Vordergrund steht. Eine individuelle Entscheidung unter Berücksichtigung der Studienergebnisse ist in solchen Problemfällen besonders angezeigt.

Zusammenfassung

Ein Überblick über die momentan aktuelle Studieneinteilung der diabetischen Retinopathie wird gegeben, wie er sich aus der „Diabetic Retinopathy Studie" (DRS) und der „Early Treatment Diabetic Studie" (ETDRS) ergibt. Die wesentlichen funduskopischen Charakteristika der milden, mäßigen und der schweren nichtproliferativen diabetischen Retinopathie sowie der frühen und der Hochrisiko proliferativen diabetischen Retinopathie werden dargestellt, und deren Bedeutung hinsichtlich eines massiven Visusverlustes wird aufgezeigt. Zusätzlich werden die verschiedenen Formen der diabetischen Makulopathie dargestellt.

Summary

Staging criteria based on the „Diabetic Retinopathy Study" (DRS) and on the „Early Treatment Diabetic Study" are given for diabetic retinopathy. The ophthalmoscopic features of mild, moderate and severe nonproliferative diabetic retinopathy and both early and high-risk proliferative retinopathy are shown. Their significance concerning a severe loss of vision is demonstrated. Clinical features of focal, diffuse and ischemic diabetic makulopathy are illustrated.

Literatur

1 *Bresnick, G. H.:* Diabetic Maculopathy, A critical Review Highlighting Diffuse Macular Edema. Ophthalmology 90 (1983) 1300–1317
2 *Davis, M. D., E. W. D. Norton, F. L. Myers:* The Airlie House classification of diabetic retinopathy. In: symposium on the treatment of diabetic retinopathy. *Goldberg, M. F., S. L. Fine* (eds.). U. S. Government Printing Office, Pub. No. 1890, Washington DC 1969, 7–22
3 Initiativgruppe Früherkennung diabetischer Augenerkrankungen, Stadieneinteilung und Lasertherapie der diabetischen Retinopathie und Makulopathie, Kontaktadresse: Prof. Dr. *P. Kroll*, Universitäts-Augenklinik, Robert-Koch-Straße 4, D-35037 Marburg. Report Nr. 1 (1994)
4 The Diabetic Retinopathy Study Research Group, Preliminary report on effects of Photocoagulation therapy. American Journal of Ophthalmology, 81 (4) (1976)
5 The Diabetic Retinopathy Study Research Group, Photocoagulation treatment of proliferative Diabetic Retinopathy: The second report of diabetic retinopathy study findings. Ophthalmol. 85 (1978) 82–106
6 The Diabetic Retinopathy Study Research Group. Four Risk Factors for Severe Visual Loss in Diabetic Retinopathy. The third report from the Diabetic Retinopathy Study. Arch. Ophthalmol. 97 (1979) 654–655
7 The Diabetic Retinopathy Study Research Group, report 7, A modification of Airlie House classification of diabetic retinopathy. Invest. Ophthalmol. Vis. Sci. 21 (1981) 210–226
8 Early Treatment Diabetic Retinopathy Study Research Group, Photocoagulation for Diabetic Macular Edema. Arch. ophthalmol. 103 (1985) 1796–1806
9 Early Treatment Diabetic Retinopathy Study Research Group, Early Photocoagulation for Diabetic Retinopathy: ETDRS report Number 9, Ophthalmology 98 (1991) 766–785
10 Early Treatment Diabetic Retinopathy Study Research Group, Grading diabetic retinopathy from stereoscopic Color Fundus Photographs – An Extension of the Modified Airlie House Classification, ETDRS report Nr. 10, Ophthalmol. 98 (1991) 786–806

14 Glaukom und vaskuläre Störungen

Michael Siebert

Das Glaukom stellt heute sowohl weltweit als auch in den Industrienationen eine häufige Erblindungsursache dar. Wenn die Diagnose oder zumindest die Verdachtsdiagnose „Glaukom" gestellt wurde, kann durch eine rechtzeitige Therapie jedoch in vielen Fällen ein weiteres Fortschreiten der Erkrankung verhindert werden.

Für die Festlegung der richtigen Therapie ist die Kenntnis der Pathogenese von entscheidender Bedeutung. Das Zusammenspiel der verschiedenen pathogenetischen Faktoren bei der Entstehung des Glaukomschadens ist noch lange nicht in allen Einzelheiten geklärt. Gesichert scheint jedoch, daß eine Beeinträchtigung der regulären Perfusion des Sehnerven neben einer Erhöhung des intraokularen Drucks einen entscheidenden Pathomechanismus des primären Offenwinkelglaukoms und insbesondere des Glaukoms ohne Hochdruck darstellt.

Theorien zur Pathogenese des Glaukoms

1. Mechanische Theorie

Die mechanische Theorie zur Pathogenese des Glaukomschadens geht von einer direkten Schädigung der Axone durch einen erhöhten Augeninnendruck aus. Schon 1858 wurde postuliert, daß die Lamina cribrosa als Schwachstelle der Bulbuswand bei zunehmendem Augeninnendruck (IOD) je nach Alter mehr oder weniger nachgibt. So kann es zu Abschervorgängen der Nervenfaserbündel am derben Skleralrand der Papille und auch innerhalb der Lamina cribrosa kommen, wobei sich die Poren in den verschiedenen Schichten der Lamina cribrosa gegeneinander verschieben (67, 76, 86, 87).

Bei Glaukompatienten zeigen sich beginnende Gesichtsfeldausfälle oftmals als Nervenfaserbündeldefekte, die die Netzhautmitte umgreifen. *Quigley* und *Addicks* (85) fanden größere Poren mit entsprechend schmaleren Bindegewebesepten der Lamina cribrosa am oberen und unteren Papillenpol und erklärten damit die höhere Empfindlichkeit für druckbedingte Ausfälle im Bereich der entsprechend lokalisierten Nervenfaserbündel.

An histologischen Präparaten wurde als erste morphologisch faßbare Veränderung durch eine kurzfristige Erhöhung des IOD eine Blockade des axoplasmatischen Flusses in den Nervenfasern beschrieben, was ebenfalls für eine mechanische Komponente bei der Glaukompathogenese sprechen könnte (73, 74).

Die Tatsache, daß nach Senkung des IOD's eine glaukomatöse Schädigung langsamer fortschreitet oder ein weiteres Fortschreiten sogar verhindert werden kann, wird ebenfalls als Hinweis für einen direkten Einfluß des IOD's bei der Pathogenese des Glaukoms gewertet (14, 32, 71, 105), jedoch ist in diesen Fällen nicht mit Sicherheit zu sagen, ob es sich dabei um rein mechanische Mechanismen handelt.

2. Kollagen-Theorie

Mit der mechanischen Theorie allein kann der Mechanismus der Schädigung beim Glaukom ohne Hochdruck bzw. beim Normaldruckglaukom (NTG) nicht erklärt werden. Um den Augeninnendruck als wichtigsten pathogenetischen Faktor auch bei diesem Krankheitsbild anführen zu können, wurde postuliert, daß eine Veränderung der Kollagenstruktur besonders im Bereich der Lamina cribrosa und des Trabekelmaschenwerkes zu einer vermehrten Empfindlichkeit dieser Gewebe auch bei normalem IOD führt (88). Endgültige Beweise gibt es bisher für die Kollagen-Theorie nicht.

3. Vaskuläre Theorie

Gleichzeitig mit der mechanischen Theorie, also schon in der Mitte des vorigen Jahrhunderts, kam auch eine vaskuläre Theorie zur Pathogenese des Glaukomschadens auf, die sich jedoch über viele Jahre gegenüber der mechanischen Theorie nicht behaupten konnte (53). Die vaskuläre Theorie geht davon aus, daß eine Störung der regulären Zirkulation im Gefäßsystem des Auges und insbesondere in der Region der Papille die direkte oder indirekte Ursache für die Entwicklung des Glaukomschadens darstellt.

Beim Glaukom ohne Hochdruck können Störungen der okulären Perfusion primär und direkt die Entwicklung des „glaukomatösen" Schadens hervorrufen. Andererseits kann ein hoher IOD indirekt über eine Reduktion der Blutversorgung zu einer glaukomatösen Schädigung führen (26, 57).

Die Ergebnisse mehrerer neuerer Veröffentlichungen machen einen Zusammenhang zwischen Störungen der Perfusion und einer glaukomatösen Schädigung wahrscheinlich (70, 89, 91, 92, 102).

Verschiedene histopathologische Studien zeigten eine Reduktion von Zahl und Größe der Gefäße im Bereich der peripapillären Aderhaut und der Lamina cribrosa (13, 22), was neben den glaukomatösen Gesichtsfeldausfällen auch die oftmals bei Glaukompatienten zu beobachtende peripapilläre Aderhautatrophie erklären könnte (43, 54), die bei Augen mit Glaukom ohne Hochdruck häufiger auftritt als bei primärem Offenwinkelglaukom (26).

Weiterhin wird auch das Auftreten von Papillenrandblutungen (50), einer Aderhautsklerose und einer retinalen Vasosklerose als Zeichen einer insuffizienten Blutversorgung des hinteren Augenpols bei Glaukomaugen angesehen (26).

Beim Glaucoma chronicum simplex wird ein primär druckbedingter Schwund von Gliazellen diskutiert. Die Kapillaren im Bereich der Papille bzw. der Lamina cribrosa werden dann durch die Glia nicht weiter gestützt und geschützt und können somit dem erhöhten IOD nicht mehr genügend Widerstand entgegenbringen, was zu Mikroinfarkten führen kann (2). Diese Feststellung spricht für ein Zusammenwirken von mechanischen und vaskulären Faktoren.

Blutversorgung des Nervus opticus

Um die verschiedenen Aspekte der vaskulären Theorie der glaukomatösen Schädigung richtig einschätzen zu können, muß man die Anatomie und Physiologie der Blutversorgung des Nervus opticus berücksichtigen:

Grundsätzlich werden die Strukturen des Bulbus von mehreren Ästen der Arteria ophthalmica versorgt, die als erster Ast von der Arteria carotis interna abgeht. Typischerweise entspringen aus der A. ophthalmica zwei hintere Ziliararterien (Aa. ciliares post.) – eine mediale und eine laterale –, die sich dann jeweils in eine lange und mehrere kurze hintere Ziliararterien aufteilen. Die Grenzzone der Blutversorgung (watershed zone) durch die beiden hinteren Ziliararterien verläuft in der Regel senkrecht im Bereich zwischen Papille und Macula. Die genaue Lokalisation des Versorgungsareals kann im Falle eines isolierten Verschlusses einer hinteren Ziliararterie (AION) zum Beispiel mittels Fluoreszenzangiographie sichtbar gemacht werden (42, 44, 45).

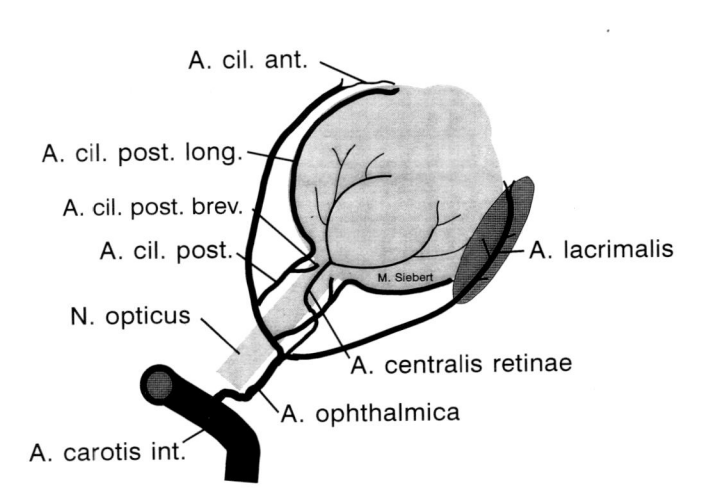

Abb. 14.1 Schematische Zeichnung zur Anatomie der Blutversorgung des Bulbus.

Die Zentralarterie (A. centralis retinae) und die hinteren kurzen Ziliararterien (Aa. ciliares posteriores breves) sind für die Versorgung der hinteren Augenabschnitte verantwortlich, während die langen hinteren und die vorderen Ziliararterien hauptsächlich den vorderen Augenabschnitt versorgen (Abb. 14.1).

Die vorderen Ziliararterien (Aa. cil. ant.) stellen die Endäste der Muskelarterien dar, die mit den vier geraden Augenmuskeln an den Vorderabschnitt des Auges herantreten und mit den langen hinteren Ziliararterien im Circulus arteriosus iridis major anastomosieren.

Zusätzlich versorgen piale Gefäße neben der Pia mater des N. opticus auch die äußeren Nervenfaserbündel des Opticus selbst. Sie entspringen entweder direkt aus der A. ophthalmica, oder sie werden aus Ästen der hinteren kurzen Ziliararterien gespeist, die dann aus dem Sklerabereich rückwärts in Richtung Opticus verlaufen (Abb. 14.2 und 14.3).

Im Bereich der Papille treffen somit drei Gefäßsysteme (Zentralarterie, hintere Ziliararterien und piale Gefäße) aufeinander und tragen in unterschiedlicher Weise zur Versorgung des N. opticus in dieser Region bei. In manchen Fällen bildet sich durch Anastomosen ein inkompletter arterieller Ring peripapillär in der Sklera aus, der dann als Zinn-Haller'scher Gefäßkranz bezeichnet wird (Abb. 14.2).

Der intraorbitale Teil des Sehnerven kann – bezogen auf die Region der Lamina cribrosa – in drei Abschnitte unterteilt werden: prälaminarer, laminarer und retrolaminarer Anteil.

Der **prälaminare** Anteil des N. opticus wird hauptsächlich von den Aa. ciliares posteriores breves versorgt; auch kann der Zinn-Haller'sche Gefäßkranz zur Blutversorgung des prälaminaren Anteils des N. opticus beitragen (41, 64). Die oberflächliche präpapilläre Nervenfaserschicht wird dagegen von feinen Ästen der Zentralarterie versorgt (Abb. 14.2).

Im **Bereich der Lamina cribrosa** erfolgt die arterielle Versorgung des N. opticus ebenfalls über die kurzen hinteren Ziliararterien und in unterschiedlichem Ausmaß über den Zinn-Haller'schen Gefäßkranz (40).

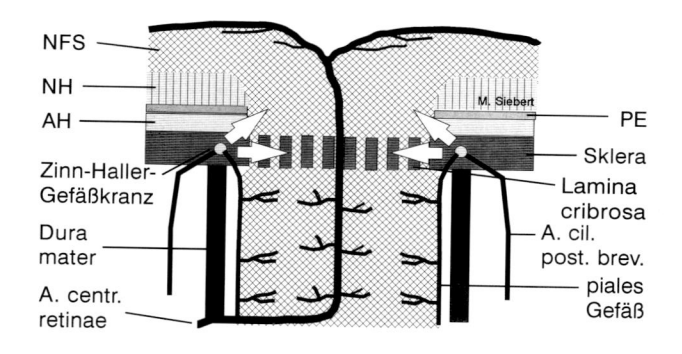

Abb. 14.2 Schematische Zeichnung zur Blutversorgung im Bereich der Papille. Die Pfeile deuten die Versorgung der laminaren und prälaminaren Anteile des Nervus opticus über den Zinn-Haller-Gefäßkranz an.

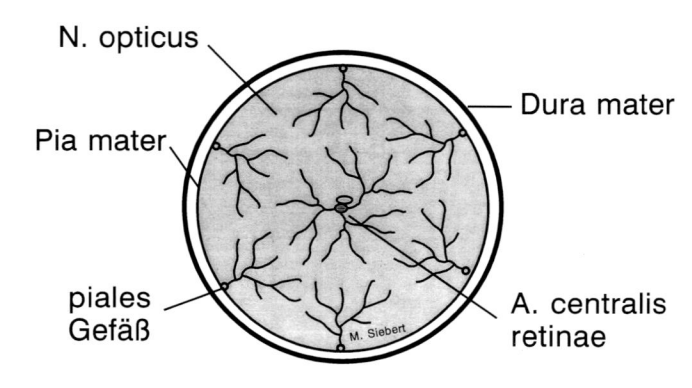

Abb. 14.3 Schematische Zeichnung zur Blutversorgung des Nervus opticus (Querschnitt).

Die äußeren Teile des **retrolaminaren** Opticus werden über piale Gefäße versorgt, während die inneren Anteile über axiale Äste der Zentralarterie perfundiert werden (Abb. 14.3).

Das Kapillarbett des vorderen Anteils des Opticus entspringt somit zum größten Teil dem ziliaren Kreislauf, es ähnelt aber vom histologischen Aufbau her mit tight junctions und nicht fenestrierten Endothelien eher den retinalen Kapillaren (15).

Der Hauptabfluß des Blutes aus der Region des N. opticus erfolgt über das Gefäßsystem der Zentralvene (V. centr. ret.).

Bedeutung des Perfusionsdruckes für die Durchblutung des Nervus opticus

1. Abhängigkeit des Perfusionsdruckes im Bereich der Papille von mittlerem arteriellem Druck (MAD) und intraokularem Druck (IOD)

Eine Exkavation der Papille wird neben entsprechend lokalisierten Gesichtsfeldausfällen als eine glaukomtypische Veränderung angesehen. Legt man die vaskuläre Theorie zur Pathogenese des Glaukomschadens zugrunde, so ist eine regelrechte Durchblutung der Papillenregion für eine normale Funktion und eine Aufrechterhaltung der Struktur von entscheidender Bedeutung.

Im laminaren und insbesondere im prälaminaren Anteil des N. opticus ist der Perfusionsdruck für die Durchblutung des Sehnerven nicht nur vom systolischen Blutdruck in den entsprechenden arteriellen Gefäßen (primär in der A. ophthalmica), sondern insbesondere auch vom intraokularen Druck abhängig. Als Perfusionsdruck für die dem IOD ausgesetzten Gefäße steht maximal die Differenz zwischen dem Druck in der Arteria ophthalmica und dem intraokularen Druck zur Verfügung (82). Der intravasale Druck muß am Ende der intraokularen Strombahn zumindest zeitweise (pulssynchron in der Diastole) minimal höher als der IOD sein, damit die Gefäße nicht ständig kollabieren.

$P_{Perf} = P_{ophth} - IOD$

P_{Perf}: Perfusionsdruck (laminar und prälaminar) (mm Hg)

P_{ophth}: Druck in der A. ophthalmica (mm Hg)

IOD: intraokularer Druck (mm Hg)

Der Druck in der A. ophthalmica wird im allgemeinen mit $^2/_3$ des mittleren arteriellen Drucks (MAD) angenommen (35, 72).

$P_{Perf} = {}^2/_3 \; MAD - IOD$

Der MAD wird aus systolischem ($RR_{(syst.)}$) und diastolischem Blutdruck ($RR_{(diast.)}$) nach folgender Formel berechnet:

$MAD = RR_{(diast.)} + m(RR_{(syst.)} - RR_{(diast.)})$

mit $m = {}^1/_3$ (21, 35) bzw. 0,42 (84).

Für die weiter unten gezeigte Modellrechnung wurde $m = {}^1/_3$ gesetzt (vgl. Abb. 14.7 a, c, e, f).

Die Blutgefäße des Menschen können – mit Ausnahme der herznahen großen Arterien – vereinfacht als Rohre mit kreisförmigem Querschnitt und laminarer Strömung angesehen werden. Nach dem Hagen-Poiseuilleschen Gesetz (Abb. 14.4) ist die jeweilige Volumenstromstärke proportio-

$$\dot{V} = \frac{(k*MAD - IOD) * \pi * r^4}{8 * l * \eta}$$

k↑ MAD↑ IOD↓ r↑ η↓ $\dot{V}$↑
k↓ MAD↓ IOD↑ r↓ η↑ $\dot{V}$↓

$\dot{V}$: Volumenstromstärke   r : Gefäßinnenradius
MAD: mittl. art. Druck   η : Blut-Viskosität
IOD: intraokularer Druck   l : Länge der Gefäßstrecke
k : Korrekturfaktor (<1)   k*MAD = p(A. ophth.)

Abb. 14.4 Berechnung der Volumenstromstärke als Maß für die Durchblutung im laminaren und prälaminaren Bereich des N. opticus unter Anwendung des Hagen-Poiseuille-Gesetzes. Der Korrekturfaktor k ermöglicht näherungsweise die Umrechnung zwischen mittlerem arteriellen Druck (MAD) und dem Druck in der A. ophthalmica. k ist für regelrechte Verhältnisse mit $^2/_3$ anzusetzen. Kommt es z. B. durch eine Stenose der A. carotis int. zu einer weiteren Reduktion des Druckes in der A. ophthalmica gegenüber dem MAD, so wird k kleiner als $^2/_3$. Sind die Grenzen der Autoregulation überschritten, so kann die vorliegende Minderung des Perfusionsdruckes nicht durch eine Zunahme des Gefäßinnenradius kompensiert werden und die Volumenstromstärke sinkt ab, was zu einer vaskulären Schädigung des Opticus führen kann. Durch einen gefäßchirurgischen Eingriff könnte der Perfusionsdruck erhöht und k wieder auf normale Werte angehoben werden, was zu einer Normalisierung der Perfusion im Bereich der Papille führen würde. Die Auswirkungen der Veränderung anderer Parameter lassen sich entsprechend aus der Formel ableiten.

nal zum Perfusionsdruck (k*MAD − IOD) und zur vierten Potenz des Gefäßinnenradius und umgekehrt proportional zur Viskosität des Blutes (21).

2. Autoregulation der Perfusion des Sehnerven

Eine Regulation des Kreislaufs hat das Ziel, die Blutversorgung der einzelnen Organe wechselnden Umgebungs- und Belastungsbedingungen anzupassen. Stellgröße für die Regelung der Organdurchblutung ist dabei in aller Regel die Gefäßweite, wobei diese durch lokale Einwirkungen sowie durch nervale und hormonale Signale beeinflußt werden kann. Die Durchblutung von Gehirn und Coronarien unterliegt fast ausschließlich einer lokalen Kreislaufsteuerung, also der Autoregulation; der Regelkreis liegt dabei im jeweils betroffenen Organ selbst.

Für das Auge ist eine Autoregulation der Perfusion im Bereich der Netzhaut, des Sehnerven (26) und wohl auch im Bereich der Aderhaut nachgewiesen (84). Der Angriffspunkt für die Mechanismen der Autoregulation liegt mit größter Wahrscheinlichkeit im Bereich der präkapillären Arteriolen (26).

Verschiedene Mechanismen können zur Autoregulation beitragen:

a) Myogene Effekte – eine passive Erweiterung der Gefäße durch erhöhten Blutdruck führt gegenregulatorisch zu einer entsprechenden Vasokonstriktion, um den Blutfluß konstant zu halten.

b) Ein Sauerstoffmangel wirkt gegenregulatorisch gefäßerweiternd, und auch

c) eine Erhöhung der lokalen Konzentration an Stoffwechselprodukten wie Kohlendioxyd (CO_2), Hydronium-Ionen (H_3O^+), Adenosindiphosphat (ADP) und Adenosinmonophosphat (AMP) hat ebenfalls eine Steigerung der Durchblutung zur Folge. Nach Drosselung der Blutzufuhr bewirken Sauerstoffmangel und die erhöhte Konzentration von Stoffwechselprodukten zusammen eine sogenannte reaktive Hyperämie der betroffenen Organe.

d) Gefäßaktive Substanzen können außer auf einen nervalen Reiz oder über den Kreislauf auch auf einen lokalen Reiz hin ausgeschüttet werden; so wirken Kallidin, Bradykinin und Histamin vasodilatatorisch, während Serotonin und Angiotensin II vasokonstriktorisch wirken (98). Angiotensin II scheint zumindest bei der Katze eine Rolle bei der Einstellung des Tonus der retinalen Arteriolen und der Kapillaren des Opticus sowie bei deren autoregulatorischer Beeinflussung zu spielen (46, 47).

Vom Gefäßendothel werden der Vasokonstriktor Endothelin-1 und die vasodilatatorisch wirksame Substanz Stickoxid (NO) produziert, die den Gefäßtonus variieren und somit in die Mechanismen der Autoregulation auch des okulären Blutflusses involviert sind (38).

Der entsprechende Regelkreis umfaßt in einer vereinfachten Version die Durchblutung (Volumenstromstärke) des prälaminaren und laminaren N. opticus als Regelgröße, den Blutdruck in der A. ophthalmica sowie den IOD und damit den Perfusionsdruck als Störgröße und die Gefäßweite im ziliaren Kreislauf als Stellgröße (Abb. 14.5). Theoretisch kann z. B. ein Abfall des Perfusionsdruckes auf die Hälfte durch autoregulatorische Mechanismen mit einer Zunahme des Gefäßinnenradius um 19% kompensiert werden.

Wie bei allen Regelkreisen ist ein Funktionieren aber nur in einem bestimmten Schwankungsbereich der Störgröße möglich. Wird der Bereich des Perfusionsdruckes, in dem die Autoregulation möglich ist, unterschritten, so können funktionelle und/oder strukturelle Schäden am Sehnerven auftreten (vgl. Abb. 14.9a, b).

Wie oben erwähnt, ist das Gefäßendothel wesentlich an den Mechanismen der Autoregulation der Durchblutung beteiligt. Zu einer Schädigung des Gefäßendothels kann es mit zunehmendem Alter, durch längere Zeit bestehenden systemischen Bluthochdruck oder im Rahmen einer hypertensiven Krise, bei Arteriosklerose und z. B. Diabetes mellitus kommen. Die Freisetzung der gefäßakti-

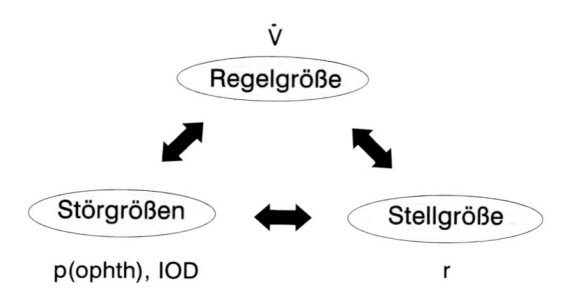

Abb. 14.5 Regelkreis der Perfusion im laminaren und prälaminaren Anteil des N. opticus. Volumenstromstärke ($\dot{V}$), Druck in der A. ophthalmica (p[ophth]), intraokularer Druck (IOD), Gefäßinnenradius (r).

ven Substanzen kann dadurch gestört sein. Durch vermehrte Freisetzung von Vasokonstriktoren treten Vasospasmen auf (45). Diese führen, wie auch eine verminderte Freisetzung von Vasodilatatoren, zu einer Störung der Autoregulation (Abb. 14.6).

Bei Augen mit primärem Offenwinkelglaukom (POAG) (84) oder Normaldruckglaukom (NTG) scheint zusätzlich eine primäre Störung der Autoregulation der okulären Durchblutung vorzuliegen, so daß die Entstehung einer glaukomatösen Opticopathie begünstigt wird.

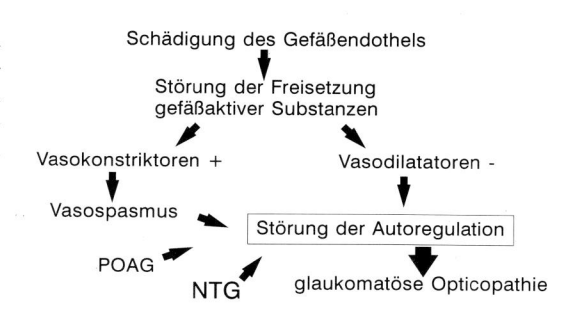

Abb. 14.6 Faktoren, die zu einer Störung der Autoregulation der Papillenperfusion und damit zur glaukomatösen Opticopathie führen können.

Untersuchungen zur Beurteilung der Perfusionsverhältnisse des Auges und ihre Bedeutung für die Behandlung von Glaukompatienten

Die Untersuchung und Quantifizierung der okulären Perfusion ist für die Aufdeckung der Pathogenese sowie für die Beurteilung therapeutischer Einflüsse von großer Wichtigkeit und wäre für die Einstufung und Verlaufskontrolle von Glaukompatienten wünschenswert.

Wie oben dargestellt, ergibt sich der Perfusionsdruck für die Gefäßabschnitte im Bereich der Papille, die dem IOD ausgesetzt sind, aus der Differenz zwischen dem Blutdruck in der A. ophthalmica und dem IOD. Der intraokulare Druck läßt sich z. B. mit dem Applanationstonometer nach Goldmann recht einfach und genau bestimmen. Der Druck in der A. ophthalmica entzieht sich dagegen unter den Bedingungen des klinischen Alltags einer direkten Messung, kann aber über den mittleren arteriellen Druck geschätzt werden.

Die Volumenstromstärke stellt den Parameter dar, der am ehesten die Durchblutung beschreiben könnte. Es werden experimentell und zum Teil auch klinisch verschiedene Methoden eingesetzt, um Parameter der Perfusion des Sehnerven bzw. des Auges zu ermitteln, die Rückschlüsse auf die Volumenstromstärke erlauben.

(Aufstellungen der häufigsten und gebräuchlichsten Methoden zur Durchblutungsdiagnostik mit entsprechenden Literaturangaben finden sich in der Arbeit von Pillunat und Stodtmeister (82) sowie in der Übersichtsarbeit von Michelson und Groh (69).)

Im folgenden sind einige Untersuchungsergebnisse aufgeführt, die eine Änderung von Parametern der okulären Durchblutung bei Glaukompatienten im Vergleich zu Gesunden zeigen konnten:

Mit einem **gepulsten Ultraschall-Doppler** kann u. a. der Blutfluß in den Carotiden und in der A. ophthalmica beurteilt werden. Sowohl bei Patienten mit Glaucoma chronicum simplex (70) als auch bei Patienten mit Normaldruckglaukom zeigte sich dabei die Blutflußgeschwindigkeit in der A. ophthalmica signifikant niedriger als bei Normalpersonen (92).

Die **Video-Fluoreszenzangiographie** macht den Einfluß des intraokularen Drucks auf die Parameter des okulären Kreislaufs deutlich; die Zirkulationszeiten steigen mit zunehmendem IOD an (89).

Werden Bilder des Fundus nach Farbstoffinjektion mit einem **Scanning-Laser-Ophthalmoscope** aufgenommen, so können sowohl die Kreislaufzeiten als auch die Größe von gefäßfreien Arealen quantitativ erfaßt werden. Dabei zeigte sich eine Strömungsverlangsamung bei Glaukomaugen im Vergleich zu einem Normalkollektiv (102).

Die Methode der **Blaufeldentoptometrie** erlaubt eine Quantifizierung der Geschwindigkeit der Leucozyten in den paramaculären Netzhautkapillaren; der Proband muß dabei ein vom Computer simuliertes Bild mit seinem entoptisch wahrgenommenen Bild der sich bewegenden Leucozyten über das nicht untersuchte Auge abgleichen. Die experimentelle Bestimmung des maximalen IOD's, bei dem über Mechanismen der Autoregulation der Blutfluß konstant gehalten werden kann, ergab, daß bei Glaukompatienten im Vergleich zu Gesunden eine verminderte Kapazität zur Autoregulation des retinalen Blutflusses im Maculabereich besteht (91).

Neuere Ansätze der Perfusionsbeurteilung streben eine Messung der Sauerstoff-Gewebekonzentration bzw. der Sauerstoffsättigung im Bereich der Netzhaut an (93).

Eigene Untersuchungen mit dem **Optic Nerve Head Analyzer** (94, 95) zur Beurteilung der Papillenblässe als groben Anhalt für die Durchblutung der Papille zeigten signifikant höhere Blässewerte – entsprechend einer geringeren Perfusion – bei Patienten mit Glaucoma chronicum simplex, aber auch bei okulärer Hypertension im Vergleich zu Gesunden (96). Weiterhin ergaben sich Hinweise dafür, daß ein hoher mittlerer Blässewert einen Risikofaktor für eine Verschlechterung des Gesichtsfeldbefundes bei Glaukompatienten darstellt (97). Insgesamt unterstreichen diese Untersuchungen die Bedeutung vaskulärer Faktoren bei der Genese des Glaukomschadens.

Viele der genannten Methoden können zur Zeit nur in speziellen Forschungslabors zum Einsatz kommen. Zwei nicht-invasive Verfahren zur groben Abschätzung der okulären Perfusionsverhältnisse stehen aber jedem Ophthalmologen zumindest in Zusammenarbeit mit einer Augenklinik bzw. mit einem Internisten oder Neurologen zur Verfügung

I. Die schon erwähnte **Dopplersonographie** der extrakraniellen Hals- und Kopfgefäße (A. carotis communis, Carotisgabel, A. carotis externa, A. carotis interna und als indirekte Dopplersonographie der Orbita: A. supratrochlearis und A. supraorbitalis), die Hinweise auf Stenosierungen und nachfolgende Strömungsumkehr im Bereich der untersuchten Gefäße geben kann. Vielerorts ist als Weiterentwicklung dieses Verfahrens eine Farb-Doppler-Sonographie in Kombination mit einer B-Bild-Sonographie (farbkodierte Duplexsonographie) im Einsatz, die eine genauere Beurteilung von Strömungsrichtung und Strömungsgeschwindigkeit in direkter Korrelation zur Lage des untersuchten Gefäßareals ermöglicht und auch eine Darstellung kleinerer Gefäße wie Zentralarterie und hinteren Ziliararterien erlaubt (63).

II. Eine **24-Stunden-Blutdruckmessung** ermöglicht eine Beurteilung des Blutdrucktagesprofils ohne Beeinflussung durch die „Prüfungssituation" in der ärztlichen Praxis und in Korrelation zu den üblichen Tagesabläufen des Untersuchten (z. B. mit System spacelab® oder custo screen®).

Ein Beispiel mit Bezug zur Tagesdruckkurve und daraus resultierendem Perfusionsdruck bei Glaukom vom Tag- und Nachttyp ist in Abbildung 14.7 a – f dargestellt.

Neben den routinemäßig durchgeführten ophthalmologischen Untersuchungsverfahren der Glaukomdiagnostik wie Messung des intraokularen Drucks sowie Beurteilung von Papille und Gesichtsfeld spielen gerade bei Patienten mit Normaldruckglaukom die internistische Untersuchung mit 24-Stunden-Blutdruckmessung und Dopplersonographie der hirnversorgenden Arterien sowie eine neurologische Untersuchung eventuell mit CCT eine entscheidende Rolle (100).

Die Kontrolle des arteriellen Blutdrucks im Tagesprofil und die Dopplersonographie sollten somit bei allen Patienten mit Verdacht auf Normaldruckglaukom sowie in den Fällen ausgeführt werden,

---

Abb. 14.7 a – f Einfluß des mittleren arteriellen Drucks (MAD) und des Intraokulardrucks (IOD) auf den Perfusionsdruck im Bereich der Papille bei Glaukom vom Tag- und Nachttyp.
a Ergebnis einer 24-Stunden-Blutdruckmessung.
b Tagesdruckkurve bei einem Patienten mit Glaukom vom Tagtyp mit Druckspitzen während der Vormittagsstunden.
c Tagesverlauf des Perfusionsdrucks als Differenz zwischen $2/3$ MAD und IOD bei einem Patienten mit Glaukom vom Tagtyp. Es zeigen sich keine ausgeprägten Schwankungen des Perfusionsdruckes im Tagesverlauf, da Phasen höheren IOD's auf Phasen höheren MAD's treffen.
d Tagesdruckkurve bei einem Patienten mit Glaukom vom Nachttyp mit Druckspitzen während der Nachtstunden.
e Tagesverlauf des Perfusionsdrucks als Differenz zwischen $2/3$ MAD und IOD bei einem Patienten mit Glaukom vom Nachttyp. Es zeigen sich ausgeprägte Schwankungen des Perfusionsdruckes im Tagesverlauf mit deutlicher Absenkung in den Nachtstunden, da dann Phasen höheren IOD's auf Phasen niedrigen MAD's treffen. Die Kapazität der Autoregulation ist in diesem Fall nachts mit Sicherheit überschritten, so daß mit einer Zunahme des glaukomatösen Schadens gerechnet werden muß.
f Gegenüberstellung der Tagesverläufe des Perfusionsdruckes bei Glaukom vom Tag- und Nachttyp.

14 Glaukom und vaskuläre Störungen

RR syst. - - -   MAD ——   RR diast. ······

a

b

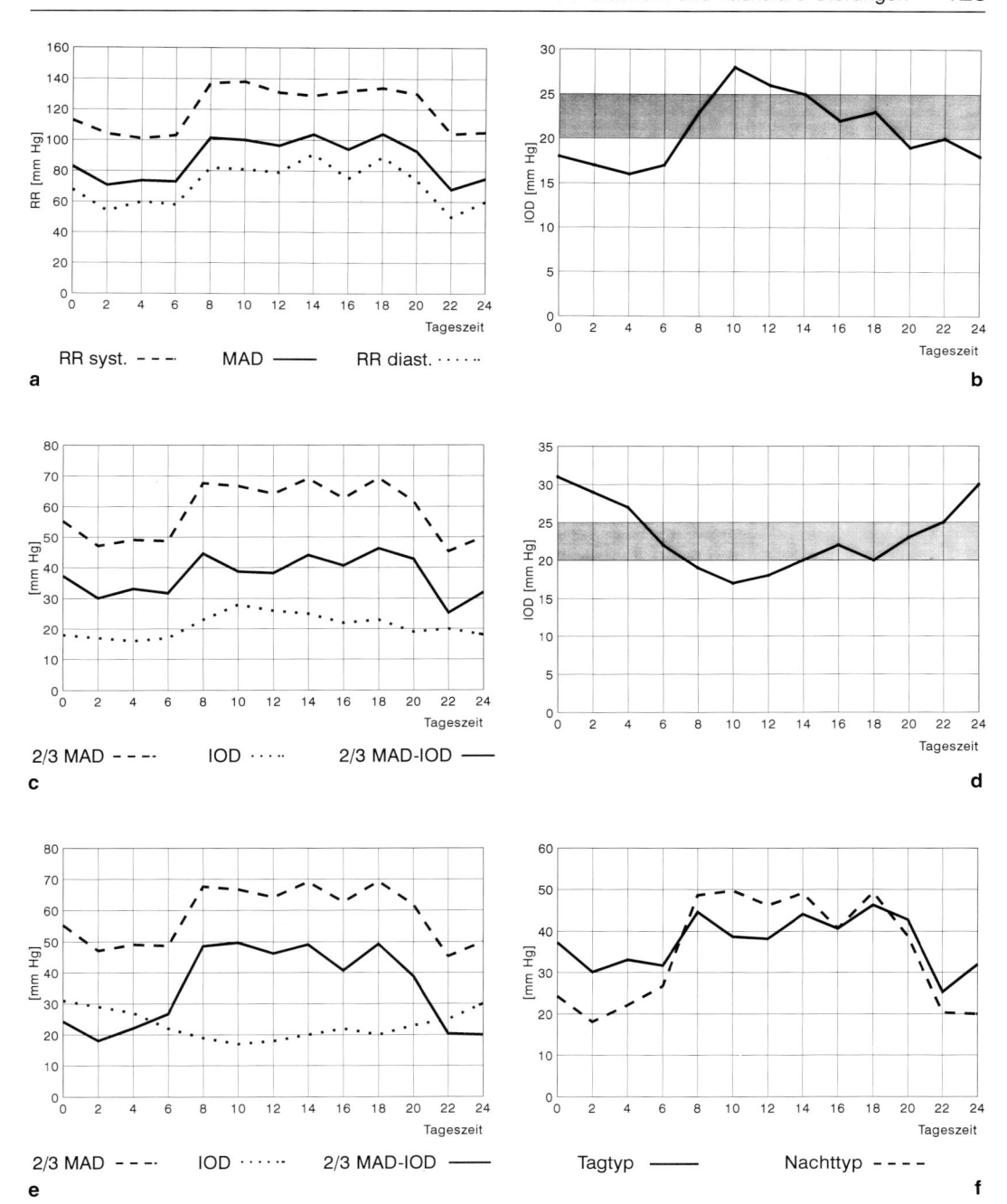

2/3 MAD - - -   IOD ······   2/3 MAD-IOD ——

c

d

2/3 MAD - - -   IOD ······   2/3 MAD-IOD ——

e

Tagtyp ——   Nachttyp - - - -

f

Abb. 14.7 a–f

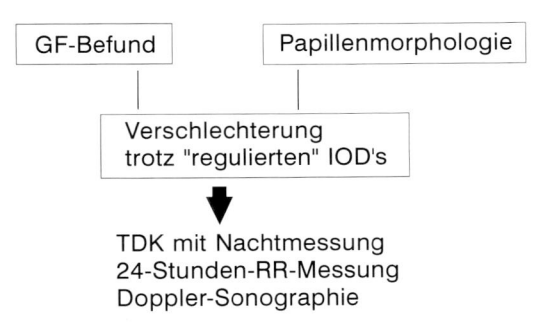

```
GF-Befund      Papillenmorphologie
     |                  |
     +--------+---------+
              |
     Verschlechterung
     trotz "regulierten" IOD's
              |
              ▼
     TDK mit Nachtmessung
     24-Stunden-RR-Messung
     Doppler-Sonographie
```

Abb. 14.8 Untersuchungsgang bei Glaukompatienten.

Tabelle 14.1 Erkrankungen mit Einfluß auf das kardiovaskuläre System und möglicher Beeinträchtigung der okulären Durchblutungsverhältnisse.

Herzinsuffizienz
Aortenstenose
Carotisstenose
Bradykardie
arterielle Hypertonie
arterielle Hypotonie
Dysproteinämie
Polyglobulie
Vasospasmus
Diabetes mellitus
Hyperlipidämie
Arteriosklerose

in denen eine Regulation des intraokularen Drucks nicht ausreicht, um ein Fortschreiten der glaukomatösen Veränderungen aufzuhalten (Abb. 14.8). Da gerade das Gefäßsystem des Menschen ausgeprägte Veränderungen mit zunehmendem Alter zeigt, ist zu bedenken, daß entsprechende Befunde in halbjährlichen bis jährlichen Abständen aktualisiert werden müssen.

Allgemeinerkrankungen mit Auswirkungen auf das kardiovaskuläre System und potentieller Beeinträchtigung der okulären Perfusion

Verschiedene Arbeiten machen einen Zusammenhang zwischen dem Auftreten von Erkrankungen und Beschwerden, die primär mit einem Vasospasmus einhergehen, und einer glaukomatösen Optikusschädigung, insbesondere im Rahmen eines Normaldruckglaukoms, deutlich. So muß eine Anamnese mit Migräne, Prinzmetal-Angina pectoris, Raynaud-Symptomatik oder kalten Händen und Füßen trotz normaler Umgebungstemperatur – von denen besonders weibliche Patienten betroffen sind – als zusätzlicher Glaukom-Risikofaktor angesehen werden (25, 37, 81).

Spezielle Untersuchungen zur Bedeutung des Risikofaktors „niedriger Blutdruck" bei Patienten mit Glaukom ohne Hochdruck und auch bei Glaucoma chronicum simplex in bezug auf die Progredienz und Lage von Gesichtsausfällen wurden an der Würzburger Augenklinik ausgeführt. Es zeigte sich unter anderem: Die Häufigkeit der Diagnose „arterielle Hypotonie" ist bei Patienten mit Glaukom ohne Hochdruck um so größer, je ausgeprägter die Gesichtsfeldausfälle sind (27, 28, 29).

Ein vaskulärer Faktor bei der Pathogenese des Glaukomschadens muß bei einer Reihe von Grunderkrankungen besonders berücksichtigt werden, denn die in Tabelle 14.1 aufgeführten Krankheitsbilder können ihrerseits zu einer Verschlechterung der systemischen oder auch lokalen Perfusion des Auges durch Reduktion des Druckes in der A. ophthalmica oder Erhöhung der Viskosität des Blutes führen bzw. die Reaktion der Gefäße in der Papillenregion auf Mechanismen der Autoregulation beeinträchtigen (vgl. Abb. 14.4, Tab. 14.1).

Bestehen gleichzeitig mit dem Glaukom entsprechende Erkrankungen, kann die Stellungnahme des Ophthalmologen bei der Indikationsstellung zu eventuell eingreifenden therapeutischen Maßnahmen mitentscheidend sein. So kann z. B. bei einem Patienten mit fortschreitenden glaukomatösen Veränderungen trotz regulierten IOD's ein gefäßchirurgischer Eingriff bei bekannter Carotisstenose eher einmal indiziert sein, auch wenn sonst keine weiteren Allgemeinsymptome beklagt werden.

Modell zum Zusammenwirken von mechanischem und vaskulärem Faktor bei der Pathogenese des Glaukoms

Ab einem bestimmten – individuell unterschiedlichen – IOD kommt es zunehmend zum Einwirken mechanischer Faktoren. Wie eingangs erwähnt, könnte der Wert des IOD', ab dem mit einem mechanischen Schaden zu rechnen ist, von der Kollagenstruktur im Bereich der Lamina cribrosa abhängen.

Wenn in der Literatur mechanischer und vaskulärer Faktor der Pathogenese des glaukomatösen Schadens graphisch dargestellt werden, so wird mit zunehmendem IOD meist eine Reduktion des vaskulären Faktors bei gleichzeitig zunehmendem mechanischen Faktor angegeben. Nach dem oben Gesagten kann diese Darstellung aber nicht richtig sein.

Meiner Meinung nach gibt es bezüglich des vaskulären Faktors – ebenfalls individuell unterschiedlich – einen Druckwert, bis zu dem die Mechanismen der Autoregulation funktionieren und eine Abnahme des Perfusionsdruckes durch Erweiterung des Gefäßsystems im Bereich des Sehnervenkopfes kompensiert werden kann.

Sind die Grenzen der Autoregulation überschritten, kommt es mit weiter steigendem IOD zu einer zunehmenden Reduktion der Perfusion. Sobald der Intraokulardruck den Druck in der A. ophthalmica übersteigt, kommt es zu einer vollständigen Unterbrechung der Papillenperfusion, und damit erreicht der vaskuläre Faktor der glaukomatösen Schädigung sein Maximum.

Die jeweiligen Grenzwerte sind individuell unterschiedlich; so kann der vaskuläre Faktor bei einem Auge mit Glaukom ohne Hochdruck schon bei normalen Druckwerten zu einer glaukomatösen Schädigung führen (Abb. 14.9a, b).

Einfluß von Medikamenten auf die okuläre Perfusion

1. Einfluß systemischer Medikation auf die okuläre Perfusion

Im Rahmen einer internistischen Hypertonustherapie kann es in den Nachtstunden regelmäßig zu einem Absinken auf deutlich hypotone Werte kommen, obwohl der systemische Blutdruck während des Tages – und damit während der üblichen Meßzeiten – recht gut reguliert ist. Bei gesunden Augen kann eine Schwankung des Blutdrucks mit niedrigen Werten durch eine intakte Autoregula-

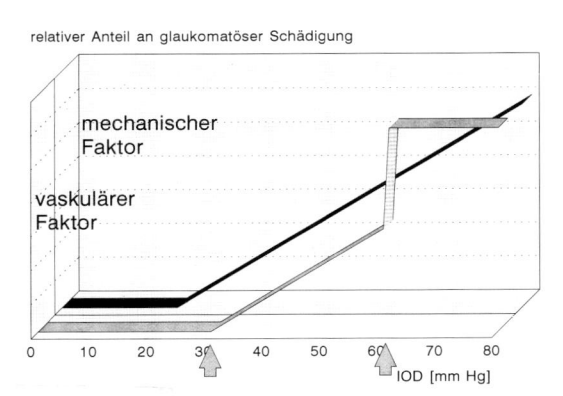

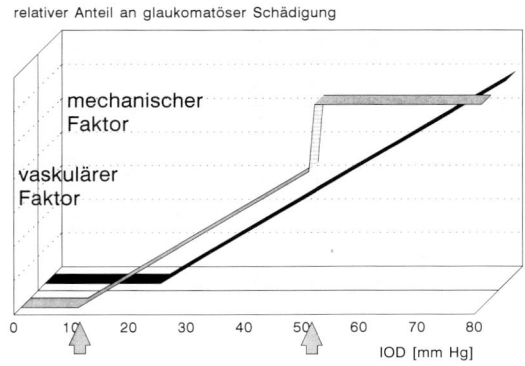

Relativer Anteil des mechanischen (hintere Kurve) und des vaskulären Faktors (vordere Kurve) an der glaukomatösen Schädigung. Der linke Pfeil markiert den Wert des intraokularen Drucks, bis zu dem die Mechanismen der Autoregulation einen Abfall des Perfusionsdruckes durch Zunahme des Gefäßinnenradius kompensieren können und es zu keiner vaskulären Schädigung kommt. Der rechte Pfeil markiert die Stelle im Kurvenverlauf des vaskulären Faktors, an der der IOD den Wert des Drucks in der A. ophthalmica erreicht hat und der Perfusionsdruck somit auf null gesunken ist. Der vaskuläre Faktor erreicht unter diesen Bedingungen sein Maximum.
a Schema bei primärem Offenwinkelglaukom.
b Schema bei Glaukom ohne Hochdruck mit vaskulärem Faktor der glaukomatösen Schädigung schon bei normalen Druckwerten.

tion der Perfusion von Sehnerv und Netzhaut oftmals kompensiert werden. Gerade Glaukomaugen verfügen aber über eine gestörte Autoregulation, so daß sich eine „Normalisierung des Blutdrucks" auf zeitweise deutlich hypotone Werte als zusätzlicher Schädigungsfaktor bei reguliertem IOD auswirken kann (61). So spielt eine nächtliche Hypotonie zusammen mit anderen vaskulären Risikofaktoren eine entscheidende Rolle in der Pathogenese der glaukomatösen Opticopathie und der AION (48).

2. Einfluß von lokal applizierten Glaukomtherapeutika auf das kardiovaskuläre System

Auch eine lokale Applikation von augendrucksenkenden Medikamenten kann zu kardiovaskulären Nebenwirkungen führen, die sich wiederum negativ auf die okuläre Perfusion auswirken können. Bei lokaler Applikation eines Augentropfens mit einem Volumen von in der Regel ca. 30–70 µl fließen ungefähr 90% über die Tränenwege ab und werden im Bereich der Nasenschleimhäute vollständig resorbiert und somit systemisch wirksam; die Möglichkeit zur Applikation kleinerer Tropfen wäre also wünschenswert (79, 80). Der nur kleine verbleibende Rest (3–7 µl) und die in manchen Fällen nicht optimale corneale Penetrationsfähigkeit der applizierten Substanz machen gerade bei Lokaltherapeutika, die in das Augeninnere eindringen sollen, hohe Wirkstoffkonzentrationen erforderlich. Es besteht somit ein relativ hohes Potential für eine systemische Wirksamkeit.

Die Frage, ob eine lokale Betablockergabe bei der kardialen Situation des Patienten – insbesondere bei Vorliegen von Rhythmusstörungen – möglich ist, macht die Wichtigkeit der Kooperation mit dem Hausarzt bzw. Internisten des Patienten deutlich.

Grundsätzlich sollte man bei Glaukompatienten, die bezüglich ihrer „vaskulären" Anamnese als Problempatienten erscheinen, mit der Verordnung von Glaukomtherapeutika, die Einfluß auf die Perfusionsverhältnisse nehmen können, sehr vorsichtig vorgehen. Allgemeingültige Empfehlungen bezüglich der Einsatzmöglichkeiten einzelner Substanzen lassen sich dabei nur schwer aussprechen, denn für alle gängigen lokal applizierbaren Glaukomtherapeutika sind systemische Wirkungen auf das kardiozirkulatorische System beschrieben worden.

So können **Parasympathomimetika** als seltene systemische Nebenwirkung auch bei Applikation als Augentropfen zu einer Bradykardie führen; dies kommt zustande durch Überstimulation der Muscarin-Rezeptoren – in der Regel besteht diese Komplikationsmöglichkeit aber nur bei massiver Therapie mit Parasympathomimetika zum Durchbrechen eines Winkelblocks (18, 19). Es sei angemerkt, daß eine mehrmalige Gabe von Pilocarpin-haltigen Augentropfen beim Glaukomanfall nur dann sinnvoll ist, wenn sich auf die ersten Tropfen eine Reduktion der Pupillenweite zeigt (30). Bei Applikation von Cholinesterasehemmern, die heute kaum mehr eingesetzt werden, kann es durch Stimulation der Nicotin-Rezeptoren zu einer Erhöhung des systemischen Blutdrucks kommen (17).

Sympathomimetika wie Epinephrin und Phenylephrin können zu einer Steigerung des systemischen Blutdrucks sowie zu Arrhythmien führen (58). Dipivalylepinephrin, ein Prodrug, das heute in der Glaukomtherapie unter den Sympathomimetika bevorzugt eingesetzt wird, ist bis zur Hydrolyse, die im allgemeinen in der Cornea stattfindet, inaktiv und kann in deutlich geringerer Konzentration appliziert werden, so daß systemische Nebenwirkungen nur in entsprechend abgeschwächter Form befürchtet werden müssen (99).

Kurz nach der Applikation von Sympathomimetika klagen manche Patienten über Schmerzen in der Umgebung der Augen bzw. über Kopfschmerzen. Als Ursache wird eine plötzliche Vasokonstriktion sowie ein reduzierter Blutzufluß zum Auge diskutiert (99), der sich u. a. im Falle von glaukomatös vorgeschädigten Augen natürlich nachteilig auf die Stabilität von Gesichtsfeld und Papillenbefund auswirken kann.

Clonidin, ein alpha-2-Agonist, führt auch bei lokaler Gabe am Auge neben einer Senkung des IOD's zu einer konzentrationsabhängigen Reduktion des systemischen Blutdrucks und auch des Blutdrucks direkt im Bereich der A. ophthalmica, wohl über einen zentralnervösen Angriffspunkt (39, 49, 51, 52, 55, 59, 62, 65). Daher sollten Clonidin-haltige Augentropfen mit Konzentrationen über $^1/_8$% nur bei systemischer Hypertonie und Kontrolle des Blutdrucks in Absprache mit dem Hausarzt verordnet werden (31). Bei starker Blutdrucksenkung schützt der augendrucksenkende Effekt den Sehnervenkopf und das Gesichtsfeld nicht mehr, weil es im Endeffekt zu einem Überwiegen der Senkung des MAD's gegenüber der Senkung des IOD's kommt und so der Perfusionsdruck gegenüber den Werten ohne Therapie vermindert werden kann (31). Die relativ hohe Wahrscheinlichkeit, daß Clonidin den Blutfluß im Bereich des Nervus opticus negativ beeinflußt, verhinderte den Einsatz als Lokaltherapeutikum in den USA (8). Das Derivat Apraclonidin dagegen wird in den USA im Rahmen von YAG-Laser-Eingriffen eingesetzt. Es kann die Blut-Hirn-Schranke nicht passieren und führt daher nicht oder nur in sehr geringem Maße zu einer Beeinflussung der systemischen Kreislaufparameter (1).

Die verschiedenen Substanzen aus der Gruppe der **β-Blocker** werden oft als Mittel der ersten Wahl in der Glaukomtherapie eingesetzt, obwohl sie zu ausgeprägten kardiovaskulären Nebenwirkungen führen können. In der Literatur werden Bradykardie, Arrhythmie (68, 77), Hypotonie (12, 16) und verminderte Belastungstoleranz bis hin zur Synkope beschrieben (20).

Guanethidin, das in der Ophthalmologie nur in Kombinationspräparaten zur Anwendung kommt, führt zu einer Hemmung der Erregungsausbreitung am peripheren Sympathicus durch Hemmung der Katecholaminspeicherung in den postganglionären adrenergen Nervenendigungen (20). Bezüglich des systemischen Einflusses auf das kardiovaskuläre System kann es zu einer Wirkungsverstärkung z. B. der β-Blocker kommen, mit deutlicher Hypotonie und Bradykardie, was zu Schwindel, Synkopen oder orthostatischen Beschwerden führen kann.

Eine amerikanische Studie konnte jedoch erfreulicherweise bei älteren Patienten unter lokaler Glaukomtherapie keine höhere Inzidenz von schwerwiegenden kardiovaskulären Erkrankungen im Vergleich zu einem Kollektiv ohne Glaukommedikation nachweisen (75), was jedoch schwerwiegende Komplikationen durch Glaukomtherapeutika im Einzelfall nicht ausschließen kann.

3. Einfluß von Glaukomtherapeutika auf die okuläre Perfusion

Es gibt eine Vielzahl von Untersuchungen über den Einfluß der verschiedenen Glaukomtherapeutika auf die okuläre Perfusion. Diese Studien haben jedoch kein einheitliches Design, so daß ihre Ergebnisse nicht ohne weiteres vergleichbar sind. So werden gesunde Probanden oder Patienten mit verschiedenen Glaukomformen nach Gabe verschiedener Glaukomtherapeutika auf den einen oder anderen Parameter der okulären Perfusion hin untersucht – über sehr kurze oder auch längere Zeiträume. Bei Untersuchungen an Glaukompatienten wird der glaukomatöse Vorschaden meist nicht berücksichtigt, und oftmals beschränken sich die Studien auf sehr kleine Kollektive.

Ein kurzer Literaturüberblick soll das breite Spektrum der Ergebnisse verdeutlichen:

Nach lokaler Applikation von Timolol ist eine Steigerung der retinalen Hämodynamik bei gesunden Probanden (103) sowie eine Steigerung des Blutflusses und ein Anstieg der Blutflußgeschwindigkeit (34) jeweils bei Augen mit okulärer Hypertension beobachtet worden. Andere Untersuchungen fanden dagegen keinen signifikanten Effekt auf die retinale Hämodynamik nach Timololgabe bei Patienten mit Normaldruckglaukom (101), und es zeigte sich kein Einfluß auf die Autoregulationsfähigkeit bei Gesunden nach Timolol, Betaxolol und Carteolol (84). Auch wurde eine Abnahme des pulsatilen chorioidalen Blutflusses nach Timolol bei Gesunden (104) und bei Glaukompatienten (56) sowie eine signifikant negative Beeinflussung beinahe sämtlicher Netzhautkreislaufzeiten und eine Verschlechterung der Mikrozirkulation im Bereich der Macula bei Gesunden nach Timolol und Pindolol beobachtet (90). Eine Abnahme des pulsatilen Blutflusses bei Augen mit erhöhtem IOD nach Gabe von Befunolol, Levobunolol und Timolol trotz Reduktion des IOD's wurde als Hinweis auf eine Erhöhung des Gefäßwiderstandes oder einen hemmenden Einfluß auf die Mechanismen der Autoregulation gewertet (7).

Eine tierexperimentelle Untersuchung an Kaninchen ergab eine Verbesserung des Blutflusses in Netzhaut und Aderhaut nach D-Timolol und eine Verminderung nach L-Timolol (10).

Nach Levobunolol-Gabe ist zum einen ein Anstieg der okulären Pulsamplitude bei Gesunden (4), eine Erhöhung des pulsatilen Blutflusses bei Gesunden und Glaukompatienten (3), eine Steigerung des retinalen Blutflusses bei Gesunden (60) sowie eine Steigerung der Durchblutung im Bereich der Macula bei erhöhtem IOD (78) beobachtet worden.

Weiterhin ergab sich eine Steigerung des okulären Blutflusses bei Kaninchen mit okulärer Hypertension nach Clonidin, Pilocarpin und Acetazolamid (9) und eine Steigerung des pulsatilen Blutflusses nach Clonidin bei Glaukompatienten (56), während andere Untersuchungen keinen Einfluß von Pilocarpin auf den pulsatilen okulären Blutfluß bei Glaukompatienten (11) bzw. keine Änderung der Blutflußgeschwindigkeit in der A. ophthalmica nach lokaler Clonidingabe bei Gesunden (33) nachweisen konnten.

Der pulsatile Blutfluß zeigte keine Veränderung nach Gabe von Betaxolol und Carteolol bei Augen mit erhöhtem IOD (7), auch ergab sich keine signifikante Änderung verschiedener Perfusionsparameter bei Gesunden nach Carteololgabe (36), obwohl im Tierexperiment bei Kaninchen mit okulärer Hypertension eine Abnahme des okulären Blutflusses nach Gabe von nicht-selektiven und β1-selektiven β-Blockern (9) beobachtet worden war.

Seit Jahren wird auch die Möglichkeit einer **medikamentösen Verbesserung der okulären Perfusionsverhältnisse** bei Glaukompatienten diskutiert.

Pentoxyphyllin, das die Verformbarkeit der Erythrozyten erhöht (66) und damit die Viskosität des Blutes und proportional auch den Widerstand bei laminarer Strömung vermindert, soll die Durchblutung im Endstromgebiet günstig beeinflussen. Eine Verbesserung der Mikrozirkulation im Bereich der Papille von Glaukompatienten konnte bisher aber nicht sicher nachgewiesen werden (5).

Auch der Einsatz von Calcium-Antagonisten, die vasodilatatorisch wirken, wird zur Verbesserung der Durchblutung von Netzhaut und Sehnerv bei der Glaukomtherapie vorgeschlagen. Es kann jedoch durch Gabe von Ca-Antagonisten auch zu einer Verschlechterung der vaskulären Situation kommen, wenn die begleitende systemische Hypotonie zu einem stärkeren Abfall des Perfusionsdruckes führt und so den günstigen Effekt der Ca-Antagonisten aufhebt (24). Calcium-Antagonisten sollten daher nur bei nachgewiesener vasospastischer Komponente zum Einsatz kommen (23, 45). Neueste Untersuchungen zeigen dabei Vorteile des Ca-Antagonisten Nimodipin gegenüber Nifedipin (83).

Ziel der genannten Untersuchungen zur Auswirkung von Glaukomtherapeutika auf Parameter der okulären Durchblutung war es, eine Substanz herauszufiltern, die bei guter Augeninnendrucksenkung die okulären Perfusionsverhältnisse möglichst günstig beeinflußt. Die Frage, welches Untersuchungsverfahren am besten die Perfusionsverhältnisse und die Stoffwechselsituation im Bereich der Lamina cribrosa und der prälaminaren Region widerspiegelt, die für die Entstehung des glaukomatösen Sehnervenschadens von entscheidender Bedeutung sind, scheint mir noch nicht hinreichend geklärt. Langzeitstudien der nächsten Jahre werden in diesen Punkten weiteren Aufschluß bringen müssen. Meiner Meinung nach läßt sich daher aus den vorliegenden Arbeiten noch keine allgemeingültige Empfehlung für eine Wirkstoffgruppe oder gar eine spezielle Substanz aus dem großen Spektrum der Glaukomtherapeutika ableiten.

Verschiedene Substanzklassen wie Betablocker und insbesondere Miotika werden seit vielen Jahren mit Erfolg in der Glaukomtherapie eingesetzt, auch ohne daß man die Auswirkungen auf die okuläre Perfusion kannte (6). Die Hinweise auf eine eventuell ungünstige Beeinflussung der okulären Perfusion durch Lokaltherapeutika sollen keineswegs zu einem therapeutischen Nihilismus führen. Die Ergebnisse der weiteren Untersuchungen können somit nur dazu dienen, die therapeutischen Möglichkeiten zu optimieren.

Zusammenfassung

Bei der Pathogenese des Glaukoms spielen neben einem rein mechanischen Faktor vaskuläre Faktoren eine entscheidende Rolle. Die Perfusion der Papillenregion unterliegt einer Autoregulation, die jedoch durch verschiedene Erkrankungen beeinträchtigt werden kann und bei Glaukompatienten primär beeinträchtigt ist. Mehrere Untersuchungsverfahren werden experimentell oder auch klinisch zur Beurteilung der Perfusion des Sehnerven eingesetzt; welche dieser Methoden sich bei Glaukompatienten als die aussagekräftigste erweist, müssen Studien in den nächsten Jahren zeigen.

Man sollte sich bei der Behandlung von Glaukompatienten bewußt sein, daß mit systemischer, aber auch lokaler Therapie die Durchblutung der okulären Strukturen, aber auch die gesamte Kreislaufsituation auf vielfältige Weise beeinflußt und beeinträchtigt werden kann. Gerade bei fortgeschrittenen glaukomatösen Ausfällen, aber auch bei anamnestisch eruierbaren Störungen der Perfusion anderer Organsysteme ist eine Absprache mit Kollegen, die in die Behandlung des Patienten involviert sind, dringend erforderlich, um nicht durch „therapeutische Maßnahmen" die Situation des Patienten zu verschlechtern.

Ein Patentrezept existiert leider nicht. Bei jedem Patienten muß entsprechend den individuellen Gegebenheiten eine umfassende Diagnostik erfolgen und die Therapie demgemäß eingeleitet und kontrolliert werden.

Summary

Vascular factors play an important role in the pathogenesis of glaucoma, besides the well known mechanical factors. The perfusion of the optic disc is controlled by autoregulatory mechanisms which can be disturbed by different diseases and which are disturbed in glaucoma patients. A huge number of examination techniques are used clinically and experimentally in order to measure the perfusion of the optic disc. Clinical studies of the next years will show which technique can give most information in glaucoma patients.

One should be always aware of the influence of systemic or local therapy on systemic cardiovascular parameters and ocular perfusion in glaucoma patients. It is necessary to inform all colleagues treating a single glaucoma patient especially in cases of advanced glaucomatous damage in order not to worsen the perfusion parameters.

Unfortunately there is no general recommendation for glaucoma therapy. In each single patient an individual plan for diagnosis and therapy is necessary.

Literatur

1 *Abrams, D. A., A. L. Robin, I. P. Pollack, J. M. de Faller, L. De Santis:* The safety and efficacy of topical 1% ALO 2145 (p-aminoclonidine hydrochloride) in normal volunteers. Arch. Ophthalmol. 105 (1987) 1205–1207
2 *Anderson, D. R.:* Transactions of the New Orleans Academy of Ophthalmology. C. V. Mosby Co, St. Louis 1975
3 *Bosem, M. E., M. Lusky, R. N. Weinreb:* Short-term effects of levobunolol on ocular pulsatile flow. Am. J. Ophthalmol. 114 (1992) 280–286
4 *Bucci, M. G., N. Pescosolido, S. P. Mariotti, F. M. Lentini:* Verhalten der okulären Pulsamplitude nach Instillation von Betablockern. Bollettino di Oculistica 69 (1990) 285–298
5 *Caprioli, J.:* Potential new drugs for glaucoma. In: Complications of glaucoma therapy. Sherwood, M. B., G. L. Spaeth (Hrsg.). Slack Inc., Thorofare, New Yersey 1990, 77–88
6 *Carenini, B. B., B. Broglitti, A. B. Carenini:* Pulsatile ocular blood flow and antiglaucomatous drugs. New Trends in Ophthalmology 7 (1992) 195–200
7 *Carenini, B. B., B. Broglitti, A. B. Carenini, G. Sibour, G. Demarie:* Ischaemia and glaucoma. New Trends in Ophthalmology 8 (1993) 75–80
8 *Chacko, D. M., C. B. Camras:* The potential of alpha-2-adrenergic agonists in the medical treatment of glaucoma. Current Opinion in Ophthalmology 5 (1994) 76–84
9 *Chiou, G. C. Y., Y. J. Chen:* Effects of antiglaucoma drugs on ocular blood flow in ocular hypertensive rabbits. J. Ocular Pharmacol. 9 (1993) 13–24
10 *Chiou, G. C., F. Zhao, Z. F. Shen, B. H. Li:* Effects of D-timolol and L-timolol on ocular blood flow and intraocular pressure. J. Ocular Pharmacol. 6 (1990) 23–30
11 *Claridge, K. G.:* The effect of topical pilocarpine on pulsatile ocular blood flow. Eye 7 (1993) 507–510
12 *Coppeto, J. R.:* Transient ischemic attacks and amaurosis fugax from timolol. Ann. Ophthalmol. 17/1 (1985) 64–65
13 *Cristini, G.:* Common pathological basis of the nervous ocular symptoms in chronic glaucoma. Br. J. Ophthalmol. 35 (1951) 11–20
14 *DeJong, N., E. L. Greve, P. F. J. Hoyng, H. C. Geijssen:* Results of a filtering procedure in low tension glaucoma. Int. Ophthalmol. 13 (1989) 131–139
15 *Duker, J. S., J. J. Weiter:* Ocular Circulation. In: *Tasman, W., E. A. Jaeger* (eds.): Duane's Foundations of Clinical Ophthalmology, Vol. 2, Chap. 5. J. B. Lippincott Comp., Philadelphia 1993
16 *Duzman, E., M. Ober, A. Scharrer, I. H. Leopold:* A clinical evaluation of the effects of topically applied levobunolol and timolol on increased intraocular pressure. Am. J. Ophthalmol. 94 (1982) 318–327
17 *Ellis, P. P.:* Systemic effects of locally applied anticholinesterase agents. Invest. Ophthalmol. 5 (1966) 146–151
18 *Epstein, E., I. Kaufman:* Systemic pilocarpine toxicity from overdose. Am. J. Ophthalmol. 59 (1965) 109
19 *Fellman, R. L., R. J. Starita:* Ocular and systemic side effects of topical cholinergic and anticholinesterase drugs. In: Complications of glaucoma therapy. *Sherwood, M. B., G. L. Spaeth* (Hrsg.). Slack Inc., Thorofare, New Jersey 1990, 5–18
20 *Fellman, R. L., R. J. Starita:* Ocular and systemic side effects of topical beta adrenergic antagonists. In: Complications of glaucoma therapy. *Sherwood, M. B., G. L. Spaeth* (Hrsg.). Slack Inc., Thorofare, New Jersey 1990, 33–56
21 *Fercher, A. F.:* Medizinische Physik. Springer, Wien 1992
22 *François, J., A. Neetens:* Vascularity of the eye and the optic nerve head in glaucoma. Arch. Ophthalmol. 71 (1964) 219
23 *Gaspar, A. Z., J. Flammer, P. Hendrickson:* Influence of nifedipine on the visual fields of patients with optic-nerve-head diseases. Eur. J. Ophthalmol. 4 (1994) 24–28
24 *Gasser, P., J. Flammer:* Influence of vasospasm on visual function. Doc. Ophthalmol. 66 (1987) 3–18
25 *Gasser, P., J. Flammer:* Blood-cell velocity in the nail fold capillaries of patients with normal-tension and high-tension glaucoma. Am. J. Ophthalmol. 111 (1991) 585–588
26 *Geijssen, H. C.:* Studies on normal pressure glaucoma. Kugler Publications, New York 1991
27 *Gramer, E.:* Risk factors in glaucoma: clinical studies. In: Glaucoma update V. *Krieglstein, G. K.* (ed.). Kaden Heidelberg, 1995, 14–31 (im Druck)
28 *Gramer, E., G. Althaus:* Einfluß des systolischen Blutdrucks auf die Lage der Gesichtsfeldausfälle bei Patienten mit Glaucoma chronicum simplex. Ophthalmologe 90 (1993) 620–625
29 *Gramer, E., G. Althaus, U. Körner:* Are visual field defects in the lower hemifield a risk factor in POAG? In: Perimetry update 1992/93. *Mills, R. P.* (Ed.) Kugler Publications, Amsterdam–New York 1993, 81–87

30 *Grehn, F., G. Mackensen:* Die Glaukome. Kohlhammer, Stuttgart 1993
31 *Grehn, F., G. Mackensen:* Medikamentöse Glaukomtherapie. Der Augenarzt 27 (1993) 149–155
32 *Greve, E. L., C. L. Dake, J. H. J. Klaver, E. M. G. Mutsaerts:* Ten year prospective follow-up of a glaucoma operation. Int. Ophthalmol. 8 (1985) 139–146
33 *Groh, M. J. M., G. Michelson, M. E. M. Groh, A. E. P. Gründler:* Ocular macro- and microcirculation after topical application of clonidine and metipranolol. German J. Ophthalmol. 3 (1994) 175–178
34 *Grunwald, J. E.:* Effect of timolol maleate on the retinal circulation of human eyes with ocular hypertension. Invest. Ophthalmol. Vis. Sci. 31 (1990) 521–526
35 *Grunwald, J. E.:* Effect of two weeks of timolol maleate treatment on the normal retinal circulation. Invest. Ophthalmol. Vis. Sci. 32 (1991) 39–45
36 *Grunwald, J. W., J. Delahanty:* Effect of topical carteolol on the normal human retinal circulation. Invest Ophthalmol. Vis. Sci. 33 (1992) 1853–1856
37 *Guthauser, U., J. Flammer, F. Mahler:* The relationship between digital and ocular vasospasm. Graefes Arch. Clin. Exp. Ophthalmol. 226 (1988) 224–226
38 *Häfliger, I. O., J. Flammer, T. F. Luscher:* Nitric oxide and endothelin-1 are important regulators of human ophthalmic artery. Invest. Ophthalmol. Vis. Sci. 33 (1992) 2340–2343
39 *Harrison, R., Ch. S. Kaufmann:* Clonidine – Effects of a topically administered solution on intracular pressure and blood pressure in open-angle glaucoma. Arch. Ophthalmol. 95 (1977) 1368–1373
40 *Hayreh, S. S.:* Blood supply and vascular disorders of the optic nerve. Ann. Inst. Barraquer 4 (1963) 7
41 *Hayreh, S. S.:* Blood supply of the optic nerve head and its role in optic atrophy, glaucoma, and oedema of the optic disc. Br. J. Ophthalmol. 53 (1969) 721 ff
42 *Hayreh, S. S.:* Inter-individual variation in blood supply of the optic nerve head: Its importance in various ischemic disorders of the optic nerve head, and glaucoma, low-tension glaucoma and allied disorders. Doc. Ophthalmol. 59 (1985) 217–246
43 *Hayreh, S. S.:* Pathogenesis of optic nerve head changes in glaucoma. Sem. Ophthalmol. 1 (1986) 1–13
44 *Hayreh, S. S.:* In vivo choroidal circulation and its watershed zones. Eye 4 (1990) 273–289
45 *Hayreh, S. S.:* Progress in the understanding of the vascular etiology of glaucoma. Current Opinion in Ophthalmology 5; II (1994) 26–35
46 *Hayreh, S. S., G. E. Servais, P. S. Virdi:* Fundus lesions in malignant hypertension. V. Hypertensive optic neuropathy. Ophthalmology 93 (1986) 74–87
47 *Hayreh, S. S., G. E. Servais, P. S. Virdi:* Fundus lesions in malignant hypertension. VI. Hypertensive choriodopathy. Ophthalmology 93 (1986) 1383–1400
48 *Hayreh, S. S., M. B. Zimmerman, P. Podhajsky, W. L. Alward:* Nocturnal arterial hypotension and its role in optic nerve head and ocular ischemic disorders. Am. J. Ophthalmol. 117 (1994) 603–624
49 *Heilmann, K.:* Weitere Erfahrungen mit Catapresan in der Glaukombehandlung. Sitzungsbericht der 121. Versammlung der Vereinigung Rheinisch-Westfälischer Augenärzte (1970) 9
50 *Hendrickx, K. H., A. van den Enden, M. T. Rasker, P. F. Hoyng:* Cumulative incidence of patients with disc hemorrhages in glaucoma and the effect of therapy. Ophthalmology 101 (1994) 1165–1172
51 *Hodapp, E., A. E. Kolker, M. A. Kass, I. Goldberg, B. Becker, M. Gordon:* The effect of topical clonidine on intraocular pressure. Arch. Ophthalmol. 99 (1981) 1208–1211
52 *Innemee, H. C., A. J. M. Hermans, P. A. van Zwieten:* The influence of clonidine on intraocular pressure after topical application to the eyes of anesthetized cats. Graefes Arch. Clin. Exp. Ophthalmol. 212 (1979) 19–27
53 *von Jaeger, E.:* Über Glaucom und seine Heilung durch Iridectomie. Z. Ges. der Ärzte zu Wien 14 (1858) 465, 484
54 *Jonas, J.:* Biomorphometrie des Nervus opticus. Enke, Stuttgart 1989
55 *Krieglstein, G. K., E. Gramer:* The response of ophthalmic arterial pressure to topically applied clonidine. Graefes Arch. Clin. Exp. Ophthalmol. 207 (1978) 1–5
56 *Langham, M. E., W. Romeko:* Glaucoma drug therapy: a six year follow-up of the central field visual performance (VP), the pulsatile ocular blood flow (PBF) on the IOP dependent light sensitivity (DLS) in glaucoma patients treated with timolol and clonidine. Invest. Ophthalmol. Vis. Sci. 35 (1994) 1843
57 *Langham, M. E., R. Farrell, T. Krakau, D. Silver:* Okularer pulsatiler Blutfluß, drucksenkende Medikamente und unterschiedliche Lichtempfindlichkeit beim Glaukom. In: Glaucoma update IV. Krieglstein, G. K. (Ed.). Springer, Berlin–Heidelberg 1991
58 *Lansche, R. K.:* Systemic reactions: to topical epinephrine and phenylephrine. Am. J. Ophthalmol. 61 (1966) 95–98
59 *Lee, D. A., J. E. Topper, R. F. Brubaker:* Effect of clonidine on aqueous humor flow in normal human eyes. Exp. Eye Res. 38 (1984) 239–246
60 *Leung, M. W., J. E. Grunwald:* Effects of topical levobunolol on the human retinal circulation. Invest. Ophthalmol. Vis. Sci. 35 (1994) 1841
61 *Leydhecker, W.:* Allgemeine Nebenwirkungen der Glaukomtherapie. Münch. med. Wschr. 124 (1982) 783
62 *Leydhecker, W.:* Die Glaukome in der Praxis. Springer, Berlin 1985, S. 100
63 *Lieb, W. E.:* Color doppler ultrasonography of the eye and orbit. Current Opinion in Ophthalmology 4; III (1993) 68–75

64 *Lieberman, M. F., A. E. Maumenee, W. R. Green:* Histologic studies of the vasculature of the anterior optic nerve. Am. J. Ophthalmol. 82 (1976) 405 ff
65 *Lowenstein, J.:* Diagnosis and treatment – drugs five years later – Clonidine. Ann. Int. Med. 92 (1980) 74–77
66 *Mary, A., I. Serre, J.-F. Brun, B. Arnaud, C. Bonne:* Erythrocyte deformability measurements in patients with glaucoma. J. Glaucoma 2 (1993) 155–157
67 *Maumenee, A. E.:* Causes of optic nerve damage in glaucoma. Ophthalmology 90 (1983) 741–752
68 *McMahon, C. D., R. N. Shaffer, H. D. Hoskins, J. Hetherington:* Adverse effects experienced by patients taking timolol. Am. J. Ophthalmol. 88 (1979) 736–738
69 *Michelson, G., J. M. Groh:* Methods for the investigation of circulatory changes in glaucoma. Current Opinion in Ophthalmology 5; II (1994) 46–57
70 *Michelson, G., A. E. P. Gründler:* Primary open angle glaucoma is associated with decreased ophthalmic artery flow velocity. Invest. Ophthalmol. Vis. Sci. 34 (1993) 1286
71 *Migdal, C., R. A. Hitchings:* Control of chronic simple glaucoma with primary medical, surgical and laser treatment. Trans. Ophthalmol. Soc. UK 105 (1986) 653–656
72 *Mihara, M., N. Matsuo, T. Koyama, T. Tsuji:* Studies on the retinal mean circulation time in eyes treated with carteolol by means of fluorescein video-angiography and image analysis – Changes immediately after application in healthy adults. Therapeutic Res. 19 (1989) 161–167
73 *Minckler, D. S.:* Correlations between anatomic features and axonal transport in primate optic nerve head. Trans. Am. Ophthalmol. Soc. 84 (1987) 429–452
74 *Minckler, D. S.:* Histology of the optic nerve damage in ocular hypertension and early glaucoma (summary). Surv. Ophthalmol. (Suppl.) 33 (1989) 401–402
75 *Monane, M., R. L. Bohn, J. H. Gurwitz, R. J. Glynn, I. Choodnovskiy, J. Avorn:* Topical glaucoma medications and cardiovascular risk in the elderly. Clin. Pharmacol. Ther. 55 (1994) 76 –83
76 *Müller, H.:* Anatomische Beiträge zur Ophthalmologie: Über Nervenveränderungen an der Eintrittsstelle des Sehnerven. Arch. Ophthalmol. 4 (1858) 1–5
77 *Nelson, W. L., F. T. Fraunfelder, J. M. Sills, J. B. Arrowsmith, J. N. Kuritsky:* Adverse respiratory and cardiovascular events attributed to timolol ophthalmic solution 1978–1985. Am. J. Ophthalmol. 102 (1986) 606–611
78 *Pannarale, M. R., L. Taverniti, L. Arrico, F. G. Matteocci, G. Falcinelli:* Messung der Wirkung von Levobunolol auf die Durchblutung der Netzhaut mittels Blue-field Technik. Bollettino di Oculistica 71 (1992)
79 *Petursson, G., R. Cole, C. Hanna:* Treatment of glaucoma using minidrops of clonidine. Arch. Ophthalmol. 102 (1984) 1180 –1181
80 *Pfeiffer, N.:* Neue Entwicklungen der medikamentösen Glaukomtherapie. Ophthalmologe 89 (1992) W1–W13
81 *Phelps, C. D., J. J. Corbett:* Migraine and low-tension glaucoma: A case-control study. Invest. Ophthalmol. Vis. Sci. 26 (1985) 1105–1108
82 *Pillunat, L. E., R. Stodtmeister:* Diagnostik vaskulärer Faktoren beim Glaukom. In: Glaukom. *Gramer, E.* (Hrsg.). Enke, Stuttgart 1990, 26–37
83 *Pillunat, L. E., A. Harris, G. K. Lang:* Okuläre Kohlendioxidreaktivität und Calciumantagonisten beim Normaldruckglaukom. Vortrag beim 5. Workshop zur „Regulation und Quantifizierung der okulären Perfusion". Ulm, 27.–29. Jan. 1995
84 *Pillunat, L. E., R. Stodtmeister, I. Wilmanns, D. Metzner:* Einfluß von Betarezeptorenblockern auf die Drucktoleranz des Sehnervenkopfes. Fortschr. Ophthalmol. 85 (1988) 231–234
85 *Quigley, H. A., E. M. Addicks:* Regional differences in the structure of the lamina cribrosa and their relation to glaucomatous optic nerve damage. Arch. Ophthalmol. 99 (1981) 137–143
86 *Quigley, H. A., E. M. Addicks, W. R. Green, A. E. Maumenee:* Optic nerve damage in human glaucoma. II The site of injury and susceptibility to damage. Arch. Ophthalmol. 99 (1981) 635–649
87 *Quigley, H. A., R. M. Hohman, E. M. Addicks, R. W. Massof, W. R. Green:* Morphologic changes in the lamina cribrosa correlated with neural loss in open-angle glaucoma. Am. J. Ophthalmol. 95 (1983) 673–691
88 *Rehnberg, M., T. Ammitzboll, B. Tengroth:* Collagen distribution in the lamina cribrosa and the trabecular meshwork of the human eye. Br. J. Ophthalmol. 71 (1987) 886–892
89 *Richard, G., K. U. Schmidt:* Fluoreszenzangiographische und videoangiographische Befunde bei verschiedenen Glaukomformen. In: Das Glaukom. *Pillunat, L. E., R. Stodtmeister* (Hrsg.) Springer, New York 1993, 161–180
90 *Richard, G., J. Weber:* Der Einfluß der Betablocker Timolol und Pindolol auf die retinale Hämodynamik – eine videoangiographische Studie. Klin. Mbl. Augenheilk. 190 (1987) 34–39
91 *Riva, C. E., B. Petrig:* Blue field entoptic phenomenon and blood velocity in the retinal capillaries. J. Optom. Soc. Am. 70 (1980) 1234–1238
92 *Rojanapongpun, P., S. M. Drance, B. J. Morrison:* Ophthalmic artery flow velocity in glaucomatous and normal subjects. Br. J. Ophthalmol. 77 (1993), 25–29
93 *Schweitzer, D., M. Hammer, J. Kraft:* Messung der Sauerstoffsättigung aus verrauschten Signalen. Vortrag beim 5. Workshop zur „Regulation und Quantifizierung der okulären Perfusion". Ulm, 27.–29. Jan. 1995

94 *Siebert, M., E. Gramer, W. Leydhecker:* Papillenparameter bei Gesunden – quantifiziert mit dem Optic Nerve Head Analyzer. Klin. Mbl. Augenheilkd. 192 (1988) 302–310

95 *Siebert, M., E. Gramer, W. Leydhecker:* Die Reproduzierbarkeit der Papillenmeßwerte bei der Untersuchung mit dem Optic Nerve Head Analyzer. Spektrum Augenheilkd. 2/4 (1988) 167–176

96 *Siebert, M., E. Gramer, W. Leydhecker:* Papillenabblassung – ein Frühzeichen des Glaukoms. Eine klinisch kontrollierte Untersuchung von Papillenblässe und Papillenexkavation bei Glaucoma simplex, okulärer Hypertension und gesunden Augen mit dem Optic Nerve Head Analyzer. Klin. Mbl. Augenheilkd. 194 (1989) 433–436

97 *Siebert, M., E. Gramer, S. Serguhn:* Hoher mittlerer Blässewert der Papille. Ein Risikofaktor für die Gesichtsfeldverschlechterung bei Glaukom und okulärer Hypertension – Eine Pilotstudie mit dem Optic Nerve Head Analyzer (ONHA). Ophthalmologe (zur Publikation angenommen)

98 *Silbernagel, S., A. Despopoulos:* Taschenatlas der Physiologie. Thieme, Stuttgart 1983

99 *Starita, R. J., R. D. Fechtner, R. L. Fellman:* Ocular and systemic side effects of topical epinephrine and dipivefrin. In: Complications of glaucoma therapy. *M. B. Sherwood, G. L. Spaeth* (Hrsg.). Slack Inc., Thorofare, New Jersey 1990, 19–32

100 *Stürmer, J., F. Meier-Gibbons:* The diagnosis of normal-tension glaucoma. Current Opinion in Ophthalmology 5; II (1994) 64–68

101 *Truckenbrodt, C., S. Klein, W. Vilser:* Beeinflußt Timolol die retinale Hämodynamik bei Patienten mit Normaldruckglaukom? Ophthalmologe 89 (1992) 452–454

102 *Wolf, S., O. Arend, W. E. Sponsel, K. Schulte, L. B. Cantor, M. Reim:* Retinal Hemodynamics Using Scanning Laser Ophthalmoscopy and hemorheology in chronic open-angle glaucoma. Ophthalmology 100 (1993) 1561–1566

103 *Wolf, S., K. Schulte, B. Berg, B. Bertram, M. Reim:* Einfluß von Beta-Blockern auf die retinale Hämodynamik. Doppelblindstudie bei Gesunden. Klin. Mbl. Augenheilkd. 195 (1989) 229–231

104 *Yoshida, A., G. T. Feke, H. Ogasawara, D. G. Goger, D. L. Murray, J. W. McMeel:* Effect of timolol on human retinal, choroidal and optic nerve head circulation. Ophthalmic Res. 23 (1991) 162–170

105 *Zeimer, R. C., J. T. Wilensky, D. K. Gieser, M. A. G. Viana:* Association between intra-ocular pressure peaks and progression of visual field loss. Ophthalmology 98 (1991) 64–69

15 Neovaskuläres Glaukom*

Jörg Stürmer

15.1 Terminologie/ Geschichtliches

Die erste Beschreibung eines (sekundären) Glaukoms nach Zentralvenenthrombose stammt aus dem Jahre 1866 (106). Kurz darauf prägte *Pagenstecher* den Begriff **„hämorrhagisches Glaukom"**. Fälschlicherweise wurden dann alle Glaukomformen, die mit intraokularen Blutungen einhergehen, als „hämmorrhagische" Glaukome bezeichnet. *Salus* (89) war der erste, der den Zusammenhang zwischen Rubeosis iridis und sekundärem Glaukom bei 3 Patienten mit diabetischer Retinopathie erkannte. Es dauerte jedoch noch einige Jahrzehnte, bis *Weiss* und Mitarbeiter (109) den Begriff des **neovaskulären Glaukoms** einführten und damit den Zusammenhang zwischen der Bildung neuer Gefäße und dem Glaukom in den Vordergrund stellten. Dieser Begriff hat sich seitdem gegenüber den anderen Bezeichnungen („rubeotisches", „hämorrhagisches", „kongestives" oder „thrombotisches" Glaukom) zumindestens im angelsächsischen Sprachraum durchgesetzt und sollte auch im Deutschen verwendet werden.

15.2 Prädisponierende Faktoren für eine Rubeosis iridis und ein neovaskuläres Glaukom

Der Hauptfaktor für die Entstehung einer Rubeosis iridis ist eine **ischämische Netzhauterkrankung**, gleich welcher Genese sie auch immer sei. Die **diabetische Retinopathie** und die **Verschlüsse der großen Netzhautgefäße** sind jedoch für die überwiegende Zahl der Fälle verantwortlich zu machen (15). Eine Rubeosis iridis als prädisponierender Faktor für ein neovaskuläres Glaukom kann jedoch noch in einer großen Zahl anderer intra- und extraokulärer Erkrankungen entstehen (Tab 15.1).

Tabelle 15.1 Für Rubeosis iridis und neovaskuläres Glaukom prädisponierende Faktoren*.

Diabetische Retinopathie
Retinale Gefäßverschlüsse
- **Zentralvenenthrombose**
- **Zentralarterienverschluß**
- Astvenenthrombose
- Astarterienverschluß

Andere Netzhauterkrankungen
- Netzhautablösung
- Aderhautmelanom
- Retinoblastom
- Hämorrhagische Netzhauterkrankungen
- Exsudative Retinopathie nach Coats
- Frühgeborenenretinopathie
- Sichelzellretinopathie
- Retinale Vasculitis bei Lues
- Retinoschisis
- Stickler-Syndrom
- Gliom des Nervus Optikus
- Strahlenretinopathie nach Röntgen- und Heliumionenbestrahlung

Andere Augenerkrankungen
- Uveitis
- Kunstlinsenimplantation
- Irismelanom

Extraokulare Gefäßerkrankungen
- **Stenose der Arteria carotis**
- Karotis-Sinus-cavernosus-Fistel
- Verschluß der Arteria carotis interna

* Nach *Shields* und *Krieglstein* (94), die häufigsten Ursachen sind fettgedruckt.

---

* Diese Arbeit stützt sich weitgehend auf das Kapitel über das neovaskuläre Glaukom aus dem Glaukombuch von Shields und Krieglstein (94). Für die Durchsicht des Manuskriptes und Überlassung von Literatur sei Prof. Dr. E. P. Messmer herzlich gedankt.

15.2.1 Diabetische Retinopathie

Ein Diabetes mellitus liegt in der Hälfte aller Patienten mit Rubeosis iridis als Risikofaktor vor, während eine (proliferative) diabetische Retinopathie bei über einem Drittel aller Patienten mit Rubeosis iridis als primärer Faktor identifiziert werden kann (15). Während die Inzidenz der klinischen Rubeosis iridis bei Patienten mit nichtproliferativer diabetischer Retinopathie sehr gering ist (106), bestehen bei Patienten mit (unbehandelter) proliferativer diabetischer Retinopathie klinisch in der Mehrzahl der Fälle (33–64%) und histopathologisch in praktisch allen Fällen (95%) eine Rubeosis iridis (106). Wichtig ist auch die Behandlungsanamnese der diabetischen Retinopathie: nach einer pars plana Vitrektomie wegen diabetischer Retinopathie trat früher in 25–42% der Fälle eine Rubeosis iridis auf, bei etwa der Hälfte dieser Augen ließ sich das weitere Fortschreiten zum neovaskulären Glaukom leider nicht verhindern (8, 88). Bei diesen Fällen ist beim gleichzeitigen Vorliegen einer Aphakie (damals vor allem intrakapsulär) und/oder einer teilweise abgelösten Netzhaut (16, 108) das Auftreten einer Rubeosis iridis und eines neovaskulären Glaukoms deutlich erhöht (9). Mit den heutigen Techniken der pars plana Vitrektomie, vor allem die Endolaserkoagulation und in verzweifelten Fällen die Endotamponade mit Silikonöl (Diffusionsbarriere), und der extrakapsulären Kataraktextraktion mit Hinterkammerlinsenimplantation tritt eine Rubeosis iridis nur in etwa 5–10% der Augen auf (7), wobei die Aphakie noch immer einen Risikofaktor darstellt (5, 101). Nach pars plana Vitrektomie bei vorbestehender Rubeosis iridis ging diese früher postoperativ nicht selten in ein neovaskuläres Glaukom über, so daß eine floride Rubeosis als relative Kontraindikation gesehen wurde. Heute stellt die Rubeosis iridis bei behandlungsbedürftiger Retinopathie bei gleichzeitigem Vorliegen einer die Photokoagulation verunmöglichenden Medientrübung (Glaskörperblutung und/oder Katarakt) sogar eine Indikation zur pars plana Vitrektomie dar, da die Rubeosis nach der intra- oder postoperativen Laserkoagulation „austrocknen" kann (42, 77, 103). Das erfolgreiche Wiederanlegen einer abgelösten Netzhaut mit diabetischer Retinopathie führt ebenfalls häufig zu einer Regression der Rubeosis iridis. Eine vollständig anliegende Netzhaut und eine aggressive, panretinale Photokoagulation scheint der wichtigste Aspekt in der Prävention eines neovaskulären Glaukoms nach Vitrektomie wegen einer proliferativen diabetischen Retinopathie zu sein (94, 101, 113).

Eine erhöhte Inzidenz der Rubeosis iridis haben ebenfalls Augen mit einer diabetischen Retinopathie, bei denen eine intrakapsuläre Kataraktoperation durchgeführt wird oder eine extrakapsuläre Kataraktoperation mit Glaskörperverlust (44) oder mit primärer Kapsulotomie (83, 84). Die intakte hintere Linsenkapsel scheint einen Schutz vor dem Auftreten einer Rubeosis iridis zu bilden, so kann bei Patienten mit diabetischer Retinopathie nach einer sekundären NdYAG-Laser-Kapsulotomie ein neovaskuläres Glaukom entstehen.

15.2.2 Retinale Gefäßverschlüsse

15.2.2.1 Venöse Gefäßverschlüsse

Eine Thrombose der Vena centralis retinae oder eines der beiden größen Äste (sog. Hemizentralvenenthrombose) findet man ebenfalls in rund einem Drittel der Augen mit Rubeosis iridis (15). Risikofaktoren für eine Zentralvenenthrombose sind eine arterielle Hypertonie (25, 47, 86), ein Diabetes mellitus (25, 34), eine okuläre Hypertension oder ein primär chronisches Offenwinkelglaukom (3, 26, 86), eine Pathologie im Stromgebiet der A. carotis, ein systemisches Hyperviskositätssyndrom (112) oder Hyperlipidämie (47) und männliches Geschlecht (38, 86) oder Alter über 60 Jahre (47). Das Auftreten einer Rubeosis iridis nach einer Astvenenthrombose ist eher selten (15).

15.2.2.2 Arterielle Gefäßverschlüsse

Ein Verschluß der Arteria centralis retinae als Ursache für eine Rubeosis iridis und ein neovaskuläres Glaukom wird nur in ca. 5% der Fälle beobachtet. Das Auftreten einer Rubeosis iridis wird jedoch in fast 20% der Augen mit Zentralarterienverschluß bei fehlender Carotispathologie beobachtet (22, 24). Ein retinaler Astarterienverschluß führt nur selten zur einer Rubeosis iridis.

15.2.3 Obstruktive Erkrankungen der A. carotis

Obstruktive Erkrankungen der A. carotis stellen mit ca. 13% der Fälle die dritthäufigste Ursache für ein neovaskuläres Glaukom dar (15). Die Augen mit okulärem Ischämiesyndrom sind initial normoton oder sogar hypoton (herabgesetzte Kammerwasserproduktion) (21). Klinisch fallen vor allem retinale Blutungen in der Peripherie auf (28). Fluoreszenzangiographisch kommt es nach einer verlängerten Arm-Retina-Zeit zuerst zu einer fleckförmiger Füllung („patchy filling") der Aderhaut, zu verlängerter Kreislaufzeit im Auge und später zu Leckagen aus den größeren retinalen Arteriolen.

15.2.4 Andere, seltenere Erkrankungen, die zur Rubeosis iridis führen können

Eine Rubeosis iridis kann auch bei total- oder teilweise abgelöster Netzhaut entstehen, vor allem wenn diese lange besteht, im Rahmen einer diabetischen Retinopathie als Komplikation oder als Begleitamotio bei malignen Melanomen der Aderhaut auftritt. Die Strahlenretinopathie nach bulbuserhaltender Behandlung maligner Aderhautmelanome und Retinoblastome sowie anderer extraokulärer Tumore, bei denen die Netzhaut mitbestrahlt wurde (Lymphome, Hypophysentumoren usw.), können ebenfalls zu einer Rubeosis iridis und einem neovaskulären Glaukom führen. Selten führt eine Uveitis zu einer Rubeosis iridis. Ein lange bestehendes Winkelblockglaukom oder Offenwinkelglaukom mit extrem hohen Augeninnendruckwerten kann direkt – oder indirekt bei der Ausbildung einer Zentralvenenthrombose – ebenfalls zu einer Rubeosis iridis und zum neovaskulären Glaukom (Pfropfglaukom) führen. Ein arteriovenöse Fistel im Bereich des Sinus-Cavernosus kann wegen der herabgesetzten okulären Perfusion ebenfalls zu einer Rubeosis iridis führen.

15.3 Pathogenese der Rubeosis iridis und des neovaskulären Glaukoms

Der genaue Mechanismus der Neovaskularisation des vorderen Segmentes ist noch nicht genau geklärt. Der Hauptfaktor ist aber ohne Zweifel das Vorliegen einer **retinalen Ischämie,** die in der großen Mehrzahl der Fälle mit Rubeosis iridis und neovaskulärem Glaukom vorliegt. Das Ausmaß der retinalen Ischämie scheint mit der Inzidenz der Rubeosis iridis korreliert: je ausgedehnter die Areale kapillärer Minderperfusion bei proliferativer diabetischer Retinopathie und bei Zentralvenenthrombose, um so wahrscheinlicher die Entstehung einer Rubeosis iridis. Auch beim Zentralarterienverschluß trifft das Ischämieprinzip – Mißverhältnis zwischen Perfusionsbedarf und tatsächlicher Perfusion – zu. Die Rubeosis iridis bleibt bei suffizienter Reperfusion oder bei aufgehobenem Perfusionsbedarf (totale Nekrose) aus (71).

Es wird vermutet, daß die ischämische Netzhaut einen vasoproliferativen Faktor produziert, ähnlich dem von malignen Tumoren gebildeten Tumorangiogenesefaktor (79). In der Zellkultur konnte eine derartige vasoproliferative Aktivität des Kammerwassers und des Glaskörpers bei Augen mit proliferativer diabetischer Retinopathie und neovaskulärem Glaukom nachgewiesen werden (32). Dieser Faktor gelangt durch den Glaskörper und mit dem Kammerwasser an alle Gewebe des Auges und erklärt so die Vasoproliferationen des vorderen Segmentes, weit weg von der ursprünglichen retinalen Ischämie. Sowohl die Lokalisation der ersten Zeichen der Rubeosis iridis am Pupillarsaum und um eine eventuell bestehende Iridektomie als auch die Verschlechterung oder das Neuauftreten nach einer intrakapsulären Kataraktoperation oder einer pars plana Vitrektomie (vor den neuen Techniken) sind ein Hinweis auf die Verteilung über das Kammerwasser. Andererseits produziert unter anderem das retinale Pigmentepithel (31) einen neovaskulationshemmenden Faktor, so daß ein Ungleichgewicht zwischen Neovaskularisation-hemmenden und -fördernden Faktoren als Auslöser für die Rubeosis iridis vermutet werden muß.

15.4 Klinisch-pathologischer Verlauf

15.4.1 Prärubeotisches Stadium

Bei Patienten mit diabetischer Retinopathie oder Zentralvenenthrombose ist die Abschätzung der individuellen Wahrscheinlichkeit für die Entstehung einer Neovaskularisation des vorderen Segmentes aus dem klinischen Bild und aus zusätzlichen Risikofaktoren wichtig, da bei einer hohen Wahrscheinlichkeit eine prophylaktische Therapie eingeleitet werden sollte.

Bei der **diabetischen Retinopathie** ist die Inzidenz der Rubeosis iridis streng mit dem Stadium der Retinopathie korreliert. Bei einer low-risk nichtproliferativen diabetischen Retinopathie ist eine Rubeosis iridis derart selten (ca. 1–5%), daß das Vorliegen anderer Ursachen für eine Rubeosis iridis (durchgemachte Zentralvenenthrombose, Carotispathologie) unbedingt ausgeschlossen werden sollte. Bei einer high-risk nichtproliferativen diabetischen Retinopathie mit großen Arealen arteriolärer oder kapillärer Nichtperfusion nimmt dann das Risiko deutlich zu, während bei dem Vorliegen einer bisher unbehandelten proliferativen diabetischen Retinopathie eine große Mehrzahl der Patienten eine Neovaskularisation des vorderen Segmentes aufweisen. Das Auftreten einer Rubeosis iridis und eines neovaskulären Glaukoms beim Patienten mit diabetischer Retinopathie steht auch noch in einem direkten Zusammenhang mit der Dauer der Grunderkrankung: Beim Diabetes Typ II tritt die Rubeosis iridis in der Hälfte der Patienten erst nach 20 Jahren Erkrankungsdauer auf. Der Übergang von der Rubeosis iridis zum neovaskulären Glaukom ist beim Patienten mit diabetischer Retinopathie generell wesentlich langsamer als bei den Patienten mit retinalen Gefäßverschlüssen.

Nach einer **Zentralvenenthrombose** ist das Risiko einer Rubeosis iridis wie bei der diabetischen Retinopathie vom Ausmaß der kapillären Nichtperfusion der Netzhaut abhängig (37, 64). Während bei den Patienten ohne kapilläre Nichtperfusion nur im Ausnahmefall (1%) eine Rubeosis iridis entsteht, ist die Inzidenz beim Vorliegen von Nichtperfusionsarealen mit 40–60% sehr hoch (12, 26, 37, 57, 63, 64). Die Fluoreszenzangiographie, die normalerweise zur Quantifizierung der retinalen Ischämie verwendet wird, ist bei Patienten mit Zentralvenenthrombose initial wegen der vielen intraretinalen Blutungen und wegen oft bestehender Medientrübungen nicht immer einfach zu interpretieren, so daß selbst Experten über das Vorliegen von Ischämiearealen geteilter Meinung sein können (110). Eine auf über 20 Sekunden verlängerte retinale Kreislaufzeit bis zur maximalen venösen Füllung ist ein indirektes Zeichen für das Vorliegen ischämischer Areale (34). Schon die Ophthalmoskopie gibt einem jedoch Hinweise auf die Inzidenz: Während ein inkompletter Zentralvenenverschluß (sog. Venous-stasis-Retinopathie) nie zu einem neovaskulären Glaukom führt, ist beim Vorliegen einer hämorrhagischen Retinopathie die Inzidenz zwischen 14 und 27%, wobei die Patienten mit ≥10 Cotton wool Herden und mit dunklen, flächigen Blutungen vermehrt gefährdet sind (97). Ist der Fernvisus initial 0,05 oder schlechter, besteht ebenfalls Verdacht auf einen ischämischen Zentralvenenverschluß (35).

Zusätzliche für eine Rubeosis iridis prognostisch hilfreiche Untersuchungsmethoden sind der Nachweis eines afferenten Pupillendefektes (93), die Gesichtsfelduntersuchung mit Nachweis einer starken konzentrischen Einschränkung oder eines Zentralskotoms (35), die Fluoreszenzangiographie der Iris zum Nachweis von peripupillärer Lekkage (56), die Elektroretinographie (13, 46, 66, 74, 107) und neuerdings auch die Untersuchung der Blutflußgeschwindigkeit in der Arteria centralis retinae mittels farbkodierter Dopplersonographie (49, 111).

Man sollte auch daran denken, daß eine primär nichtischämische Zentralvenenthrombose sekundär in eine ischämische übergehen kann (38, 72). Es ist deshalb auch beim nichtischämischen Typ ratsam, die Patienten innerhalb der ersten 4–6 Monate engmaschig (in 1–2monatlichen Abständen) zu kontrollieren.

Wesentlich seltener als bei älteren Patienten ist eine Zentralvenenthrombose bei Patienten unter 45 Jahren. Dieses Krankheitsbild wird auch Papillophlebitis genannt und ist wahrscheinlich eine Kombination aus einer primären Venous-stasis-Retinopathie und einem sekundären Verschluß eines cilioretinalen Gefäßes (48, 90) oder einer posterioren Ciliararterie (11). Die Papillophlebitis führt in 19% zur Rubeosis iridis und in 8% zum neovaskulären Glaukom (30).

15.4.2 Präglaukomatöses Stadium (Rubeosis iridis)

Während der Augeninnendruck noch normal ist, zeigen sich an der Spaltlampe typische, aus dilatierten Kapillaren bestehende Gefäßknäuel und feine, irregulär verlaufende Gefäße auf der Irisoberfläche im Bereich des circulus iridis minor (107), die bei der Fluoreszenzangiographie lekken. Diese Gefäße dehnen sich allmählich auf der Iris aus oder entstehen gleichfalls an der Irisbasis. Im Kammerwinkel sieht man vereinzelte, das Ziliarkörperband und den Sklerasporn überschreitende und auf das Trabekelwerk hinziehende Gefäße. Histopathologisch und tierexperimentell beginnt die Neovaskularisation der Iris intrastromal mit einer Dilatation der physiologischen Irisgefäße, einer Proliferation der Endothelzellen und dann erst mit einer Vasoproliferation (76) und Ausdehnung auf die Irisoberfläche.

15.4.3 Offenwinkelglaukomstadium

Der Übergang von der Rubeosis iridis in das neovaskuläre Glaukom ist nicht unbedingt unvermeidlich. Neben seltenen Spontanregressionen kann auch eine adäquate Therapie in diesem Stadium die Gefäße zum „Austrocknen" bringen. Während die Inzidenz des neovaskulären Glaukoms bei diabetischen Patienten mit Rubeosis iridis nur 10–25% beträgt, ist sie bei einer Zentralvenenthrombose wesentlich höher. Typischerweise tritt das neovaskuläre Glaukom nach Zentralvenenthrombose 2–4 Monate („100-Tage-Glaukom") nach dem Gefäßverschluß auf, kann jedoch auch schon im ersten Monat oder viel später erst auftreten. Die Spaltlampenuntersuchung zum Zeitpunkt der Glaukomentstehung zeigt eine aktive Rubeosis iridis sowie Zellen und Tyndall in der Vorderkammer. Der Kammerwinkel ist zu diesem Zeitpunkt immer noch offen, es besteht jedoch praktisch zirkulär eine massive Neovaskularisation. Der Augeninnendruck ist mäßig erhöht, kann jedoch auch, besonders beim Vorliegen eines Hyphämas, dramatisch ansteigen, so daß bei einem bestehenden Hornhautödem fälschlicherweise ein akutes Winkelblockglaukom (fehl)diagnostiziert wird. In der Histopathologie findet man in diesem Stadium eine die ganze Irisoberfläche und den Kammerwinkel bedeckende **fibrovaskuläre Membran** mit zusätzlichen Zeichen der chronischen Entzündung. Der pathogenetische Hauptmechanismus des erhöhten Augeninnendruckes ist die Verlegung des Trabekelwerkes durch die fibrovaskuläre Membran.

15.4.4 Winkelblockglaukomstadium

In diesem Stadium kommt es zu einer Abflachung des Irisstromas, das eine glatte und glänzende Oberfläche zeigt. Die Kontraktur des fibrovaskulären Gewebes führt zu einer mittelweiten, entrundeten Pupille, die von der Linsenvorderfläche abgezogen wird und nicht selten auch ein sog. Ektropium uvea zeigt. Im Kammerwinkel entstehen periphere anteriore Synechien zwischen der Iris und dem Trabekelwerk, die schlußendlich zu einem vollständigen mechanischen Verschluß des Kammerwinkels führen. In diesem Stadium ist der Augeninnendruck extrem erhöht und läßt sich medikamentös nicht mehr adäquat senken. Die Kontraktur der fibrovaskulären Membran erfolgt aktiv durch zu Myofibroblasten differenzierte Fibrozyten.

15.5 Differentialdiagnose

Bei noch offenem Kammerwinkel muß das neovaskuläre Glaukom vor allem von anderen Formen des sekundären Offenwinkelglaukoms – vor allem bei entzündlichen Affektionen – differenziert werden. Die neugebildeten Gefäße auf der Iris und im Kammerwinkel erlauben die Diagnose, können jedoch in wenig pigmentierten Irides mit dilatierten Irisgefäßen bei vorderen Uveitiden verwechselt werden. Bei der Fuchs'schen Heterochromiezyklitis können ebenfalls Neovaskularisationen im Kammerwinkel vorkommen. Die neugebildeten Gefäße im Kammerwinkel sind bei den neovaskulären Glaukomen jedoch weniger deutlich. Andere Ursachen für periphere anteriore Synechien und eine Verziehung der Pupille wie das Irido-corneo-endotheliale Syndrom (ICE) oder eine alte Verletzung sollten ausgeschlossen werden.

15.6 Behandlung

15.6.1 Panretinale Laserkoagulation

Die vollständige Zerstörung der Bezirke ischämischer Retina mittels Photokoagulation ist der wichtigste Therapieschritt beim neovaskulären Glaukom. Eine konsequente panretinale Laserkoagulation kann die Neovaskularisation des vorderen Segmentes sowohl bei der proliferativen diabetischen Retinopathie als auch nach Zentralvenenthrombose reduzieren oder sogar zu einer völligen Regression bringen (26, 43, 45, 54, 58, 75, 80, 81). Sowohl beim ischämischen Typ der Zentralvenenthrombose als auch bei der proliferativen diabetischen Retinopathie kann durch eine panretinale Laserkoagulation die Entwicklung einer Rubeosis iridis verhindert werden (45, 55, 62, 63, 107). Durch die vollständige Zerstörung des Photorezeptor/Pigmentepithelkomplexes durch die Laserkoagulation kann der Sauerstoffbedarf der minderperfundierten Retina minimalisiert und damit eine Verminderung der Freisetzung des angiogenetischen Faktors erreicht werden.

Die panretinale Laserkoagulation ist auch im prärubeotischen Stadium als Prophylaxe der Rubeosis iridis äußerst wirksam und sollte deshalb bei Patienten mit einem hohen Risiko für die Entwicklung einer Rubeosis iridis frühzeitig durchgeführt werden. Der ältere Patient mit einer ischämischen Zentralvenenthrombose braucht eine derartige prophylaktische Therapie unbedingt innerhalb der ersten 4–8 Wochen (36). Das Risiko für die Entstehung einer Rubeosis iridis ist bei Patienten mit diabetischer Retinopathie schwieriger abzuschätzen. Falls eine Vitrektomie mit oder ohne Lensektomie geplant ist und schon präoperativ eine Leckage der Iris in der Fluoreszenzangiographie besteht, sollte unbedingt prophylaktisch panretinal koaguliert werden, wobei dies auch intraoperativ mit dem Endolaser geschehen kann. Bei einer beginnenden Rubeosis iridis (präglaukomatöses Stadium) ist in allen Fällen eine panretinale Laserkoagulation indiziert, neben der diabetischen Retinopathie und der Zentralvenenthrombose auch bei Patienten mit einem Zentralarterienverschluß (23) und einer Karotisstenose. Die große Inzidenz des neovaskulären Glaukoms bei einer Rubeosis iridis rechtfertigt die prophylaktische Lasertherapie in allen Fällen.

Im Offenwinkelstadium kann die panretinale Laserkoagulation alleine zur Drucksenkung führen (45, 80). Auch bei beginnendem Kammerwinkelverschluß ist eine panretinale Laserkoagulation zur Reduktion des vasoproliferativen Reizes vor einer geplanten Operation sinnvoll (29). Bei einer präoperativ schon bestehenden Rubeosis iridis wird heute die peroperative Endolaserkoagulation während der pars plana Vitrektomie der präoperativen panretinalen Photokoagulation vorgezogen.

15.6.2 Kryotherapie der peripheren Netzhaut

Falls bei einem Auge mit neovaskulärem Glaukom die Trübungen der brechenden Medien eine panretinale Laserkoagulation nicht mehr zulassen, ist eine transsklerale Kryotherapie der Netzhaut möglichst weit bis hinter den Äquator („panretinal") zur Ausschaltung ischämischer Netzhaut indiziert (60, 68, 95, 105). Diese Therapie wird meistens zusammen mit der Zyklokryotherapie zur Senkung des Augeninnendrucks durchgeführt (67, 87), wobei das Aufklaren der brechenden Medien (Verminderung des Hornhautödems) nach dem ersten Eingriff oft eine zentrale Ergänzung mit dem Argonlaser ermöglicht.

15.6.3 Goniophotokoagulation

Eine direkte Koagulation neugebildeter Gefäße im Kammerwinkel wurde ebenfalls versucht (96). Diese Behandlung könnte die progressive Kammerwinkelveränderungen aufhalten, wird jedoch heute praktisch nur noch in Einzelfällen vor einem geplanten intraokularen Eingriff durchgeführt.

15.6.4 Medikamentöse Behandlung

Im Offenwinkelstadium des neovaskulären Glaukoms kann eine antiglaukomatöse medikamentöse Therapie den Augeninnendruck erfolgreich senken. Es werden vor allem Medikamente eingesetzt, die die Kammerwasserproduktion hemmen (lokale β-Blocker und systemische Carboanhydrasehemmer). Miotika sollten wegen der zusätzlichen Entzündungsreaktion vermieden werden. Lokal applizierte Steroide und Atropin können in fortgeschrittenen Stadien zur Minderung der Entzündungsreaktion und Schmerzstillung nützlich sein. Osmotika können zur kurzzeitigen Drucksenkung (z. B. zur Beurteilung der Vorderkammer aus diagnostischen Gründen bei Hornhautödem) eingesetzt werden, sind jedoch als Dauertherapie nicht geeignet.

15.6.5 Zyklodestruktive Behandlungsmethoden

Im Winkelblockstadium des neovaskulären Glaukoms ist eine medikamentöse Behandlung frustran, die chirurgische Drucksenkung wird unumgänglich. Auch in diesem Stadium sollte präoperativ noch eine panretinale Photokoagulation zur Reduktion der Neovaskularisationen im Kammerwinkel angestrebt werden (29). Die konventionellen fistulierenden Operationen haben bei einer aktiven Rubeosis iridis wenig Erfolgsaussichten (2), so daß zyklodestruktive Verfahren vorzuziehen sind. Die Resultate der Zyklokryotherapie (82, 85) beim neovaskulären Glaukom sind jedoch nicht immer ermutigend: Während auf der einen Seite ein Drittel der Augen mit Zyklokryotherapie alleine nicht zu kontrollieren sind, gehen auf der anderen Seite bis zu einem Drittel der Augen in die Phthisis bulbi über (6, 14, 27, 53) oder verlieren den letzten Rest der Sehkraft (14, 19). Die Kombination einer Zyklokryokoagulation mit einer panretinalen Kryokoagulation scheint gegenüber der Zyklokryokoagulation alleine eine bessere Drucksenkung zu ermöglichen (87).

In den letzten Jahren hat sich die Zyklophotokoagulation mit den Nd:YAG- (33, 39) oder dem Diodenlaser (40, 102) gegenüber der Zyklokryotherapie durchgesetzt. Bei deutlich geringerem Aufwand scheint sie mit weniger postoperativen Schmerzen und einer deutlich geringeren Phthisisrate einherzugehen, muß allerdings öfter wiederholt werden (4, 100). Während die Abgabe der Laserenergie via einem Kontaktglas oder im Kontaktverfahren (10, 92) weniger schmerzhaft für den Patienten und genauer zielbar ist, haben die unterschiedlichen Applikationsverfahren wahrscheinlich keinen Einfluß auf den drucksenkenden Effekt. Nach der Drucksenkung muß aber dann unbedingt eine panretinale Laserkoagulation durchgeführt werden.

In aphaken oder pseudophaken Augen ist im Rahmen einer pars plana Vitrektomie die direkte zyklodestruktive Behandlung unter Sicht mit dem Endolaser oder sogar durch ein Endoskop möglich (104). Eine zyklodestruktive Behandlung mit therapeutischem Ultraschall bewirkt bei Patienten mit neovaskulärem Glaukom ebenfalls eine deutliche Drucksenkung (65).

15.6.6 Filtrationschirurgie

Generell hat eine konventionelle fistulierende Operation beim neovaskulären Glaukom schlechte Erfolgsaussichten auf eine längerfristige Drucksenkung. Einem fistulierenden Eingriff sollte unbedingt eine panretinale Laserkoagulation sowie unter Umständen eine Goniophotokoagulation im geplanten Operationsgebiet vorausgehen, um die vasoproliferative Aktivität zu minimieren und das peroperative Blutungsrisiko zu verringern (2). Zur Verringerung des Vernarbungsrisikos wurden für die fistulierende Operation beim neovaskulären Glaukom β-Strahlen (18) sowie Variationen der Filtrationschirurgie empfohlen (78). In letzter Zeit hat sich bei Risikopatienten die adjuvante Therapie mit Antimetaboliten bei fistulierenden Operationen durchgesetzt (51, 98). Während die Resultate der Trabekulektomie mit 5-Fluorouracil beim neovaskulären Glaukom ebenfalls nur mäßig sind, scheint das Mitomycin C sowohl klinisch (Ausbildung avaskulärer Sickerkissen) als auch in der Zellkultur vasoproliferationshemmende Eigenschaften zu haben (99).

Das Einlegen von Silikondrainagen unterschiedlichsten Designs beim neovaskulären Glaukom zeigt ebenfalls gute Ergebnisse (1, 17, 41, 52, 59, 61, 70, 73, 91), wobei wohl längerfristig die erfolgreiche Schmerzbekämpfung und Bulbuserhaltung vor dem visuellen Resultat im Vordergrund steht (20, 70).

15.6.7 Andere operative Methoden

Neuere Verfahren in der Glaskörperchirurgie können ebenfalls beim neovaskulären Glaukom therapeutisch angewendet werden. Die interne Tamponade mit Silikonöl nach einer pars plana Vitrektomie bei proliferativer diabetischer Vitreoretinopathie kann zu einer Stabilisierung oder Regression der Rubeosis iridis und des neovaskulären Glaukoms führen (69). Besteht jedoch eine Aphakie oder tritt postoperativ eine starke Entzündung auf, ist die Erfolgsrate deutlich herabgesetzt (5). Großflächige Retinektomien mit einer Endotamponade im Rahmen einer pars plana Vitrektomie zeigen ebenfalls bei Augen mit neovaskulärem Glaukom einen drucksenkenden Effekt (50). Bei hoffnungslosen Situationen kann als ultima ratio eine hyperbare Sauerstofftherapie die lokale Sauerstoffspannung erhöhen und damit den vasoproliferativen Reiz zumindest vorübergehend vermindern.

Zusammenfassung

Zur retinalen Ischämie führende Erkrankungen des Auges und/oder des zu- oder abführenden vaskulären Systems führen ohne adäquate Behandlung zur Vasoproliferation des vorderen Segmentes, aus der das neovaskuläre Glaukom entsteht.

Die beiden Hauptursachen sind die proliferative diabetische Retinopathie und die Verschlüsse der großen Netzhautgefäße (vor allem der ischämische Typ der Zentralvenenthrombose), jedoch können auch andere entzündliche und neoplastische Erkrankungen des Auges sowie extraokuläre Gefäßpathologien (Stenosen/Verschlüsse der A. carotis und Thrombosen des Sinus cavernosus) zum neovaskulären Glaukom führen.

Die Inzidenz der Vasoproliferation des vorderen Segmentes hängt direkt vom Ausmaß der retinalen Ischämie ab. Während bei der diabetischen Retinopathie erst im proliferativen Stadium eine Rubeosis iridis entsteht, überwiegt bei dem ischämischen Typ der Zentralvenenthrombose die Proliferation des vorderen Segmentes.

Klinisch werden 4 Stadien der Vasoproliferation des vorderen Segmentes unterschieden, die prognostisch und therapeutisch relevant sind: Während im prärubeotischen Stadium, während der Ausbildung der retinalen Ischämie, und im Stadium der Rubeosis iridis das Fortschreiten zum neovaskulären Glaukom mit adäquater konservativer Behandlung praktisch immer verhindert werden kann, sind die Erfolgsaussichten trotz invasiver operativer Therapie im Offenwinkel-und Winkelblockstadium des neovaskulären Glaukoms stark herabgesetzt. Hauptprinzip der Behandlung ist die vollständige Zerstörung der ischämischen Retina durch Laser- oder Kryokoagulation, die bei Augen mit erhöhtem Risiko prophylaktisch eingesetzt werden sollte und im Stadium der Rubeosis iridis zu einem vollständig Verschwinden der Proliferationen führen kann. Während im Offenwinkelglaukomstadium mit antiglaukomatösen Medikamenten noch eine Drucksenkung erreicht werden kann, sind im Winkelblockglaukomstadium zyklodestruktive Behandlungen (Kryo-oder Laser) und Verfahren der vitreoretinalen Chirurgie (pars plana Vitrektomie mit Endolaserkoagulation) herkömmlichen fistulierenden Operationen überlegen.

Summary

Not adequatedly treated retinal ischemia due to ocular or extraocular (vascular) diseases is the main cause of anterior segment vasoproliferation finally leading to neovascular glaucoma.

The two major causes are proliferative diabetic retinopathy and occlusion of the major retinal vessels (mainly the ischemic type of central retinal vein occlusion), however, other inflammatory and neoplastic ocular disease as well as extraocular vascular pathologies (stenosis/occlusion of the carotid artery and thrombosis of the cavernous sinus) may lead to neovascular glaucoma.

The incidence of anterior segment vasoproliferation is directly correlated to the amount of retinal ischemia. While rubeosis iridis only occurs in proliferative diabetic retinopathy, the proliferation does only involve the anterior segment in the ischemic type of central retinal vein occlusion.

Anterior segment proliferation is clinically divided into four stages, which are relevant in terms of prognosis and treatment: While neovascular glaucoma can be avoided in the majority of cases by adequat conservative treatment in the prerubeotic stage (while retinal ischemia is developing) and in the stage of rubeosis iridis, successrates are massively reduced in the open-angle and angle-closure stage of neovascular glaucoma despite invasive surgical treatment.

The fundamental principle treating neovascular glaucoma is the destruction of the entire ischemic retina by laserphotocoagulation or cryotherapy, which should be performed in eyes with increased risk as a preventive treatment and can lead to complete regression of the anterior segment proliferation in the stage of rubeosis iridis. Reduction of intraocular pressure may be achieved by antiglaucoma medications in the stage of open-angle glaucoma, while in the stage of angle-closure glaucoma cyclodestructive treatment (cryotherapy or photocoagulation) and vitreoretinal surgery (pars plana vitrectomy with endolaserphotocoagulation) have been proven to be superior to conventional fistulizing surgery.

Literatur

1 *Akira, C., G. Vincente de Almeida, R. Cohen, C. Mandia, S. Kwitko:* Modified Schocket Implant for Refractory Glaucoma. Experience of 55 cases. Ophthalmology 98 (1991) 211–214

2 *Allen, R. C., A. R. Bellows, B. T. Hutchinson, S. D. Murphy:* Filtration Surgery in the Treatment of Neovascular Glaucoma. Ophthalmology 89 (1982) 1181–1187

3 *Appiah, A. P., C. L. Trempe:* Differences in Contributory Factors among Hemicentral, Central, and Branch Retinal Vein Occlusion. Ophthalmology 96 (1989) 364–366

4 *Assia, E. I., H. L. Hennis, W. C. Stewart, U. F. C. Legler, A. N. Carlson, D. J. Apple:* A comparison of Neodymium: Yttrium Aluminium garnet and diode laser transscleral cyclophotocoagulation and cyclocryotherapy. Invest. Ophthalmol. Vis. Sci. 32 (1991) 2774–2778

5 *Azzolini, C., R. Brancato, F. I. Camesasca, M. Codenotti:* Influence of Silicone Oil on Iris Microangiopathy in Diabetic Vitrectomized Eyes. Ophthalmology 100 (1993) 1152–1159

6 *Benson, M. T., M. E. Nelson:* Cyclocryotherapy: a review of cases over a 10-year period. Br. J. Ophthalmol. 74 (1990) 103–105

7 *Benson, W. E., G. C. Brown, W. Tasman, J. A. McNamara:* Complications of Vitrectomy for Non-clearing Vitreous Hemorrhage in Diabetic Patients. Ophthal. Surg. 19/12 (1988) 862–864

8 *Blankenship, G.:* Preoperative Iris Rubeosis and Diabetic Vitrectomy Results. Ophthalmology 87 (1980) 176–182

9 *Blankenship, G., R. Cortez, R. Machemer:* The Lens and Pars Plana Vitrectomy for Diabetic Retinopathy Complications. Arch. Ophthalmol. 97 (1979) 1263–1267

10 *Brancato, R., L. Giovanni, G. Trabucchi, C. Pietroni:* Contact Transscleral Cyclophotocoagulation with Nd:YAG Laser in Uncontrolled Glaucoma. Ophthalmic Surg. 20 (1989) 547–551

11 *Brazitikos, P. D., C. J. Pournaras, P. Othenin-Girard, F.-X. Borruat:* Pathogenetic mechanisms in combined cilioretinal artery and retinal vein occlusion: a reappraisal. Int. Ophthalmol. 17 (1993) 235–242

12 *Bresnick, G. H.:* Follwing Up Patients With Central Retinal Vein Occulusion [Editorial]. Arch. Ophthalmol. 106 (1988) 324–326

13 *Breton, M. E., A. W. Schueller, D. P. Montzka:* Electroretinogram b-Wave Implicit Time and b/a Wave Ratio as a Function of Intensity in Central Retinal Vein Occlusion. Ophthalmology 98 (1991) 1845–1853

14 *Brindley, G., M. B. Shields:* Value and limitations of cyclocryotherapy. Graefe's Arch. Clin. Exp. Ophthalmol. 224 (1986) 545–548

15 *Brown, G. C., L. E. Magargal, A. Schachat, H. Shaw:* Neovascular Glaucoma. Etiologic Considerations. Ophthalmology 91 (1984) 315–320

16 *Brown, G. C., W. S. Tasman, W. E. Benson, J. A. McNamara, R. C. Eagle, Jr.:* Reoperation Following Diabetic Vitrectomy. Arch. Ophthalmol. 110 (1992) 506–510

17 *Cairns, J. E.:* Neovascular glaucoma. In: Symposium on glaucoma. Transactions of the New Orleans Academy of Ophthalmology, C. V. Mosby, St. Louis 1981, pp. 236–241

18 *Cameron, M. E.:* Thrombotic glaucoma successfully treated. Trans. Ophthalmol. Soc. UK 78 (1973) 537–547

19 *Caprioli, J., S. L. Strang, G. L. Spaeth, E. F. Poryzees:* Cyclocryotherapy in the treatment of advanced glaucoma. Ophthalmology 92 (1985) 947–954

20 *Chihara, E., H. Kubota, T. Takanashi, N. Nao-i:* Outcome of White Pump Shunt Surgery for Neovascular Glaucoma in Asians. Ophthal. Surg. 23/10 (1992) 666–671

21 *Coppeto, J. R., M. Wand, L. Bear, R. Sciarra:* Neovascular Glaucoma and Carotid Artery Obstructive Disease. Am. J. Ophthalmol. 99 (1985) 567–570

22 *Duker, J. S., G. C. Brown:* Iris Neovascularization Associated with Obstruction of the Central Retinal Artery. Ophthalmology 95 (1988) 1244–1250

23 *Duker, J. S., G. C. Brown:* The Efficacy of Panretinal Photocoagulation for Neovascularization of the Iris after Central Retinal Artery Obstruction. Ophthalmology 96 (1989) 92–95

24 *Duker, J. S., A. Sivalingam, G. C. Brown, R. Reber:* A Prospective Study of Acute Central Retinal Artery Obstruction. The Incidence of Secondary Ocular Neovascularization. Arch. Ophthalmol. 109 (1991) 339–342

25 *Elman, M. J., A. Kaur-Bhatt, P. M. Quinlan, C. Enger:* The risk for systemic vascular disease and mortality in patients with central retinal vein occlusion. Ophthalmology 97 (1990) 1543–1548

26 *Evans, K., P. K. Wishart, J. N. McGalliard:* Neovascular complications after central retinal vein occlusion. Eye 7 (1993) 520–524

27 *Faulborn, J., F. Birnbaum:* Zyklokryotherapie hämorrhagischer Glaukome: Langzeitbeobachtungen und histologische Befunde. Klin. Monatsbl. Augenheilk. 170 (1977) 651–664

28 *Finkelstein, D.:* Acute Retinal Vein Occlusion: Evaluation and Management. Arch. Ophthalmol. 108 (1990) 1394

29 *Flanagan, D. W., R. K. Blach:* Place of panretinal photocoagulation and trabeculectomy in the management of neovascular glaucoma. Br. J. Ophthalmol. 67 (1983) 526–528

30 *Fong, A. C. O., H. Schatz, H. R. McDonald, T. C. Burton, A. L. Maberley, L. Joffe, H. Zegarra, A. J. Nadel, R. N. Johnson:* Central retinal vein occlusion in young adults (Papillophlebitis). Retina 12 (1992) 3–11

31 *Glaser, B. M., P. A. Campochiaro, J. L. Davis und J. A. Jerdan:* Retinal Pigment Epithelial Cells release Inhibitors of Neovascularization. Ophthalmology 94 (1987) 780

32 *Gu, X. Q., G. L. Fry, G. F. Lata, A. J. Packer, E. G. Servais, J. C. Hoak, S. S. Hayreh:* Ocular Neovascularization. Tissue Culture Studies. Arch. Ophthalmol. 103 (1985) 111–117

33 *Hampton, C., M. B. Shields, K. N. Miller, M. Blasini:* Evaluation of a protocol for transscleral Neodynium:YAG cyclophotocoagulation in one hundred patients. Ophthalmology 97 (1990) 910–917

34 *Hansen, L. L.:* Behandlungsmöglichkeiten bei retinalen Zentralvenenverschlüssen. Ophthalmol. 91 (1994) 131–145

35 *Hayreh, S. S., M. R. Klugman, M. Beri, A. E. Kimura, P. Podhajsky:* Differentiation of ischemic from non-ischemic central retinal vein occlusion during the early acute phase. Graefes Arch. Clin. Exp. Ophthalmol. 228 (1990) 201–217

36 *Hayreh, S. S., M. R. Klugman, P. Podhajsky, G. E. Servais, E. S. Perkins:* Argon laser panretinal photocoagulation in ischemic central retinal vein occlusion. A 10-year prospective study. Graefes Arch. Clin. Exp. Ophthalmol. 228 (1990) 281–296

37 *Hayreh, S. S., P. Rojas, P. Podhajsky, P. Montague, R. F. Woolson:* Ocular Neovascularization with Retinal Vascular Occlusion-III. Incidence of Ocular Neovascularization with Retinal Vein Occlusion. Ophthalmology 90 (1983) 488–506

38 *Hayreh, S. S., M. B. Zimmerman, P. Podhajsky:* Incidence of Various Types of Retinal Vein Occlusion and Their Recurrence and Demographic Characteristics. Am. J. Ophthalmol. 117 (1994) 429–441

39 *Heidenkummer, H. P., G. Mangouritsas, A. Kampik:* Clinical use and results of trans-scleral Nd-YAG cyclophotocoagulation in therapy-refractory glaucoma. Klin. Monatsbl. Augenheilk. 198 (1991) 174–180

40 *Hennis, H. L., W. C. Stewart:* Semiconductor Diode Laser Transscleral Cyclophotocoagulation in Patients with Glaucoma. Am. J. Ophthalmol. 113 (1992) 81–85

41 *Hitchings, R. A., M. J. Lavin, C. M. Calthorpe:* Glaucoma drainage tubes – their role in glaucoma management. Int. Ophthalmol. 13 (1989) 151–157

42 *Ho, T., W. E. Smiddy, H. W. Flynn, Jr.:* Vitrectomy in the Management of Diabetic Eye Disease. Surv. Ophthalmol. 37 (1992) 190–202

43 *Jacobson, D. R., R. P. Murphy, A. R. Rosenthal:* The Treatment of Angle Neovascularization with Panretinal Photocoagulation. Ophthalmology 86 (1979) 1270–1277

44 *Jaffe, G. J., T. C. Burton:* Progression of Nonproliferative Diabetic Retinopathy Following Cataract Extraction. Arch. Ophthalmol. 106 (1988) 745–749

45 *Kaufman, S. C., F. J. Ferris, III, M. Swartz und Diabetic Retinopathy Study Research Group:* Intraocular Pressure Following Panretinal Photocoagulation for Diabetic Retinopathy. Diabetic Retinopathy Report No. 11. Arch. Ophthalmol. 105 (1987) 807–809

46 *Kaye, S. B., S. P. Harding:* Early Electroretinography in Unilateral Central Retinal Vein Occlusion as a Predictor of Rubeosis Iridis. Arch. Ophthalmol. 106 (1988) 353–356

47 *Keenan, J. M., P. M. Dodson, E. E. Kritzinger:* Are there medical conditions specifically underlying the development of rubeosis in central retinal vein occlusion? Eye 7 (1993) 407–410

48 *Keyser, B. J., J. S. Duker, G. C. Brown, R. C. Sergott, T. M. Bosley:* Combined Central Retinal Vein Occlusion and Cilioretinal Artery Occlusion Associated with Prolonged Retinal Arterial Filling. Am. J. Ophthalmol. 117 (1994) 308–313

49 *Keyser, B. J., P. M. Flaharty, R. C. Sergott, G. C. Brown, W. E. Lieb, W. H. Annesley, Jr.:* Color Dopp-

ler Imaging of Arterial Blood Flow in Central Retinal Vein Occlusion. Ophthalmology 101 (1994) 1357–1361
50 *Kirchhof, B.:* Retinectomy Lowers Intraocular Pressure in Otherwise Intractable Glaucoma: Preliminary Results. Ophthal. Surg. 25/4 (1994) 262–267
51 *Kitazawa, Y., K. Kawase, H. Matsushita, M. Minobe:* Trabeculectomy with Mitomycin. A comparative study with fluorouracil. Arch. Ophthalmol. 109 (1991) 1693–1698
52 *Krupin, R., P. Kaufman, A. Mandell, R. Ritch, C. Asseff, S. M. Podos, B. Becker:* Filtering valve implant surgery for eyes with neovascular glaucoma. Am. J. Ophthalmol. 89 (1980) 338–343
53 *Krupin, T., K. B. Mitchell, B. Becker:* Cyclocryotherapy in Neovascular Glaucoma. Am. J. Ophthalmol. 86 (1978) 24
54 *Laatikainen, L.:* Preliminary report on effect of retinal pancoagulation on rubeosis iridis and neovascular glaucoma. Br. J. Ophthalmol. 61 (1977) 278–284
55 *Laatikainen, L.:* A prospective follow-up study of panretinal photocoagulation in preventing neovascular glaucoma following ischaemic central retinal vein occlusion. Graefes Arch. Clin. Exp. Ophthalmol. 220 (1983) 236–239
56 *Laatikainen, L., R. K. Blach:* Behavior of the iris vasculature in central retinal vein occlusion: a fluorescein angiographic study of the vascular response of the retina and the iris. Br. J. Ophthalmol. 61 (1977) 272–277
57 *Laatikainen, L., E. M. Kohner:* Fluorescein angiography and its prognostic significance in central retinal vein occlusion. Br. J. Ophthalmol. 60 (1976) 411–418
58 *Laatikainen, L., E. M. Kohner, D. Khoury, R. K. Blach:* Panretinal photocoagulation in central retinal vein occlusion: a randomised controlled clinical study. Br. J. Ophthalmol. 61 (1977) 741–753
59 *Lavin, M. J., W. A. Franks, R. P. L. Wormald, R. A. Hitchings:* Clinical risk factors for failure in glaucoma tube surgery. A comparison of three tube designs. Arch. Ophthalmol. 110 (1992) 480–485
60 *Leuenberger, S., J. Faulborn:* Grobflächige, periphere Kryoapplikationen beim Neovaskularisationsglaukom. Klin. Monatsbl. Augenheilk. 189 (1986) 59–60
61 *Lloyd, M. A., D. K. Heuer, G. Baerveldt, D. S. Minckler, J. F. Martone, J. S. Lean, P. E. Liggett:* Combined Molteno implantation and pars plana vitrectomy for neovascular glaucomas. Ophthalmology 98 (1991) 1401–1405
62 *Magargal, L. E., G. C. Brown, J. J. Augsburger, L. A. Donoso:* Efficacy of Panretinal Photocoagulation in Preventing Neovascular Glaucoma Following Ischemic Central Retinal Vein Obstruction. Ophthalmology 89 (1982) 780–784
63 *Magargal, L. E., G. C. Brown, J. J. Augsburger, R. K. Parrish, II:* Neovascular Glaucoma Following Central Retinal Vein Occlusion. Ophthalmology 88 (1981) 1095–1101

64 *Magargal, L. E., L. A. Donoso, G. E. Sanborn:* Retinal Ischemia and Risk of Neovascularization Following Central Retinal Vein Obstruction. Ophthalmology 89 (1982) 1241–1245
65 *Maskin, S. L., A. I. Mandell, J. A. Smith, R. C. Wood, S. A. Terry:* Therapeutic Ultrasound For Refractory Glaucoma: A Three-Center Study. Ophthal. Surg. 20/3 (1989) 186–192
66 *Matsui, Y., O. Katsumi, J. W. McMeel, T. Hirose:* Prognostic value of initial electroretinogram in central retinal vein obstruction. Graefes Arch. Clin. Exp. Ophthalmol. 232 (1994) 75–81
67 *Matthes, R., E. Spörl:* Kombinierte Kryokoagulation von Ziliarkörper und Retina bei Neovaskularisationsglaukom. Ophthalmol. 90 (1993) 599–602
68 *May, D. R., T. J. Bergstrom, A. J. Parmet, J. G. Schwartz:* Treatment of Neovascular Glaucoma with Transscleral Panretinal Cryotherapy. Ophthalmology 87 (1980) 1106–1111
69 *McCuen, B. W., J. S. Rinkoff:* Silicone Oil for Progressive Anterior Ocular Neovascularization After Failed Diabetic Retinopathy. Arch. Ophthalmol. 107 (1989) 677–682
70 *Mermoud, A., J. F. Salmon, P. Alexander, C. Straker, A. D. N. Murray:* Molteno Tube Implantation for Neovascular Glaucoma. Long-term Results and Factors Influencing the Outcome. Ophthalmology 100 (1993) 897–902
71 *Meyer-Schwickerath, R., A. Hagel, D. Nahberger, U. Gronemeyer:* Ischämischer oder nicht ischämischer Zentralarterienverschluß. Eine Erklärung für das Auftreten oder Fehlen von Neovaskularisationen. Ophthalmol. 91 (1994) 293–297
72 *Minturn, J., G. C. Brown:* Progression of Nonischemic Central Retinal Vein Obstruction to the Ischemic Variant. Ophthalmology 93 (1986) 1158–1162
73 *Molteno, A. C. B., M. B. Van Rooyen, R. S. Bartholomew:* Implants for draining neovascular glaucoma. Br. J. Ophthalmol. 61 (1977) 120–125
74 *Morrell, A. J., D. A. Thompson, J. M. Gibson, E. E. Kritzinger, N. Drasdo:* Electroretinography as a Prognostic Indicator of Neovascularisation in CRVO. Eye 5 (1991) 362–368
75 *Murphy, R. P., P. R. Egbert:* Regression of iris neovascularization following panretinal photocoagulation. Arch. Ophthalmol. 97 (1979) 700
76 *Nork, T. M., M. O. M. Tso, J. Duvall, S. S. Hayreh:* Cellular Mechanism of Iris Neovascularization Secondary to Retinal Vein Occlusion. Arch. Ophthalmol. 107 (1989) 581–586
77 *Oldendoerp, J., M. Spitznas:* Factors influencing the results of vitreous surgery in diabetic retinopathy. Graefes Arch. Clin. Exp. Ophthalmol. 227 (1989) 1–8
78 *Parrish, R. K., II, J. Herschler:* Eyes with Endstage Neovascular Glaucoma. Natural History Following Successful Modified Filtering Operation. Arch. Ophthalmol. 97 (1979) 2339

79 *Platz, A.:* Clinical and experimental studies on retinal neovascularization. Am. J. Ophthalmol. 94 (1982) 715–743
80 *Pauleikhoff, D., E. Gerke:* Photokoagulation bei diabetischer Rubeosis iridis und neovaskulärem Glaukom. Klin. Monatsbl. Augenheilk. 190 (1987) 11–16
81 *Pavan, P. R., J. C. Folk, T. A. Weingeist, V. M. Hermsen, R. C. Watzke, P. R. Montague:* Diabetic Rubeosis and Panretinal Photocoagulation. A Prospective, Controlled, Masked Trial Using Iris Fluorescein Angiography. Arch. Ophthalmol. 101 (1983) 882–884
82 *Pham-Duy, T.:* Zyklokryotherapie beim chronischen Glaukom. Fortschr. Ophthalmol. 86 (1989) 214–220
83 *Poliner, L. S., D. J. Christianson, R. F. Escoffery, A. E. Kolker, M. E. Gordon:* Neovascular Glaucoma After Intracapsular and Extracapsular Cataract Extraction in Diabetic Patients. Am. J. Ophthalmol. 100 (1985) 637–643
84 *Pollack, A., S. Dotan, M. Oliver:* Course of diabetic retinopathy following cataract surgery. Br. J. Ophthalmol. 75 (1991) 2–8
85 *Prost, M.:* Cyclocryotherapy for Glaucoma. Evaluation of Techniques. Surv. Ophthalmol. 28/2 (1983) 93–100
86 *Rath, E. Z., R. N. Frank, D. S. Shin, C. Kim:* Risk Factors for Retinal Vein Occlusion. Ophthalmology 509 (1992) 514
87 *Rehák, J., M. Vymazal:* Kryotherapie zur Behandlung der neovaskulären Glaukome mit verschlossenem Kammerwinkel. Klin. Monatsbl. Augenheilk. 204 (1994) 20–23
88 *Rice, T. A., R. G. Michels, M. G. Maguire, E. F. Rice:* The effect of lensectomy on the incidence of iris neovascularisation and neovascular glaucoma after vitrectomy for diabetic retinopathy. Am. J. Ophthalmol. 95 (1983) 1–11
89 *Salus, R.:* Rubeosis iridis diabetica: Eine bisher unbekannte diabetische Irisveränderung. Med. Klin. 24 (1928) 256
90 *Schatz, H., A. C. O. Fong, H. R. McDonald, R. N. Johnson, L. Joffe, C. P. Wilkinson, J.-J. de Laey, L. A. Yannuzzi, R. T. Wendel, B. C. Joondeph, L. V. Angioletti, T. A. Meredith:* Cilioretinal Artery Occlusion in Young Adults with Central Retinal Vein Occlusion. Ophthalmology 98 (1991) 594–601
91 *Schocket, S. S., V. Lakhanpal, R. D. Richards:* Anterior Chamber Tube Shunts to an Encircling Band in the Treatment of Neovascular Glaucoma. Ophthalmology 89 (1982) 1188–1194
92 *Schuman, J. S., C. A. Puliafito, R. R. Allingham, C. D. Belcher, A. R. Bellows, M. A. Latina, B. J. Shingleton:* Contact transscleral continuous wave neodymium:YAG laser cyclophotocoagulation. Ophthalmology 97 (1990) 571–580
93 *Servais, G. E., H. S. Thompson, S. S. Hayreh:* Relative Afferent Pupillary Defect in Central Retinal Vein Occlusion. Ophthalmology 93 (1986) 301–303
94 *Shields, M. B., G. K. Krieglstein:* Glaukom bei Erkrankungen der Netzhaut, des Glaskörpers und der Aderhaut. In: Glaukom. Grundlagen, Differentialdiagnose, Therapie. Shields, M. B., G. K. Krieglstein. Springer, Berlin 1993, pp. 294–314
95 *Sihota, R., S. Sandramouli, N. N. Sood:* A Prospective Evaluation of Anterior Retinal Cryoablation in Neovascular Glaucoma. Ophthalmic Surg. 22 (1991) 256–259
96 *Simmons, R. J., S. R. Deppermann, D. K. Dueker:* The Role of Gonio-Photocoagulation in Neovascularization of the Anterior Chamber Angle. Ophthalmology 87 (1980) 79–82
97 *Sinclair, S. M., E. S. Gragoudas:* Prognosis for rubeosis iridis following central retinal vein occlusion. Br. J. Ophthalmol. 63 (1979) 735–743
98 *Skuta, G. L., C. C. Beeson, E. J. Higginbotham, P. R. Lichter, D. C. Musch, T. J. Bergstrom, T. B. Klein, F. Y. Falck, Jr.:* Intraoperative Mitomycin versus postoperative 5-Fluorouracil in high-risk glaucoma filtering surgery. Ophthalmology 99 (1992) 438–444
99 *Smith, S., P. A. D'Amore, E. B. Dreyer:* Comparative Toxicity of Mitomycin C and 5-Fluorouracil in Vitro. Am. J. Ophthalmol. 118 (1994) 332–337
100 *Suzuki, Y., M. Araie, A. Yumita, T. Yamamoto:* Transscleral Nd:YAG laser cyclophotocoagulation versus cyclocryotherapy. Graefes Arch. Clin. Exp. Ophthalmol. 229 (1991) 33–36
101 *Thompson, J. T., S. de Bustros, R. G. Michels, T. A. Rice:* Results and Prognostic Factors in Vitrectomy for Diabetic Vitreous Hemorrhage. Arch. Ophthalmol. 105 (1987) 191–195
102 *Ulbig, M. R. W., J. D. A. McHugh, A. M. P. Hamilton:* Clinical comparison of Nd:YAG versus diode cyclophotocoagulation. Ophthalmology (Suppl.) 93 (1992) 135
103 *Ulbig, M. W., A. Kampik:* Stadienbezogene Therapie der diabetischen Retinopathie. Ophthalmol. 90 (1993) 395–414
104 *Uram, M.:* Ophthalmic Laser Microendoscope Ciliary Process Ablation in the Management of Neovascular Glaucoma. Ophthalmology 99 (1992) 1823–1828
105 *Vernon, S. A., H. Cheng:* Panretinal cryotherapy in neovascular disease. Br. J. Ophthalmol. 72 (1988) 401–405
106 *Wand, M.:* Neovascular Glaucoma. In: The secondary glaucomas. Ritch, R., M. B. Shields (Eds.) C. V. Mosby Co., St. Louis 1982, pp. 162–193
107 *Wand, M., D. K. Dueker, L. M. Aiello, M. Grant:* Effects of panretinal photocoagulation on rubeosis iridis, angle neovascularisation, and neovascular glaucoma. Am. J. Ophthalmol. 86 (1978) 332–339
108 *Wand, M., J. C. Madigan, A. R. Gaudio, S. Sorokanich:* Neovascular Glaucoma Following Pars Plana Vitrectomy for Complications of Diabetic Retinopathy. Ophthalmic Surg. 21/2 (1990) 113–118
109 *Weiss, D. I., R. N. Shaffer, T. R. Nehrenberg:* Neovascular glaucoma complicating carotid-cavernous fistula. Arch. Ophthalmol. 69 (1963) 304

110 *Welch, J. C., J. J. Augsburger:* Assessment of Angiographic Capillary Nonperfusion in Central Retinal Vein Occlusion. Am. J. Ophthalmol. 103 (1987) 761–766

111 *Williamson, T. H., G. M. Baxter:* Central Retinal Vein Occlusion, an Investigation by Color Doppler Imaging. Blood Velocity Characteristics and Prediction of Iris Neovascularization. Ophthalmology 101 (1994) 1362–1372

112 *Wolf, S., O. Arend, B. Bertram, A. Remky, K. Schulte, K. J. Wald, M. Reim:* Hemodilution therapy in central retinal vein occlusion. One-year results of a prospective randomized study. Graefes Arch. Clin. Exp. Ophthalmol. 232 (1994) 33–39

113 *deBustros, S., J. T. Thompson, R. G. Michels, T. A. Rice:* Vitrectomy for Progressive Proliferative Diabetic Retinopathy. Am. Ophthalmol. 105 (1987) 196–199

16 Pathophysiologie der diabetischen Retinopathie

Klaus D. Lemmen

Einleitung

Neuere Untersuchungen zur Pathogenese der diabetischen Retinopathie (1–3) zeigen, daß hierbei eine zeitlich integrierte Sequenz aus pathobiochemischen, hämodynamischen und metabolisch-hormonellen Veränderungen abläuft (Übersicht 16.1).

Die chronische Hyperglykämie löst pathobiochemische Reaktionen aus, die zu morphologisch faßbaren progredienten Gefäßschäden mit erheblichen hämodynamischen Folgen führen. Es entstehen die ophthalmoskopisch sichtbaren Veränderungen der nichtproliferativen diabetischen Retinopathie. Zunehmende Ischämie und strukturelle Gefäßwandschäden lassen das Gleichgewicht aus proliferationshemmenden und -fördernden Faktoren entgleisen, es kommt zur proliferativen diabetischen Retinopathie mit Gefäßneubildungen in der ischämischen Netzhaut, die im weiteren Verlauf zu Glaskörperblutungen, traktionsbedingter Netzhautablösung und Neovaskularisation der Iris mit Sekundärglaukom, dem Vollbild der fortgeschrittenen diabetischen Augenerkrankung führen.

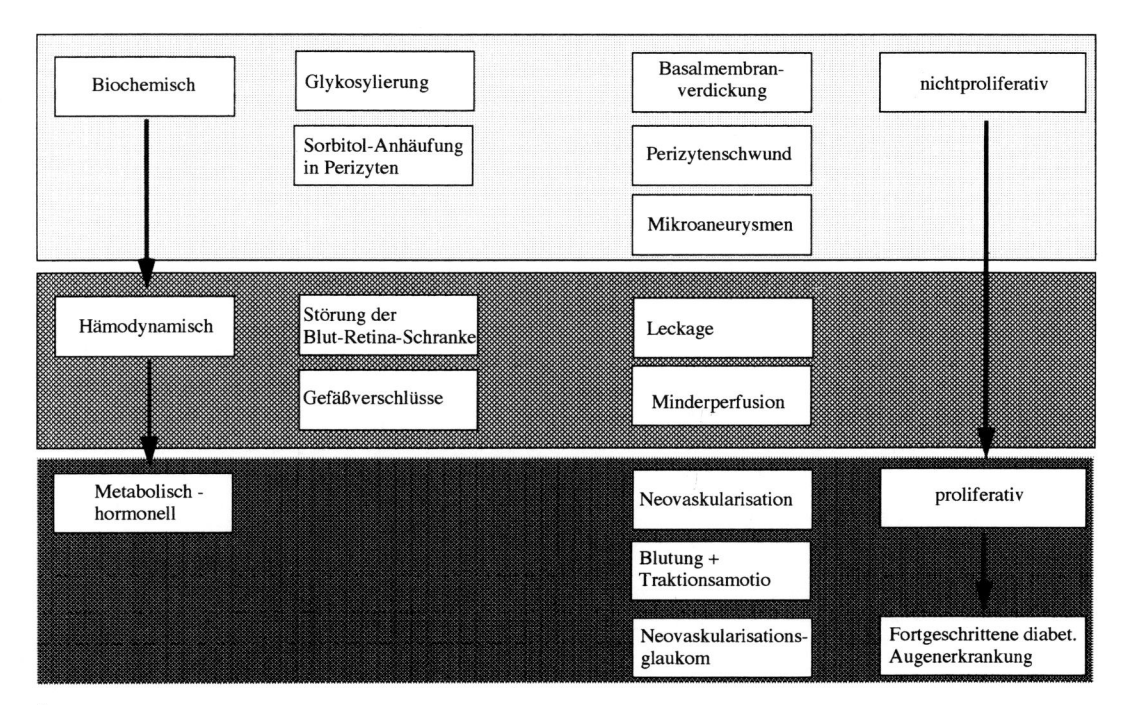

Übersicht 16.1 Pathogenese der diabetischen Retinopathie.

16.1 Pathobiochemische Veränderungen

Auslöser der pathobiochemischen Veränderungen ist die chronische Hyperglykämie. Sie beeinflußt vor allem zwei Stoffwechselreaktionen: zum einen verstärkt sie die nichtenzymatische Glykosylierung, zum anderen induziert sie die Aktivität des Enzyms Aldosereduktase beim Polyol-Stoffwechsel.

16.1.1 Verstärkte nichtenzymatische Glykosylierung

Bei der nichtenzymatischen Glykosylierung (Übersicht 16.2) werden zelluläre und extrazelluläre Proteine an Glukose angelagert. Als Zwischenprodukte bilden sich Ketoamine, die sogenannten Amadori-Produkte, wie zum Beispiel als bekanntestes das glykosylierte Hämoglobin.

Übersicht 16.2 Pathobiochemische Veränderungen 1: Verstärkte nichtenzymatische Glykosylierung.

Glukose + Protein
→ Ketoamin (Amadori-Produkt)
→ Advanced glycosylation end products (AGE)

Nach einer Kette von Umlagerungsreaktionen entstehen schließlich „**A**dvanced **G**lycosylation **E**nd products" (AGE). Sie bewirken vor allem, daß sich Proteine pathologisch im Sinne eines „crosslinking" aneinanderlagern (4). Diese quervernetzten Proteine sind abbauresistent, sie akkumulieren chronisch und irreversibel in den verschiedenen Geweben: in der Netzhaut vor allem in den Basalmembranen, aber auch im Glaskörper, der dadurch verstärkt degeneriert (5, 6), und den Erythrozyten, deren Verformbarkeit sich verringert und die dadurch das Gefäßendothel verstärkt traumatisieren (7).

16.1.2 Induktion der Aktivität des Enzyms Aldosereduktase beim Polyol-Stoffwechsel

Das Enzym Aldosereduktase (Übersicht 16.3) baut im Rahmen des Polyol-Stoffwechsels Glukose zu Sorbitol um. Bei chronischer Hyperglykämie wird die Enzymaktivität im Sinne einer „Überlaufreaktion" gesteigert, dadurch fällt ver-

Übersicht 16.3 Pathobiochemische Veränderungen 2: Induktion der Aldosereduktase mit vermehrtem Polyolstoffwechsel.

Glukose → Sorbitol --→ Fruktose

mehrt Sorbitol an, das jedoch aufgrund einer gleichzeitig verminderten Aktivität der Sorbitoldehydrogenase nicht weiter zu Fruktose abgebaut wird (4). Als Konsequenz lagert sich der toxische Alkohol Sorbitol vermehrt in den Zellen ab, was zur osmotischen Dekompensation führt. Betroffen sind hiervon vor allem die intramuralen Perizyten der Netzhautgefäße. Gleichzeitig verschiebt sich aufgrund der pathologischen Polyol-Stoffwechselvorgänge der NADH/NAD-Quotient, was zu zusätzlicher Hypoxie mit Gefäßerweiterung führt (4). Außerdem wird der Phosphinotid-Stoffwechsel, der für die Zellmembransynthese wichtig ist, vermindert (8).

16.2 Morphologische Veränderungen

Beide Reaktionen führen zu morphologischen Schädigungen der Netzhautkapillaren, von denen die Verdickung der Basalmembran und der Verlust von Perizyten die folgenschwersten sind.

16.2.1 Verdickung der kapillären Basalmembran

Sie entsteht durch Einlagerung von AGE-Produkten und quervernetzten Proteinen. Dies hat vor allem zwei Folgen:

Zum einen dient die Basalmembran als Filtrationsbarriere. Wird diese Funktion geschwächt, kommt es zu einer vermehrten Permeabilität mit Leckage aus den Kapillaren in das umliegende Gewebe.

Außerdem ist die Basalmembran Matrix für Endothelzellen und Perizyten (8). Beide Zellen sind funktionell miteinander gekoppelt, sie überwachen nicht nur Aufbau und Modifikation der Basalmembran, sondern steuern auch gemeinsam die Wachstumsfaktoren, die die Mikroangiogenese beeinflussen. Störungen dieser Interaktionen durch die Basalmembranverdickung führen zu einer Endothelzellproliferation mit Mikroaneurysmenbildung (siehe unten).

16.2.2 Verlust von Perizyten

Der Verlust von Perizyten ist pathognomonisch für die diabetische Retinophatie. Diese Veränderung findet man bei keinem anderen Gewebe mit diabetischer Mikroangiopathie.

Perizyten liegen intramural in einer Basalmembranhülle, das Verhältnis zur Endothelzelle ist beim Gesunden 1:1, sinkt beim Diabetiker jedoch bis auf 1:2 und weniger ab (9). Hierbei finden sich die entsprechenden Basalmembranhüllen leer oder sind durch Einlagerungen von PAS-positivem Material verdickt.

Der Perizytenuntergang erhöht ebenfalls die Permeabilität der Kapillarwand: Perizyten haben nämlich eine Art Sphinkterfunktion, die eine Autoregulation der Kapillardurchblutung ermöglicht. Ist die Perizytenzahl verringert, wird diese Autoregulation insuffizient. Dadurch nimmt der Blutdurchfluß so zu, daß die Gefäßwand traumatisierend gedehnt wird und es zu einem Funktionsverlust der Desmosomen kommt. Verstärkt tritt dies bei gleichzeitiger arterieller Hypertension auf. Als Folge bricht die Blut-Retinaschranke zusammen, es kommt zur Transsudation von Proteinen und Lipiden (9, 10).

Durch den Perizytenuntergang ist auch die Interaktion mit den Endothelzellen (siehe oben) gestört, was sich vor allem auf die perizytäre Kontrolle des Endothelzellwachstums auswirkt. Treten bei verminderter Perizytenzahl Gefäßwandaussackungen auf, kommt es besonders am Rande verschlossener Kapillargebiete zunächst zu Endothelzellproliferationen mit Ausbildung von Mikroaneurysmen. Im weiteren Verlauf führt der Perizytenverlust jedoch zum Verschwinden auch der Endothelzellen, es entstehen azelluläre Kapillaren, die sich zunehmend verschließen (11, 12).

16.3 Hämodynamische Veränderungen

Die bisher beschriebenen morphologischen Gefäßschäden führen zu folgenden funktionellen Änderungen der retinalen Hämodynamik:

- übermäßige Permeabilität der Netzhautgefäße mit Leckage
- zunehmende Kapillarverschlüsse
- progrediente Minderperfusion.

Verschlimmernd kommen diabetogene Veränderungen der Hämostase und der Hämorheologie hinzu, die eine intravasale Mikrothrombenbildung begünstigen (Zusammenfassung bei (13)):

Die Gerinnungsneigung ist beim Diabetiker erhöht durch höhere Konzentrationen von Faktor V, VIII und Fibrinogen. Dazu ist die Fibrinolyse durch erhöhte Konzentrationen an Plasminogenaktivator-Inhibitor (PAI) vermindert und die Thrombozytenaggregationsneigung verstärkt.

Hämorheologisch treten verstärkte Interaktionen von Blutzellen mit der Gefäßwand auf: Die durch Einlagerung quervernetzter Proteine weniger verformbaren Erythrozyten traumatisieren beim Durchfluß das Endothel, außerdem haben die Thrombozyten eine verstärkte Neigung zur Adhäsion, da das Prostaglandin PGI2 erniedrigt ist.

16.4 Klinische Konsequenz: nichtproliferative diabetische Retinopathie und diabetische Makulopathie

Durch die beschriebenen Gefäßschäden und ihre hämodynamischen Folgen kommt es zu den ophthalmoskopisch faßbaren Veränderungen der nichtproliferativen diabetischen Retinopathie (Übersicht 16.1) (9, 10):

Es bilden sich Mikroaneurysmen aus mit zunächst perivaskulärem, später ausgedehntem Ödem, außerdem intraretinale Punkt- und Fleckblutungen sowie „harte" Exsudate als chronische Ödemreste, bestehend aus Lipoproteinen und lipidbeladenen Makrophagen.

Diese Pathologika finden sich sowohl in der zentralen als auch in der peripheren Netzhaut; bevorzugt treten sie jedoch, vor allem beim Typ-II-Diabetiker, im Bereich des hinteren Augenpols als diabetische Makulopathie auf. Dies hat zwei Gründe:

- der Blutstrom nach hier ist größer als der zur übrigen Netzhaut,
- die Topographie der perimakulären Nervenfasern begünstigt die Ansammlung extrazellulärer Flüssigkeit.

Bei weiterer Verschlechterung der Netzhautperfusion mit progredienter Ischämie geht die nichtproliferative diabetische Retinopathie in die schwere Form über, die man früher als „präproliferative" Retinopathie bezeichnete: Die intraretinalen Blutungen nehmen vor allem peripher zu, es treten perlschnurartige Makroveränderungen der Venen auf. Zusätzlich entwickeln sich intraretinale mikrovaskuläre Anomalien (IRMA), die als Erweiterung vorhandener Kapillaren mit arteriovenöser Shunt-Bildung am Rande ischämischer Areale zu deuten sind. Die außerdem zu beobachtenden als „cotton wool"-Herde bezeichneten weißlichen Mikroinfarkte der Nervenfaserschicht sind allgemein-ischämische Veränderungen der Netzhaut und nicht spezifisch für die diabetische Retinopathie.

16.5 Metabolisch-hormonelle Veränderungen

Bei weiterer Zunahme der Ischämie kommt es zum Übergang in die proliferative diabetische Retinopathie.

Diese Progression ist irreversibel und stellt einen „Point of no return" dar: die Netzhaut reagiert ab jetzt nicht mehr diabetesspezifisch mit hyperglykämiebedingten biochemischen und hämodynamischen Veränderungen, sondern zeigt eine stereotype Reaktion auf die erhebliche Gewebshypoxie, wie wir es auch bei anderen ischämisch-proliferativen Netzhauterkrankungen, zum Beispiel nach Zentralvenenverschluß oder Vaskulitiden, kennen.

Das Gleichgewicht aus proliferationshemmenden und -fördernden Wachstumsfaktoren ist in Richtung Neovaskularisation hin verschoben. Die Freisetzung der proliferationsfördernden Wachstumsfaktoren wird dabei nicht mehr von der Glukosestoffwechsel-Situation, sondern nur noch vom Ausmaß der Hypoxie gesteuert.

Aus dem bisher noch nicht in allen Einzelheiten geklärten komplexen Zusammenwirken verschiedener Faktoren sollen pars pro toto hier nur zwei erwähnt werden:

1. Der „Basic-Fibroblast-Growth-Factor" (BFGF), der im Glaskörper (14) und in Proliferationsmembranen von Diabetikern (15) nachgewiesen wurde. Er wird bei Ischämie freigesetzt (16) und entspricht wahrscheinlich dem schon lange hypothetisch postulierten „angiogenetischen" Faktor (8).
2. Der „Insulin-like-Growth-Factor" (IGF-1), der ebenfalls in erhöhter Konzentration im diabetischen Glaskörper nachgewiesen wurde (17). Er ist als Mediator für die Effekte des Wachstumshormons bekannt (18).

Dies leitet dazu über, daß man auch einen zusätzlichen Einfluß von Hormonen auf die Entwicklung der diabetischen Retinopathie diskutiert, was auf folgenden klinischen Beobachtungen beruht:

Nach der Pubertät findet sich 4,8mal häufiger eine diabetische Retinopathie als bei präpubertären Kindern (19). Bei Männern mit Typ-I-Diabetes besteht ein höheres Risiko der Progression zur proliferativen Retinopathie als bei Frauen (20). Während der Schwangerschaft verschlechtern sich diabetische Netzhautveränderungen häufig (21, 22). Bei postpartaler Hypophyseninsuffizienz beobachtet man eine Rückbildung der diabetischen Retinopathie, was mit einem verminderten Wachstumshormonspiegel in Zusammenhang gebracht wurde (23).

16.6 Klinische Konsequenz: proliferative diabetische Retinopathie

Aus den morphologisch-strukturell geschädigten Gefäßen, meist Venen am Rande hypoxischer Netzhautareale, entwickeln sich Neovaskularisationen (Übersicht 16.1) durch Endothelzellwanderung und -proliferation mit Perizyteneinwanderung und Kapillaraussprossung (8). Begleitet ist diese Angiogenese von fibrotischen Proliferationen aus dem umgebenden Bindegewebe.

Wachstumsrichtung (epiretinal und/oder präretinal) und Ausmaß dieser Neovaskularisationen werden auch von diabetogenen Glaskörperveränderungen beeinflußt. Zu erwähnen sind hierbei

- eine vorzeitige Alterung mit verfrühter Glaskörperverflüssigung und hinterer Glaskörperabhebung (6);
- außerdem ist aber auch eine vermehrte Glaskörperschrumpfung mit festerem Ansatz an der Membrana limitans interna der Netzhaut zu beobachten, wodurch umschriebene Traktionen mit lokalisierter Stimulation der Proliferationen entstehen (8).

Im weiteren Verlauf kann es durch Traktion zur Ruptur der Neovaskularisation mit Glaskörperblutungen kommen. Diese werden zwar meist resorbiert, es entstehen dabei jedoch häufig reaktive Glaskörperverdichtungen, die als Leitschiene weiterer Proliferationen dienen und zur traktiven Netzhautablösung führen können.

Abhängig vom Ausmaß der Hypoxie und von der durch zunehmende Destruktion geschwächten Funktion des Glaskörpers als Diffusionsbarriere (8) kann es zu pathologischen Konzentrationen der Wachstumsfaktoren auch im vorderen Augensegment kommen. Dadurch entstehen hier Gefäßneubildungen an der Regenbogenhaut, die zum Neovaskularisationsglaukom und damit dem Vollbild der fortgeschrittenen diabetischen Augenerkrankung führen können.

Zusammenfassung

Die Pathogenese der diabetischen Retinopathie läuft als zeitlich aufeinanderfolgende Sequenz von pathobiochemischen, haemodynamischen und metabolisch-hormonellen Veränderungen ab:

Zunächst finden als Antwort auf die chronische Hyperglykämie pathobiochemische Reaktionen statt, die zu morphologisch faßbaren Gefäßschäden im Sinne der nichtproliferativen diabetischen Retinopathie und der diabetischen Makulopathie führen. Hämodynamisch entsteht dadurch eine zunehmende retinale Hypoxie. Ab einem gewissen Grad von Netzhautischämie und strukturellen Gefäßwandschäden entgleist das Gleichgewicht aus proliferationshemmenden und -fördernden Wachstumsfaktoren irreversibel: es kommt zur proliferativen diabetischen Retinopathie mit Gefäßneubildungen in und vor der ischämischen Netzhaut, die im weiteren Verlauf zu Glaskörperblutungen, traktionsbedingter Netzhautablösung und Neovaskularisation der Iris mit Sekundärglaukom, der fortgeschrittenen diabetischen Augenerkrankung, führt.

Schlüsselwörter:
Diabetes mellitus, diabetische Retinopathie, diabetische Makulopathie, Pathophysiologie.

Summary

Pathogenesis of diabetic retinopathy can best be understood as a time-integrated sequence of pathobiochemical, hemodynamic and endocrine-metabolic changes:

Chronic hyperglycemia stimulates pathobiochemical reactions such as nonenzymatic glycolisation and induction of the aldose reductase pathway whose products seem to be important for the genesis of the known morphologic changes of retinal capillaries causing nonproliferative diabetic retinopathy and diabetic maculopathy. Further progression of vascular damage leading to increasing chronic hypoxia induces irreversible proliferative reactions by changing the interaction of stimulating and inhibiting growth factors: Retinal neovascularisation may be followed by vitreous hemorrhage, traction detachment of the retina and iris neovascularisation with secondary glaucoma, the advanced diabetic eye disease.

Key words:
Diabetes mellitus, diabetic retinopathy, diabetic maculopathy, pathophysiology.

Literatur

1 *Frank, R. N.:* On the pathogenesis of diabetic retinopathy. A 1990 update. Ophthalmology 98 (1991) 586–593
2 *Lim, J., R. Murphy:* Review of diabetic retinopathy. Curr. Opin. Ophthalmol. 2 (1991) 315–323
3 *Merimee, T.:* Diabetic retinophaty: A synthesis of perspectives N. Engl. J. Med. 322 (1990) 978–983
4 *Barnett, A. H.:* Origin of the microangiopathic changes in diabetes. Eye 7 (1993) 218–222
5 *Sebag, J., K. Buckingham, M. Reiser, M. Charles:* Non-enzymatic glycosylation of human vitreous collagen in proliferative diabetic retinopathy. Invest. Ophthalmol. Vis. Sci. 31 (1990) 127
6 *Sebag, J., B. Buckingham, M. A. Charles, K. Reiser:* Biochemical abnormalities in vitreous of humans with proliferative diabetic retinopathy. Arch. Ophthalmol. 110 (1992) 1472–1476
7 *Juhan, I, P. Vague, M. Buonocore, J. Moulin, R. Jouve, B. Vialettes:* Abnormalities of erythrocyte deformability and platelet aggregation in insulin-dependent diabetics corrected by insulin in vivo and in vitro. Lancet 1 (1982) 535–537
8 *Wiedemann, P.:* Wie entsteht die diabetische Retinopathie? Ophthalmologe 90 (1993) 426–433
9 *Bornfeld, N., A. Wessing, D. Pauleikhoff, E. Gerke:* Augenerkrankungen. In: Mehnert, H., H. Schöpfling, E. Standl, K. H. Usadel (Hrsg.), Diabetologie in Klinik und Praxis, 3. Auflage. Thieme, Stuttgart 1994, S. 12–43
10 *Ulbig, M. W., A. Kampik, A. M. P. Hamilton:* Diabetische Retinopathie: Epidemiologie, Risikofaktoren und Stadieneinteilung. Ophthalmologe 90 (1993) 197–209
11 *Ashton, N.:* Vascular basement changes in diabetic retinopathy. Brit. J. Ophthal. 58 (1974) 344–366
12 *Ashton, N.:* Pathogenesis of diabetic retinopathy. In: Little, H. L., R. L. Jack, A. Patz, P. H. Forsham (Hrsg.), Diabetic retinopathy. Thieme Stratton Inc., New York 1983 S. 85–106
13 *Janka, H. U., E. Standl, H. Stiegler, R. Standl:* Angiopathien bei Diabetes mellitus. In: Mehnert, H., H. Schöpfling, E. Standl, K. H. Usadel (Hrsg.), Diabetologie in Klinik und Praxis. Thieme, Stuttgart 1994
14 *Sivalingam, A., J. Kenney, G. C. Brown, W. E. Benson, L. Donoso:* Basic fibroblast growth factor levels in the vitreous of patients with proliferative diabetic retinopathy. Arch. Ophthalmol. 108 (1990) 869–872
15 *Hanneken, A., J. E. J. de, G. A. Lutty, G. M. Fox, S. Schiffer, L. M. Hjelmeland:* Altered distribution of basic fibroblast growth factor in diabetic retinopathy. Arch. Ophthalmol. 109 (1991) 1005–1011.
16 *Gadjusec, C., S. Carbon:* Injury-induced release of basic fibroblastgrowth factor from bovine aortic endothelium. J. Cell. Physiol. 139 (1989) 570–579
17 *Merimee, T. J., J. Zapf, E. R. Froesch:* Insulin-like growth factors. Studies in diabetics with an without retinopathy. N. Engl. J. Med. 309 (1983) 527–530

18 *Zapf, J., E. R. Froesch:* Pathophysiological and clinical aspects of the insulin-like growth factors. Horm. Res. 24 (1986) 160–165
19 *Murphy, R. P., M. Nanda, L. Plotnick, C. Enger, S. Vitale, A. Patz:* The relationship of puberty to diabetic retinopathy. Arch. Ophthalmol. 108 (1990) 215–218
20 *Haffner, S. M., R. Klein, J. F. Dunn, S. E. Moss, B. E. Klein:* Increased testosterone in type I diabetic subjects with severe retinopathy. Ophthalmol. 97 (1990) 1270–1274
21 *Janovic-Peterson, L., C. M. Peterson:* Diabetic retinopathy. Clin. Obstet. Gynecol 34 (1991) 516–525
22 *Klein, B. E., S. E. Moss, R. Klein:* Effect of pregnancy on progression of diabetic retinopathy. Diabetes Care 13 (1990) 34–40
23 *Merimee, T. J.:* A follow-up study of vascular disease in growth hormone deficient dwarfs with diabetes. N. Engl. J. Med. 298 (1978) 1217

17 Lasertherapie der diabetischen Retinopathie

Michael W. Ulbig

Einleitung

Die Effekte der Photokoagulation der Netzhaut lassen sich in ihren Prinzipien zurückverfolgen bis zu ersten Beschreibungen im antiken Griechenland aus der Zeit 380 vor Christus. *Plato* zitiert *Sokrates*, der vor der Beobachtung der Sonnenfinsternis warnt und statt dessen empfiehlt, dieses Naturschauspiel in der Spiegelung einer Wasseroberfläche oder dergleichen zu betrachten. Im 17. Jahrhundert beschreibt *Theophilus Bonetus* [1] das Zentralskotom bei Retinopathia solaris. Erste Beschreibungen der Netzhautläsion in der Makula durch das Sonnenlicht folgten im 19. und frühen 20. Jahrhundert nach der Erfindung des Augenspiegels [2, 3]. 1927 gab es die ersten histologischen Arbeiten zu Strahlenschäden an der Netzhaut von *Maggiore*, der ein Netzhautödem beschrieb [4].

Die therapeutische Photokoagulation wurde in den späten vierziger Jahren unseres Jahrhunderts parallel von *Meyer-Schwickerath* [5, 6] und *Moran-Salas* [7] entwickelt. Diese ersten Experimente wurden auch zu dieser Zeit von Makulaschäden, die nach der Beobachtung einer Sonnenfinsternis aufgetreten waren, inspiriert. Logischerweise wurden die ersten experimentellen Netzhautkoagulationen damals auch mit eingespiegeltem Sonnenlicht durchgeführt. Da *Meyer-Schwikkerath* zu dieser Zeit in Hamburg arbeitete, kam schnell der Wunsch nach einer vom Wetter unabhängigen Lichtquelle auf. Dies führte zur Entwicklung des Xenonlichtkoagulators, der bis weit in die siebziger Jahre hinein im klinischen Einsatz blieb (Abb. 17.1) und erst langsam durch die verschiedenen Lasersysteme ersetzt wurde.

Die diabetische Retinopathie war von Anfang an für die therapeutische Photokoagulation ein wesentliches Arbeitsgebiet. Bis heute ist die diabetische Retinopathie das Krankheitsbild in der Augenheilkunde, das zweifelsfrei am meisten von einer sachgerecht ausgeführten retinalen Photokoagulation profitiert. Bei vielen anderen vaskulären retinalen Erkrankungen wie den venösen und arteriellen Gefäßverschlüssen oder der altersabhängigen Makuladegeneration konnte die Photokoagulation das Auftreten des schweren Sehverlustes nur in geringem Maße reduzieren und sehr selten verhindern. Bereits 1968 publizierten *Meyer-Schwickerath* und *Schott* [8] im American Journal of Ophtalmology Ergebnisse der retinalen Photokoagulation bei Diabetikern in 73 Fällen und mit einem Nachbeobachtungszeitraum von 14 Jahren. Es wurden zwei Techniken beziehungsweise Muster der Xenonlichtkoagulation hervorgehoben, erstens die direkte Koagulation von vaskulären retinalen Läsionen wie zum Beispiel Mikroaneurysmen und zweitens die panretinale Koagulation von großen Flächen der Netzhaut zur Reduzierung der metabolischen Aktivität. Nach der direkten Koagulation von Mikroaneurysmen fand sich ein Rückgang von harten Exsudaten, also eine

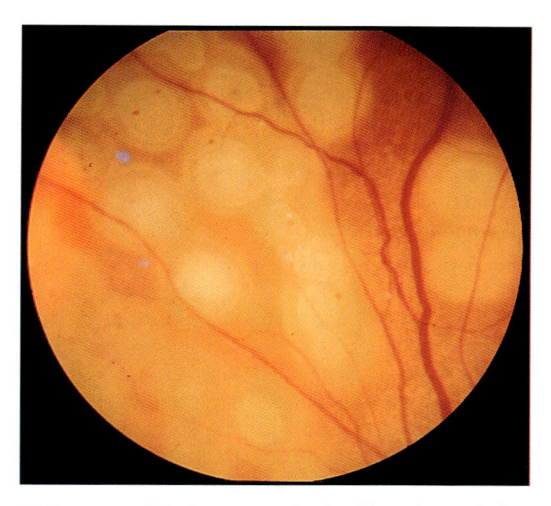

Abb. 17.1 Frische panretinale Photokoagulation mit dem Xenonlichtkoagulator. Die Herdgröße ist deutlich größer als bei den heute üblichen Laserphotokoagulationen.

Rückbildung von Netzhautödemen. Die Koagulation von großen Flächen der Netzhaut resultierte in der Rückbildung von Neovaskularisationen. Damit waren die beiden wesentlichen und noch heute nach den Richtlinien der ETDRS [9] mit dem Laser angewandten Therapieformen beschrieben, die fokale und die panretinale Photokoagulation. Damit gab es auch eine Methode die beiden beim Diabetiker zur Erblindung führenden Netzhautveränderungen, die Proliferation und das Makulaödem, erfolgreich zu behandeln. Alle späteren Erfolge und Rückschläge der retinalen Photokoagulation gehen auf diese Techniken zurück, wobei der Erfolg oder Mißerfolg, wie wir heute wissen, ganz wesentlich von der rechtzeitigen Erkennung, der richtigen Stadieneinteilung, und damit letztlich von der Indikationsstellung zur Photokoagulation abhängt.

Die Einführung, zunächst des Rubylasers [10] und später des Argonlasers [11], der erstmals über das Spaltlampenmikroskop eingekoppelt wurde, hat im Prinzip nur noch die Dosierung und somit die Anwendung der Photokoagulation erleichtert. Weitere Modifikationen wie Krypton- oder Dyelaser änderten an dieser Tatsache ebensowenig wie der im nahen Infrarot bei 810 nm arbeitende Diodenlaser [12]. Der Diodenlaser demonstriert Fortschritt im wesentlichen durch seine Miniaturisierung der Technik, den guten Wirkungsgrad und seine hohe Wartungsfreiheit und Zuverlässigkeit. Anfängliche Zweifel, daß die infrarote Wellenlänge die fokale Photokoagulation des Makulaödems nicht ermögliche, sind inzwischen ausgeräumt [13, 14].

Die retinale Photokoagulation ist bis heute das einzige erfolgreiche Verfahren, bei Diabetikern die Erblindung durch Proliferation oder Makulaödem zu verhindern. Eine intensivierte Blutzuckereinstellung mit HbA_{1c}-Werten um 7 kann die Entwicklung der diabetischen Retinopathie nach den Ergebnissen der Oslo-Studie [15] und der DCCT-Studie [16] zwar herauszögern, aber nicht endgültig verhindern. Die Notwendigkeit der Laserbehandlung kann somit hinausgezögert werden. Pharmakologische Therapieansätze als Ersatz der im Prinzip destruktiven Photokoagulation sind grundsätzlich erstrebenswert. Bisherige Überlegungen wie die Hemmung der Sorbitolproduktion durch Alderosereduktasehemmer, zum Beispiel Sorbinil® [17], haben leider nur im Tierexperiment, aber nicht am Menschen zu Erfolgen geführt. Ob die in der klinischen Erprobungsphase befindliche Inselzelltransplantation mit konsekutiver Normoglykämie langfristig eine diabetische Retinopathie verhindern kann, ist noch nicht bekannt.

Die Laserbehandlung der diabetischen Retinopathie ist seit einigen Jahren durch die ETDRS-Studien [9] weitgehend standardisiert und läßt sich auf wenige Kernsätze reduzieren, wobei der dritte Kernsatz der Interpretation bedarf (Tab. 17.1).

Panretinale Photokoagulation

Indikationen und Kontraindikationen

Die panretinale Photokoagulation galt lange Zeit fälschlicherweise als Standardverfahren für sämtliche Formen von diabetischer Retinopathie, das allenfalls durch fokale oder Gridkoagulationen ergänzt zu werden hatte. Diese Interpretation basierte zunächst auf den erfreulichen Beobachtungen, daß eine panretinale Photokoagulation die gefürchtete proliferative diabetische Retinopathie mit ihren Komplikationen, wie Glaskörpereinblutung, subhyaloidaler Blutung, fibrösen Strängen und Membranen sowie zuletzt der Traktionsablatio, erfolgreich behandeln beziehungsweise verhindern konnte [18]. Außerdem reabsorbierte sich das konsekutiv auftretende diffuse Makulaödem, das durch einen einige Tage andauernden Zusammenbruch der Blut-Retina-Schranke verursacht wird, bei einem Teil der Patienten spontan, und die zunächst leicht abgefallene Sehschärfe stieg wieder an. Es blieb zunächst unklar, bei welchen Patienten sich dieses diffuse Makulaödem wieder reabsorbieren würde und bei welchen nicht. Die Persistenz eines solchen Makulaödems mit harten Exsudaten in der Fovea wurde als schicksalhaft hingenommen (Abb. 17.2). Es gab Versuche, das Makulaödem durch Koagulationen entlang der Gefäßbögen oder durch weiteres panretinales Ver-

Tabelle 17.1 ETDRS Richtlinien, Kernsätze.

- Keine panretinale Photokoagulation bei milder oder mäßiger NPDR
- Die panretinale Photokoagulation kann bei schwerer NPDR erwogen werden
- Die panretinale Photokoagulation sollte bei Hochrisiko PDR sofort ausgeführt werden
- Die fokale oder Grid Photokoagulation muß erfolgen falls das Makulaödem die Foveola bedroht (klinisch signifikantes Makulaödem, CSME)

dichten, sog. „fill in", zu behandeln, beides ohne Erfolg, letzteres führte fatalerweise zur weiteren Zunahme der Leckage. Die Ergebnisse der randomisierten multizentrischen „Diabetic Retinopathy Study, DRS" [18] bestätigten 1976, daß mit panretinaler Photokoagulation, unabhängig ob mit dem Argonlaser oder dem Xenonlichtkoagulator ausgeführt, eine Erblindung in bis zu 60% der so behandelten Augen verhindert werden konnte. Diese Zahlen besagten aber auch, daß immerhin noch 40% erblindeten. Dies hat zum einen daran gelegen, daß die panretinale Photokoagulation möglicherweise zu spät erfolgte, und zum anderen, daß ein Teil der behandelten Augen durch die panretinale Photokoagulation möglicherweise negativ beeinflußt worden war. Es wurde aber klar, daß die panretinale Photokoagulation nicht, wie zunächst angenommen, günstig auf ein bestehendes Makulaödem wirkt und daß die Indikationsstellung wesentlich differenzierter zu erfolgen hatte.

Die Nachfolgestudie in den achtziger Jahren hieß dann folglich „Early Treatment Diabetic Retinopathy Study Group, ETDRS" [9], und dies deutet bereits darauf hin, daß das Problem einer zu späten panretinalen Photokoagulation bei proliferativer diabetischer Retinopathie mit bereits ausgedehnten Proliferationen bis in den Glaskörper erkannt war. Das andere Problem blieb zunächst noch das Makulaödem. Schon 1973 hatten *Patz* und Mitarbeiter mit ihrer Publikation „Diabetic macular edema, an overlooked complication" [19] darauf hingewiesen, inspiriert durch die bereits zitierte Publikation aus dem Jahre 1968 von *Schott* und *Meyer-Schwickerath* [8]. *Patz* und Mitarbeiter ordneten die Beobachtungen von *Schott* und *Meyer-Schwickerath* richtig ein und empfahlen die fokale Photokoagulation von Ödem verursachenden retinalen Mikroaneurysmen, die man inzwischen fluoreszenzangiographisch gut lokalisieren konnte, mit dem Argonlaser. Die klinische Etablierung der Fluoreszenzangiographie half nun zwischen „stummen" und exsudierenden Mikroaneurysmen zu unterscheiden. Später erkannten andere Autoren [20] die Wichtigkeit sogenannte Zirzinatafiguren, Ringfiguren von hartem Exsudat mit im Innenraum gelegener retinaler Verdickkung, fokal in ihrem Innenraum zu lasern. Die weitere Verbreitung der stereoskopischen Fundusuntersuchung mittels Kontaktglas am Spaltlampenmikroskop erleichterte die Erkennung verdickter Netzhaut und damit die Lokalisation des Makulaödems. Jedenfalls mußte das Design der randomisierten, multizentrischen ETDRS-Studie [9] bereits nach einem Jahr wesentlich modifiziert wer-

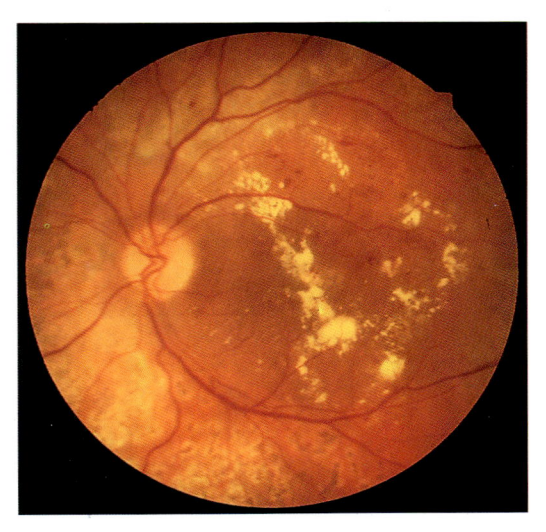

Abb. 17.2 Persistierendes Makulaödem mit ausgeprägten harten Exsudaten nach panretinaler Photokoagulation. Das Makulaödem hat sich durch die panretinale Photokoagulation wesentlich verschlechtert.

den, da es ethisch nicht mehr vertretbar erschien, die fokale Behandlung des Makulaödems einem Teil der Augen in der Studie vorzuenthalten. Die Ergebnisse der ETDRS-Studie [9] zeigten die Möglichkeiten der Behandlung des diabetischen Makulaödems mit dem Argonlaser auf und definierten den Platz und den Stellenwert der panretinalen Photokoagulation neu. Die Auswertung der großen epidemiologischen Studien, die als Wisconsin-Studien bekannt geworden sind, gaben weitere Aufschlüsse, bei welchen Diabetikern überhaupt mit einer proliferativen Form der diabetischen Retinopathie zu rechnen war und bei welchen eher ein Makulaödem erwartet werden mußte (s. Tab. 17.2). Nach diesen Studien kommt es nach 20 Jahren Diabetes bei 55% der Typ-I-Diabetiker zur proliferativen diabetischen Retinopathie aber nur bei 20% der insulinpflichtigen Typ-II-Diabetiker. Bei nichtinsulinabhängigen Typ-II-Diabetikern ist die Proliferation dagegen eine absolute Ausnahme.

Die panretinale Photokoagulation ist und bleibt die Methode der Wahl bei der proliferativen diabetischen Retinopathie und bei definierten Stadien der schweren nichtproliferativen diabetischen Retinopathie. Inzwischen kennt man aber auch die Kontraindikationen und Grenzen dieser Methode.

Tabelle 17.2 Häufigkeit der proliferativen diabetischen Retinopathie (PDR), abhängig von der Dauer des Typs des Diabetes.

% insulinabhängiger Patienten mit PDR, Alter bei Diagnose < 30

Jahre nach Diagnose	%
5	0
15	25
20	55

% insulinabhängiger Patienten mit PDR, Alter bei Diagnose > 30

Jahre nach Diagnose	%
20	20

PDR selten bei **nicht** insulinabhängigen Diabetikern mit einem Alter > 30 bei Diagnose.

Tabelle 17.3

Indikationen zur panretinalen Photokoagulation
- Proliferative diabetische Retinopathie mit hohem Risiko, mit präretinaler Blutung
- Proliferative diabetische Retinopathie
- Schwere nichtproliferative diabetische Retinopathie, bei Typ I Diabetes

Kontraindikationen und Grenzbereiche der panretinalen Photokoagulation
- Makulaödem und keine Proliferation
- Traktion an der Fovea
- Fibrotische epiretinale Membranen ohne Aktivität
- nichtinsulinabhängiger Typ II Diabetes

Tabelle 17.4 Technik und Ausführung der panretinalen Photokoagulation.

- mild scatter, 600 Laserherde/Auge
- full scatter, mindestens 1200 Laserherde/Auge
- fill in, bis zu mehrere 1000 Laserherde/Auge

Daher ist eine Abgrenzung der Indikation zur fokalen Behandlung des Makulaödems beziehungsweise zur Vitrektomie bei auftretenden Traktionen so wichtig (Tab. 17.3).

Tabelle 17.5 Laserparameter bei panretinaler Therapie.

Netzhautareal	Zwischen großen Gefäßbögen und Äquator
Fleckgröße	300 (429) μm
Expositionszeit	0,1 sek
Leistung	ausreichend für eine schwache Hellfärbung des retinalen Pigmentepithels
Kontaktglas	Volk TransEquator

Eine panretinale Photokoagulation bedeutet eine flächige, disseminierte Photokoagulation von den großen Gefäßbögen bis zum Äquator reichend. Man unterscheidet zwischen dichter, full scatter, und lockerer, mild scatter, panretinaler Photokoagulation. Die full scatter panretinale Photokoagulation ist eine flächige Laserung mit mindestens 1200 Herden, wobei der Abstand zwischen den einzelnen Laserherden geringer als der Durchmesser der einzelnen Herde sein kann. Bei fortschreitender Proliferation, speziell bei Typ-I-Diabetikern, kann die notwendige Zahl der Laserherde wesentlich höher liegen, so daß zwischen den einzelnen Herden kaum noch ein Zwischenraum bleibt (Tab. 17.4).

Die lockere panretinale Photokoagulation umfaßt initial ungefähr 600 Laserherde, die mit vergleichsweise großem Abstand von allseits mindestens einem Herddurchmesser Zwischenraum gesetzt werden und ebenfalls das Areal zwischen den großen Gefäßbögen und dem Äquator überdecken.

Als Fleckgröße für die panretinale Photokoagulation empfiehlt sich bei Verwendung eines Goldmann Dreispiegelkontaktglases ein Durchmesser von 500 μm, bei Verwendung von panfundoskopisch wirkenden Kontaktgläsern wie z. B. des Rodenstock Panfundoskops, des Volk Trans Equator oder des Mainster Wide Field Kontaktglases, die einen besseren Überblick erlauben, genügt eine Fleckgröße von 300 μm, da ein solches Kontaktglas eine 1,43fach vergrößernde Wirkung auf den einzelnen Laserherd an der Retina hat. Das bedeutet, daß der so erzielte Lasereffekt einen Durchmesser von 429 μm hat. Die Expositionszeit sollte mit dem Argonlaser bei 514 nm in der Regel 0,1 Sekunden, in Ausnahmen, etwa bei Medientrübungen, 0,2 Sekunden betragen. Die Leistung wird so gewählt, daß gerade eine leichte Hellfärbung des retinalen Pigmentepithels entsteht. Weiße Lasereffekte habe keine positive Auswirkung, können aber bei ausgedehnter panretinaler Photokoagulation zu unerwünschten Nebenwirkungen wie Aderhautamotio oder seröser Abhebung führen und sind daher zu vermeiden. Bei Beachtung dieser Vorgaben ist es möglich, panretinale Photokoagulationen mit etwa 1000 Herden pro Auge in einer Sitzung komplikationslos durchzuführen, wobei darauf zu achten ist, daß die Indikation korrekt gestellt wurde. Bei aggressiven Proliferationen führt eine solche Behandlung gegenüber der zeitlich fraktionierten Laserung mit gleicher Zahl an Herden schneller zu einem Rückgang der Neovaskularisationen, ohne mehr Nebenwirkungen zu verursachen. Die angegebenen Laserparameter gelten für den Argon-grün-Laser mit 514 nm Wellenlänge. Bei der Verwendung anderer Wellenlängen, wie zum Beispiel des Diodenlasers mit 810 nm, ergeben sich teilweise stark abweichende Parameter, insbesondere sollte die Expositionszeit länger gewählt werden (ca. 0,3 Sekunden). Eine panretinale Behandlung mit dem Diodenlaser ist therapeutisch ebenso effektiv wie mit dem Argonlaser und kann bei Medientrübungen aufgrund besserer Transmission vorteilhaft sein. Eine neuere Studie hat gezeigt, daß die Funktionsverluste, gemessen mit dem Muster-ERG und der Farbkontrastsensitivität, nach panretinaler Photokoagulation mit dem Diodenlaser sogar etwas geringer sein können als mit dem Argonlaser [13].

Die eindeutige Indikation zur panretinalen Photokoagulation besteht nach ETDRS-Studiendesign [9] bei Vorliegen von 2 Hochrisikofaktoren, d. h. bei Neovaskularisation mit präretinaler Blutung. In diesem Fall sollte die panretinale Photokoagulation nicht mehr hinausgezögert, sondern zügig durchgeführt werden, insbesondere bei Typ-I-Diabertikern mit ihrem wesentlich rapideren Verlauf der Erkrankung. Auch das Vorliegen nur eines Hochrisikofaktors wie Neovaskularisationen an der Papille oder einer subhyaloidalen Blutung rechtfertigt beim Typ-I-Diabetiker eine panretinale Photokoagulation. Während ein Typ-I-Diabetiker mit mehr als einem Hochrisikofaktor fast immer eine dichte, full scatter, panretinale Behandlung mit mindestens 1200 Herden benötigt, kann bei einem Typ-II-Diabetiker mit einer einzelnen kleinen präretinalen Blutung und einer Gefäßneubildung abseits der Papille zunächst durchaus eine mild scatter panretinale Photokoagulation ausreichend sein. Dabei ist unbedingt darauf zu achten, ob nicht gleichzeitig ein klinisch signifikantes Makulaödem, CSME, vorliegt. In diesem Fall müßte

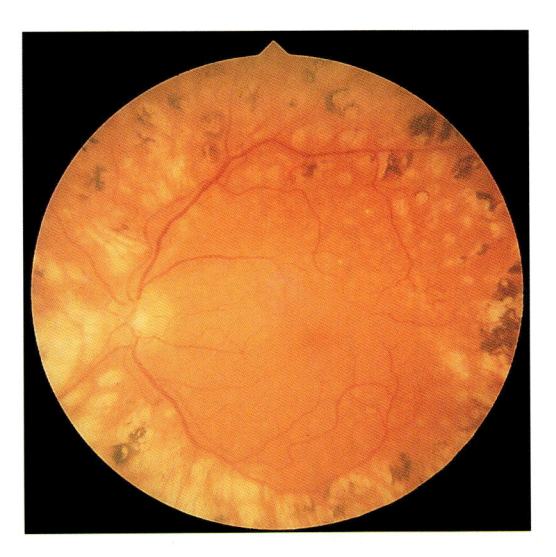

Abb. 17.3 Gutes Ergebnis nach primär durchgeführter Gridphotokoagulation bei diffusem Makulaödem. Die panretinale Photokoagulation zur Behandlung von gleichzeitig bestehenden Proliferationen an der Papille wurde 4 Monate nach der Gridphotokoagulation ausgeführt.

zuerst eine fokale oder Gridbehandlung des Makulaödems erfolgen und Monate später, nach der Resorption des Makulaödems, die panretinale Behandlung ausgeschlossen werden (Abb. 17.3). Sollten die Proliferationen während dieser Zeit fortschreiten oder schon bei Beginn der Behandlung wesentlich aggressiver sein als oben beschrieben, dann müssen die Behandlung der Makula und die panretinale Koagulation gleichzeitig ausgeführt werden. Bei Vorliegen eines Makulaödems ohne gleichzeitige Proliferationen sollte niemals panretinal koaguliert werden, auch nicht bei Vorliegen einer schweren nichtproliferativen diabetischen Retinopathie, da sonst die Gefahr besteht, die Situation der Makula irreversibel zu verschlechtern (Abb. 17.2). Typ-II-Diabetiker ohne proliferative diabetische Retinopathie sollten prinzipiell nicht panretinal gelasert werden. Dies gilt auch für Augen mit ausgedehnten avaskulären Arealen in der Fluoreszenzangiographie, da man inzwischen aus den epidemiologischen Studien weiß, daß der Übergang in das proliferative Stadium bei diesen Patienten selten ist, insbesondere bei nicht insulinpflichtigen Typ-II-Diabetikern. Eine einzelne Proliferation abseits der Papille, NVE, beim Typ-II-Diabetiker kann auch direkt durch Laserung der umgebenden Netzhaut zur Rückbildung gebracht werden ohne eine komplette panretinale Photokoagulation.

Bei Typ-I-Diabetikern kommt die panretinale mild scatter Photokoagulation nur bei Augen mit sehr geringen Proliferationen oder bei schwerer nichtproliferativer diabetischer Retinopathie in Frage. Ein Makulaödem bei Typ-I-Diabetikern ist etwas weniger häufig und reagiert selten so katastrophal auf die panretinale Photokoagulation, wie es beim Typ-II-Diabetiker vorkommen kann. Trotzdem sollte bei Vorliegen eines klinisch signifikanten Makulaödems, CSME, auch beim Typ I zuerst eine fokale oder Gridlaserbehandlung erfolgen.

Vier Wochen nach kompletter panretinaler Behandlung sollte eine Rückbildung oder zumindest ein Stop im Wachstum der Proliferationen zu beobachten sein. Dies läßt sich daran erkennen, daß sich die in den Glaskörper vorragenden neuen Gefäße an den Enden einrollen oder kolbenförmige Auftreibungen bilden, beziehungsweise daß sich die neuen Gefäße vom Ansatz her weißlich färben, das heißt eine Fibrosierung eintritt. Ist dies nicht der Fall, muß die panretinale Photokoagulation fortgesetzt werden. Bei Vorbestehen einer panretinalen mild scatter Photokoagulation empfiehlt es sich zunächst, die Zwischenräume aufzufüllen (fill in) und die panretinale Photokoagulation nach peripher zu ergänzen. Mit dieser Technik ist es möglich, mehrere tausend Lasereffekte pro Auge zu plazieren [20]. Bei fortschreitender Proliferation kann dies in Einzelfällen notwendig sein, obwohl dadurch das Gesichtsfeld, die Dunkeladaptation und das Farbensehen leiden. Die iatrogenen Funktionsverluste sind jedoch der drohenden Erblindung mit all ihren Konsequenzen bei fortschreitender Proliferation gegenüberzustellen.

Neben dem Makulaödem stellen fibrotische Stränge bereits eintrocknender Proliferationen mit Traktion an der Makula eine weitere Limitierung für erfolgreiches panretinales Lasern dar (Abb. 17.4). Zum einen sollte mit der panretinalen Photokoagulation begonnen werden, solange die Proliferationen noch klein sind und sich noch keine an der Netzhaut inserierenden Proliferationssegel gebildet haben, zum anderen muß, wenn solche Membranen bereits bestehen, die Dosierung der panretinalen Photokoagulation angepaßt werden, um eine sonst drohende Traktionsablatio zu vermeiden. Niemals sollte in unmittelbarer Nähe fibrotischer Stränge koaguliert werden.

Nd:YAG-Laser-Therapie bei prämakulärer subhyaloidaler Blutung

Beim Vorliegen einer dichten subhyaloidalen Netzhautblutung vor der Fovea kann eine Eröffnung der Membrana limitans interna mittels des Nd:YAG-Lasers den Abfluß des Blutes in den Glaskörperraum ermöglichen und somit für eine wesentlich schnellere Resorption dieser Blutung sorgen. Diese von *Gabel* und Mitarbeitern [21] erstmals beschriebene Behandlung kann die Sehschärfe des Patienten innerhalb von einigen Tagen bis zu wenigen Wochen wiederherstellen. Die Methode ist nur erfolgreich bei frischen subhyaloidalen Blutungen, die sich noch nicht organisiert haben. Die panretinale Photokoagulation zur Behandlung der proliferativen Retinopathie sollte zeitlich vor der Eröffnung der Membrana limitans interna erfolgen, da diese wegen der konsekutiven Glaskörpertrübung sonst eventuell um Wochen verschoben werden muß und so wertvolle Zeit verlorengeht. Als Komplikationen dieser Methode sind in einer größeren Serie ein Makulaforamen sowie eine Ablatio retinae bekannt geworden [22]. Diese seltenen Komplikationen sind dem

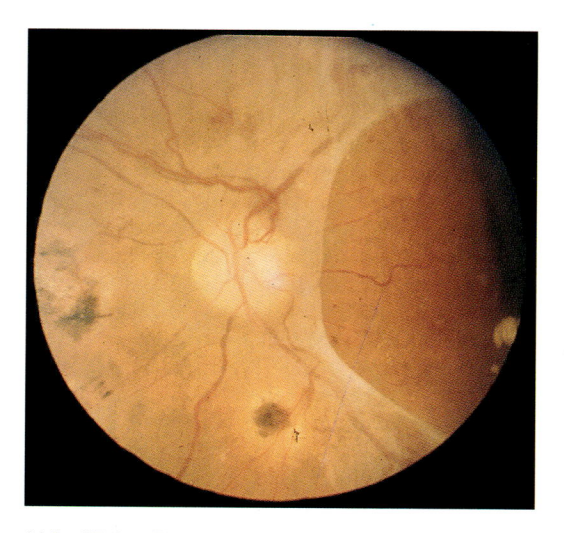

Abb. 17.4 „Burned out retinopathy". Die proliferativen Membranen sind völlig inaktiv. Eine panretinale Photokoagulation in dieser Situation ist nicht mehr notwendig, könnte aber zum Schrumpfen der Membranen und zur Traktion führen.

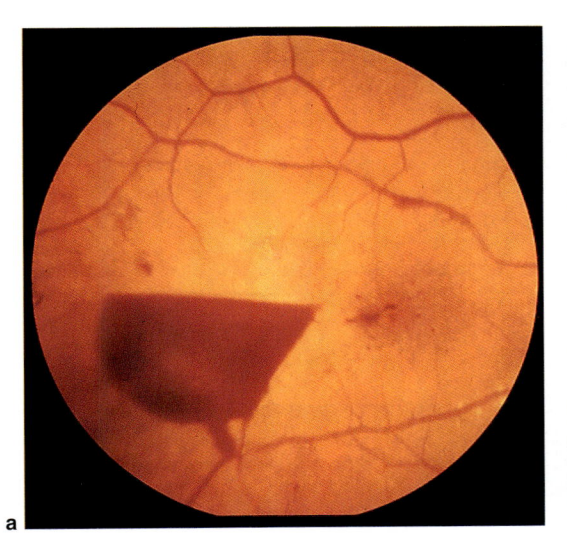

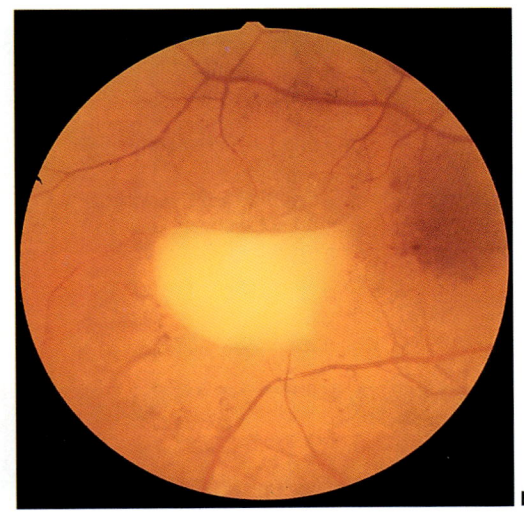

Abb. 17.5 a, b
a Frische subhyaloidale Blutung bei proliferativer diabetischer Retinopathie.
b Das gleiche Auge wie in Abb. 17.5 a, hier neun Monate später. Die subhyaloidale Blutung hat sich „entfärbt" aber nicht resobiert.

Operationsrisiko einer notwendigen Vitrektomie oder dem Spontanverlauf gegenüberzustellen. Der Spontanverlauf einer prämakulären subhyaloidalen Blutung kann beim Diabetiker über Monate hinweg zu einer Verschwartung und Membranbildung im Bereich der Blutung führen ohne Resorptionstendenz beziehungsweise Besserung der Sehschärfe (Abb. 17.5 a, b). Der Einsatz des Nd:YAG-Lasers zur Behandlung der subhyaloidalen Blutung sollte wegen der beschriebenen Risiken dem erfahrenen Laseroperateur vorbehalten bleiben. Gleiches gilt für die laserchirurgische Durchtrennung von fibrosierten Glaskörpersträngen mit Traktion an der Makula mittels des Nd:YAG-Lasers oder des Pikosekunden-Neodymium:Yttrium-Lithium-Fluorid-(Nd:YLF) Lasers.

Fokale oder Grid-Photokoagulation

Indikationen und Kontraindikationen

Durch das zahlenmäßige Überwiegen der Typ-II-Diabetiker in der Bevölkerung, ca. 90% aller Diabetiker gehören zum Typ II, mit der Tendenz zur Entwicklung eines diabetischen Makulaödems und dem dadurch verursachten Verlust der Sehschärfe, steht die Behandlung des klinisch signifikanten Makulaödems, CSME, mittels fokaler oder Grid-Technik von der Häufigkeit her bei weitem im Vordergrund (Tab. 17.6, 17.7). Eine panretinale Photokoagulation ist bei Typ-II-Diabetikern nur selten erforderlich, insbesondere bei nicht insulinabhängigen Patienten, die nur sehr selten proliferieren. Auch bei den insulinabhängigen Typ-II-Diabetikern ist die proliferative diabetische Retinopathie wesentlich seltener als bei Typ-I-Diabetikern. Epidemiologische Studien haben, wie bereits oben erwähnt, gezeigt, daß nach zwanzig Jahren Verlauf des Diabetes mellitus über die Hälfte (55%) der Typ-I-Diabetiker proliferiert, aber nur 20% der insulinpflichtigen Typ-II-Diabetiker. Berücksichtigt man außerdem die im Alter eintretenden Veränderungen im Bereich von retinalem Pigmentepithel und Bruchscher Membran [23], die die Reabsorption eines Makulaödems möglicherweise behindern, so muß man mit der panretinalen Photokoagulation, die zunächst einmal einen Zusammenbruch der Blut-Retina-Schranke verursacht, sehr zurückhaltend sein.

Das fokale Makulaödem zeichnet sich oft durch zirzinataförmige harte Exsudate aus [24] (Abb.

Tabelle 17.6

Indikationen für die fokale Photokoagulation
   Klinisch signifikantes Makulaödem CSME

Kontraindikationen und Grenzbereiche
   Hypertensive Retinopathie
   Foveale Plaques von hartem Exsudat
   Sehschärfe 0,2 und schlechter

Tabelle 17.7

Indikationen für die Grid Photokoagulation
   diffuses Makulaödem

Kontraindikationen und Grenzbereiche
   Hypertensive Retinopathie
   Foveale Plaques von hartem Exsudat
   Sehschärfe 0,2 und schlechter
   lange bestehendes zystoides Makulaödem

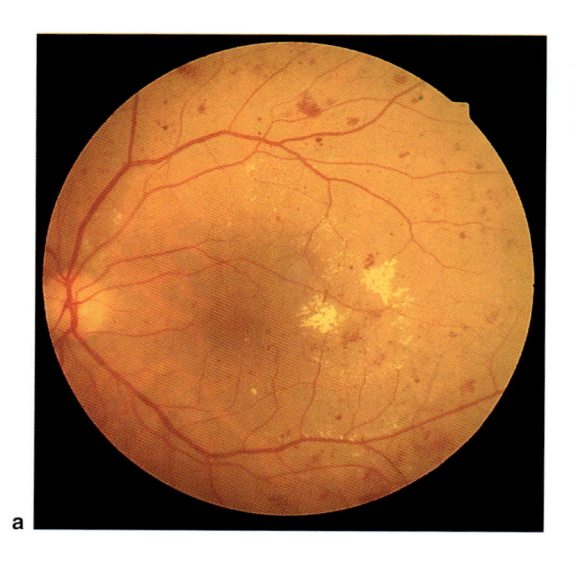

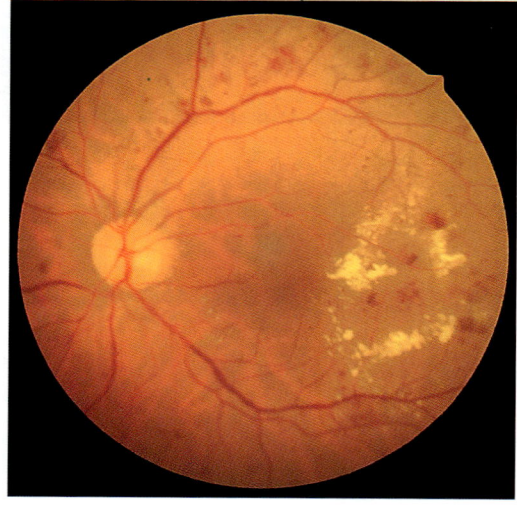

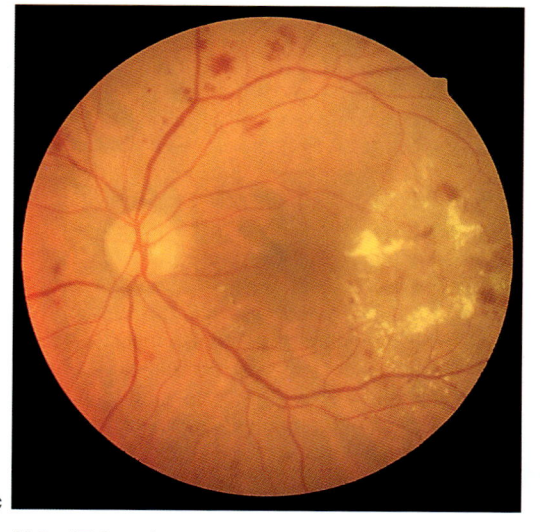

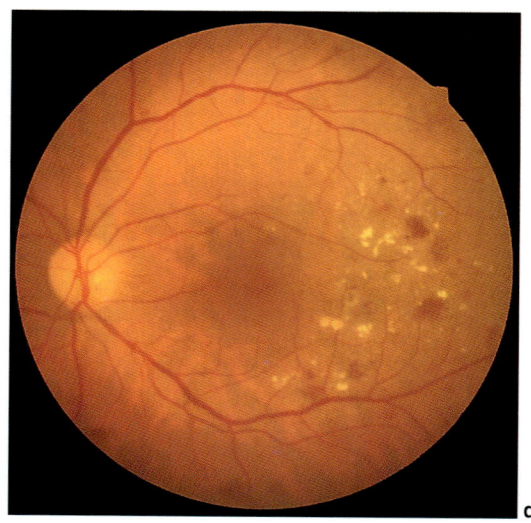

Abb. 17.6 a–d

17.6 a–d). In diesem Fall ist eine Fluoreszenzangiographie meist nicht erforderlich, da die Quelle der Gefäßleckage eigentlich immer im Zentrum der Zirzinatafigur liegt. Oft lassen sich biomikroskopisch Mikroaneurysmen als rote Punktblutungen in diesem Bereich verdickter Retina erkennen. Die Leckage kann allerdings auch von Mikroaneurysmen im Innenhof der Zirzinatafigur herrühren, die noch nicht geblutet haben und daher rein biomikroskopisch nicht sichtbar sind. Reicht die Zirzinatafigur oder die umgebende Verdickung der Netzhaut bis in die Fovea oder bis zu 500 μm an die Fovea heran, so ist die Sehschärfe des Auges akut gefährdet, und man spricht von einem klinisch signifikanten Makulaödem, CSME. In diesem Fall empfiehlt sich eine fokale Photokoagulation der sichtbaren Mikroaneurysmen im Innenhof der Zirzinata oder alternativ ein gitterförmiges Koagulieren des Innenhofs, um auch die ohne Fluoreszenzangiographie nicht erkennbaren Mikroaneurysmen zu behandeln. Sonst kann es im weiteren Verlauf zu einem weitgehend irreversiblen zystoiden Makulaödem kommen, oder die harten Exsudate selbst können bis in die Foveola reichen (Tab. 17.8).

Die Photokoagulation der Mikroaneurysmen beziehungsweise des darunterliegenden retinalen Pigmentepithels, oder das gridförmige Lasern des Innenhofs der Zirzinatafigur erfolgt mit sehr kleinen Fleckgrößen von 100 μm und mit entsprechend niedriger Leistung, da sonst eine Verletzung der Bruchschen Membran mit etwaiger nachfolgender subretinaler chorioidaler Neovaskularisation droht [25]. Oft reichen weniger als 100 mW aus. Die Leistung wird so gewählt, daß gerade eine leichte Hellfärbung entweder des Mikroaneurysmas selbst oder des darunterliegenden Pigmentepithels erkennbar wird. Die genannten Laserparameter gelten für den Argon-grün-Laser mit 514 nm Wellenlänge. Mit kurzwelligem Laserlicht im Bereich von 488 nm (Argon blau-grün) sollte aus zweierlei Gründen prinzipiell nicht gelasert werden. Erstens wird diese Wellenlänge in der Xanthophyllschicht der Fovea stark absorbiert und kann daher „horizontal" zur Zerstörung der Foveola führen, zweitens haben *Berninger* und Mitarbeiter gezeigt [26], daß diese Wellenlänge längerfristig auch beim Laseroperateur Schäden an den Blauzapfen verursachen kann.

Tabelle 17.8 Empfohlene Laserparameter bei fokaler Photokoagulation des klinisch signifikanten Makulaödems.

Fleckgröße	100 μm
Expositionszeit	0,1 sek
Leistung	80–100 mW
Kontaktglas	Volk Area centralis

Die angegebenen Parameter gelten bei Verwendung von Argon-grün (514 nm) und klaren Medien. Bei Medientrübungen oder bei Verwendung anderer Laserwellenlängen ergeben sich teils erhebliche Abweichungen für Leistung und Expositionszeit.

Neben dem fokalen Makulaödem gibt es die diffuse Form. Hierbei sind große Areale der makulären Netzhaut ödematös verdickt, ohne daß anhand von biomikroskopisch sichtbaren Zirzinatafiguren oder einzelnen Mikroaneurysmen ein Fokus für die Leckage einzugrenzen wäre. Oft kommt es zu einer diffusen Leckage des gesamten Kapillarbettes der Makula. Falls in der Fluoreszenzangiographie keine umschriebene Quelle der Leckage zu bestimmen ist und auch keine ischämische Makulopathie vorliegt, kann man eine „Grid"- oder gitterförmige Laserbehandlung der gesamten Zone verdickter Netzhaut der Makula unter Aussparung der Fovea durchführen. Die Behandlungsparameter sind dabei ähnlich wie bei der fokalen Behandlung. Die Fleckgröße kann mit 100–200 μm etwas größer gewählt werden (Tab. 17.9).

Zum zystoiden diabetischen Makulaödem kann es kommen, wenn die Verdickung der fovealen Netzhaut längerfristig besteht. Eine fokale oder Gridbe-

◀ **Abb. 17.6 a–d**
a Ein klinisch signifikantes Makulaödem mit einer Zirzinatafigur.
b Das gleiche Auge wie in Abb. 17.6a. Trotz Vorliegen eines klinisch signifikanten Makulaödems war hier nicht gelasert worden und zwölf Monate später hat das Makulaödem nochmals deutlich zugenommen.
c Das gleiche Auge wie in Abb. 17.6a und b. Jetzt mit frischen Laserkoagulationen im Innenhof der Zirzinatafigur.
d Das gleiche Auge wie in Abb. 17.6a–c. Ein Jahr nach fokaler Photokoagulation sind die harten Exsudate und das Makulaödem deutlich rückgebildet.

Tabelle 17.9 Empfohlene Laserparameter bei der Gridphotokoagulation des diffusen Makulaödems.

Fleckgröße	100–200 µm
Expositionszeit	0,1 sek
Leistung	80–180 mW
Kontaktglas	Volk Area Centralis

Die angegebenen Parameter gelten bei Verwendung von Argon-grün (514 nm) und klaren Medien. Bei Medientrübung oder bei Verwendung anderer Laserwellenlängen ergeben sich teils erhebliche Abweichungen für Leistung und Expositionszeit.

handlung kommt in solchen Fällen oft leider zu spät.

Etwa zwei Monate nach einer fokalen oder Gridlaserung sollte man den Fundusbefund kontrollieren, unabhängig davon, welche der oben genannten Behandlungstechniken man ausgeführt hat. Vorher ist mit einer vollständigen Resorption des Makulaödems kaum zu rechnen, deshalb sollte während dieser Zeit auch eine erneute Behandlung nur in Ausnahmefällen erfolgen. Harte Esxudate können initial nach einer solchen gezielten Photokoagulation sogar zunehmen. Dies ist jedoch kein Zeichen für einen therapeutischen Mißerfolg. Die Beurteilung des Therapieerfolges orientiert sich vielmehr an dem Rückgang der stereoskopisch sichtbaren Netzhautverdickung beziehungsweise am Fluoreszenzangiogramm. Falls nach drei Monaten keine erkennbare Verbesserung der Situation eingetreten ist, empfiehlt sich eine erneute fokale Photokoagulation. Erkennt man eine deutliche Tendenz zur Rückbildung, kann weitere zwei Monate abgewartet werden. Prinzipiell sollte bei diesen Behandlungsformen nicht von einer postoperativen Sehverbesserung, sondern von einem Erhalt der noch vorhandenen Sehschärfe ausgegangen werden. Dies sollte auch dem Patienten im Rahmen eines ausführlichen Aufklärungsgespräches deutlich gemacht werden. Dies betont aber auch, daß eine frühzeitige Behandlung ödematöser Netzhaut wichtig ist, am besten solange die Fovea noch unbeteiligt und die Sehschärfe noch gut ist. Eine Sehschärfe von 1,0 stellt bei einem klinisch signifikanten diabetischen Makulaödem keinesfalls eine Kontraindikation zur fokalen Laserbehandlung dar.

Klinische Untersuchungen haben gezeigt, daß der Erfolg der Gridbehandlung und des fokalen Laserns unabhängig von der eingesetzten Laserwellenlänge ist. Auch mit Wellenlängen im Bereich von Krypton, 647 nm oder des Diodenlasers mit 810 nm ist eine erfolgreiche Therapie möglich [14]. Die Anwendung solch langwelliger Laser hat Vorteile in der Transmission bei Medientrübungen wie zum Beispiel Katarakt oder Glaskörperblutung. Der im nahen Infrarotbereich arbeitende Diodenlaserstrahl ist während der Behandlung für den Patienten unsichtbar, und führt daher bei Behandlungen im Bereich der Makula zu einer relativen Reduzierung unbeabsichtigter Augenbewegungen. Ein Teil des Effekts einer fokalen oder Gridbehandlung liegt offenbar in der verbesserten Resorption des Ödems, welche möglicherweise durch das retinale Pigmentepithel gesteuert wird. Die Theorie der direkten Ablation leckender Mikroaneurysmen mittels Laserwellenlängen, die im Hämoglobin absorbiert werden, muß neu überdacht werden. Der Effekt einer fokalen Laserung beruht nicht nur auf der direkten Photokoagulation leckender Gefäße, sondern auch auf der Behandlung des darunterliegenden retinalen Pigmentepithels [14].

Zusammenfassend läßt sich sagen, daß mit den vorliegenden Lasertechniken fokal/Grid und panretinal zwei zur Erblindung führende retinale Veränderungen, die Gefäßneubildung und das Makulaödem, in den meisten Fällen erfolgreich behandelt werden können. Der Erfolg der Maßnahmen hängt wesentlich vom erfolgreichen Screening dieser Veränderungen, der adäquaten Indikation zu den verschiedenen Lasertechniken, der richtigen Reihenfolge der Maßnahmen und natürlich von der Ausführung ab. Unter Beachtung der randomisierten multizentrischen Studien und einiger Erläuterungen sollte es möglich sein, für die individuellen Situationen der diabetischen Retinopathie die jeweils optimale Therpaie sicherzustellen. Internistische Einflußgrößen wie z. B. der Bluthochdruck müssen bedacht werden und eventuell der entsprechenden internistischen Therapie zugeführt werden. Die Spätfolgen der diabetischen Retinopathie wie Rubeosis iridis, Traktationsablatio, Sekundärglaukom und foveale Plaques von harten Exsudaten sollten unter optimaler Therapie nicht mehr auftreten. Die fachübergreifende Zusammenarbeit zwischen Internist, Ophthalmologe und im Falle einer Schwangerschaft dem Gynäkologen nimmt an Bedeutung zu.

Zusammenfassung

Die Photokoagulation bei diabetischer Retinopathie umfaßt die Behandlung der proliferativen Retinopathie und des Makulaödems. Die Indikationen und Kontraindikationen sowie die Behandlungstechniken der einzelnen Verfahren, panretinal, fokal und Grid, werden unter besonderer Berücksichtigung der unterschiedlichen Situation bei juvenilen und Altersdiabetikern ausführlich dargestellt.

Summary

Proliferative diabetic retinopathy and macular oedema are the two features of diabetic retinopathy requiring photocoagulation. This article discusses in detail indications and potential pitfalls of panretinal, focal, and grid laser treatment, with special emphasis on the various indications in iuvenile and maturity onset diabetic patients.

Literatur

1. *Bonetus, T.:* Zitiert von *Hamm, H.:* Zentralskotom nach Sonnenblendung, Dissertationsschrift, Universität Hamburg, 1947
2. *Birch-Hirschfeld, A.:* Zum Kapitel der Sonnenblendung des Auges. Augenheilk. 28 (1912) 444–449
3. *Blessig:* Über Augenschäden infolge der Beobachtung der Sonnenfinsternis am 4. April. Augenheilk. 28 (1912) 394
4. *Maggiore, L.:* Soc Ital Roma 1927. Zitiert von *Meyer-Schwickerath, G.* in: Light coagulation (translated by *S. M. Drance*). The C. V. Mosby Co., St. Louis 1960
5. *Meyer-Schwickerath, G.:* Koagulation der Netzhaut mit Sonnenlicht. Ber. Dtsch. Ophthal. Ges. 55 (1949) 256–259
6. *Meyer-Schwickerath, G.:* Light coagulation (translated by *S. M. Drance*). The C. V. Mosby Co., St. Louis 1960
7. *Moran-Salas, J.:* Obliteracion de los desgarros retinanos por quemadura con luz. Arch. Soc. Oftal Hispano-Am. 10: 566, 1950
8. *Meyer-Schwickerath, G., K. Schott:* Diabetic retinopathy and photocoagulation. A 13-year follow-up in 73 patients. Am. J. Ophthalmol. 66 (1968) 597–693
9. Early Treatment Diabetic Retinopathy Study Group. Ophthalmology (Suppl. 5) 98 (1991) 739–840
10. *Aiello, L. M., W. P. Beetham, M. C. Balodimos et al.:* Ruby laser photocoagulation in treatment of proliferative diabetic retinopathy: Preliminary report. In: Symposium on The Treatment of Diabetic Retinopathy. *Goldberg, M. F., S. L. Fine* (eds.). US Department of Health, Education and Welfare, Washington DC, 1968, pp. 437–465
11. *L'Esperance, F. A.:* An ophthalmic laser photocoagulation system: design, construction, and laboratory investigations. Trans. Am. Ophthalmol. Soc. 66 (1968) 827–904
12. *Ulbig, M. W., A. M. P. Hamilton:* Vergleichende Anwendung von Argon- und Diodenlaser zur panretinalen Photokoagulation bei diabetischer Retinopathie. Ophthalmologe 90 (1993) 457–462
13. *Ulbig, M. W., G. B. Arden, A. M. P. Hamilton:* Color contrast sensitivity and pattern electroretinographic findings after diode and argon laser photocoagulation in diabetic retinopathy. Am. J. Ophthalmol. 117 (1994) 583–588
14. *Ulbig, M. W., J. D. A. McHugh, A. M. P. Hamilton:* Focal diode laser treatment for diabetic macular oedema. Br. J. Ophthalmol. 79 (1995) 318–321
15. *Brinchmann-Hansen, O., K. Dahl-Jorgensen, L. Sandvik, K. F. Hanssen:* Blood glucose concentrations and progression of diabetic retinopathy: the seven year results of the Oslo Study. BMJ 304 (1992) 19–22
16. The Diabetes Control and Complications Trial Research Group DCCT: The effect of intensive treatment of diabetes on the development and progression of long-term complications in insulin-dependent diabetes mellitus. N. Engl. J. Med. 329 (1993) 977–986
17. Sorbinil Retinopathy Trial Research Group: A randomized trial of sorbinil, an aldose reductase inhibitor, in diabetic retinopathy. Arch. Ophthalmol. 108 (1990) 1234–1244
18. Diabetic Retinopathy Study Research Group: Preliminary report on the effects of photocoagulation therapy. Am. J. Ophthalmol. 81 (1976) 383–396
19. *Patz, A., H. Schatz, J. W. Berkow, A. M. Gittelsohn, U. Ticho:* Macular edema – an overlooked complication of diabetic retinopathy. Trans. Am. Acad. Ophthalmol. Otolaryngol. 77 (1973) 34–42
20. *Aylward, G. W., R. V. Pearson, J. D. Jagger, A. M. P. Hamilton:* Extensive argon laser photocoagulation in the treatment of proliferative diabetic retinopathy. Br. J. Ophthalmol. 73 (1989) 197–201
21. *Gabel, V. P., R. Birngruber, H. Gunther-Koszka, C. A. Puliafito:* Nd:YAG laser photodisruption of hemorrhagic detachment of the internal limiting membrane. Am. J. Ophthalmol. 107 (1989) 33–37
22. *McHugh, D. A., M. W. Ulbig, H. Rothbächer, A. M. P. Hamilton, L. Culham:* Nd:YAG laser drainage of subhyaloid haemorrhages. Ophthalmology 101 (Suppl. September) (1994) 118
23. *Holz, F. G., G. Sheraidah, D. Pauleikhoff, A. C. Bird:* Analysis of lipid deposits extracted from human macular and peripheral Bruch's membrane. Arch. Ophthalmol. 112 (1994) 402–406
24. *Reeser, F., J. Fleischmann, G. A. Williams, A. Goldman:* Efficacy of argon laser photocoagulation in the treatment of circinate diabetic retinopathy. Am. J. Ophthalmol. 92 (1981) 762–767

25 *Wallow, I. H. L., C. D. Bindley:* Focal photocoagulation of diabetic macular oedema. Retina 8 (1988) 261–269

26 *Berninger, T. A., C. Canning, N. Strong, K. Gunduz, G. B. Arden:* Using argon laser blue light reduces ophthalmologists' color contrast sensitivity. Arch. Ophthalmol. 107 (1989) 1453–1458

18 Vitrektomie bei diabetischer Retinopathie

HANS-PETER HEIDENKUMMER

Einleitung

Die diabetische Retinopathie ist durch eine progressive Zerstörung des retinalen Kapillarnetzes mit zunehmender Netzhautischämie und einer erhöhten Gefäßpermeabilität gekennzeichnet. Konsekutiv entstehen durch die Ischämie vaskuläre und fibrovaskuläre Proliferationen im Netzhaut-Glaskörperbereich und an der Iris und als Ausdruck einer erhöhten Gefäßpermeabilität das funktionell wichtige fokale und diffuse Makulaödem. Dieser Krankheitsverlauf kann therapeutisch durch eine adäquate Photokoagulation der Netzhaut beeinflußt werden. Die Photokoagulation hat sich deshalb zur wesentlichen Behandlungssäule der diabetischen Retinopathie entwickelt. Die DRS (Diabetic Retinopathy Study) (2) und die ETDRS (Early Treatment Diabetic Retinopathy Study) (8) haben die Effektivität dieser Behandlungsform bewiesen.

Trotzdem können bei diabetischen Patienten als Folge der vitreoretinalen Proliferationen Situationen auftreten, die nur noch durch den Einsatz der vitreoretinalen Chirurgie erfolgreich beherrscht werden können (1, 3–7, 9, 11–17). Die Daten der ETDRS spiegeln das Risiko, trotz retinaler Photokoagulation operiert werden zu müssen, wider. Danach entwickelten ungefähr 5% der in die Studie aufgenommenen Patienten mit ursprünglich mäßiggradiger nichtproliferativer bis geringgradiger proliferativer diabetischer Retinopathie innerhalb von 5 Jahren Komplikationen, die eine Vitrektomie notwendig machten (9). Das Durchschnittsintervall zwischen der Entstehung einer proliferativen Hochrisiko-Retinopathie und dem Zeitpunkt der Vitrektomie betrug bei diesen Patienten ca. 21 Monate. Die Notwendigkeit einer Vitrektomie kann also durch eine panretinale Photokoagulation nicht gänzlich vermieden werden. Die Erfahrungen der Glaskörperchirurgie zeigen jedoch, daß durch eine vorausgegangene Photokoagulation der Netzhaut der operative Ablauf oft sehr viel einfacher ist (17).

Bei einer nicht unerheblichen Anzahl von Diabetikern entwickelt sich jedoch das proliferative Stadium der Erkrankung ohne ausreichende Photokoagulation der Netzhaut. Zum einen werden die notwendigen augenärztlichen Kontrollen durch den Patienten nicht engmaschig genug durchgeführt, zum anderen gibt es aber auch Patienten, bei denen wegen einer frühzeitig auftretenden Glaskörperblutung die Photokoagulation nicht mehr in erforderlichem Maße möglich ist und deshalb ein chirurgisches Eingreifen notwendig wird. Unterschiedliche pathologisch-anatomische Situationen können schließlich die Indikation zur Vitrektomie darstellen.

Morphologische Grundlagen

Ausgangsorte der Gefäßproliferationen sind die Papilla n. optici und papillenferne Regionen der Netzhaut (Abb. 18.1a, b). Zusammen mit den Gefäßwucherungen bilden sich im weiteren Verlauf der Erkrankung membranartige perivaskuläre mesenchymale Gewebsproliferationen, die, von der Papille ausgehend, zwischen der hinteren Glaskörpergrenzmembran und der Netzhautoberfläche die Retina von zentral nach peripher überwachsen können. Typischerweise wachsen diese fibrovaskulären Membranen entlang der großen Gefäßbögen und sind meist mit arkadenförmig angeordneten zipfeligen Ansätzen an der Netzhaut adhärent. Die Membranen können strangförmig, aber sehr oft auch flächig die Netzhaut von zentral bis zur Glaskörperbasis hin überziehen. Der Vaskularisationsgrad dieser Membranen ist unterschiedlich stark und wird vom Ausmaß der präoperativen Photokoagulation der Netzhaut beeinflußt. Histologisch finden sich neben den vaskulären Anteilen unterschiedlich dicht verteilt mesenchymale Zellen wie Makrophagen, Fibroblasten, Myofibroblasten und ein vorwiegend kollagenes Interstitium. Durch Kontraktion dieser Membranen entstehen schließlich sehr komplexe traktionsbedingte Netzhautablösungen (Abb. 18.2a, b). Bei ausge-

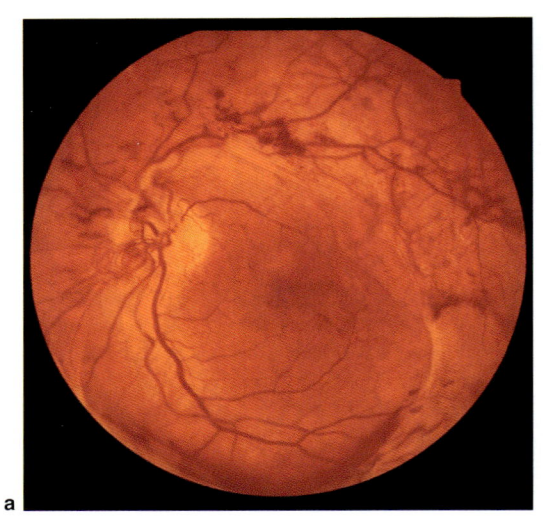

Abb. 18.1 a Proliferative diabetische Retinopathie mit aktiven Gefäßproliferationen an der Papille mit dringlicher Indikation zur Photokoagulation der Netzhaut.

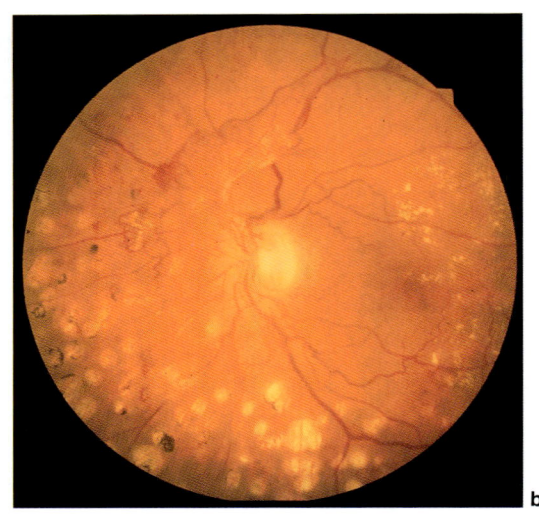

Abb. 18.1 b Proliferative diabetische Retinopathie. Proliferation an der Papille mit zusätzlicher fibröser Membranbildung. Makulaödem. Z. n. partieller Photokoagulation der Netzhaut.

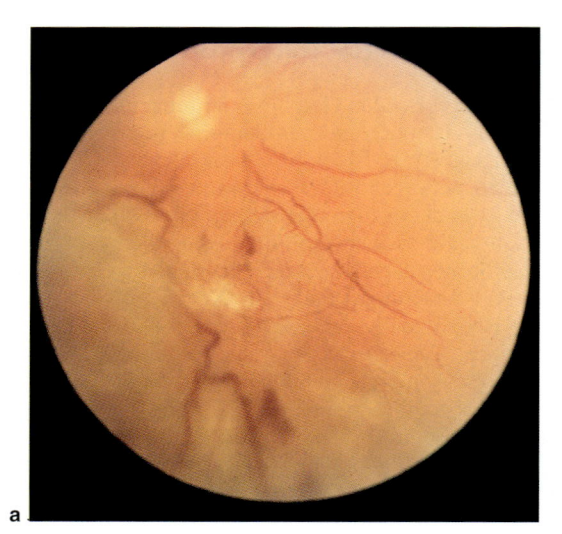

Abb. 18.2 a Fortgeschrittenes Stadium der proliferativen diabetischen Retinopathie mit Traktionsablatio der Netzhaut. Indikation zur Vitrektomie.

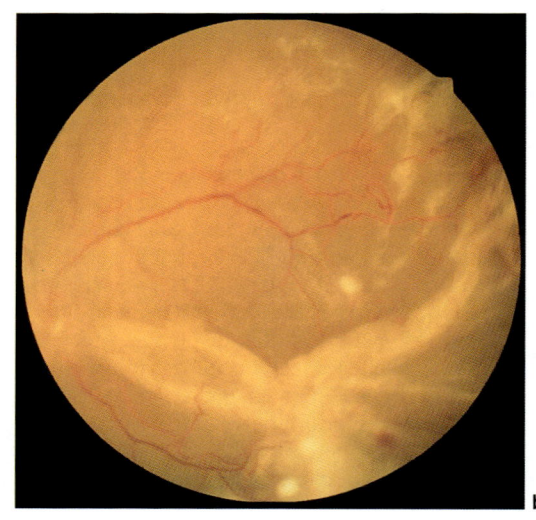

Abb. 18.2 b Proliferative diabetische Retinopathie mit totaler Traktionsablatio durch fibrovaskuläre epiretinale Membranen mit umschriebener Sternfaltenkonfiguration der Netzhaut mit Indikation zur Vitrektomie.

prägten Proliferationen können sehr feste Adhärenzen mit der Netzhaut bestehen, die auch chirurgisch nicht mehr in allen Fällen vollständig gelöst werden können. Ausgeprägte Proliferationen an der Glaskörperbasis können die pars plicata des Ziliarkörpers ummauern und Wegbereiter einer Phthisis bulbi sein. Komplizierend können eine Katarakt, eine Rubeosis iridis und hintere Irissynechierungen hinzukommen. Die Gefäßproliferationen können in unterschiedlichem Wachstumsstadium Ausgangspunkt intravitrealer Blutungen sein und dadurch erneut das weitere Membranwachstum anregen.

Indikationen zur Vitrektomie

Aus derartigen pathologischen Veränderungen ergeben sich die folgenden Indikationen zur Vitrektomie (1, 9, 11–14):

- die schwere nicht aufklarende Glaskörperblutung,
- traktionsbedingte Netzhautabhebungen mit relativ frischer Einbeziehung der Makula,
- die kombinierte traktionsbedingte und rhegmatogene Netzhautablösung,
- schwere progressive fibrovaskuläre Proliferationen

und Sondersituationen wie:

- die dichte prämakuläre subhyaloidale Blutung,
- eine Rubeosis iridis und gleichzeitige Glaskörperblutung,
- das Makulaödem mit prämakulärer Traktion.

Eine wichtige Entscheidung über das operative Vorgehen muß dann getroffen werden, wenn Linsentrübungen die adäquate Behandlung einer schweren diabetischen Retinopathie behindern.

Schwere, nicht aufklarende Glaskörperhämorrhagie

Die Glaskörperblutung aus neugebildeten Gefäßen ist eine relativ häufige Komplikation der diabetischen Retinopathie. Ursache der Glaskörperblutung sind Gefäßproliferationen, die u. U. bereits mit einer fibrovaskulären Membranbildung einhergehen (Abb. 18.1 a, b). Dieser proliferative Prozeß kann nur durch eine ausreichende panretinale Photokoagulation der Netzhaut unterbrochen werden. Deshalb sollte bei Blutungen geringen Ausmaßes auf alle Fälle versucht werden, die panretinale Photokoagulation zu vervollständigen.

Bei einer schweren nicht resorbierbaren Blutung muß jedoch vitrektomiert werden. Zur Frage des Operationszeitpunktes zeigte bereits die DRVS (3–7), daß der Zeitraum zwischen dem Auftreten der Glaskörperblutung und der Operation für die weitere Prognose von Bedeutung ist. Mit einer frühen Vitrektomie 1 bis 4 Monate nach einer schweren Glaskörperblutung wurde nach den Daten der DRVS bei 25% der Patienten ein Visus von 0,5 erreicht im Gegensatz zu nur 15% bei Verzögerung der Operation auf 1 Jahr oder gar bei einem Abwarten bis zur Abhebung der Makula. Der Unterschied war noch ausgeprägter bei Patienten mit Typ-I Diabetes. Diese Ergebnisse stammen zwar noch aus der Zeit, in der ein Endolaser noch nicht routinemäßig zur Verfügung stand, doch sind sie auch ein Hinweis darauf, daß Typ-I Diabetiker bei einer schweren Glaskörperblutung ein noch höheres Risiko an Komplikationen wie Netzhautabhebung und progressiven fibrovaskulären Proliferationen zu haben scheinen als Typ-II Diabetiker.

Trotz dieser statistischen Daten muß die Entscheidung über den Zeitpunkt der Operation für jeden Einzelfall differenziert getroffen werden. In diese Entscheidung geht in geringem Maße der Diabetestyp mit ein, von größerem Einfluß ist jedoch das vorher bekannte Ausmaß und die Aktivität der fibrovaskulären Proliferationen, der Laserstatus, der Zustand des anderen Auges, der Allgemeinzustand des Patienten und natürlich das Ausmaß der Glaskörperblutung.

Bei geringgradigen Blutungen kann die Resorption abgewartet werden, wenn keine anderen Komplikationen wie eine Netzhautabhebung oder massive fibrovaskuläre Proliferationen bestehen. Dann ist sobald wie möglich die panretinale Photokoagulation zu vervollständigen.

Bei dichten Glaskörperblutungen ohne Resorptionstendenz sollte nach 6–8 Wochen die Vitrektomie mit evtl. Endophotokoagulation geplant werden. Auch unter der Annahme einer vollständigen panretinalen Photokoagulation sollte dieser Zeitrahmen eingehalten werden, da das Ausmaß der Photokoagulation nicht mehr beurteilbar ist und sich trotz der Vermutung einer bereits vollständigen panretinalen Photokoagulation intraoperativ immer wieder noch große freie Flächen der Netzhaut zeigen, die präoperativ nicht koaguliert werden konnten. Der Gefahr, daß der proliferative Prozeß deshalb weiter schwelt, kann nur durch die Operation mit intraoperativer Photokoagulation begegnet werden.

Traktionsbedingte Abhebungen der Netzhaut

Die präretinalen fibrovaskulären Membranen wachsen typischerweise entlang der hinteren Glaskörpergrenzmembran (10). Durch Kontraktion dieser Membranen entsteht eine anteroposteriore vitreoretinale Traktion zwischen der Glaskörperbasis und den posterioren fibrovaskulären Membranen, die an der Netzhaut anheften. Daneben können sich zwischen den posterioren vitreoretinalen Adhäsionen auch tangentiale Traktionen bilden und dadurch sehr komplexe Netzhautablösungen entstehen.

Bei traktionsbedingten Abhebungen der Netzhaut sind deshalb zur Verlaufsbeurteilung kurzfristige Kontrollen des Augenhintergrundes mit biomikroskopischer Untersuchung und Visusbestimmungen erforderlich. Ist erkennbar, daß die Makula in die Traktionen miteinbezogen wird, sollte relativ rasch eine Vitrektomie durchgeführt werden, um durch die Traktion an der Makula ein irreversibles chronisch zystoides Makulaödem zu vermeiden und eine Visusverbesserung zu erreichen.

Kombinierte traktionsbedingte und rhegmatogene Netzhautablösung

Bietet sich das Bild einer kombinierten traktionsbedingten und rhegmatogenen Netzhautablösung, dann liegt eigentlich die schwerste Form der diabetischen Netzhauterkrankung vor, die auch operationstechnisch den größten Aufwand erfordert. Die rhegmatogene Komponente entsteht, wenn die Traktionen so stark sind, daß Netzhautrisse auftreten. Klinisch findet sich eine mobil imponierende Netzhaut mit Hochwasserlinien. Häufig lassen sich erst intraoperativ die Netzhautdefekte am Rand von Proliferationen oder im Bereich von Lasernarben entdecken. Der klinische Verlauf kann wegen der rhegmatogenen Netzhautablösung durch einen plötzlichen Visusverlust gekennzeichnet sein. Diese schweren diabetischen Netzhautkomplikationen sind häufig auch von einer ausgeprägten Ischämie der Netzhaut begleitet, die letztlich die Prognose mitbestimmt.

Schwere progressive fibrovaskuläre Proliferationen

Mit einer panretinalen Photokoagulation der Netzhaut kann die proliferative Komponente der diabetischen Retinopathie mit einer Wahrscheinlichkeit von mindestens 50% zurückgedrängt werden.

Bei einem Teil der Patienten, bei denen die panretinale Photokoagulation so gut wie möglich durchgeführt worden war, kommt es zu einem weiteren Fortschreiten der Proliferationen. In diesen Situationen, in denen häufig eine Glaskörperblutung kombiniert mit umschriebenen Traktionen an der Netzhaut durch progrediente fibrovaskuläre Proliferationen vorliegt, soll relativ rasch chirurgisch interveniert werden. Durch vollständige Entfernung der vitreoretinalen Proliferationen werden die Traktionen auf die Netzhaut entlastet und die Photokoagulation der Netzhaut kann an den vorher durch die Proliferationen verdeckten Arealen komplettiert werden.

Sondersituationen

Neben diesen wesentlichen Indikationsbereichen für die Vitrektomie bei diabetischer Retinopathie, können sich Sondersituationen ergeben, in denen chirurgisch interveniert werden muß.

Dazu zählen:

- eine massive subhyaloidale Blutung,
- eine nicht resorbierende Glaskörperblutung mit Rubeosis iridis,
- ein traktionsbedingtes Makulaödem und
- die Kombination einer Katarakt mit diabetischen vitreoretinalen Komplikationen.

Massive subhyaloidale Blutung

Besonders bei jugendlichen Diabetikern ohne komplette hintere Glaskörperabhebung kann eine massive subhyaloidale Blutung zwischen der inneren Grenzmembran der Netzhaut und dem Glaskörper auftreten. Diese Blutungen können eine schlechte Resorptionstendenz aufweisen und bedürfen dann einer chirurgischen Therapie, die rasch durchgeführt werden sollte, wenn aufgrund rezidivierender Blutungen die Laserkoagulation nicht weitergeführt werden kann. Eine Operation schafft die Voraussetzung dafür, daß die Entstehung weiterer Membranen mit zusätzlichen Traktionen verhindert wird.

Rubeosis iridis und Glaskörperblutung

Eine Rubeosis iridis bei einer sich nicht resorbierenden Glaskörperblutung sollte kein Hinderungsgrund für eine Vitrektomie sein. Die Neovaskularisation des vorderen Augensegmentes kann unterschiedlich stark ausgeprägt sein – von einer zarten

Rubeosis der Iris bis hin zum Neovaskularisationsglaukom. Die Neovaskularisation der Iris ist Folge der Netzhautischämie. Deshalb soll mit der Vitrektomie bei zunehmender Rubeosis und gleichzeitiger Glaskörperblutung die Möglichkeit für die Vervollständigung der panretinalen Photokoagulation geschaffen werden. Nur die rechtzeitige Behandlung der Netzhaut kann den weiteren deletären Verlauf unterbrechen. Die Indikation zur Vitrektomie muß in diesen Fällen nach eingehender Diagnostik und Abklärung der Erfolgsaussichten erwogen werden.

Traktionsbedingtes Makulaödem

Fibrozelluläre Proliferationen im Bereich der Makula, die keine Netzhautabhebung auslösen, können jedoch ein Makulaödem verursachen, das sich einer Therapie durch eine gezielte Laserkoagulation entzieht (12). Durch Entfernung der prämakulären Traktionen läßt sich hier eine Funktionsverbesserung erreichen. Präoperativ ist eine exakte Differentialdiagnose mit Fluoreszenzangiographie erforderlich, um das traktionsbedingte Ödem abzugrenzen von Ödemen aufgrund vaskulärer Insuffizienz.

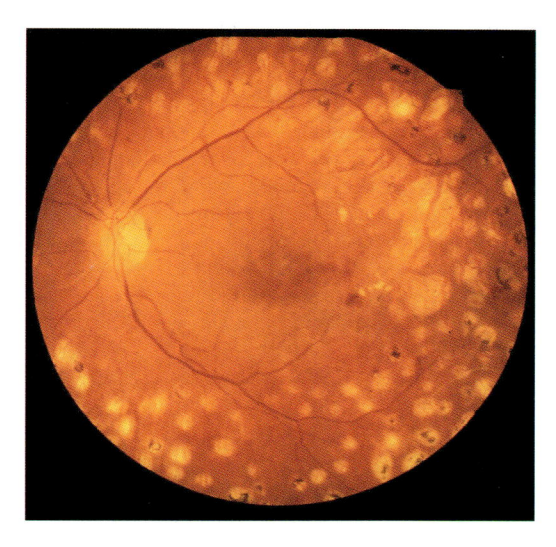

Abb. 18.3 Proliferative diabetische Retinopathie. Z. n. pars-plana-Vitrektomie mit vollständiger Entfernung aller vitreoretinalen Proliferationen und intraoperativer Endophotokoagulation der Netzhaut mit einem Argonlaser.

Katarakt und diabetische Retinopathie

Findet sich bei diabetischen Patienten neben den Folgen einer diabetischen Retinopathie auch eine Katarakt, so kann bei entsprechender Indikation zur Vitrektomie in diesen Fällen der vitreoretinale Eingriff gleichzeitig mit der Hinterkammerlinsenimplantation durchgeführt werden. Mit den selbstschließenden Schnittechniken der Kataraktchirurgie hat sich dieses Vorgehen sehr bewährt. Gelegentliche überschießende Fibrinreaktionen im vorderen Augenabschnitt lassen sich durch Injektion von TPA in die Vorderkammer auflösen (18).

Grundlagen der Operation

Operationstechnik

Das Operationsziel bei der proliferativen diabetischen Retinopathie ist die vollständige Entfernung des Glaskörpers, die Entfernung aller Proliferationen und die Endophotokoagulation der Netzhaut (Abb. 18.3). Die vollständige Entfernung des Glaskörpers beinhaltet die vollständige Exzision der Glaskörperbasis unter Indentation, um besonders die peripheren Proliferationsschienen zu entfernen. Üblicherweise beginnt deshalb die Operation an der Glaskörperbasis mit Durchtrennung der hinteren Glaskörpergrenzmembran. Dadurch wird der operative Weg geschaffen, um die Proliferationsmembranen besser präparieren zu können. Die Präparation der Membranen muß dann so sorgfältig durchgeführt werden, daß alle Membranen von der Netzhautoberfläche entfernt sind. Dabei auftretende Blutungen müssen sorgfältig gestillt werden.

Sehr komplizierte Situationen können Retinotomien und Retinektomien erforderlich machen, wobei diese invasive Chirurgie an der Netzhaut sehr zurückhaltend und nur dann einzusetzen ist, wenn auch eine sorgfältige und lege artis durchgeführte Membranpräparation nicht zur vollständigen Traktionsentlastung der Netzhaut führt.

Intravitreale Tamponaden

Zur Stabilisierung der intravitrealen Situation ist nicht selten eine intravitreale Luft-/Gastamponade oder eine Silikonölapplikation erforderlich. Die Entscheidung darüber, welche Tamponade appliziert wird, hängt vom intraoperativen Befund

und Verlauf ab (z. B. Einschätzung des unmittelbaren Nachblutungsrisikos, vorbestehende oder iatrogene Netzhautläsionen).

Falls eine intravitreale Gastamponade möglich ist, wird ihr immer der Vorzug gegenüber einer Silikonöltamponade gegeben werden. Luft oder Luft-Gasgemische (Schwefelhexafluorid oder Perfluorkarbongase) können in der unmittelbar postoperativen Phase das Nachblutungsrisiko etwas reduzieren. Tritt trotzdem eine postoperative Glaskörperhämorrhagie auf kann bei anliegender Netzhaut und einer durchgeführten Laserkoagulation die Resorption durchaus über mehrere Wochen abgewartet werden.

Die Indikation zur intravitrealen Silikonöltamponade ergibt sich bei fortgeschrittenen proliferativen Membranbildungen mit Traktionsablatio und bei vorbestehenden oder iatrogenen Netzhautdefekten. Neben der rein okulären Situation muß auch die Gesamtsituation des Patienten in die Indikationsstellung miteinbezogen werden. Bei multimorbiden Patienten in schlechtem Allgemeinzustand, vielleicht sogar nur mit einem funktionellen Auge, und einer nicht eindeutig vorhersagbaren Nachblutungstendenz muß die Indikationsstellung für Silikonöl sicher großzügiger sein.

Voraussetzung für die Applikation von Silikonöl ist die vollständige Ausräumung der Glaskörperbasis und die sorgfältige Entfernung aller Membranproliferationen. Die Netzhaut muß vollständig mobil sein, bevor sie mit Silikonöl stabilisiert wird. Bei noch vorhandenen Restproliferationen und unter Traktion stehender Netzhaut können sich sonst schwerste Komplikationen mit Reproliferationen und weiteren Traktionen bilden. Der absolute Grundsatz heißt deshalb, kein Silikonöl auf vitreoretinale Membranen zu geben. Vor der Eingabe von Silikonöl muß eine sorgfältige Blutstillung erfolgen, da auch unter Silikonöl aus noch offenen Gefäßen Blutungen auftreten können (Silikonöl hat keine hämostiptische Wirkung).

Wenn möglich, sollte Silikonöl wieder aus dem Auge entfernt werden, da aufgrund seiner Emulsifikationsneigung ein Sekundärglaukom auftreten kann und bei phaken Augen unweigerlich eine Katarakt entsteht.

Vor der geplanten Silikonölentfernung sollte auf alle Fälle die panretinale Photokoagulation vollständig durchgeführt worden sein. Gut bewährt hat sich dann die kombinierte Silikonölentfernung und, falls erforderlich, gleichzeitige Hinterkammerlinsenimplantation.

Die klinischen Ergebnisse zeigen, daß sowohl ohne als auch mit intravitrealer Silikonöltamponade bei einer Vielzahl von Patienten eine wesentliche Visusverbesserung erreicht werden kann.

Postoperative Prognose

Die postoperative Prognose wird von mehreren Parametern mitbestimmt. Ein wesentlicher Faktor wird der Operateur und seine Technik sein. Es gibt genügend Situationen vieles falsch zu machen. Dazu gehört die Exzision der Glaskörperbasis, die Präparation der Membranen, die Blutstillung, die Indikation zur richtigen intravitrealen Tamponade, die Endophotokoagulation usw.

Daneben begrenzen jedoch auch die Folgen der Grunderkrankung das postoperative Ergebnis. Limitierend sind eine ischämische Opticopathie, eine diabetische Makulopathie mit Ödem oder vaskulärer Insuffizienz, aber auch ein zu langes Hinauszögern der Operation, so daß die pathologischen Veränderungen (vor allem Netzhauttraktion und Rubeosis iridis) weiter voranschreiten und nicht zuletzt auch der präoperative Laserstatus, da sich immer wieder zeigt, daß bei ausreichender Photokoagulation der Netzhaut vor allem die intraoperative Blutungstendenz durch Regression der neugebildeten Blutgefäße wesentlich geringer ist.

Den vaskulären Status des Auges können wir nicht beeinflussen, der Zeitpunkt der Operation und die Lasertherapie liegen jedoch in unserer Hand. Glücklicherweise kann vielen Diabetikern mit aufwendiger vitreoretinaler Chirurgie geholfen werden, trotzdem können wir nicht immer einen deletären Krankheitsverlauf aufhalten.

Zusammenfassung

Die Behandlung der diabetischen Retinopathie zielt daraufhin ab, durch eine adäquate Photokoagulation der Netzhaut die Progression der Erkrankung zu unterbrechen und durch eine chirurgische Intervention vor allem Spätfolgen zu beherrschen. Durch die Fortschritte in der Technik der Vitrektomie können heute auch sehr komplexe vitreoretinale Veränderungen, hervorgerufen durch die diabetische Stoffwechselerkrankung, noch chirurgisch therapiert werden. Die pathologisch-anatomischen Veränderungen können ein buntes Bild ergeben. Trotzdem lassen sich einzelne Situationen definieren, die eine klare Indikation für einen vitreoretinalen Eingriff darstellen: die schwere nicht aufklarende Glaskörperblutung, traktionsbedingte Netzhautabhebungen mit relativ frischer Einbeziehung der Makula, die kombinierte traktionsbedingte und rhegmatogene Netzhautablösung, schwere progressive fibrovaskuläre Proliferationen und Sondersituationen wie die dichte prämakuläre subhyaloidale Blutung, eine Rubeosis iridis mit gleichzeitiger Glaskörperblutung, das Makulaödem mit prämakulärer Traktion. Liegt zugleich eine Katarakt vor, kann häufig die Vitrektomie mit einer gleichzeitigen Hinterkammerlinsen-Implantation kombiniert werden. Die Operation hat das Ziel alle vitreoretinalen Proliferationen zu entfernen, die Netzhaut mit einer adäquaten intravitrealen Tamponade (BSS-Lösung, intravitreale Gase oder Silikonöl) zu stabilisieren und die Photokoagulation der Netzhaut intraoperativ zu ergänzen. Der postoperative Erfolg wird bestimmt von der technischen Durchführung der Operation und vorbestehenden Schäden vor allem des N. opticus und der Makula (Ödem, ischämische Makulopathie). Die durchaus sehr aufwendige und mühevolle Operation kann zwar bei zahlreichen Patienten eine Erblindung verhindern, aber nicht in allen Fällen einen deletären Krankheitsverlauf aufhalten.

Summary

The goal of the treatment in diabetic retinopathy is to interrupt the progression of the disease by adequate photokoagulation of the retina and to treat late sequelae of the disease by surgical intervention. The progress in surgical technique enables us to even treat complex vitreoretinal situations of diabetic retinopathy. The pathological-anatomical changes induce complex clinical situations. Nevertheless a number of well-defined indications for vitrectomy can be described, such as: severe nonabsorbing vitreous hemorrhage, tractional retinal detachment with late macular involvement, combined tractional and rhegmatogenous retinal detachments, severe progressive fibrovascular proliferations and special situations such as dense premacular subhyloidal hemorrhage, rubeosis iridis with vitreous hemorrhage, macular edema with premacular traction. If there is an additional cataract formation vitrectomy can often be combined with a simultaneous IOL-implantation. The goal of the surgery is to remove all vitreoretinal proliferations, to stabilize the retina by an adequate intraocular tamponade (BSS-solution, gases or silicone oil) and to perform endophotocoagulation. The postoperative prognosis is determined by the surgical technique and by preexisting damages of the optic nerve and the macula. In many cases, though not in all, surgery can prevent blindness of diabetic patients.

Literatur

1 *Aaberg, T. M., G. Abrams:* Changing indications and techniques for vitrectomy in management of complications of diabetic retinopathy. Ophthalmology 94 (1987) 775–779
2 Diabetic Retinopathy Study Research Group: Photocoagulation treatment of proliferative diabetic retinopathy: Clinical application of Diabetic Retinopathy Study (DRS) findings, DRS Report No. 8. Ophthalmology 88 (1981) 583–600
3 Diabetic Retinopathy Vitrectomy Study Research Group: Two-year course of visual acuity in severe proliferative diabetic retinopathy with conventional management. DRVS Report No. 1. Ophthalmology 92 (1985) 492–502
4 Diabetic Retinopathy Vitrectomy Study Research Group: Early vitrectomy for severe vitreous hemorrhage in diabetic retinopathy: Two-year results of a randomized trial. DRVS Report No. 2. Arch. Ophthalmol. 103 (1985) 1644–1652
5 Diabetic Retinopathy Vitrectomy Study Research Group: Early vitrectomy for severe proliferative diabetic retinopathy in eyes with useful vision: Results of a randomized trial. DRVS Report No. 3. Ophthalmology 95 (1988) 1307–1320
6 Diabetic Retinopathy Vitrectomy Study Research Group: Early vitrectomy for severe proliferative diabetic retinopathy in eyes with useful vision: Results of a randomized trial. DRVS Report No. 4. Ophthalmology 95 (1988) 1321–1334
7 Diabetic Retinopathy Vitrectomy Study Research Group: Early vitrectomy for severe vitreous hemorrhage in diabetic retinopathy. Four-year results of a randomized trial: DRVS Report No. 5. Arch. Ophthalmol. 108 (1990) 958–964
8 Early Treatment Diabetic Retinopathy Study Research Group: Early photocoagulation for diabetic retinopathy. ETDRS Report No. 9. Ophthalmology 98 (1991) 766–785
9 Early Treatment Diabetic Retinopathy Study Research Group: Pars plana vitrectomy in the early treatment diabetic retinopathy study. ETDRS Report No. 17. Ophthalmology 99 (1992) 1351–1357
10 Foos, R. Y., A. E. Kreiger, K. Nofsinger: Pathologic study following vitrectomy for proliferative diabetic retinopathy. Retina 5 (1985) 101–106
11 *Ho, T., W. E. Smiddy, H. W. Flynn:* Vitrectomy in the treatment of diabetic eye disease. Surv. Ophthalmol. 37 (1992) 190–202
12 *Lewis, H., G. W. Abrams, M. S. Blumenkranz, R. V. Campo:* Vitrectomy for diabetic macular traction and edema associated with posterior hyaloidal traction. Ophthalmology 99 (1992) 753–759
13 *Michels, R. G., T. A. Rice, E. F. Rice:* Vitrectomy for diabetic vitreous hemorrhage. Am. J. Ophthalmol. 95 (1983) 12–21
14 *Rice, T. A., R. G. Michels, E. F. Rice:* Vitrectomy for diabetic traction retinal detachment involving the macula. Am. J. Ophthalmol. 95 (1983) 22–23

15 *Thompson, J. T., S. de Bustros, R. G. Michels, T. A. Rice, B. M. Glaser:* Results of vitrectomy for proliferative diabetic retinopathy. Ophthalmology 93 (1986) 1571–1574
16 *Thompson, J. T., S. de Bustros, R. G. Michels, T. A. Rice:* Results and prognostic factors in vitrectomy for diabetic traction retinal detachment of the macula. Arch. Ophthalmol. 105 (1987) 497–502
17 *Ulbig, M. R. W., A. Kampik, H. P. Heidenkummer:* Vitrektomie bei proliferativer diabetischer Retinopathie. Präoperatives Vorgehen und postoperatives Ergebnis. Fortschr. Ophthalmol. 87 (1990) 443–448
18 *Williams, G. A., F. H. Lambrou, G. A. Jaffe et al.:* <Treatment of post-vitrectomy fibrin formation with intraocular tissue plasminogen activator. Arch. Ophthalmol. 106 (1988) 1055–1058

19 Die altersbezogene Makuladegeneration

Andreas Scheider

Aufgrund ihrer zunehmenden Häufigkeit sind altersbezogene Veränderungen der Makula jedem Augenarzt vertraut. Ebenso bekannt ist, daß unsere therapeutischen Möglichkeiten begrenzt sind. Obwohl sich daran kurzfristig wahrscheinlich nicht viel ändern wird, ist der Augenarzt zunehmend häufiger gefordert, den Patienten modernstes Wissen über die Prognose, Pathogenese und eventuellen therapeutischen Möglichkeiten zu vermitteln. Aus der Fülle der Literatur der letzten Jahre soll hier ein Überblick zu derzeitigen Vorstellungen über Verlauf, Diagnostik, Pathogenese und neuen Therapiekonzepten vermittelt werden, wobei das besondere Augenmerk den Neovaskularisationen gilt.

Eine verbindliche Definition oder Klassifizierung der Veränderungen bei der altersbezogenen Makuladegeneration gibt es bisher nicht. Man kann aber beschreibend feststellen, daß es sich um eine Visusminderung im Alter als Folge von Drusen, Pigmentveränderungen, Pigmentatrophie und exsudativen Veränderungen handelt. Das charakteristischste klinische Merkmal sind Drusen. Bei der Framingham-Studie fanden sich altersbezogene Fundus-Veränderungen bei 1,6% der 52–64jährigen, bei 11% der 65–74jährigen und 27,9% der 75–85jährigen [21]. Prognosen gehen von einer Zunahme von Visusminderung infolge altersbezogener Makuladegeneration um 279% bis zum Jahre 2020 aus [28]. Die altersbezogene Makuladegeneration wird damit zur häufigsten Ursache einer gesetzlich definierten Erblindung überhaupt werden. Der schnellen Entwicklung besserer therapeutischer Möglichkeiten kommt somit auch eine erhebliche volkswirtschaftliche Bedeutung zu.

Symptome, Zeichen und Prognose der verschiedenen Stadien

Harte **Drusen** sind gelbe, scharf begrenzte Aufhellungen mit einem Durchmesser von bis zu 50 μm, die typischerweise um die Foveola verteilt liegen. Weiche Drusen sind größer, blaß-gelb und unscharf begrenzt (Abb. 19.1). Sie neigen zum Konfluieren und können so zu einer manifesten Pigmentepithelabhebung führen. Generell findet man eine hohe Bilateralität der Befunde sowohl für Verteilung, Größe und Fluoreszenz [3]. Drusen können zu mäßigen Visusminderungen und Metamorphopsien führen.

Bei harten Drusen besteht generell ein geringeres Risiko der Entwicklung einer Neovaskularisation

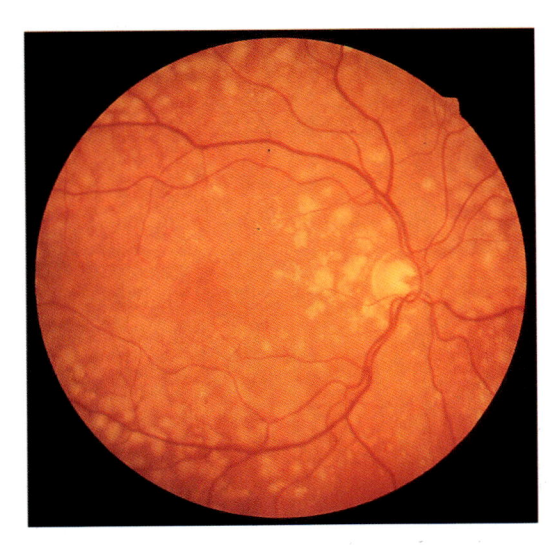

Abb. 19.1 Rechtes Auge einer 74jährigen Patientin mit großen, teilweise konfluierenden Drusen. Oberhalb der Foveola Übergang in areoläre Atrophie.

als bei weichen Drusen. Grundsätzlich wird bei Patienten mit bilateralen Drusen die Inzidenz einer Neovaskularisation mit ca. 5% pro Jahr angegeben [19].

Bei Pigmentveränderungen wird zwischen proliferativen und atrophischen unterschieden. Hyperpigmentierungen auf und an Drusen sind Folge einer Proliferation des Pigmentepithels. Die geographische **Pigmentepithel-Atrophie** ist ein scharf begrenzter, manchmal am Rand hyperpigmentierter Verlust von Pigmentepithel, Bruchscher Membran und Choriokapillaris, der einen Blick auf größere Aderhautgefäße erlaubt (Abb. 19.1). Die geographische Atrophie kann je nach Ausdehnung und Lage zu Metamorphopsien und Visusminderung führen. Das Risiko einer hochgradigen Sehminderung infolge des Ausfalls der Fovea wird mit 8% pro Jahr angegeben [30]. **Hyperpigmentierungen** sind der wichtigste Risikofaktor für die Entwicklung einer Neovaskularisation überhaupt (58% in 5 Jahren, Abb. 19.2).

Chorioidale Neovaskularisationen sind das unverändert dramatische Spätstadium der altersbezogenen Makuladegeneration. Sie sind als rot-rosafarbene Bäumchen oder blaß-grünlich-graue Plaques am Augenhintergrund erkennbar oder zumindest an einer serösen Abhebung der Retina und/oder retinalen Ablagerungen von Blut oder Lipiden zu vermuten. Zur Klassifikation und Beurteilung der therapeutischen Möglichkeiten ist die Angiographie wichtig. In der Fluoreszeinangiographie unterscheidet man gut abgrenzbare (klassische) von nicht genau abgrenzbaren (okkulten) Neovaskularisationen. Klassische Neovaskularisationen stellen sich in der Frühphase als hyperfluoreszentes kleines Wundernetz dar, aus dem in der Spätphase eine meist relativ gleichmäßige Leckage des Farbstoffes erkennbar wird. Bei okkulten Neovaskularisationen kommt es zu einer allmählichen Fluoreszeinleckage, die jedoch weniger schnell zunimmt und weniger konkret bleibt, d. h., es sind keine Kapillaren abgrenzbar [24]. Je nach Lage und Typ der Neovaskularisation ist die Prognose unterschiedlich. Bei klassischen Neovaskularisationen kommt es nach *Bressler* bei extrafovealer Lage bei 62% zu einem schweren Visusabfall innerhalb von 3 Jahren. Dieses Risiko nimmt interessanterweise von 58% bei juxtafovealer auf 42% bei subfovealer Lage ab [5]. Soubrane fand bei okkulten Neovaskularisationen ein ähnlich hohes Risiko von 40% innerhalb von 3 Jahren [4]. Die Wahrscheinlichkeit des Befalls des zweiten Auges beträgt ca. 10% pro Jahr. Ohne weiche Drusen oder Hyperpigmentierungen ist sie deutlich geringer (10% in 5 Jahren) [6]. Eine Sondergruppe der okkulten Neovaskularisationen sind Pigmentepithelabhebungen, die die schlechteste Prognose haben. Man unterscheidet vaskularisierte von serösen, wobei erstere komplett von einer Neovaskularisation unterfüttert sind. Ob die serösen immer von einer Neovaskularisation begleitet sind, ist noch umstritten, zumindest für die größeren aber immer wahrscheinlicher. Im Gegensatz zu den „normalen" okkulten Neovaskularisationen ist das jährliche Risiko einer schweren Visusminderung mit 35% bis 50% sehr viel höher. 80% verlieren auch am zweiten Auge den brauchbaren Visus innerhalb von 3 Jahren [34].

Welche Diagnostik ist wann sinnvoll?

Wie wichtig die frühe Erkennung einer Neovaskularisation ist, demonstriert eine Studie von *Grey*. Er beobachtete eine Abnahme der Therapiemöglichkeit von 83% innerhalb 2 Wochen nach Erstsymptomen auf 33% nach 4 oder mehr Wochen [15]. Um in dieser frühen Phase eingreifen zu können, ist eine regelmäßige Kontrolle der Patienten mit Hochrisikofaktoren notwendig. Untersuchun-

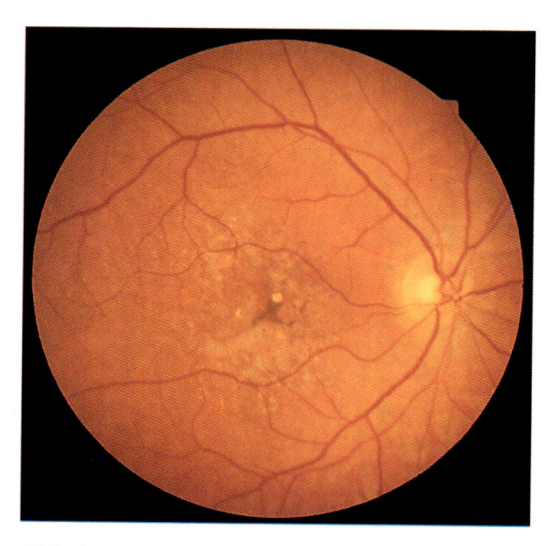

Abb. 19.2 Große, teils konfluierende Drusen, diesmal kombiniert mit fokalen Hyperpigmentierungen. Bei diesem Befund besteht ein hohes Risiko der Entwicklung einer chorioidalen Neovaskularisation.

gen haben gezeigt, daß Erkennung durch Selbstkontrolle mit dem **Amslernetz** häufig an der Mitarbeit oder dem Verständnis der Patienten scheitert. Darum sollte auf zusätzliche Indikatoren wie Minderung des Lesevisus, des Farbensehens oder der Bildschärfe aufmerksam gemacht werden [11].

Zur Verlaufsbeobachtung in Spezialabteilungen sind **Farbfotos** und in letzter Zeit auch **Infrarotaufnahmen** sinnvoll [25, 18]. Infrarotaufnahmen mit dem Scanning Laser Ophthalmoskop erlauben eine besonders kontrastreiche Darstellung von Veränderungen im Niveau des Pigmentepithels. Kleine Kameraschwenks am laufenden Video erlauben durch parallaktische Verschiebung eine Pseudo-3D-Darstellung retinaler Verdickungen und stellen eine wertvolle Ergänzung der nichtinvasiven Diagnostik dar.

Eine **Fluoreszenzangiographie mit Fluoreszein** ist immer indiziert bei einer plötzlichen Visusminderung oder Metamorphopsien. Ebenso bei den typischen klinischen Zeichen einer Neovaskularisation wie tiefen retinalen Blutungen, Exsudaten, seröser Flüssigkeit oder einer weiß-grauen Elevation des Pigmentepithels. Bei aller berechtigten Skepsis gegenüber noch mehr Diagnostik bei unverändert geringen therapeutischen Möglichkeiten hat sich in den letzten Jahren die **Indozyaningrün-Angiographie** für bestimmte Fragestellungen etabliert [32, 40]. So hat sich in verschiedenen Studien bestätigt, daß der Prozentsatz okkulter Neovaskularisationen von 45% mit Fluoreszein auf 10% mit ICG gesenkt werden kann [31]. Besonders erfolgreich ist die Methode bei der Aufdeckung von Neovaskularisationen an Pigmentepithelabhebungen [18, 39].

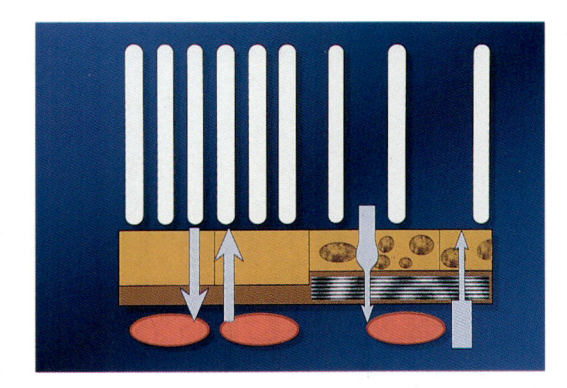

Abb. 19.3 Normalerweise (links) findet ein ständiger, vom Pigmentepithel kontrollierter Transport von Wasser und Abbauprodukten in Richtung Choriokapillaris im Austausch gegen Nährstoffe in Richtung Photorezeptorebene statt. Infolge eines unvollständigen Abbaus werden im Alter vermehrt fetthaltige Substanzen in Pigmentepithel und Bruchscher Membran gespeichert, die den Transport erheblich behindern können (siehe auch *Pauleikhoff D.:* Drusen in der Bruchschen Membran. Ophthalmologe 89 [1992] 363–386).

Gibt es Risikofaktoren?

Dieser schwierigen Frage sind eine Unzahl von epidemiologischen Studien nachgegangen. Die gefundenen Risikofaktoren werden häufig von anderen Studien wieder in Frage gestellt, so daß es nicht sinnvoll erscheint, diese im Detail zu diskutieren. Drei wesentliche Faktoren haben sich jedoch in den letzten Jahren etabliert: **Alter, genetische Prädisposition und Umwelteinflüsse.** Das Alter ist der einzige Faktor, der in allen großen Studien bestätigt wurde [21]. Zwillingsuntersuchungen konnten zeigen, daß eineiige Zwillinge eine signifikant höhere Konkordanz ihrer altersbezogenen Makulaveränderungen zeigten als zweieiige [16]. *Pagliarini* konnte in einer vergleichenden

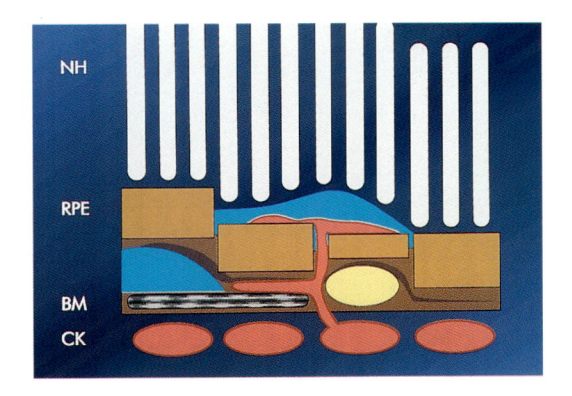

Abb. 19.4 Schema der aus den Vorgängen in Abb. 19.3 resultierenden Veränderungen bei der alterskorrelierten Makuladegeneration. (NH: Ebene der Photorezeptoren, RPE: retinales Pigmentepithel, BM: Bruchsche Membran, CK: Choriokapillaris). Störungen des Abbaus der Photorezeptoraußensegmente führen zu Drusen und zu einer vermehrten Wasserundurchlässigkeit der BM (grau dargestellt), die zu Ernährungsstörungen und Abhebung des Pigmentepithels führen kann. Aus den geschädigten Pigmentepithelzellen werden Wachstumshormone freigesetzt, die Gefäßneubildungen induzieren. Die Undichtigkeit dieser Gefäße führt zu weiteren Einlagerungen und Schädigung der Netzhaut.

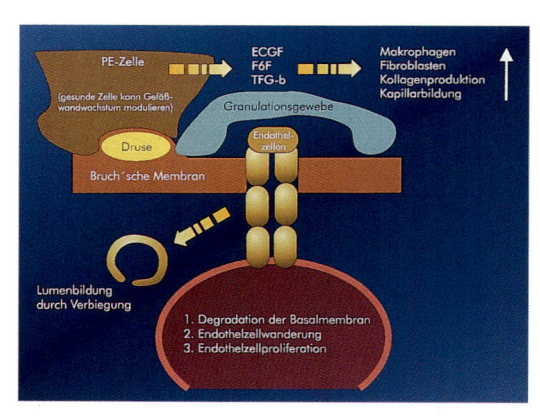

Abb. 19.5 Derzeitige Vorstellungen zum möglichen Pathomechanismus der Entstehung subretinaler Neovaskularisationen bei der AMD (nähere Erklärung im Text).

Übersicht 19.2 Visusentwicklung bei unbehandelten Neovaskularisationen.

Klassische Neovaskularisationen

extrafoveal:	Risiko eines schweren Visusabfalls von 62% innerhalb von 3 Jahren.
juxtafoveal:	Risiko eines schweren Visusabfalls von 58% innerhalb von 3 Jahren.
subfoveal:	Risiko eines schweren Visusabfalls von 42% innerhalb von 3 Jahren

Okkulte Neovaskularisationen

Risiko eines schweren Visusabfalls von 40% innerhalb von 3 Jahren

Übersicht 19.1 Wichtige Risikofaktoren für die Entwicklung einer chorioidalen Neovaskularisation.

1. Zahl der Drusen
2. Große, konfluierende und weiche Drusen
3. Fokale Hyperpigmentierungen des Pigmentepithels

Untersuchung älterer Menschen in einem Dorf in Süditalien und im oberitalienischen Industriegebiet feststellen, daß bei ersteren fast nur kleine harte Drusen vorkommen, weiche Drusen oder chorioidale Neovaskularisationen kaum zu sehen waren (*Pagliarini,* persönliche Mitteilung, 1992).

Wie kommt es zu den Ablagerungen am Fundus?

Um zu verstehen, wie es zu den Ablagerungen kommt, muß man sich klarmachen, daß das Pigmentepithel eines der aktivsten Zellsysteme des menschlichen Körpers ist. Täglich werden von jeder Zelle ca. 100 verbrauchte Scheibchen der Photorezeptoraußensegmente aufgenommen, abgebaut und die Reste über die Bruchsche Membran zur Choriokapillaris weitergeleitet. Gleichzeitig wird kontinuierlich Wasser von der Netzhaut zur Aderhaut gepumpt und im Austausch Nährstoffe zur äußeren Netzhaut geleitet. Es findet also ein kontinuierlicher Molekülstrom durch Bruchsche Membran und Pigmentepithelzellen in beide Richtungen statt. Bei älteren Menschen kommt es möglicherweise aufgrund eines genetisch bedingten Enzymmangels zur Behinderung des vollständigen Abbaus der Außensegmente, was zu einer Akkumulation langkettiger Moleküle in den Pigmentzellen und in der Bruchschen Membran führt. Die Ablagerungen bewirken eine Verdickung der Bruchschen Membran und eine Verminderung ihrer Permeabilität [27]. Dies führt nun zu einem Circulus vitiosus, da die Pigmentepithel-Zellen immer weniger Nährstoffe erhalten, immer schlechter funktionieren und immer mehr Fehlprodukte ablagern. Zeichen dieser Fehlfunktion sind die zunehmende Zahl von Drusen und, bedingt durch einen Flüssigkeitsstau in der Bruchschen Membran, Mikropigmentepithelabhebungen, die wir klinisch als weiche Drusen wahrnehmen.

Warum und wie entstehen Gefäßneubildungen?

Chorioidale Neovaskularisationen sind die schwerste Komplikation dieser Degenerationsvorgänge. Wichtigste prädisponierende Faktoren scheinen weiche Drusen und ein Splitting der BM zu sein. Die Gefäße wachsen als erstes zwischen die Schichten der BM. Ein Defekt der BM muß nicht vorliegen, da die Gefäße auch eine intakte BM durchbrechen können [17]. Aus den frühen Kapillaren entwickelt sich zunehmender Größe ein System aus Arteriolen, Kapillaren und Venolen. Seit die Bildung von Neovaskularisationen als wichtigste Voraussetzung von Tumorwachstum erkannt wurde, hat eine intensive Suche nach den auslösenden Hormonen und nach möglichen hemmenden Medikamenten eingesetzt, von der auch die Augenheilkunde profitieren könnte [12]. Prinzipiell klar ist inzwischen, daß es sich bei dem Auslöser der Angioneogenese um einen intrazellulären Stoff handeln muß, der normalerweise nicht sezerniert, sondern nur durch Zellschädigung freigesetzt wird. Die häufigsten Ursachen einer Nekrose sind Hypoxie und Trauma. Bekannte Beispiele beider Mechanismen als Auslöser einer Neovaskularisation am Augenhintergrund sind die diabetische Retinopathie und die Ruptur der Bruchschen Membran infolge Bulbusprellung oder Laserkoagulation. Der vermutete vasoproliferative Stimulus wird bei chorioidalen Neovaskularisationen wohl vom Pigmentepithel gebildet. So wurde nachgewiesen, daß nach Zerstörung des Pigmentepithels durch intravenöse Jodgabe keine subretinale Neovaskularisation mehr am Fundus induziert werden kann [26]. Auf der anderen Seite wurde auch nach Induktion einer subretinalen Neovaskularisation deren Abheilung verhindert. Dies scheint im ersten Moment verwirrend, experimentelle Studien konnten aber einen generell modulierenden Einfluß des Pigmentepithels auf die Choriokapillaris feststellen. Faßt man die aktuellen Modelle zur Pathogenese subretinaler Neovaskularisationen zusammen, so ergibt sich folgendes Bild: Infolge der zunehmenden lipophilen Ablagerungen in der Bruchschen Membran und der daraus resultierenden Ernährungsstörungen kommt es ab einem bestimmten Punkt zu Ernährungsstörungen und nachfolgend zu einer Nekrose von Pigmentepithelzellen und Ausschüttung vasoproliferativer und granulom-fördernder Faktoren (möglicherweise fibroblast growth factor (FGF) [2]), die eine Vasoproliferation aus der Choriokapillaris induzieren. Endothelzellen knospen nach lokaler Zerstörung der Basalmembran in einer Doppelreihe auf den Stimulus zu. Durch Verbiegung bilden diese Endothelzellen zwei Lumina, die sich an ihrer Spitze verbinden und so eine Schlaufe bilden. Ab diesem Zeitpunkt fließt Blut. Perizyten wachsen dann ebenfalls zur Stabilisation ein. Die weitere Proliferation geschieht von der Spitze aus. Nach Penetration der Bruchschen Membran gelangen die Gefäße zuerst in den subpigmentepithelialen und dann in den subretinalen Raum. Histologisch sind die neuen Kapillaren fenestriert und entsprechen in ihrem Aufbau denen der Choriokapillaris. Im Verlauf kommt es zu einer Exsudation seröser Flüssigkeit in den subretinalen Raum mit konsekutiver Netzhautabhebung. Nach Einsprossung in den subretinalen Raum beginnt sofort eine Proliferation von Pigmentepithelzellen, die um die subretinale Neovaskularisation herumwachsen und versuchen, diese im Verlauf wasserdicht von der Umgebung abzukapseln. Die Geschwindigkeit der Pigmentepithel-Reproliferation hängt dabei vom Zustand des Pigmentepithels und von der Größe der ursprünglichen Läsion ab und wird möglicherweise von TGF-beta (transforming growth factor) gesteuert [2]. Im Gegensatz zum Tiermodell scheint beim älteren Menschen die Regenerationsfähigkeit des Pigmentepithels deutlich reduziert, denn eine Abkapselung der subretinalen Neovaskularisation gelingt nur selten, bevor es zum Verlust des Lesevermögens gekommen ist. Bei Patienten unterhalb des 40. Lebensjahres mit postentzündlichen oder traumatisch bedingten subretinalen Neovaskularisationen ist dies hingegen häufiger zu beobachten. Faßt man die Überlegungen zur Pathogenese zusammen, so wird klar, daß Veränderungen am Fundus zwar Folge von Ernährungsstörungen, ursächlich aber nichts mit einer Durchblutungsstörung zu tun haben. Die immer noch häufig verschriebenen durchblutungsfördernden Mitteln sind somit ohne Vorteil.

Was kann therapeutisch getan werden?

Die **Lasertherapie** ist trotz aller Einschränkungen und Einwände zur Zeit die einzige genau geprüfte und in ihrer Wirkung einigermaßen abschätzbare Therapie. Die Therapie von Neovaskularisationen außerhalb der foveolär-avaskulären Zone ist erfolgreich auch über mehrere Jahre hinweg. Sie verringert das Risiko eines starken Visusabfalls bei extrafovealen Neovaskularisationen von 43% auf 21% nach einem Jahr und von 62% auf 47% nach drei Jahren [22]. Auch bei parafovealen (1–199 μm) Neovaskularisationen ist die Lasertherapie sinnvoll, solange kein Bluthochdruck oder eine antihypertensive Therapie besteht. Hier kann das Risiko eines starken Visusabfalls innerhalb von drei Jahren von 58% auf 49% gesenkt werden. Der Unterschied zwischen Therapie- und Kontrollgruppe wird aber schon merklich kleiner. Die Therapie subfovealer Neovaskularisationen ist umstritten, können Vorteile (Visus

Übersicht 19.3 Ergebnisse der Lasertherapie bei Neovaskularisationen.

Klassische Neovaskularisationen

extrafoveal: Verringert das Risiko eines starken Visusabfalls von 43% auf 21% nach einem Jahr und von 62% auf 47% nach drei Jahren.

juxtafoveal: Verringert das Risiko eines starken Visusabfalls von 58% auf 49%.

subfoveal: Vorteile für die ausgewählte Behandlungsgruppe erst nach 18 Monaten zu erkennen!

Okkulte Neovaskularisationen
Erhöht das Risiko eines starken Visusabfalls von 40% auf 53% nach 3 Jahren

und Kontrastsehen) für die behandelte Gruppe doch erst nach 18 Monaten erkannt werden [24, 23]. Generell muß betont werden, daß diese Vorteile nur für die Behandlung klassischer Neovaskularisationen gilt. Bei okkulten Neovaskularisationen erhöht sich das Risiko eines starken Visusabfalls durch die Laserbehandlung von 40% auf 53% nach 3 Jahren [37].

Eine kritische Analyse dieser Zahlen macht deutlich, daß die Lasertherapie lediglich bei extrafovealen klassischen Neovaskularisationen eine realistische Langzeitchance hat. Da diese lediglich 10% aller Neovaskularisationen in der Fluoreszeinangiographie ausmachen und dieser Prozentsatz nach bisherigen Einschätzungen auch durch die Indozyaningrün-Angiographie im günstigsten Fall auf 20% erhöht wird, wird das derzeitige Dilemma der Therapie der altersbezogenen Makuladegeneration deutlich.

Aufgrund der pathogenetischen Zusammenhänge erscheint es zumindest fraglich, ob sich an dieser Tatsache durch neuere, möglicherweise effektivere oder selektivere Lasertherapien wie der **farbstoffverstärkten Laserkoagulation** [29] oder **photodynamische Therapie** mit liposomalem Benzoporphyrin etwas Grundlegendes ändern wird [33]. Genauso wenig kann es verwundern, daß die **chirurgische Therapie,** und dies gilt offensichtlich sowohl für die Ausspülung großer subretinaler Blutungen [20] als auch die Extraktion der Neovaskularisationen, bei der altersbezogenen Makuladegeneration ohne signifikanten Langzeiterfolg bleibt [14]. Sollte es gelingen, die Abstoßungsreaktion nebenwirkungsarm in den Griff zu bekommen, könnte die Transplantation von fetalen Pigmentepithelzellen in den subfovealen Raum einmal eine sinnvolle chirurgische Therapie fortgeschrittener Fälle werden [1, 36]. Eine derzeit an vielen Institutionen favorisierte Alternative zur Lasertherapie subfovealer Neovaskularisationen ist die **fraktionierte Strahlentherapie** [7]. Die Dosierung entspricht ungefähr der bei ausgeprägten Fällen von endokriner Orbitopathie (15 Gy), man bewegt sich also auf bekanntem Terrain. Noch wichtiger als bei letzterer ist die optimale Fixierung des Kopfes. Bisherige Ergebnisse bei subfovealen Neovaskularisationen sind ermutigend, jedoch zeigt sich bei längerem Beobachtungsintervall eine zunehmende Rezidivrate, die einen langfristigen Vorteil gegenüber der Kontrollgruppe fraglich erscheinen lassen (*Chakravarthy,* persönliche Mitteilung 1993). Die Methode hat gegenüber der Lasertherapie zwar den Vorteil einer gleichmäßigeren und unmittelbar am Wirkort nebenwirkungsärmeren Behandlung des betroffenen Areals, es bleibt aber der Nachteil einer zeitlich begrenzten Therapie.

Die Mischung von hoher metabolischer Aktivität des retinalen Pigmentepithels, guter Durchblutung und damit viel Sauerstoff und Licht führt zur Freisetzung vieler freier oxydativer Radikale, die im gesunden Auge durch antioxydative enzymatische und nicht-enzymatische Abwehrsysteme abgefangen werden. Strukturbedingt sind im Bereich des Pigmentepithels und der Bruchschen Membran lipophile Vitamine besonders wichtig. Obwohl bisher keine gesicherten Ergebnisse bekannt sind, deuten neuere Daten an, daß die **Vitamine E und vor allem A** einen protektiven Effekt gegen die Entwicklung der neovaskulärexsudativen Verlaufsform ausüben [9]. Unklar ist derzeit, ob dieser für die Aufnahme der natürlichen Vitamine mit der Nahrung erkennbare Effekt auch für die Einnahme der Vitamine in Tablettenform gilt [35]. Ebenso bleibt abzuwarten, ob mögliche Nebenwirkungen einer hochdosierten Vitamintherapie (z. B. Nierensteine) den Einsatz rechtfertigen.

Vordringliches und faßbares Ziel derzeitiger Bemühungen bleibt aber die nebenwirkungs- und rezidivärmere Therapie einmal aufgetretener Neovaskularisationen. Aufgrund der Erkenntnis, daß es sich bei der altersbezogenen Makuladegeneration um eine flächige Erkrankung des hinteren Pols handelt, müßte die ideale Therapie zu einer dauerhaften Unterdrückung des Proliferationsrei-

Übersicht 19.4 Diskutierte Therapie-Alternativen oder -Ergänzungen.

Prophylaxe
Vitamin A + E (zur Zeit in)
Substitution von Spurenelementen (zur Zeit out)
Hemmung der Lipideinlagerung (?)
Enzymsubstitution (?)

Therapie von Neovaskularisationen
Interferon Alpha 2a (Erfolg eher unsicher)
Strahlentherapie (Erfolg wohl ähnlich wie Laser)
chirurgische Extraktion (Erfolg nicht gesichert)
Implantation fetalen Pigmentepithels (?)

zes in der gesamten Region führen. Dieses Ziel ist nur auf chemischem Wege zu erreichen. **Interferon Alpha 2a** ist das erste Medikament, das nach einer erstaunlich positiven Therapiebeobachtung von *Fung* 1991 in nennenswerten Mengen getestet wurde [13]. Mit einer Ausnahme [10] konnten diese Anfangserfolge in kontrollierten, aber immer noch zu kleinen Studien jedoch nicht mehr wiederholt werden, im Gegenteil, es zeigte sich, daß der überwiegende Teil der Patienten nicht zu bagatellisierende systemische Nebenwirkungen erlebt [8]. Erste Ergebnisse einer weltweit durchgeführten, kontrollierten Studie an 500 Augen werden Ende des Jahres vorliegen.

Der derzeitige Stand der Kenntnisse zur Pathogenese der altersbezogenen Makuladegeneration läßt vermuten, daß langfristig zwei Wege beschritten werden: Prophylaxe über gezielte Zufuhr von Antioxydantien und/oder spezifischen Enzymen, falls hier ein genetisch determinierter Mangel gefunden wird, wie dies kürzlich bei der Sorsbys fundus dystrophy gelang [38], und im Fall des Auftretens von Neovaskularisationen die Therapie mit proliferationshemmenden Medikamenten, vielleicht auch die Extraktion in Kombination mit der Transplantation von gesundem Pigmentepithel.

Zusammenfassung

Die altersbezogene Makuladegeneration ist mit steigender Inzidenz die häufigste Ursache einer gesetzlich definierten Erblindung bei Menschen oberhalb des 50. Lj. in den westlichen Industrieländern. Intensive Forschung hat zu einem wesentlich verbesserten Verständnis des klinischen Verlaufs und der Pathogenese geführt. Daraus resultierende neue therapeutische Konzepte sind vielversprechend, derzeit aber noch nicht marktreif. Das Wissen um diese Möglichkeiten rechtfertigt aber einen gewissen Optimismus und sollte Arzt und Patient Mut machen, diesen Prozeß nicht von vornherein als schicksalhaft hinzunehmen.

Summary

Age related macular degeneration (AMD) is with increasing incidence the primary cause of legal blindness of patients older than fifty years of age in the western hemisphere. Intensive research has lead to a better understanding of the clinical course and pathogenesis of AMD. Promising new medical and surgical therapeutic concepts are on the way, yet their clinical value has to bei examined. However, the knowledge of upcoming new ideas encourages the hope that the still unfortunate prognosis of AMD might improve during the next years.

Literatur

1 *Algvere, P. V., L. Berglin, P. Gouras, Y. Sheng:* Transplantation of fetal retinal pigment epithelium in age-related macular degeneration with subfoveal neovascularization. Graefes Arch. Clin. Exp. Ophthalmol. 232 (1994) 707–716
2 *Amin, R., J. E. Puklin, R. N. Frank:* Growth factor localization in choriodal neovascular membranes of age-related macular degeneration. IOVS 35 (1994) 3178–3188
3 *Barondes, M., D. Pauleikoff, I. C. Chrisholm, D. Minassian, A. C. Bird:* Bilaterality of Drusen. Br. J. Ophthalmol. 74 (1990) 180–182
4 *Bressler, N. M., L. A. Frost, S. B. Bressler, R. P. Murphy, S. L. Fine:* Natural course of poorly defined choroidal neovascularization associated with macular degeneration. Arch. Ophthalmol. 106 (1988) 1537–1542
5 *Bressler, S. B., N. M. Bressler, S. L. Fine, A. Hills, R. P. Murphy, R. J. Olk, A. Patz:* Natural course of choroidal neovascular membranes within the foveal avascular zone in senile macular degeneration. Am. J. Ophthalmol. 93 (1982) 157–163
6 *Bressler, S. B., M. G. Maguire, N. M. Bressler, S. L. Fine, MPSG:* Relationship of drusen and abnormalties of the pigment epithelium to the prognosis of neovascular macular degneration. Arch. Ophthalmol. 108 (1990) 1442–1447
7 *Chakravarthy, U., R. F. Houston, D. B. Archer:* Treatment of age-related subfoveal neovascular membranes by teletherapy: a pilot study [see comments]. Br. J. Ophthalmol. 77 (1993) 265–273
8 *Chan, C. K., S. J. Kempin, S. K. Noble, G. A. Palmer:* The treatment of choroidal neovascular membranes by alpha interferon. An efficacy and toxicity study. Ophthalmology 101 (1994) 289–300
9 *Christen, W. J.:* Antioxidants and eye disease. Am. J. Med. 97 (1994) 14–17; discussion 22–28

10 *Engler, C., B. Sander, J. Villumsen, H. Lund-Andersen:* Interferon alfa-2a modifies the course of subfoveal and juxtafoveal choroidal neovascularisations. Br. J. Ophthalmol. 78 (1994) 749–753
11 *Fine, A. M., M. J. Elman, J. E. Ebert, P. A. Prestia, J. S. Starr, S. L. Fine:* Earliest symptoms caused by neovascular membranes in the macula. Arch. Ophthalmol. (United States), Apr. 104 (1986) 513–514
12 *Folkman, J., M. Klagsburn:* Angiogenic factors. Science 235 (1987) 442–447
13 *Fung, W. E.:* Interferon alpha $_2$a for treatment of age-related macular degeneration. Am. J. Ophthalmol. 112 (1991) 249–350
14 *Gass, J. D.:* Biomicroscopic and histopathologic considerations regarding the feasibility of surgical excision of subfoveal neovascular membranes. Am. J. Ophthalmol. 118 (1994) 285–298
15 *Grey, R. H. B., A. C. Bird, I. H. Chrisholm:* Senile diciform macular degeneration: features indicating suitability for photocoagulation. Br. J. Ophthalmol. 63 (1979) 85–89
16 *Grizzard, W. S., R. W. Beck:* Twin study of age related macular degeneration. IOVS 35 (1994) 1504
17 *Heriot, W. J., P. Henkind, R. W. Bellhorn, M. S. Burns:* Choroidal neovascularisation can digest bruch's membrane. Ophthalmology 91 (1984) 1603–1608
18 *Hintschich, C., A. Scheider:* Subretinale Neovaskularisationen und Pigmentepithelabhebungen. Vergleich von konfokaler Infrarotdarstellung mit Fluoreszein und Indozyaningrün Angiographie. Ophthalmologe 90 (Suppl. 1) (1993) 167
19 *Holz, F. G., T. J. Wolfensberger, B. Piguet, D. Minassian, A. C. Bird:* Makuläre Drusen. Ophthalmologe 91 (1994) 735–740
20 *Ibanez, H. E., D. F. Williams, M. A. Thomas, A. J. Ruby, T. A. Meredith, I. Boniuk, G. Grand:* Surgical managment of submacular hemorrhage. Arch. Ophthalmol. 113 (1995) 62–69
21 *Leibowitz, H. M., D. E. Krueger, L. R. Maunder:* The Framingham Eye Study Monograph. An ophthalmological Study of cataract, glaucoma, diabetic retinopathy, macular degeneration and visual acuity in a general population of 2631 adults. Surv. Ophthalmol. 24 (1980) 335–609
22 Macular-Photocoagulation-Study-Group: Argon laser photocoagulation for neovascular maculopathy. Three-year results from randomized clinical trials. Macular Photocoagulation Study Group. Arch. Ophthalmol. 104 (1986) 694–701
23 Macular-Photocoagulation-Study-Group: Laser photocoagulation of subfoveal neovascular lesions in age-related macular degeneration. Arch. Ophthalmol. 109 (1991) 1220–1231
24 Macular-Photocoagulation-Study-Group: Subfoveal neovascular lesions in age related macular degeneration. Guidelines for evaluation and treatment in the Macular Photocoagulation Study. Arch. Ophthalmol. 109 (1991) 1242–1257

25 *Neuhauser, L., A. Scheider:* Indocyanine green angiography of drusen and pigment epithelial detachments in macular degeneration compared with fluorescein angiography. Fortschr. Ophthalmol. 88 (Suppl.) (1991) 323
26 *Nishimura, T., Z. R. Zhu, S. J. Ryan:* Effects of sodium iodate on experimental subretinal neovascularization in the primate. Ophthalmologica 200 (1990) 28–38
27 *Pauleikhoff, D.:* Drusen in der Bruchschen Membran. Ophthalmologe 89 (1992) 363–386
28 *Pizzarello, L. D.:* The dimension of the problem of eye disease among the elderly. Ophthalmology 94 (1987) 1191–1195
29 *Reichel, E., C. A. Puliafito, J. S. Duker, D. R. Guyer:* Indocyanine green dye-enhanced diode laser photocoagulation of poorly defined subfoveal choroidal neovascularization. Ophthalmic. Surg. 25 (1994) 195–201
30 *Schatz, H., H. R. McDonald:* Atrophic macular degeneration. Rate of spread of geographic atrophy and visual loss. Ophthalmology (United States), Oct. 96 (1989) 1541–1551
31 *Scheider, A., C. Hintschich, S. Dimitriou:* Exsudation von Indozyaningrün aus subretinalen Neovaskularisationen und ihre Bedeutung. Ophthalmologe 91 (1994) 752–757
32 *Scheider, A., A. Kaboth, L. Neuhauser:* The detection of subretinal neovascular membranes with Indocyanine Green and an infrared Scanning Laser Ophthalmoscope. Am. J. Ophthalmol. 113 (1992) 45–51
33 *Schmidt-Erfurth, U., T. Hasan, E. Gragoudas, R. Birngruber:* Selektiver Verschluß subretinaler Neovaskularisationen durch photodynamische Therapie. Ophthalmologe 91 (1994) 789–795
34 *Schoeppner, G., E. L. Chuang, A. C. Bird:* Retinal pigment epithelial tears: risk to the second eye. Am. J. Ophthalmol. 108 (1989) 683–685
35 *Seddon, J. M., U. A. Ajani, R. D. Sperduto, R. Hiller, N. Blair, T. C. Burton, M. D. Farber, E. S. Gragoudas, J. Haller, D. T. Miller et al.:* Dietary carotenoids, vitamins A, D, and E, and advanced age-related macular degeneration. Eye Disease Case-Control Study Group [see comments]. Jama 272 (1994) 1413–1420
36 *Sheng, Y., P. Gouras, H. Cao, L. Berglin, H. Kjeldbye, R. Lopez, H. Rosskothen:* Patch Transplants of Human Fetal Pigment Epithelium in Rabbit and Monkey Eyes. IOVS 36 (1995) 382–390
37 *Soubrane, G., G. Coscas, C. Francais, F. Koenig:* Occult subretinal new vessels in age-related macular degeneration. Natural History and early laser treatment. Ophthalmology 97 (1990) 649–657
38 *Weber, B. H., G. Vogt, W. Wolz, E. J. Ives, C. C. Ewing:* Sorsby's fundus dystrophy is genetically linked to chromosome 22q13-qter. Nat. Genet. 7 (1994) 158–161

39 *Yannuzzi, L. A., R. M. Hope, J. S. Slakter, D. R. Guyer, J. A. Sorenson, A. C. Ho, D. E. Sperber, K. B. Freund, D. A. Orlock:* Analysis of vascularized pigment epithelial detachments using indocyanine green videoangiography. Retina 14 (1994) 99–113

40 *Yannuzzi, L. A., J. A. Sorenson, D. R. Guyer, J. S. Slakter, B. Chang, D. Orlock:* Indocyanine green videoangiography: current status. Eur. J. Ophthalmol. 4 (1994) 69–81

20 Intraokulare Gefäßtumoren

NORBERT BORNFELD

Vaskuläre intraokulare Tumoren der Netzhaut stellen seltene Tumoren dar, die im Unterschied zu anderen intraokularen Tumoren mit systemischen Erkrankungen wie z. B. einem vom Hippel-Lindau-Syndrom assoziiert sein können. Diagnose und Therapie kommen deshalb besondere Bedeutung zu, die über die unmittelbare ophthalmologische Problematik hinausgeht.

20.1 Gefäßtumoren der Aderhaut

20.1.1 Hämangiome der Aderhaut

Hämangiome der Aderhaut sind intraokulare Gefäßtumoren, die in zwei unterschiedlichen Manifestationsformen auftreten können, wobei sich umschriebene (solitäre) von diffusen, in der Regel mit einem M. Sturge-Weber assoziierten Hämangiomen der Aderhaut unterscheiden lassen [43].

20.1.1.1 Ätiologie, Pathologie

Bei der weit überwiegenden Zahl der Aderhauthämangiome handelt es sich histophatologisch um kavernöse oder gemischte Angiome. Sehr viel seltener finden sich ausschließlich kapilläre Hämangiome der Aderhaut, bei denen es sich dann um solitäre Aderhauthämangiome handelt [43]. Mikroskopisch finden sich kavernös erweiterte Gefäßkanäle mit endothelialer Auskleidung. Charakteristisch für Hämangiome der Aderhaut ist das völlige Fehlen der Proliferation zellulärer Bestandteilen der Gefäßwand, so daß Aderhauthämangiome eher inaktive Tumoren ohne histologische Wachstumszeichen sind. Diese histologischen Befunde korrelieren gut mit der klinischen Symptomatik, wobei jedoch in Einzelfällen ein Wachstum von solitären Hämangiomen der Aderhaut möglich ist [21].

20.1.1.2 Klinik

Umschriebene (solitäre) Aderhauthämangiome sind nahezu ausschließlich am hinteren Augenpol vorwiegend temporal der Papille lokalisiert und werden typischerweise im jungen bis mittleren Erwachsenenalter klinisch manifest. Subjektiv besteht eine Verschlechterung des Sehvermögens, die häufig weniger durch den Tumor selbst als durch die exsudative Begleitablatio oder ein zystoides Makulaödem bedingt ist. Ophthalmoskopisch zeigt sich ein amelanotischer, orange- bis himbeerfarbiger Tumor, der vielfach von der Umgebung nur schwer abgegrenzt werden kann (Abb. 20.1) und in der Mehrheit der Fälle eine kollaterale exsudative Netzhautablösung aufweist. Nur sehr selten findet sich bei umschriebenen Aderhauthämangiomen eine totale Netzhautablösung. Häufig sind fokale Hyperpgimentierungen sowie Destruktionen des retinalen Pigmentepithels auf der Tumoroberfläche sichtbar (Abb. 20.2). In Ausnahmefällen können retinale Gefäßproliferationen auftreten [17]. Umschriebene Aderhauthämangiome sind praktisch immer unilateral bzw. unifokal.

Diffuse Aderhauthämangiome treten im Zusammenhang mit einem M. Sturge-Weber auf, so daß auch die anderen Symptome eines M. Sturge-Weber wie Naevus flammeus der gleichseitigen Gesichtshälfte und Sekundärglaukom mit Gefäßneubildungen im vorderen Augenabschnitt vorhanden sind. Das Manifestationsalter liegt erheblich

---

* Die Abb. 20.6a, b verdanke ich Herrn Priv.-Doz. Dr. *Hosten,* Abteilung für Röntgendiagnostik, Virchow-Klinikum der Humbold-Universität zu Berlin. Die Abb. 20.7 verdanke ich Herrn Dr. *Bechrakis,* Augenklinik, Klinikum Benjamin Franklin der FU Berlin. Die Abb. 20.9, 20.12a, b und 20.16 verdanke ich Herrn Prof. *Wessing,* Univ.-Augenklinik Essen. Die Abb. 20.15 verdanke ich Herrn Prof. *Messmer,* Univ.-Augenklinik Zürich.

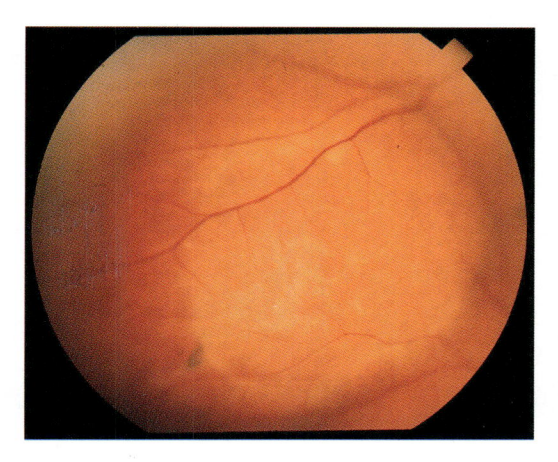

Abb. 20.1 Solitäres Aderhauthämangiom mit deutlich sichtbarem tumoreigenem Gefäßsystem.

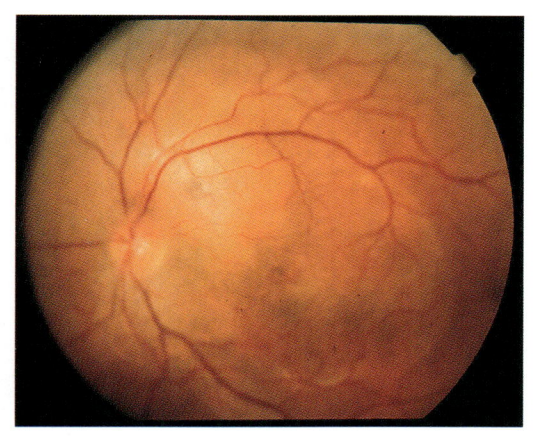

Abb. 20.2 Juxtapapilläres solitäres Aderhauthämangiom mit Pigmentepithelveränderungen auf der Tumoroberfläche.

niedriger als beim umschriebenen Aderhauthämangiom und entspricht eher dem Kindesalter. Ophthalmoskopisch zeigt sich ein zur Umgebung nicht immer sicher abgrenzbarer, nicht selten den gesamten hinteren Augenpol einbeziehender und in wenigen Fällen bis zum Ziliarkörper reichender amelanotischer, vaskularisierter Tumor. Viel häufiger als beim umschriebenen Aderhauthämangiom findet sich eine u. U. massive exsudative Netzhautablösung, ggfs. mit Anlagerung der Netzhaut an der Linsenrückfläche.

20.1.1.3 Fluoreszenzangiographie, Indocyaningrünangiographie

Umschriebene Aderhauthämangiome können bei der Fluoreszenzangiographie typische Befunde aufweisen, die eine eindeutige Zuordnung des Befundes zulassen. Wichtig ist die Beurteilung der sehr frühen Phasen des Angiogramms. Noch vor der arteriellen Phase zeigen sich typische, besenreiserartige tumoreigene Gefäße ohne wesentliche Blockade, aus denen es in der Spätphase zu einer diffusen Durchtränkung des Tumos mit Farbstoff kommt (Abb. 20.3 a–d). Dieses Anfärbeverhalten tritt allerdings nicht bei allen Aderhauthämangiomen auf, so daß im Einzelfall die Differentialdiagnose auch im Fluoreszenzangiogramm schwierig sein kann. Ähnliche Befunde bietet die Indocyaningrünangiographie, wobei die Darstellung der tumoreigenen Gefäße sehr viel eindeutiger ist [37]. In der Spätphase der Indocyaningrünangiographie findet sich bei einem Aderhauthämangiom eher eine Hypofluoreszenz mit einem Auswaschen des Farbstoffs, wobei die Gefäßwände noch länger sichtbar sein können.

20.1.1.4 Ultraschallechographie; NMR, CT

Die standardisierte Ultraschallechographie zeigt typischerweise eine initiale hohe Zacke im A-Bild entsprechend der auf dem Tumor liegenden Netzhaut sowie ein sog. Gefäßschwirren im Tumor bei hoher interner Reflektivität. Die für Aderhautmelanome typische chorioidale Exkavation im B-Bild fehlt. Modernere Verfahren wie die Doppler-Ultraschallechographie zeigen die tumoreigenen Gefäße sehr viel eindrucksvoller [18]. NMR und/oder CT tragen nur sehr wenig zur eindeutigen Artdiagnose bei und sind eher geeignet, die intraokulare Ausdehnung des Tumors darzustellen.

20.1.1.5 ^{32}P-Test

Obwohl in der älteren Literatur der ^{32}P-Test noch als wesentliches Hilfsmittel in der Differentialdiagnose des Aderhauthämangioms angegeben wird [15], sollte dieser Test wegen der nicht unerheblichen Strahlenbelastung und der möglichen falsch-positiven Befunde nicht mehr durchgeführt werden.

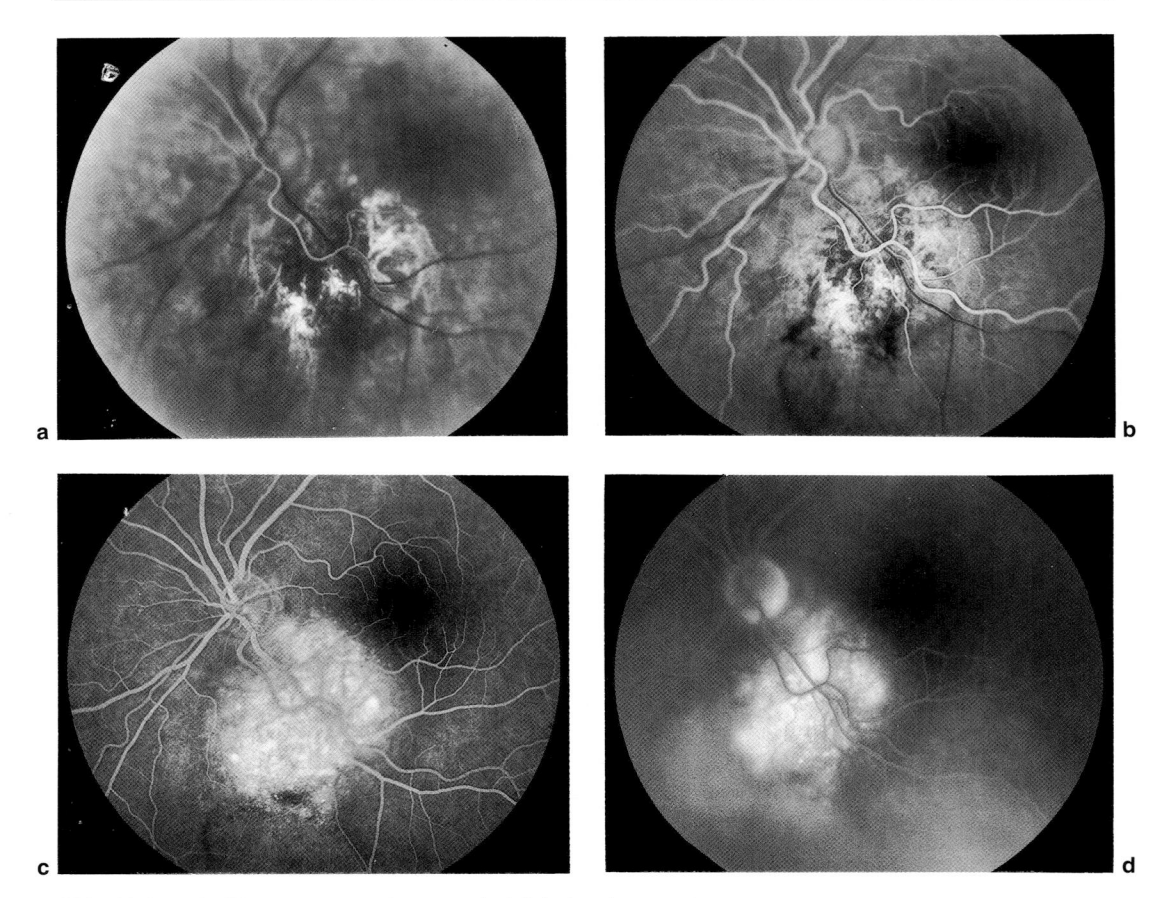

Abb. 20.3a–d Fluoreszenzangiogramm bei Aderhauthämangiom.
a Frühe arterielle Phase mit besenreiserartigen tumoreigenen Gefäßen.
b Arterielle Phase mit beginnender Tumoranfärbung.
c Spätvenöse Phase.
d Spätaufnahmen mit diffuser Tumoranfärbung.

20.1.1.6 Differentialdiagnose

Die Differentialdiagnose muß im wesentlichen Aderhautmetastasen und amelanotische Aderhautmelanome ausschließen. Bei Aderhautmetastasen ist in der Mehrzahl der Fälle eine richtungsweisende Anamnese vorhanden; daneben sind Aderhautmetastasen nicht selten bilateral und/oder multifokal. Das typische Anfärbeverhalten von Aderhauthämangiomen sowohl in der Fluoreszenzangiographie als auch in der Indocyaninangiographie ist bei Aderhautmetastasen nicht nachweisbar; die Darstellung tumoreigener Gefäße fehlt ebenso wie die Hyperfluoreszenz in der Spätphase des Fluoreszenzangiogramms. Die Differentialdiagnose zu amelanotischen Aderhautmelanomen kann sehr viel schwieriger sein. Aderhautmelanome lassen in der Regel die himbeer- bis orangeartige Färbung vermissen und zeigen in der Fluoreszenzangiographie eine Blockade der Untergrundfluoreszenz ohne die typische Darstellung der tumoreigenen Gefäße eines Hämangioms in der präarteriellen Phase. In Einzelfällen kann es allerdings unmöglich sein, eine ausreichend sichere differentialdiagnostische Zuordnung zu treffen, so daß kurzfristige Kontrollen des Patienten angezeigt sind. Kleine Angiome mit exsudativer Begleitablatio können klinisch auch mit einer zentralen serösen Retinopathie verwechselt werden, wobei das Angiogramm in der Regel die Diagnose sichert.

20.1.1.6 Therapie

Umschriebene Aderhauthämangiome bedürfen nur dann einer Therapie, wenn der Befund progredient ist und durch die exsudative Begleitablatio ein weiterer Visusverlust droht. Die Behandlung hat lediglich die Rückbildung der exsudativen Netzhautablösung zum Ziel; eine vollständige Destruktion des Tumors wäre bei der vorherrschenden Lokalisation des Tumors am hinteren Augenpol wegen der damit verbundenen massiven Verschlechterung des Sehvermögens wenig sinnvoll. Die Therapie der Wahl besteht in der perkutanen Strahlentherapie mit Photonen bis zu einer Zielvolumendosis von 30 Gray, womit in ¾ der Fälle eine Rückbildung der exsudativen Netzhautablösung erreicht werden kann [12, 31, 33, 35]. In selektierten Fällen kann auch eine Photokoagulation des Tumors versucht werden [20], wobei einzelne Arbeitsgruppen einen Rückgang der exsudativen Netzhautablösung nach disseminierter Photokoagulation auf der Tumoroberfläche beschrieben haben [2]. Solitäre Tumoren außerhalb des Gefäßbogens können erfolgreich mit lokaler Strahlentherapie behandelt werden [45]. Inwieweit die Protonentherapie kleinerer Tumoren an Stellenwert gewinnt, ist noch nicht absehbar [44, 45]; wesentliche Vorteile könnten sich aber in der Strahlentherapie kleiner paramakulärer oder parapapillärer Tumoren ergeben.

Diffuse Aderhauthämangiome müssen in den meisten Fällen behandelt werden, zumindest um das betroffene Auge zu erhalten. Die Prognose für das Sehvermögen ist aufgrund des ausgedehnteren Befundes deutlich schlechter als bei umschriebenen Tumoren. Therapie der Wahl ist die perkutane Strahlentherapie mit Photonen, die in Einzelfällen eine dramatische Rückbildung der exsudativen Netzhautablösung erreichen kann [11, 35] (Abb. 20.4 a, b).

20.1.2 Gefäßtumoren der Uvea anterior

Vaskuläre Tumoren der Uvea anterior sind außerordentlich selten; dazu gehören Hämangiome der Iris und des Ziliarkörpers [7], auf die wegen ihrer Seltenheit nicht weiter eingegangen werden soll.

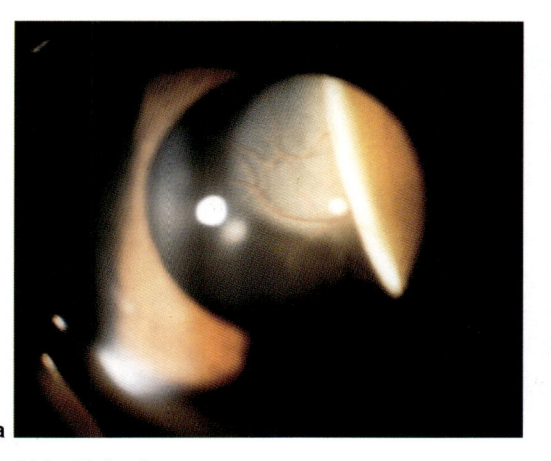

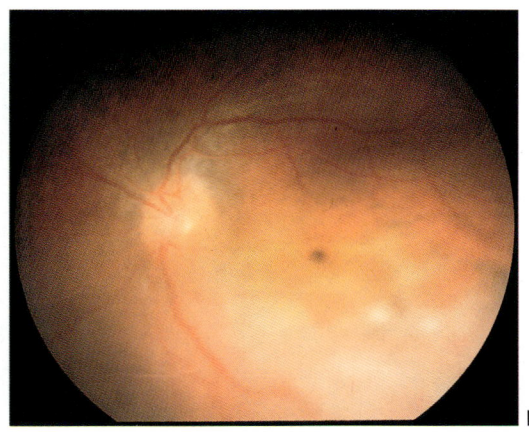

Abb. 20.4 a, b
a Diffuses Aderhauthämangiom bei M. Sturge-Weber mit retrolental sichtbarer Netzhaut.
b Nahezu vollständige Rückbildung der Netzhautablösung nach perkutaner Strahlentherapie (gleicher Patient wie Abb. 20.4 a).

20.2 Gefäßtumoren der Netzhaut

20.2.1 Kapilläre Hämangiome

20.2.1.1 Begriffsbestimmung

Die Bezeichnung „*kapilläres Hämangiom der Netzhaut*", „*Angiomatosis retinae von Hippel Syndrom*" und „*von Hippel-Lindau Syndrom*" werden in der ophthalmologischen Literatur überwiegend noch synonym gebraucht, was unter Berücksichtigung der modernen molekulargenetischen Literatur nicht mehr zutreffend ist. Im folgenden soll deshalb zunächst eine Begriffsbestimmung versucht werden.

Die Bezeichnung „*von Hippel-Lindau-Syndrom*" geht auf die Beobachtungen von *Eugen von Hippel* [40, 41] und später *Arvid Lindau* [19] zurück [1]. *Von Hippel* hatte (in offensichtlicher Unkenntnis schon älterer Arbeiten insbesondere von *Treacher-Collins* [39]) kapilläre Hämangiome der Netzhaut beschrieben, deren mögliche Koinzidenz mit Kleinhirnzysten und pathologisch-anatomisch ähnlichen Tumoren im Kleinhirn später von *Lindau* [19] nachgewiesen wurde. Weitere Autoren haben später auch die verschiedenen viszeralen Manifestationsformen des von Hippel-Lindau (vHL)-Syndroms beschrieben. Die rezenten molekulargenetischen Untersuchungen (s. Abschnitt 20.2.1.2) haben dann zeigen können, daß dieses Syndrom mit Mutationen im sog. vHL-Gen assoziiert sind.

Kapilläre Hämangiome der Netzhaut können, müssen aber nicht im Zusammenhang mit einem vHL-Syndrom auftreten [4]; genaue Zahlen sind darüber aber bisher nicht bekannt. Die neuere Literatur [25, 26] unterscheidet Hauptläsionen und Minimalkriterien in der Diagnose eines vHL-Syndroms. Zu den Hauptläsionen zählen Hämangioblastome der Netzhaut und/oder des zentralen Nervensystems (Kleinhirn und Rückenmark); zu den Minimalkriterien gehören insbesondere die verschiedenen viszeralen Manifestationsformen wie Nierenkarzinom, Nierenzysten, Phäochromozytom, Pankreasveränderungen und Zystadenome des Nebenhodens bei Männern (Abb. 20.5). Die Diagnose eines vHL-Syndroms gilt als gesichert, wenn entweder zwei Hämangioblastome (gleich welcher Lokalisation) oder ein Hämangioblastom und eine Veränderung im Sinne der Minimalkriterien vorliegt [26].

Die Häufigkeit der einzelnen Organmanifestationen bei vHL-Syndrom ist in der Literatur außerordentlich unterschiedlich angegeben, so daß offensichtlich davon ausgegangen werden muß, daß exakte Angaben fehlen und die publizierten Häufigkeiten erheblich von der verwandten Untersuchungsmethodik abhängig sind. Die Angaben zur Mitbeteiligung des Zentralnervensystems gehen dabei bis zu 72% [8]. Die klassische intrakranielle Manifestation sind dabei Hämangioblastome des Kleinhirns mit umgebender Zyste (Abb. 20.6a, b). Neuere genetische Untersuchungen an großen Familien mit vHL-Syndrom lassen vermuten, daß hoch signifikante Korrelationen zwischen Genotyp und Phänotyp existieren und z. B. die Manifestation von Phäochromozytomen mit sog. „missense"-Mutationen im vHL-Gen (s. u.) gekoppelt ist [32]. Für die Zukunft kann deshalb erwartet werden, daß detaillierte Untersuchungen des Genotyps gezieltere Screening-Untersuchungen ermöglichen (s. Abschnitt 20.2.1.6).

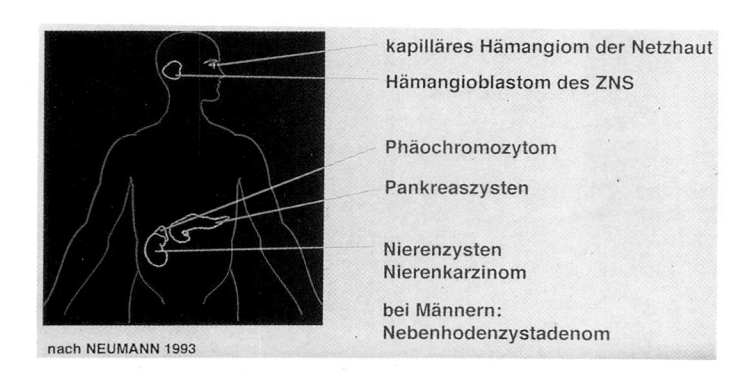

Abb. 20.5 Hauptläsionen und Minimalkriterien bei von Hippel-Lindau-Syndrom.

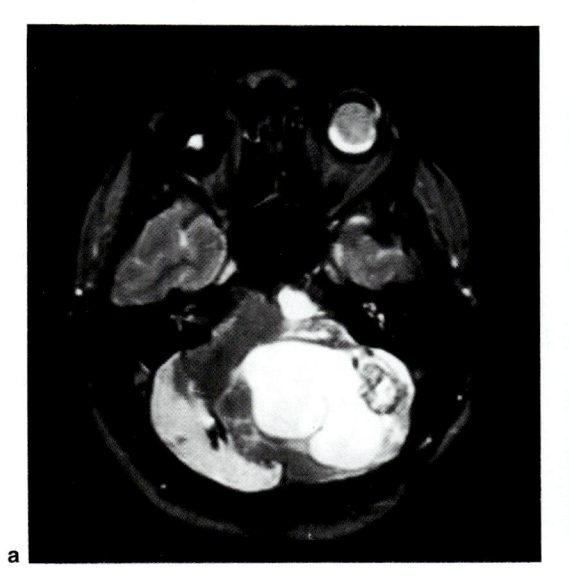

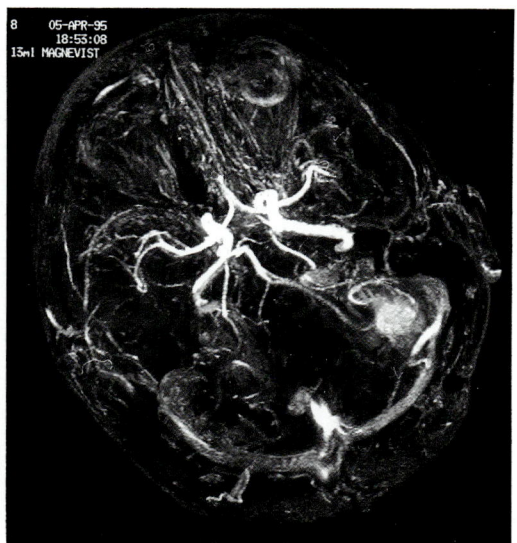

Abb. 20.6 a, b
a NMR des Kleinhirns bei von Hippel-Lindau-Syndrom mit multiplen Kleinhirntumoren und Zysten.
b Magnetresonanz-Angiographie bei gleichem Patient wie in Abb. 20.6 a.

20.2.1.2 Genetik

Nachdem die formale Genetik des vHL-Syndroms schon längere Zeit bekannt war, hat die Erkrankung insbesondere in der letzten Zeit besondere Aufmerksamkeit gefunden, da der Tumorentstehung offensichtlich ein ähnlicher Pathomechanismus wie bei der Entstehung des Retinoblastoms zugrunde liegt [36]. „Linkage"-Analysen und molekulargenetische Untersuchungen haben gezeigt, daß die Manifestation des vHL-Syndroms durch den Ausfall beider Kopien eines rezessiven Tumorsupressor-Gens induziert wird. Dieses Gen konnte auf Chromosom 3p25 lokalisiert werden, wobei Mutationen in diesem Gen auch mit dem Auftreten von sporadischen Nierenzellkarzinomen assoziiert sind [16]. Die Funktion des Genprodukts ist unbekannt, es hat allerdings strukturelle Ähnlichkeiten mit Proteinen aus der Zellwand von Trypanosomen, so daß eine Funktion bei der Signaltransduktion und der intrazellulären Regulation vermutet werden kann [16]. Die jetzt zur Verfügung stehenden molekulargenetischen Befunde lassen auf neue Möglichkeiten bei „screening"-Untersuchungen und insbesondere bei der Abgrenzung von solitären Hämangioblastomen gegenüber dem eigentlichen vHL-Syndrom hoffen [14] (s. Abschnitt 20.2.1.6).

20.2.1.3 Pathohistologie

Kapilläre Hämangiome bzw. Hämangioblastome (was die histopathologische Struktur des Tumors besser beschreibt) der Netzhaut stellen sich histologisch als eine Proliferation retinaler Kapillaren und Gliazellen dar, wobei im Tumorbereich die gesamte sensorische Netzhaut verdrängt wird (Abb. 20.7). Sekundäre Veränderungen bestehen in zystoiden Veränderungen der umgebenden Netz-

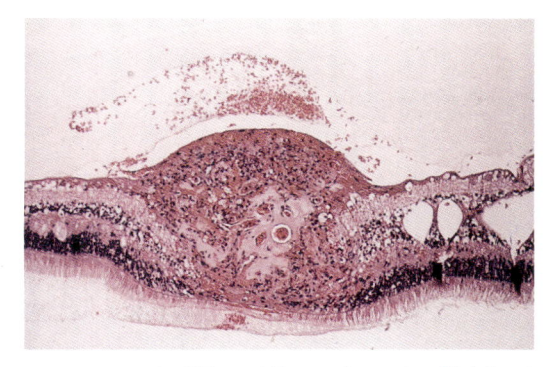

Abb. 20.7 Kapilläres Hämangiom der Netzhaut bei von Hippel-Lindau-Syndrom: Pathohistologie.

haut, Exsudaten, fibrovaskulärer Proliferation mit präretinaler Membranbildung bis hin zur totalen Netzhautablösung und Phtisis bulbi. Immunhistochemische Untersuchungen haben die weitgehende morphologische Identität retinaler und zerebraler Hämangioblastome im Rahmen eines vHL-Syndroms gezeigt [13].

20.2.1.4 Klinische Symptomatik

Die Augensymptomatik hängt entscheidend von der Zahl und der Lokalisation der Tumoren ab. In Analogie zu anderen retinalen Tumoren wie z. B. dem Retinoblastom lassen sich endo- und exophytisches Wachstum sowie die juxtapapilläre Lokalisation des Tumors unterscheiden.

Kleine, beginnende Tumoren sind ophthalmoskopisch oftmals nur sehr schwer zu identifizieren und können auf den ersten Blick mit intraretinalen Blutungen verwechselt oder vollständig übersehen werden (Abb. 20.8). Gerade bei bekanntem vHL-Syndrom mit Netzhautbeteiligung muß allerdings auf solche beginnenden Tumoren mit besonderer Sorgfalt geachtet werden, da retinale Angiome in diesem Stadium mit hoher Erfolgsrate zerstört werden können. Bei größeren Angiomen bis zu 1 PD Durchmesser können die u. U. monströs erweiterten nutritiven Tumorgefäße das entscheidende Leitsymptom sein (Abb. 20.9, 20.12a), da nicht selten größere Angiome in der Netzhautperipherie lokalisiert sind und die erweiterten Gefäße als eine Art Wegweiser zum Tumor führen können. Einige Autoren [6] haben sog. Zwillingsgefäße der Netzhaut beschrieben („twin vessels"), worunter der über mehr als 1 PD Distanz sichtbare parallele Verlauf von Arteriole und Venole mit einem Abstand von weniger als dem Durchmesser einer Venole verstanden wird. Solche Zwillingsgefäße sind allerdings nicht pathognomonisch für kapilläre Angiome der Netzhaut, da sie auch bei kavernösen Angiomen beschrieben wurden [5].

Im Rahmen eines vHL-Syndroms können multiple (bis zu 20 und mehr Tumoren) in einem Auge auftreten. Bei fehlender Therapie zeigen die Angiome ein deutliches Wachstum mit sekundären, visusbedrohenden Veränderungen wie insbesondere massive intraretinale Exsudate sowie eine exsudative Netzhautablösung, die aufgrund sekundärer fibrovaskulärer Proliferationen und epiretinaler Membranbildungen mit einer Traktionsablatio kombiniert sein kann (Abb. 20.10). Juxtapapilläre Tumoren unterscheiden sich von peripheren Tumoren durch das Fehlen der „feeder-vessel" und ihr überwiegend exophytisches Wachstum (Abb. 20.11). Endophytische Tumoren können der Papille aufsitzen; in wenigen Fällen findet sich auch ein intrapapilläres Wachstum.

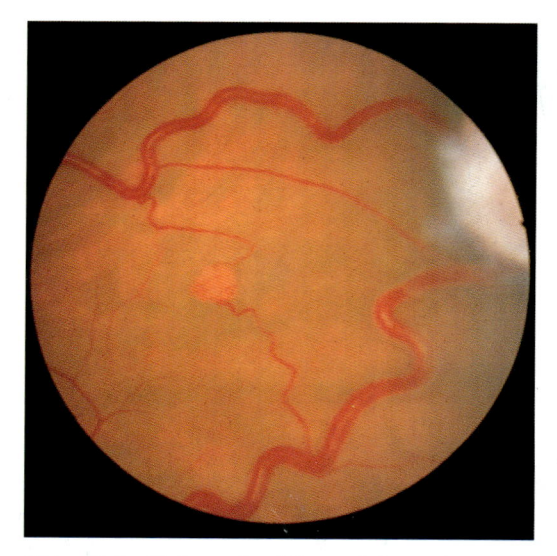

Abb. 20.8 Kleines kapilläres Hämangiom der Netzhaut zentral eines großen Angioms.

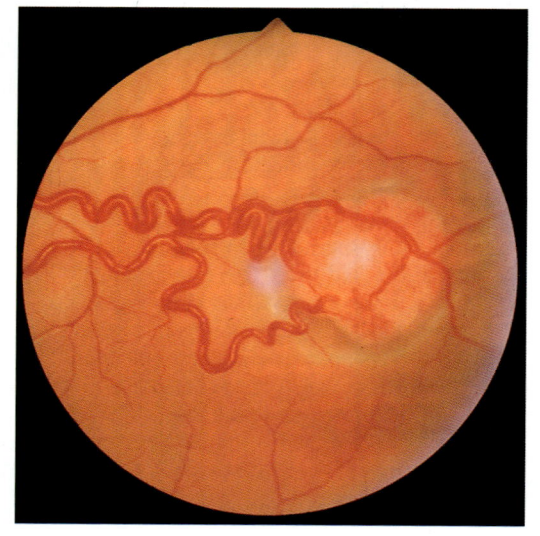

Abb. 20.9 Großes kapilläres Hämangiom der Netzhaut mit umgebender Begleitablatio.

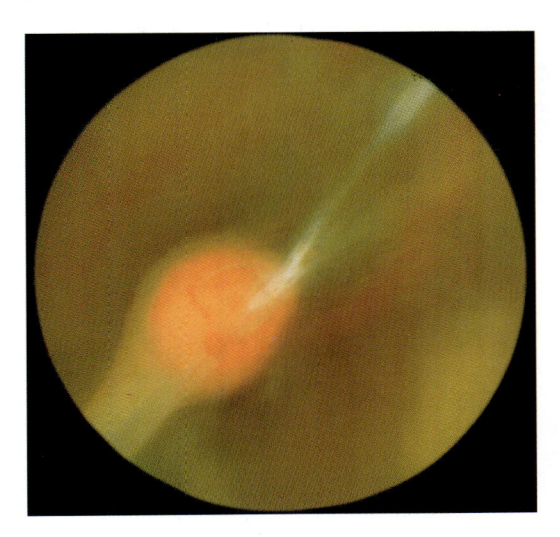

Abb. 20.10 Fortgeschrittenes von Hippel-Lindau-Syndrom mit multiplen Angiomen, Netzhautablösung und präretinaler Membranbildung.

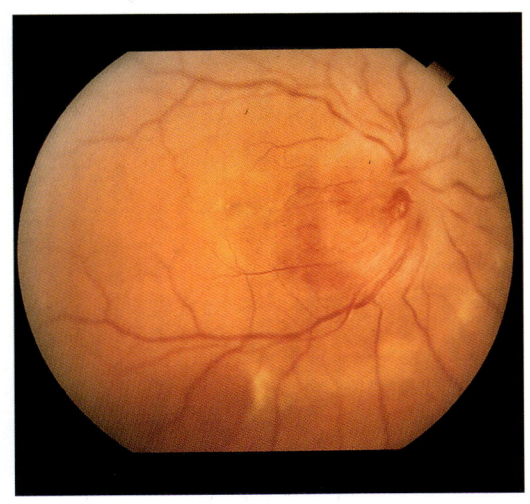

Abb. 20.11 Exophytisches, juxtapapilläres sporadisches Hämangioblastom der Netzhaut.

Im Endstadium der Erkrankung kann es zur vollständigen Netzhautablösung mit zahllosen Tumoren und konsekutiver Phtisis kommen.

20.2.1.5 Therapie

Die Therapie kapillärer Hämangiome der Netzhaut ist durch die Tumorlokalisation und die Größe des Tumors bestimmt.

Kleine Angiome ohne Sekundärveränderungen lassen sich unabhängig von ihrer Lokalisation am einfachsten mit Photokoagulation, ggfs. mit Kryokoagulation zerstören. Bei solchen kleinen Tumoren sollte schon bei der ersten Sitzung entweder mit einem Xenonphotokoagulator (falls verfügbar) oder mit einem Argon-Grün-Laser der gesamte Tumor mit niedriger Leistung des Koagulators und relativ langen Expositionszeiten (0,5 sec; ggfs. bis zu 1 sec) koaguliert werden. Die Koagulation der „feeder-vessel" hat sich in der klinischen Praxis nicht bewährt. Wesentliche Komplikationen einer Koagulationstherapie bestehen im Auftreten einer exsudativen Ablatio oder in der Entstehung intraokularer Blutungen. Bei kleinen Tumoren sind solche Komplikationen nicht zu befürchten; bei größeren Angiomen von bis zu 1 PD Durchmesser kann die entstehende Ablatio allerdings erheblich sein und zur subtotalen Netzhautablösung führen. Eine Photokoagulation darf nur bei anliegender Netzhaut durchgeführt werden. Besteht eine traktive oder exsudative Ablatio im Bereich des Angioms, ist eine Photokoagulation kontraindiziert. In diesen Fällen kann die Kombination einer Koagulationstherapie mit einer bulbuseindellenden Operation, ggfs. mit Drainage der subretinalen Flüssigkeit, zum Ziel führen [42].

Da die Koagulationstherapie großer Angiome durch die entstehende exsudative Ablatio u. U. zu einem massiven Visusverlust auch bei peripherer Lage des Angioms führen kann, sollte bei peripheren Tumoren eine Brachytherapie z. B. mit einem Ruthenium-Applikator durchgeführt werden. Die radiogen induzierte Obliteration der Tumorgefäße verläuft sehr viel langsamer, so daß akute exsudative Reaktionen deutlich weniger ausgeprägt sind (Abb. 20.12 a, b). Das verringerte Lumen der „feeder-vessel" ist dabei ein guter Indiaktor für die Effizienz der durchgeführten Therapie. Bei parapapillären Tumoren scheint die hochfraktionierte Protonentherapie in ausgewählten Fällen und bei drohendem Visusverlust eine wertvolle therapeutische Alternative darzustellen. Besteht schon eine deutliche traktive Netzhautablösung, ggfs. mit der Manifestation zahlreicher weiterer Angiome und sekundärer fibrovaskulärer Proliferation, kann eine vitreoretinale Operation mit Pars plana Vitrektomie, Membranektomie, direkter Koagulation der Tumoren (Endolaser- oder Endokryokoa-

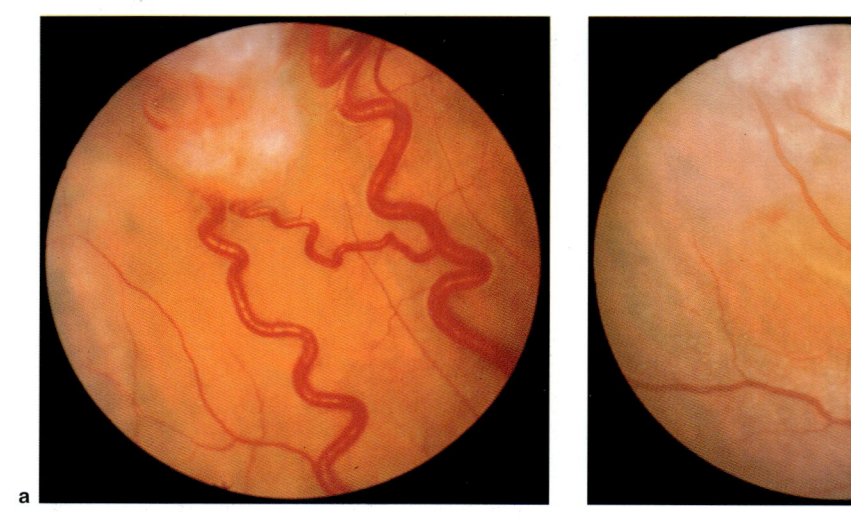

Abb. 20.12 a, b
a Großes kapilläres Hämangiom mit deutlich erweiterten nutritiven Gefäßen.
b Gleicher Tumor wie in Abb. 20.12a nach lokaler Strahlentherapie.

gulation) sowie ggfs. temporärer Tamponade des Glaskörperraums z. B. mit Silikon versucht werden (Abb. 20.13 a, b). Die Visusprognose in derart weit fortgeschrittenen Fällen ist allerdings relativ schlecht, so daß in den meisten Fällen nur der Erhalt eines Restsehvermögens für einige Jahre gelingt. Der von einigen Autoren beschriebenen „eye wall resection" in der Therapie fortgeschrittener Angiome kommt eher anekdotische Bedeutung zu [29].

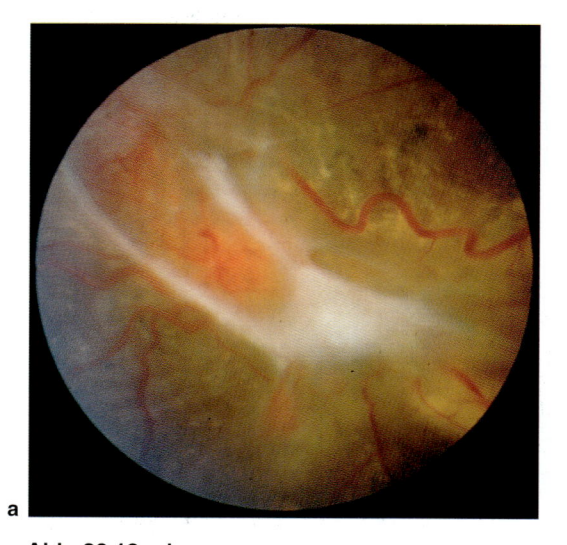

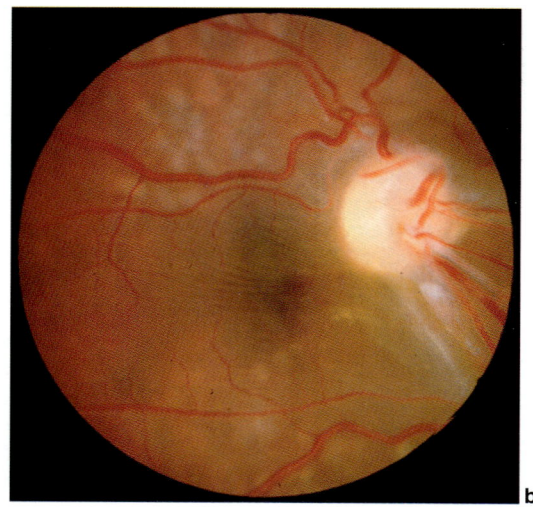

Abb. 20.13 a, b
a Von Hippel-Lindau-Syndrom mit traktiver Netzhautablösung und multiplen Netzhautangiomen.
b Gleicher Patient wie in Abb. 20.13a nach Vitrektomie.

20.2.1.6 „Screening"-Untersuchungen

Die Arbeitsgruppe in Cambridge [24] hat ein weithin akzeptiertes Protokoll für Screening-Untersuchung für Patienten mit kapillären Hämangiomen der Netzhaut erarbeitet, das eine brauchbare Grundlage für die Kontrolluntersuchungen bei Patienten mit vHL-Syndrom darstellt. Bei Patienten mit nachgewiesenem vHL-Syndrom sollten jährliche Untersuchungen eine internistische und neurologische Untersuchung mit Urintest (24h-Test auf Vanillinmandelsäure zum Ausschluß eines Phäochromozytoms), Ultraschalluntersuchung der Nieren sowie ophthalmologische Untersuchung einschließen. Alle drei Jahre bis zum Alter von 50 Jahren sollten ein NMR bzw. CT des ZNS einschließlich des Rückenmarks und der Nieren angefertigt werden; nach dem 50. Lebensjahr sollten diese Untersuchungen alle 5 Jahre stattfinden. In Abhängigkeit von pathologischen Befunden müssen diese Untersuchungsintervalle entsprechend verkürzt werden. Bei Patienten, bei denen ein erhöhtes Risiko für ein vHL-Syndrom vorliegt (z. B. bei positiver Familienanamnese), sollten kürzere Untersuchungsintervalle eingehalten werden, wobei ophthalmologische Untersuchungen vor dem 6. Lebensjahr nicht sinnvoll sind.

20.2.2 „Presumed acquired capillary hemangioma"

Shields und Mitarbeiter [38] haben 1983 erstmals sog. „presumed acquired capillary hemangiomas" der Netzhaut beschrieben. Nach den Erstbeschreibern handelt es sich um einen solitären, vaskulären Tumor der Netzhaut von transluzider-weißlicher Struktur, der insbesondere durch die manchmal massive Exsudation mit subretinalen Ablagerungen, die den Veränderungen bei einem M. COATS entsprechen können, gekennzeichnet sind (Abb. 20.14). Typischerweise ist der Tumor in der temporalen unteren Netzhautperipherie lokalisiert. Im Unterschied zum kapillären Hämangiom der Netzhaut fehlen die erweiterten nutritiven Tumorgefäße sowie die sog. Zwillingsgefäße („twin vessels"). Der Tumor scheint nicht so selten zu sein wie ursprünglich angenommen. Da der Tumor aufgrund der massiven, ggfs. den gesamten hinteren Augenpol mit einbeziehenden Exsudation visusbedrohend ist, ist eine Therapie in der Regel indiziert, wobei sowohl die Kryokoagulation als auch die Brachytherapie mit einem niederenergetischen Strahlenträger (z. B. ^{106}Ru/^{106}Rh-Applikatoren) erfolgreich sein kann.

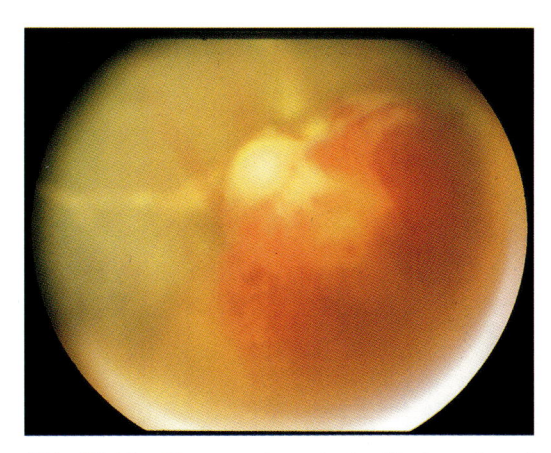

Abb. 20.14 „Presumed aquired retinal angioma" in der temp. unteren Netzhautperipherie mit ausgedehnter subretinaler Exsudatbildung.

Nach Drucklegung des Manuskripts haben *C. L. Shields* et al.[1] eine größere Serie sog. vasoproliferativer Tumoren des Augenhintergrundes publiziert. Die Autoren haben in ihrer Arbeit zwischen primären und sekundären Tumoren unterschieden, wobei in die primären vasoproliferativen Tumoren die von ihnen früher als „aquired hemangiomas of the retina" bezeichneten Tumoren mit einbezogen wurden. Die von den Autoren vorgeschlagene Klassifikation aller (pseudo-)tumoröser vasoproliferativer Veränderungen als ein Krankheitsbild wird sicher nicht umstritten sein, da sehr unterschiedliche klinische Diagnosen ohne klares gemeinsames Merkmal bis auf das Fehlen einer klassischen Diagnose wie z. B. von Hippel-Lindau Syndrom zusammengefaßt werden.

20.2.3 Kavernöse Hämangiome
20.2.3.1 Klinik, Genetik

Kavernöse Hämangiome der Netzhaut sind schon in der älteren Literatur bekannt [30], von *Gass* 1971 aber erstmals als neuro-okulo-kutanes Syndrom beschrieben worden [9]. Die Bezeichnung

---

[1] *Shields, C. L., J. A. Shields, J. Barrett, P. de Potter*: Vasoproliferative tumors of the ocular fundus. Classification and clinical manifestation in 103 patients. Arch. Ophthalmol. 113 (1995) 615–623

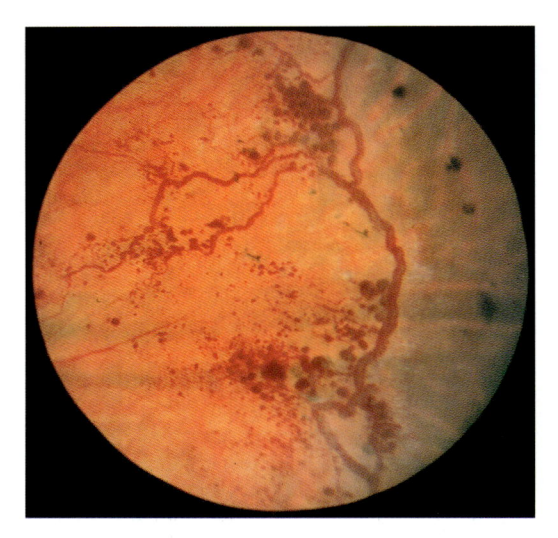

Abb. 20.15 Kavernöses Hämangiom der Netzhaut.

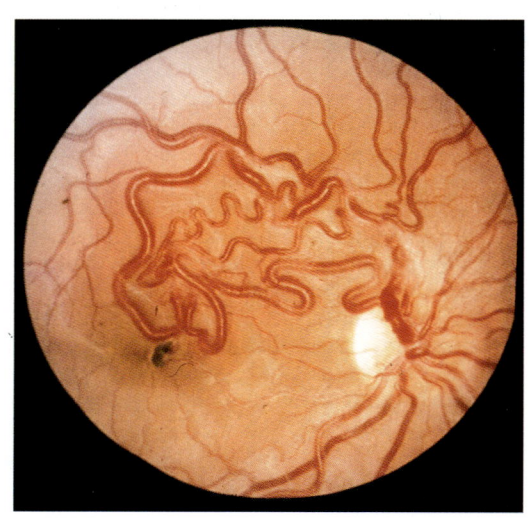

Abb. 20.16 Sog. razemöses Angiom (arteriovenöse Malformation) der Netzhaut.

wurde gewählt, da die beschriebenen retinalen Läsionen häufig mit gleichartigen Läsionen der Haut und des zentralen Nervensystems kombiniert sind [10, 27, 34]. Klinisch finden sich traubenartige Ansammlungen dunkelroter, Aneurysma-artiger Ausweitungen retinaler Gefäße, die sich vorzugsweise girlandenförmig in der Netzhautperipherie finden [22, 23] (Abb. 20.15). Die Fluoreszenzangiographie zeigt sehr typische, eindrucksvolle Befunde mit kappenförmigen Füllungsdefekten der beschriebenen Netzhautveränderungen sowie eine mäßige Farbstoffleckage in der Spätphase. Seltener finden sich entsprechende Gefäßveränderungen am hinteren Augenpol. Klinisch bleiben die Veränderungen häufig asymptomatisch; in wenigen Fällen kann es zu intraokularen Blutungen kommen. Wesentlich ist die Abklärung gleichartiger intrazerebraler Veränderungen im NMR bzw. CT [27], wobei intrazerebrale Blutungen in bis zu 12% der Fälle mit kavernösem Hämangiom der Netzhaut beschrieben wurden [27]. Die Netzhautläsionen sind in aller Regel stationär. Möglich ist auch eine ausgeprägte sekundäre fibrovaskuläre Proliferation, die im Extremfall zur Verziehung der Netzhaut am hinteren Augenpol führen kann, oder eine Spontanobliteration der Gefäßveränderungen im Sinne einer Selbstheilung [22].

Die exakte Inzidenz kavernöser Hämangiome der Netzhaut ist nicht bekannt; es sind in der Literatur allerdings mehrere Familien mit dieser Erkrankung beschrieben worden, ohne daß ein exakter Erbgang oder gar der der Erkrankung zugrundeliegende genetische Defekt bekannt wäre [10].

20.2.3.2 Differentialdiagnose

Differentialdiagnostisch müssen in erster Linie ein M. Coats und ein kapilläres Hämangiom der Netzhaut ausgeschlossen werden. Im Unterschied zum M. Coats finden sich beim kavernösen Hämangiom der Netzhaut praktisch nie ausgedehnte Exsudationen oder gar pseudotumoröse Abhebungen der Netzhaut.

20.2.3.3 Therapie

Kavernöse Hämangiome der Netzhaut bedürfen in der Regel keiner Therapie. Beim Auftreten von Glaskörperblutungen kann eine Kryo- bzw. Photokoagulation der Veränderungen, ggfs. in Kombination mit einer Pars plana Vitrektomie, durchgeführt werden.

20.2.4 Gefäßmißbildungen

20.2.4.1 Sog. razemöses Hämangiom der Netzhaut

Beim sog. razemösen Hämangiom der Netzhaut handelt es sich nicht um einen Gefäßtumor im eigentlichen Sinne, sondern um eine Gefäßmalformation. Treten diese Netzhautveränderungen mit gleichartigen Gefäßveränderungen außerhalb des Auges auf, spricht man von einem Wyburn-Mason Syndrom. Ophthalmoskopisch kann der Befund außerordentlich eindrucksvoll sein. Charakteristisch sind monströse arterio-venöse Shunts mit sekundären Netzhautveränderungen wie fokalen Hyperpigmentierungen und anderen Alterationen des retinalen Pigmentepithels bei sog. Typ-II-Veränderungen [3] (Abb. 20.16). Das Erscheinungsbild kann durch die Spontanobliteration einzelner Shunts und die Ausbildung neuer arteriovenöser Kurzschlüsse im Laufe der Zeit erheblichen Veränderungen unterworfen sein [28]. Weniger ausgeprägte Veränderungen manifestieren sich als kapillärer Plexus zwischen den großen Gefäßen (sog. Typ-I-Veränderungen) [3]. Eine Behandlung ist nicht nötig, wobei der therapeutische Wert koagulativer Maßnahmen ohnehin zweifelhaft ist.

Zusammenfassung

Kavernöse Hämangiome der Aderhaut und kapilläre Hämangiome sind die mit Abstand häufigsten intraokularen Gefäßtumoren; alle anderen Tumoren sind sehr viel seltener. Da intraokulare Gefäßtumoren nicht selten mit Allgemeinerkrankungen wie einem M. Sturge-Weber oder einem von Hippel-Lindau Syndrom assoziiert sind, kommt ihrer frühen Diagnose besondere Bedeutung zu. Kavernöse Hämangiome der Aderhaut sind in der Regel solitäre Tumoren am hinteren Augenpol, die lange Zeit asymptomatisch bleiben können und im frühen Erwachsenenalter klinisch symptomatisch werden. Im Rahmen eines M. Sturge-Weber treten diffuse Hämangiome des hinteren Augenpols auf, die klinisch früher manifest werden. Eine Therapie ist nur bei einer visusbedrohenden Komplikationen wie z. B. einer zunehmenden exsudativen Begleitablatio notwendig, wobei die perkutane Strahlentherapie in der überwiegenden Zahl der Fälle die Therapie der Wahl ist. Kapilläre Hämangiome der Netzhaut können entweder sporadisch als im Rahmen eines von Hippel-Lindau Syndroms auftreten. In Analogie zu anderen Netzhauttumoren können exophytische und endophytische Angiome unterschieden werden, wobei die juxtapapilläre Lokalisation kapillärer Hämangiome der Netzhaut eine Sonderstellung einnimmt. Der Ausschluß einer systemischen Erkrankung (weitere Hämangioblastome des ZNS, viszerale Manifestation) sind von besonderer Wichtigkeit. Therapeutische Optionen sind die Photo- bzw. Kryokoagulation, die Strahlentherapie, die direkte Therapie des Tumors im Rahmen eines vitreoretinalen Eingriffs bzw. die Kombination dieser Methoden. Seltene intraokulare Gefäßtumoren sind kavernöse Angiome der Netzhaut sowie sog. „presumed acquired hemangiomas of the retina".

Summary

Cavernous hemangiomas of the choroid and capillary hemangiomas of the retina are the most frequent intraocular vascular tumors. Early diagnosis and adequate treatment of these tumors is extremely important as they are frequently associated with systemic diseases such as Sturge-Weber syndrome or von Hippel-Lindau syndrome. Cavernous hemangiomas of the choroid are solitary tumors at the posterior pole becoming symptomatic in early adulthood. Hemangiomas associated with Sturge-Weber syndrome are more diffuse tumors with secondary complications and earlier manifestation. Therapy of choroidal haemangiomas is only indicated if the enlargement of the tumor is present or if the function is threatened by an increasing exudative detachment. Most tumors can be managed by low dose external beam radiation. Capillary hemangiomas of the retina may either be solitary or are associated with von Hippel-Lindau syndrome. Exo- and endophytic growth of the tumor may be differentiated, while localization of the tumor at the optic disc represents a specific tumor manifestation. Systemic workup including CAT scans and NMR imaging for vascular tumors of the central nervous system and evaluation of visceral manifestations of von Hippel-Lindau syndrome are mandatory. Therapeutic options include photo- and cryocoagulation, radiation therapy, vitreoretinal surgery or a combination of these methods. Rare intraocualar vascular tumors include cavernous hemangiomas of the retina and presumed acquired hemangiomas of the retina.

Literatur

1 *Ahlstrom, C. G.*: Eugen von Hippel och Arvid Lindau. „Mannen bakom" angiom i oga och lillhjarna. Lakartidningen 86 (1989) 3282

2 *Anand, R., J. J. Augsburger, J. A. Shields*: Circumscribed choroidal hemangiomas. Arch. Ophthalmol. 107 (1989) 1338–1342

3 *Archer, D. B., A. Deutman, J. T. Ernest, A. E. Krill*: Arteriovenous communications of the retina. Am. J. Ophthalmol. 75 (1973) 224–241

4 *Benson, M., C. Mody, I. Rennie, J. Talbot*: Haemangioma of the optic disc. Graefes Arch. Clin. Exp. Ophthalmol. 228 (1990) 332–334

5 *Bottoni, F., M. P. Canevini, R. Canger, N. Orzalesi*: Twin vessels in familial retinal cavernous hemangioma. Am. J. Ophthalmol. 109 (1990) 285–289

6 *de Jong, P. T., R. J. Verkaart, M. J. van de Vooren, D. F. Majoor-Krakauer, A. R. Wiegel*: Twin vessels in von Hippel-Lindau disease. Am. J. Ophthalmol. 105 (1988) 165–169

7 *Ferry, A. P.*: Hemangiomas of the iris and ciliary body. Do they exist? A search for histologically proved cases. Int. Ophthalmol. Clin. 12 (1972) 177–194

8 *Filling-Katz, M. R., P. L. Choyke, E. Oldfield, L. Charnas, N. J. Patronas, G. M. Glenn, M. B. Gorin, J. K. Morgan, W. M. Linehan, B. R. Seizinger, et al.:* Central nervous system involvement in Von Hippel-Lindau disease. Neurology 41 (1991) 41–46
9 *Gass, J. D. M.:* Cavernous hemangioma of the retina. A neuro-oculocutaneous syndrome. Am. J. Ophthalmol. 71 (1971) 799–814
10 *Goldberg, R. E., T. R. Pheasant, J. A. Shields:* Cavernous hemangioma of the retina. A four generation pedigree with neurocutaneous manifestations and an example of bilateral retinal involvement. Am. J. Ophthalmol. 98 (1979) 2321–2324
11 *Greber, H., W. Alberti, E. Scherer:* Strahlentherapie der Aderhauthaemangiome. Fortschr. Ophthalmol. 82 (1985) 450–452
12 *Greber, H., A. Wessing, W. Alberti, E. Scherer:* Die erfolgreiche Behandlung eines Aderhauthämangioms mit Sekundärveränderungen bei Sturge-Weber-Syndrom. Klin. Mbl. Augenheilk. 185 (1984) 276–278
13 *Grossniklaus, H. E., J. W. Thomas, N. Vigneswaran, W. d. Jarrett:* Retinal hemangioblastoma. A histologic, immunohistochemical, and ultrastructural evaluation. Ophthalmology 99 (1992) 140–145
14 *Karsdorp, N., A. Elderson, D. Wittebol-Post, R. J. Hené, J. Vos, M. A. Feldberg, A. P. van Gils, J. M. Jansen-Schillhorn van Veen, T. M. Vroom, J. W. Höppener, et al.:* Von Hippel-Lindau disease: new strategies in early detection and treatment. Am. J. Med. 97 (1994) 158–168
15 *Lanning, R., J. A. Shields:* Comparison of radioactive phosphorus (32P) uptake test in comparable sized choroidal melanomas and hemangiomas. Am. J. Ophthalmol. 87 (1979) 769–772
16 *Latif, F., K. Tory, J. Gnarra, M. Yao, F. M. Duh, M. L. Orcutt, T. Stackhouse, I. Kuzmin, W. Modi, L. Geil, et al.:* Identification of the von Hippel-Lindau disease tumor suppressor gene. Science 260 (1993) 1317–1320
17 *Leys, A. M., S. Bonnet:* Case report: associated retinal neovascularization and choroidal hemangioma. Retina 13 (1993) 22–25
18 *Lieb, W. E., J. A. Shields, S. M. Cohen, D. A. Merton, D. G. Mitchell, C. L. Shields, B. B. Goldberg:* Color Doppler imaging in the management of intraocular tumors. Ophthalmology 97 (1990) 1660–1664
19 *Lindau, A.:* Zur Frage der Angiomatosis retinae und ihrer Hirnkomplikationen. Acta Ophthal. (Kobenhavn) 4 (1927) 192–226
20 *Mackensen, D., G. Meyer-Schwickerath:* Diagnostik und Therapie des Aderhauthämangioms. Klin. Mbl. Augenheilk. 177 (1980) 16–23
21 *Medlock, R. D., J. J. Augsburger, C. P. Wilkinson, M. Cox, Jr., J. W. Gamel, J. Nicholl:* Enlargement of circumscribed choroidal hemangiomas. Retina 11 (1911) 385–388
22 *Messmer, E., H. Laqua, A. Wessing, M. Spitznas, E. Weidle, K. Ruprecht, G. O. Naumann:* Das kavernöse Hämangiom der Netzhaut. Fortschr. Ophthalmol. 79 (1982) 291–293
23 *Messmer, E., H. Laqua, A. Wessing, M. Spitznas, E. Weidle, K. Ruprecht, G. O. H. Naumann:* Nine cases of cavernous hemangioma of the retina. Am. J. Ophthalmol. 95 (1983) 383–390
24 *Moore, A. T., E. R. Maher, P. Rosen, Z. Gregor, A. C. Bird:* Ophthalmological screening for von Hippel-Lindau disease. Eye 5 (1991) 723–728
25 *Neumann, H. P.:* Das v. Hippel-Lindau-Syndrom. Dtsch. Med. Wochenschr. 116 (1991) 28–34
26 *Neumann, H. P.:* Das Von-Hippel-Lindau-Syndrom. Pathologe 14 (1993) 150–157
27 *Pancurak, J., M. F. Goldberg, M. Frenkel, R. M. Crowell:* Cavernous hemangioma of the retina. Genetic and central nervous system involvement. Retina 5 (1985) 215–220
28 *Pauleikhoff, D., A. Wessing:* Arteriovenous communications of the retina during a 17-year follow-up. Retina 11 (1991) 433–436
29 *Peyman, G. A., K. R. Rednam, L. L. Mottow, T. Flood:* Treatment of large von Hippel tumors by eye wall resection. Ophthalmology 90 (1983) 840–847
30 *Piper, H. F.:* Über cavernöse Angiome in der Netzhaut. Ophthalmologica 128 (1954) 99
31 *Plowman, P. N., A. N. Harnett:* Radiotherapy in benign orbital disease. I. complicated ocular angiomas. Br. J. Ophthalmol. 72 (1988) 286–288
32 *Ragge, N. K., P. A. Crossey, E. H. Maher, A. L. Murphree, R. E. Falk:* Von Hippel-Lindau syndrome: clinicomolecular study of a large pedigree. Invest. Ophthal. Vis. Sci. 36 (Suppl.) (1995) 1057
33 *Schilling, H., W. Sauerwein, W. Friedrichs, N. Bornfeld, A. Wessing:* Langzeitresultate nach Strahlentherapie von Aderhauthämangiomen mit hochenergetischen Photonen. Der Ophthalmologe (1995) (im Druck)
34 *Schwartz, A. C., R. J. Weaver, R. Bloomfield, M. E. Tyler:* Cavernous hemangioma of the retina, cutaneous angiomas, and intracranial vascular lesion by computed tomography and nuclear magnetic resonance imaging. Am. J. Ophthalmol. 98 (1984) 483–487
35 *Scott, T. A., J. J. Augsburger, L. W. Brady, C. Hernandez, R. Woodleigh:* Low dose ocular irradiation for diffuse choroidal hemangiomas associated with bullous nonrhegmatogenous retinal detachment. Retina 11 (1991) 389–393
36 *Seizinger, B. R.:* von Hippel-Lindau disease: a model system for the isolation of "tumor suppressor" genes associated with the primary genetic mechanisms of cancer. Adv. Nephrol. Necker. Hosp. 23 (1994) 29–42
37 *Shields, C. L., J. A. Shields, P. de Potter:* Patterns of indocyanine green videoangiography of choroidal tumors. Br. J. Ophthalmol. 79 (1995) 237–245
38 *Shields, J. A., W. L. Decker, G. E. Sanborn, J. J. Augsburger, R. E. Goldberg:* Presumed acquired retinal hemangiomas. Ophthalmology 90 (1983) 1292–1300

39 *Treacher Collins, E.:* Two cases, brother and sister, with peculiar vascular new growth, probably primary retinal, affecting both eyes. Trans. Ophthalmol. Soc. UK 14 (1894) 141–149
40 *von Hippel, E.:* Über eine sehr seltene Erkrankung der Netzhaut: klinische Beobachtungen. Archiv für Ophthalmologie 59 (1904) 83–106
41 *von Hippel, E.:* Die anatomische Grundlage der von mir beschriebenen sehr seltenen Erkrankung der Netzhaut. Archiv für Ophthalmologie 79 (1911) 350–377
42 *Wessing, A.:* Die von Hippel-Lindausche Erkrankung. In: 5. Kongreß der Europäischen Gesellschaft für Ophthalmologie. Enke, Stuttgart 1976, S. 115–119
43 *Witschel, H., R. L. Font:* Hemangioma of the choroid. A clinicopathologic study of 71 cases and review of the literature. Surv. Ophthalmol. 20 (1976) 415–431
44 *Zografos, L., L. Bercher, E. Egger, L. Chamot, C. Gailloud, S. Uffer, C. Perret, C. Markovits:* Le traitement des tumeurs oculaires par faisceau de protons accélérés. 7 ans d'experience. Klin. Monatsbl. Augenheilk. 200 (1992) 431–435
45 *Zografos, L., C. Gailloud, L. Bercher:* Le traitement des hémangiomes de la choroïde par radiothérapie. J. Fr. Ophthalmol. 12 (1989) 797–807

21 Round-Table-Gespräch: Qualitätssicherung in der Augenheilkunde

Teilnehmer: Prof. Reinhard Dannheim (Stuttgart)
Dr. Ralf-Hellmar Gerl (Ahaus)
Dr. Georg Kraffel (Berlin)
Prof. Hans-Konrad Selbmann (Tübingen)
Prof. Paul-Diether Steinbach (Düsseldorf)
Prof. Hans-Jürgen Thiel (Tübingen)

Moderation und
Zusammenstellung: Prof. Otto-Erich Lund (München)

LUND:

Meine Damen und Herren, das Thema des diesjährigen Rundtischgespräches lautet: **„Qualitätssicherung in der Augenheilkunde"**. Ich darf Ihnen die Teilnehmer entsprechend der Sitzordnung vorstellen.

Es sind dies: Dr. *Kraffel* aus Berlin als 1. Vorsitzender des BVA, wohlvertraut mit der Notwendigkeit und auch den Konsequenzen der Qualitätssicherung, nicht nur für die Praxis, sondern auch für die Kliniken.

Prof. *Thiel* aus Tübingen, Vorsitzender der VOL (Vereinigung Ophthalmologischer Lehrstuhlinhaber) und Beauftragter der DOG für die Qualitätssicherung.

Neben ihm Kollege Prof. *Selbmann*, Direktor des Instituts für Medizinische Informationsverarbeitung in Tübingen, und ganz wesentlich in Theorie und Praxis mit der Entwicklung der Qualitätssicherung auch für die Augenheilkunde beschäftigt. Wir sind Ihnen, Herr *Selbmann*, dankbar, daß Sie trotz Ihrer Zusatzbelastung als Dekan der Tübinger Medizinischen Fakultät an der Runde teilnehmen.

Dr. *Gerl* aus Ahaus, der sich als operativ tätiger Kollege für den Berufsverband (BVA) nicht nur intensiv mit der Strukturqualität, sondern auch eingehend mit der Prozeßqualität der Qualitätssicherung und ihrer Erfassung beschäftigt.

Prof. *Dannheim* aus Stuttgart, Ihnen über die „Pilotstudie zur Cataract-Chirurgie", gemeinsam mit Herrn *Selbmann* und Mitarbeitern des BVA und der DOG, wohlbekannt. Seit nunmehr annähernd 15 Jahren widmet sich Herr *Dannheim* der Frage zur Qualitätssicherung in unserem Fach.

Prof. *Steinbach* aus Düsseldorf, Chefarzt der Augenabteilung am Marienhospital in Düsseldorf und Vorsitzender der DOCH (Deutsche Ophthalmologische Chefärzte), wohlvertraut mit den Fragen der Qualitätssicherung und ihrer praktischen Anwendung.

LUND:

Die Qualitätssicherung, würde man meinen, sei ein aktuelles Problem. Qualitätssicherung ist indes einige hundert Jahre alt. 1500 bis 1800 gab es Ansätze zur Qualitätssicherung vorwiegend über die medizinischen Fakultäten. Es kamen dann Medizinalanordnungen, um sich gegen Heilpraktiker und Quacksalber abzugrenzen. Bereits im 18. Jahrhundert beschäftigte sich vorwiegend die englische Schule intensiv mit Überlegungen zur Qualitätssicherung in der Medizin unter *John Gregory* aus Edinburgh und *Thomas Percel* aus Manchester. Sie haben schon damals gefordert (etwa Mitte des 18. Jahrhunderts), daß die Qualitätssicherung durch Ärzte erfolgen müsse. Ärzte für Ärzte sollten kontrollieren. Erst sehr viel später schoben sich juristische und auch Verwaltungsgremien in die Kontrollfunktion ein.

Im 19. Jahrhundert wurde vorwiegend in den USA und in England die Qualitätssicherung intensiviert; z. B. Ende des Jahrhunderts über die Johns Hopkins-Schule und dann eben ferner mit dem bekannten Flexner-Report 1910. Es ist wichtig zu wissen, daß in den USA gesetzliche Vorschriften seit über 20 Jahren existieren (1974). Einweisungsnotwendigkeit, Liegezeit, Qualität, Begehungskommissionen seien Stichworte hierzu.

Wir kommen bei uns zunehmend unter öffentlichen Druck. Sie wissen, daß wir uns schon lange mit Fragen der Qualitätssicherung, z. B. Rundtischgespräch hierzu auf der DOG (1982 in München) beschäftigt haben. Über das GSG werden zunehmend nicht nur die Kliniken, sondern auch die niedergelassenen Operierenden mit der Frage der Qualitätssicherung stärker konfrontiert.

Herr *Selbmann*, wo sehen Sie die Notwendigkeiten, wo sehen Sie die Ziele der Qualitätssicherung? Warum entsteht gerade jetzt vermehrter Druck allseits?

SELBMANN:

Vielen Dank, Herr *Lund*, für die Frage. Der Behandlungsvertrag zwischen Krankenhaus oder Arzt und Patient entspricht einem Dienstleistungsvertrag, also keinem Werksvertrag mit einer Heilungsgarantie. So haben mir dies Juristen erklärt. Aber der Patient hat einen Anspruch darauf, daß die Dienstleistung auf einem hohen Qualitätsniveau erbracht wird. Um diese Qualität zu sichern oder sie vielleicht zu verbessern, braucht man qualitätssichernde Maßnahmen.

Der Ausgangspunkt jeder Qualitätssicherung ist aber zunächst einmal die Feststellung, wie gut ist die Qualität überhaupt. Interessanterweise definieren mittlerweile seit 1987 die DIN-ISO-Normen „Qualitätsmanagement" als aus den 4 Aufgaben Qualitätsplanung, Qualitätskontrolle, Qualitätssicherung im engeren Sinn und Qualitätsverbesserung bestehend. Die Qualitätssicherung im engeren Sinn sorgt also lediglich dafür, daß die Qualität so gut bleibt wie sie ist.

Qualitätskontrolle ist wichtig im Qualitätsmanagement. Aber man darf dabei nicht stehen bleiben. Kontrolle allein verbessert nicht die Qualität. Erst die Sicherstellung der Qualität auf hohem Niveau ist Bestandteil jeder professionellen Leistungserbringung. Eine Berufsgruppe unterscheidet sich von Amateuren durch die Qualität ihrer Leistungen. Es gibt einen schönen Spruch unter den Qualitätsmanagern: „Wer heute aufhört, besser werden zu wollen, hat morgen aufgehört, gut zu sein." Zudem haben wir in der Medizin eine besondere Situation. Durch die sich ständig weiter entwickelnde Medizin muß die Versorgung der Patienten ständig dem Fortschritt angepaßt werden.

Auch in diesem Sinn muß man das „Continuous Quality Improvement", das von den USA derzeit zu uns herüber kommt, verstehen.

Eine nachgewiesene Qualität und das Aufzeigen erbrachter qualitätssichernder Maßnahmen bilden Vertrauen bei Patienten und Kostenträgern. Beides sind Wettbewerbsfaktoren. Und daß wir uns auf einen Wettbewerb zubewegen, ist mittlerweile Allgemeingut geworden. Es besteht allerdings die Gefahr, daß durch eine zu intensive Qualitätskontrolle von außen jedes Vertrauen aus unserer Gesundheitsversorgung hinausgedrängt wird. Wir könnten doch, verglichen mit den USA, stolz auf das Vertrauen sein, das in unserem Gesundheitssystem steckt. Wenn wir aber immer stärker die Kontrollschraube anziehen, geht dieses Vertrauen auch noch verloren.

Warum gerade jetzt Qualitätsmanagement? Ich habe zwei Gründe dafür ausgemacht. In Zeiten einer verstärkten Ressourcenknappheit muß man besonders auf die Qualität achten. Die Gefahr, daß durch Kostenzwänge die Qualität sinkt, ist nicht von der Hand zu weisen. Schon aus ethischen Gründen müßten die Ärzte bei dem Versuch, Kosten zu senken, immer schauen, ob die Qualität nicht darunter leidet. Ich denke, das müßte eine der Hauptmotivationen aus der Ärzteschaft sein, Qualitätsmanagement zu betreiben, natürlich auch eine der Hauptmotivationen aus der Sicht der Kostenträger.

Und einen zweiten Grund für das verstärkte Qualitätsmanagementinteresse habe ich ausgemacht. Wir haben in der Vergangenheit zu wenig dafür getan, daß unsere qualitätssichernden Leistungen transparent werden. Wir haben immer wieder gesagt: Vertraut uns, wir sind gut. – Inzwischen wird etwas an diesem Image gekratzt – das 5. Sozialgesetzbuch fordert im § 137 z. B. vergleichende Prüfungen zwischen Krankenhäusern – und wir sind nicht schnell genug, im Stand nachzuweisen, was wir alles zur Erhaltung oder Verbesserung unserer Qualität tun. Ein Kunstfehler wird – wenn überhaupt – leichter verzeihbar, wenn man viele qualitätssichernde Aktivitäten nachweisen kann. Vielleicht haben wir in der Vergangenheit tatsächlich in dieser Richtung zu wenig getan. Jetzt kommt der mündige Patient und der mündige Kostenträger, jetzt kommt die vermehrte Nachfrage nach Transparenz in Sachen Qualitätssicherung.

LUND:

Ich bin Ihnen dankbar, Herr *Selbmann,* für das Grundsätzliche, das Sie betonen, und die Hinweise auf die Notwendigkeiten, die sich daraus ergeben.

Herr *Thiel,* wo sehen Sie aus Sicht der DOG Grundsätzliches, Ansätze und Ergebnisse?

THIEL:

Ich erinnere mich genau, als ich von der DOG vor über 20 Jahren in eine solche Diskussion geschickt wurde. Sie fand in Hannover im Ärztehaus statt. Ich hatte anschließend darüber berichtet, und es gab Schwierigkeiten, Begriffe wie Qualitätssicherung, Standards usw. plausibel zu machen. Es war eine völlig neue Denkweise, die dort geboren wurde. 1982 war der zweite Versuch gestartet worden, innerhalb der DOG: das Rundtischgespräch in München. Dort hatte man eigentlich noch keine so engen Beziehungen zu diesen neuen Begriffen gehabt – diese wurden langsam aufgebaut.

Nachdem Herr *Selbmann* in Tübingen seine Tätigkeit begann, haben wir erste Kontakte geknüpft. Es wurde ein Programm zur Qualitätssicherung aufgelegt, d. h. zu den Cataract-Operationen. Dies scheiterte daran, daß wir zunächst keinen Geldgeber fanden. Die Robert-Bosch-Stiftung in Stuttgart hatte letztlich abgelehnt, diesen Betrag zur Verfügung zu stellen. Dankenswerterweise stellte der BVA anschließend Gelder zur Verfügung, so daß die ersten Studien an Cataract-Operationen durchgeführt werden konnten und dies mit sehr positivem Erfolg. In der Ärztekammer und in anderen Instiutionen war man sehr angetan von der Qualität dieser Untersuchungen, die unter der tatkräftigen Hilfe von Herrn *Selbmann* und seinen Mitarbeitern durchgeführt worden ist.

Nun, wenn wir schauen, was außerdem dabei herauskam, dann muß man sagen, die Augenheilkunde tut sich noch schwer, auf diesem Gebiet weiterzuarbeiten. Es ist noch nicht das Gefühl für Qualitätskultur und ihre Bewertung entstanden. Installiert man derartige Programme, dann muß man sie auch durchforsten und anschließend bewerten. Dies ist im wesentlichen noch ausgeblieben. Ich erinnere hierbei an neue Verfahren der Cataract-Chirurgie, die eingeführt wurden und auch spektakulär sein mögen, derer sich jeder gerne bedienen möchte. Aber keiner der Anwender hat indes in den letzten Jahren einmal Ergebnisse vorgelegt. Es bestehen keine Ausbildungsvorschriften, keine Anwendungsvorschriften. Trotzdem werden diese Operationen von vielen durchgeführt. Dies ist nicht das, was Qualitätssicherung fordert. Aus diesem Grunde müssen wir noch etliches tun, um zu erreichen, daß nicht von anderen uns Standards vorgelegt werden.

Nun ein Lichtblick, den ich vielleicht noch setzen möchte:
Herr *Dannheim* hat es übernommen, die Standards zu formulieren für Operationen bei Cataract. Diese wollen wir durcharbeiten. Ich glaube, es ist ein erster Schritt oder ein weiterer Schritt getan, um hier hinsichtlich Qualitätssicherung weiter Positives zu leisten.

LUND:

Herr *Thiel* für Ihre grundsätzliche Aussage danke ich. Sie nannten das Rundtischgespräch 1982 in München auf der damaligen DOG-Tagung. Seinerzeit waren schon Herr *Dannheim* und Herr *Selbmann,* der damals noch in München tätig war, Teilnehmer desselben (s. Fortschr. Ophthalmol. [1983] 80:448–450. u. 451–456). Ich erinnere natürlich auch an die Pilotstudie des Berufsverbandes und der DOG, die im wesentlichen der Gruppe *Selbmann* und *Dannheim* zu verdanken ist; 1991 begonnen und 1994 vorgelegt. Ich nehme an, daß ein großer Teil der Zuhörer die sehr sorgfältige Studie schon einmal in der Hand gehabt hat.

Herr *Dannheim,* eine direkte Frage an Sie: Was waren die Überlegungen, eine so umfangreiche Studie anzulegen?

DANNHEIM:

Ich hatte damals vom BVA den Auftrag übertragen bekommen, eine operative Studie vorauszudenken, zu planen und nach Möglichkeit durchzuführen. Hierfür bietet sich ja in unserem Fach nichts so an wie die Cataract-Operation.

Ein zweiter Punkt, sich dafür zu entscheiden, um ein Werkzeug zu erarbeiten, mit dem wir evtl. gesetzlichen Vorschriften zuvorkommen könnten, ist die Tatsache, daß die Cataract-Operation sehr vielfältig durchgeführt wird. Ich erinnere an Krankenhäuser, Belegabteilungen, ambulant durchgeführte Eingriffe. Man kann mit einer derartigen Pilotstudie sehr viele verschiedene Durchführungsbedingungen erkunden und vergleichen. Das war die zweite Frage, die wir uns stellten.

Die nächste Frage: Was kann man überhaupt bei diesen verschiedenen Operationsformen an Merkmalen, an Informationen sammeln, und wie kann man diese auswerten? Diese hatten wir uns in einem Aufgabenkatalog zusammengestellt, der uns einige Jahre beschäftigt hat. Es ist uns dann gelungen, aus diesen verschiedenen Gesichtspunkten Antworten, Lösungen zu erarbeiten, die in dem Bericht auch vorgelegt worden sind. Also theoretisch könnten wir heute – von Modifikationen abgesehen – jedem operierenden, cataract-operierenden Kollegen, egal, unter welchen Bedingungen er sie durchführt, die Möglichkeit geben, an einem Programm, das der Berufsverband gemeinsam mit der DOG – ich möchte das noch einmal ausdrücklich betonen – erarbeitet hat, teilzunehmen.

LUND:

Herr *Dannheim* wir danken Ihnen. Wir wurden aufgefordert, der Berufsverband und auch die DOG, uns zusammenzutun mit der Deutschen Krankenhausgesellschaft (DKG) und dem Medizinischen Dienst (MD), also vormals Vertrauensärzten, einen solchen vereinfachten Bogen mit zu entwickeln. Ihre „Pilotstudie" wurde hierbei sehr gelobt und anerkannt, daß unser Fach eine solche wesentliche Studie erstellt hat. Herr *Steinbach* und Herr *Gerl* waren seinerzeit mit in Düsseldorf bei dieser Sitzung. Ich wäre Ihnen, Herr *Steinbach*, dankbar, wenn Sie aus Ihrer Sicht etwas zu den ersten Entwürfen eines solchen Fragebogens für fallpauschalierte Operationen unseres Faches sagen könnten.

STEINBACH:

Statistikbögen werden ja schon lange benutzt. Nun ist etwas passiert, was über alle bisherigen Kontrollen hinausgeht. Die Deutsche Krankenhausgesellschaft hat mit den Krankenkassen einen Vertrag zur Qualitätskontrolle geschlossen und die Kriterien der Kontrollen einseitig festgelegt. Wir sind nur beratend hinzugezogen worden, sozusagen als Messerschleifer für die Kollegen, die der Qualitätssicherung unterliegen. Ich habe Ihnen diesen Entwurfsbogen mitgebracht mit all den Fehlern, damit Sie sehen, welche Leute dann dafür zuständig sind, diese Qualitätssicherung auch auszuarbeiten. Die haben also keine Ahnung von dem, was getan wird und entsprechend sehen die Fehler aus, die dann in solche Bögen eingehen. Natürlich werden die dann korrigiert. Vorläufig gefordert ist ja nur die Qualitätskontrolle in den Fallpauschalen. Und wir haben uns bemüht, den Bogen möglichst kurz zu machen. Dennoch sind natürlich einige Seiten übriggeblieben, die aber durch Kreuzchenverfahren ganz gut zu bewerkstelligen sind. Wie gesagt, wenn die Qualitätskontrollen im Fallpauschalenbereich ab '97 oder später sich ausweiten, dann kriegen Sie für jede Operation einen solchen Bogen. Sie werden also einige Assistenten dann nur ausschließlich mit diesem bürokratischen Teil beschäftigen können. Hinzukommt, ich will die Bögen nicht alle zeigen, also ein allgemeiner Bogen, und wenn Sie also Pech haben, dürfen Sie auch noch einen Anästhesiebogen ausfüllen, so daß Sie mit etwa 10 Seiten dann jeden Tag für einen Cataracta provecta-Patienten beschäftigt sind. Diese Qualitätsbögen werden im Krankenhaus belassen, oder bei Ihnen als Belegarzt und können aber jederzeit vom Medizinischen Dienst abgerufen werden. Das wird sicher am Anfang etwas ruhiger laufen. Es wird auch anonym bleiben, aber über kurz oder lang werden sie natürlich sehr exakt verglichen mit Ihrem Nachbarn oder dem etwas weiter weg Operierenden, und Sie werden also ganz schön unter Druck geraten können, wenn in bestimmten Bereichen Ihre Qualität, Ihre Ergebnisqualität, nicht dem allgemeinen Standard entspricht. Soweit dies erst mal.

LUND:

Die Entwicklung eines solchen Qualitätssicherungsbogens steht noch am Anfang. Meines Erachtens wird der Bogen für Allgemeinerkrankungen und die Anästhesie wohl nicht durch uns ausgefüllt werden müssen, sondern durch das Krankenhaus, den Arzt oder den Anästhesisten; es sei denn, er bezieht sich auch auf die Lokalanästhesie.

Herr *Steinbach* hat die Frage der Kontrolle angeschnitten. Es überrascht, daß die Deutsche Krankenhausgesellschaft mit dem Medizinischen Dienst den Auftrag bekommt, die Sicherungsmaßnahmen zu erarbeiten; allerdings nicht zu kontrollieren. Die Bundesärztekammer (s. BÄK Intern 7. 2. 95) hat dieses beanstandet und darauf hingewiesen, daß die Durchführungsmaßnahmen hauptverantwortlich in den Händen der Bundesärztekammer bzw. Landesärztekammer liegen sollen. Es muß bei der Kontrolle von Ärzten durch Ärzte bleiben.

Haben Sie, Herr *Selbmann*, weitere Informationen? Wer führt im Endeffekt vor Ort die Kontrolle durch?

SELBMANN:

Auch dies ist im Sozialgesetzbuch festgelegt. Nach § 113 SGB V, glaube ich, sollen spezielle Prüfer in die Häuser gehen dürfen und die Wirtschaftlichkeit, aber auch die Qualität prüfen. Was mich als Methodiker an dem Vorgehen der Deutschen Krankenhausgesellschaft und der Spitzenverbände der Krankenversicherungen stört, ist etwas, wovon wir unsere Medizinstudenten schon vor 20 Jahren gewarnt haben. Ich habe das Gefühl, daß erst einmal große Dokumentationsbögen entworfen werden, bevor man sich über die Auswertung, d. h. die Messung der Qualität, Gedanken macht. Das heißt, das Pferd am Schwanz aufzuzäumen, was bekanntlich unwirtschaftlich ist.

Und ein zweites: Wir werden sicher eine irgendwie geartete zusätzliche Dokumentation bekommen. Aber bevor die Krankenhäuser ihre Daten irgendwohin abliefern, sollten sie erst selbst sehen, was sie mit diesen Daten anfangen können. Den Kollegen dabei zu helfen, wäre sicher eine lohnenswerte Aufgabe für die DOG oder den Berufsverband.

Nach meinem Rechtsverständnis hat übrigens nicht die Deutsche Krankenhausgesellschaft vom Gesetz das Mandat erhalten, vergleichende Prüfungen oder Prüfungen vor Ort durchzuführen. Es handelt sich nur um Rahmenverträge der Spitzenverbände der Krankenversicherungen und der Deutschen Krankenhausgesellschaft. Jedes Bundesland wird zunächst abklären müssen, wie es zu verfahren gedenkt. Zudem werden vergleichende Prüfungen eindeutig nach § 112 SGB V auf Landesebene geregelt. So schaut es zur Zeit aus.

GERL:

Hierzu eine klärende Information: Die Initiative ging eigentlich von der Ärzteschaft aus, und zwar vom Präsidenten der Ärztekammer Baden-Württemberg. Er war gleichzeitig Vorsitzender der Arbeitsgemeinschaft für die Qualitätssicherung. Man hat die Spitzen der Krankenkassen und auch andere, die Krankenhausgesellschaft, eingeladen mitzuwirken. Diese beiden Gremien taten sich zusammen und ließen die Ärzteschaft heraus.

KRAFFEL:

Ich darf, was Sie eben gehört haben, zusammenfassen: Wir erleben hier das Mißtrauen der Gesellschaft mit ihrer Erfahrung: Eine Krähe hackt der anderen das Auge nicht aus. Deshalb hat der Gesetzgeber im SGB ganz klar die Ärztekammer ausgehebelt. Das war kein Irrtum, das war kein Versäumnis. Man wollte sie heraushaben und durch Dritte prüfen. Wäre es ein Irrtum gewesen, dann hätte man korrigieren können, spätestens bei den dreiseitigen Verträgen. Da ist System drin. Wir sollten daran gehindert werden, daß Ärzte Ärzte kontrollieren. Wir sind nur noch am Rande als Sachverständige beteiligt. Es wird etwas beschönigt, indem wir mit Schlenkern eingeführt werden. Das ist die wahre Grundlage dessen, was wir hier beklagen und die Bundesärztekammer schon lange beklagt hat. Es steht Absicht dahinter. Nun wissen Sie, wie es richtig lang geht.

Die Qualitätssicherung in der Praxis, die hat jeder durchgeführt. Die Qualitätssicherung war sein Gewissen. Er hat für seine Patienten das Beste getan. Wir können es auch in modernen Worten ausdrükken. Die Strukturqualität, die Einrichtung, hat sich nach dem Räumlichen gerichtet, nachdem, was er gelernt hat, was nach seiner Ausbildung notwendig war, auch, was er im Wettbewerb zwischen den anderen brauchte, um Leistungen zu erbringen, um seine Patienten zufriedenzustellen. Diese haben dann „über die Füße" abgestimmt und sind in die Praxis gekommen oder nicht. Das galt für die Prozeßqualität. Wir haben uns Mühe gegeben, und wir haben das Beste getan. Auch für die Ergebnisqualität. Dies haben die Patienten mit ihrer Zufriedenheit zum Ausdruck gebracht. Heute reicht dies nicht mehr. Die Gesellschaft stülpt uns aus der Industrie übernommene Begriffe für die Qualitätssicherung über. Ein klein bißchen sehe ich das auch so wie Prof. *Selbmann*. Man möchte bei sinkenden Preisen, die man bereit ist zu zahlen, ein Maximum an Qualität aus der Ärzteschaft herausdrücken und schafft deshalb Normen und Standards. Dies ist nun im operativen Bereich relativ leicht, auch wenn man für das Ausfüllen des Fragebogens von 10 Seiten fast so viel Zeit braucht wie für die Operation. Aber dies ist in unserer Gesellschaft ja nichts Besonderes, daß die Bürokratie die Effektivität erstickt. Es ist also schon lächerlich, was sich da tut. Meiner Meinung nach darf die Qualitätssicherung nicht die ärztliche Tätigkeit, die freie Arzttätigkeit, beenden, indem sie alles in Normen zwingt, an die wir gebunden sind, aus denen wir nicht mehr kreativ ausbrechen können, aus denen wir auch zu kontrollieren sind, und zwar für alle, die uns kontrollieren wollen bis hin zum Staatsanwalt. Das ist es, was ich an dieser Stelle sagen wollte.

LUND:

Das war die Stimme des Praktikers.
Die nächste Frage geht an Herrn *Gerl*. Welches sind die zu fordernden räumlichen, fachlichen Kriterien für ambulantes Operieren?

GERL:

Es gab bis 1992 eigentlich nur Empfehlungen des Berufsverbandes, die Herr *Neuhann* damals aufgestellt hat. Jetzt sind es Richtlinien, die am 28. 2. 1995 vom BGA veröffentlich wurden (1). Es waren recht scharfe Richtlinien, die genau festlegten, was zu einer Operationsabteilung gehört. Es folgten dann Veröffentlichungen der Bundesärztekammer, die auch verschiedet wurden (2). Diese Richtlinien gelten eigentlich nicht für die einzelnen Kollegen, die niedergelassen sind, weil die Landesärztekammern diese Richtlinien nicht übernommen haben. Deshalb sind wir z. Z. gehalten, uns an die Richtlinien der dreiseitigen Verträge zu halten, die im Sozialgesetz (SGB V, § 1156, Abs. 1) niedergelegt sind. Darin steht, daß die Spitzenverbände der Krankenkassen gemeinsam mit der Deutschen Krankenhausgesellschaft den Verbänden der Krankenhausträger und der Kassenärztlichen Vereinigung zunächst einen Katalog ambulant durchführbarer Operationen zu erstellen haben. Es sind die Operationen, die mit den 80er Zuschlägen versehen sind. Die einheitliche Vergütung der Krankenhäuser oder der Vertragsärzte, hierüber berichtete ich schon einmal in Dortmund, ist zwar festgeschrieben, differiert in der Praxis aber stark. Für Krankenhäuser und niedergelassene Ärzte gilt, daß sie die gleichen Standards zu erfüllen haben, d. h. wir müssen die gleichen Richtlinien befolgen und auch die gleiche Qualitätssicherung durchführen. Die Krankenhäuser und Vertragsärzte unterliegen den gleichen Voraussetzungen, wobei die Verantwortlichkeit einer Operation selbst beim Operateur liegt. Welchen Standard hat der Operateur einzuhalten? Man muß Facharzt sein, darüber hinaus noch besondere Kenntnisse in der operativen Technik besitzen.

Was gehört zur baulichen Strukturqualität?
Zu trennen sind der Waschbereich, der Schleusenbereich und der Operationsbereich. Zur unsterilen Zone gehören der eigentliche Wartebereich, der Aufwach- oder Ruheraum, der Putz- oder Entsorgungsraum, Toiletten und Lagerraum. Zum Schleusenbereich Personalumkleideraum mit Waschbecken und Vorrichtung zur Durchführung einer Händedesinfektion. Patientenumkleide- bzw. -übergaberaum und ggf. eine Versorgungsschleuse.
Zum eigentlichen sterilen Operationsbereich: Operationsraum, Waschraum zur Durchführung der chirurgischen Händedesinfektion und ein zusätzlicher Vorraum für die Ein- und Ausleitung der Anästhesie sowie ein Raum für Geräte und Instrumentenaufbereitung, d. h. also für die Sterilisation.

Es gibt ferner bauliche apparativ-technische Voraussetzungen. Es muß sichergestellt werden, daß Beleuchtung und auch Monitore bei Stromausfall gesichert sind. Es muß ferner eine Lüftungsmöglichkeit der Operationsräume vorhanden sein, wobei eine raumlufttechnische Anlage, wie sie bei den Krankenhäusern gefordert wird, für die Augenheilkunde nicht notwendig ist. Sollten aber raumlufttechnische Anlagen installiert werden, z. B. weil der Operationsraum innenliegend ist, gilt die DIN-Norm 1946 Teil 4 (Einzelheiten müssen den Richtlinien des BGA, der BÄK und auch der Länder entnommen werden) (1, 2, 3).

LUND:

Haben Sie Dank, Herr *Gerl,* für die ausführliche Darstellung, in der Sie auf die räumlichen Voraussetzungen und die Anforderungen an die Strukturen eingegangen sind.
Zu Herrn *Thiel:* Wie steht es mit der zeitlichen Entwicklung der Qualitätssicherung?

THIEL:

Die ersten gesetzlichen Vorschriften waren 1988 mit dem Gesundheitsreformgesetz und dann noch einmal 1991 mit dem Gesundheitsstrukturgesetz ergangen. Es wurde das Datum 1. 10. 1994 für die Qualitätssicherung bei ambulant durchführbaren operativen Eingriffen genannt. Dies sind also zeitliche Wegmarken, die gesetzt sind. Ich bin jetzt nicht genau informiert, wie weiter in Zukunft verfahren wird. Herr *Selbmann,* sind Ihnen Daten genannt worden, oder orientiert man sich an dem, was bislang gesetzlich festgelegt wurde, jedoch bislang nicht erfüllbar war?

SELBMANN:

Mit Terminen ist das so eine Sache. Sie haben gerade erwähnt, daß das Gesundheitsreformgesetz bereits seit 1. 1. 1989 in Kraft ist und man feststellen muß, daß noch längst nicht alles umgesetzt ist, auch nicht im Bereich der Qualitätssicherung. Soviel ich weiß, gibt es derzeit nur die Richtlinien der Bundesärztekammer zum ambulanten Operieren. Die Strukturqualität scheint darin weitgehend konsensfähig festgelegt zu sein. Allerdings fehlen noch die fachspezifischen Teile, besonders für die Prozeß- und Ergebnisqualität. Diese wären noch zu leisten, bevor die Qualitätssicherung beim ambulanten Operieren beginnen kann. Meine persönliche Meinung ist: Lassen Sie lieber noch ein wenig mehr Zeit ins Land gehen und uns etwas Richtiges machen, als Termine halten und dafür etwas Unwirksames oder zu Teures beginnen.

THIEL:

Also zumindestens sind wir gefordert, daran weiterzuarbeiten, um die Daten-Termine einzuhalten und auch zu wissen, was allgemein gefordert und von uns erwartet wird.

LUND:

Ich frage Herrn Kollegen *Steinbach:* Welche Konsequenzen ergeben sich für den Operateur an den Krankenhäusern nicht-universitären Charakters und für die Belegabteilung?

STEINBACH:

Die wesentliche Konsequenz an einem Krankenhaus, an einem ausbildenden Haus – dies trifft nicht nur für die Augenheilkunde zu – ist natürlich, die Qualität möglichst hoch zu halten. Hierfür müßte die Zahl der Operateure reduziert werden. Man kann dann sonst nicht mehr gewährleisten, daß ein jeder Assistent auch seinen Operationskatalog erfüllt. Es wird nur der operieren, der gut operiert. Es gibt weitere Konsequenzen. Die Qualitätssicherung, von der wir hier reden, betrifft das rein Fachliche. Aber das Ganze spielt sich in einem Umfeld, in einem Krankenhaus, ab. Hier müssen wir schon an der Eingangstür Entscheidungen treffen, die wesentlich für das Endergebnis, für die Ergebnisqualität, werden. Es ist keineswegs so, daß ich in Zukunft einen Einweisungsschein entgegennehme und dann sage, daß der Patient aufgenommen und operiert wird. Sie müssen also sehr früh entscheiden, geht er zum ermächtigten Krankenhaus, wird er ambulant operiert oder stationär? Wird für den stationären Aufenthalt entschieden, dann können Leistungen zum Teil prästationär erbracht werden. Wird er sofort aufgenommen, so kommt es zur Fallpauschale, oder wurde er von der Inneren, in der der Patient zuvor stationär war, überwiesen, dann kämen sog. Sonderentgelte in Frage. Beim Eingang eines Patienten sind somit vielfältige Entscheidungen zu treffen, die für den Erfolg maßgeblich sind.

Der Gesetzgeber hat das Ganze nicht ohne Eigennutz in die Wege geleitet. Dies hat Herr *Selbmann* bereits erwähnt. Es geht um die Finanzierung. Natürlich will man mit solchen Maßnahmen evtl. auch erreichen, daß die Zahl der Operationen sich reduziert. Wenn es in ambulante Bereiche geht, dann sehen Sie, wie groß die Zunahmen der Operationen in den letzten Quartalen waren. Sie sehen aber auch daraus, daß die Augenärzte nicht ganz unbeteiligt sind an der zahlenmäßigen Zunahme der Operationen und damit auch am Punktwertverfall. Im stationären Bereich spielt sich ähnliches ab. Durch den Zwang, immer kürzere Zeiten zu belegen, wird mehr operiert. Im Rahmen der Qualitätskontrolle und Qualitätssicherung muß und sollte man dann überlegen, ob wirklich jede Cataract sofort operiert werden muß oder erst später. Vielen Dank.

LUND:

Die gleiche Frage darf ich Ihnen, Herr *Kraffel,* vorlegen: Welche Konsequenzen hat die Qualitätssicherung für den Praktiker?

KRAFFEL:

Die allgemeinen Praktiker sind mit einer Steigerung der Operationszahlen von 65% beteiligt.

Zwischenruf: Was operieren die denn?

KRAFFEL:

Das ist ganz einfach. Wenn in ganz Nordrhein nur ein Allgemeinpraktiker einen Blinddarm rausnimmt und im nächsten Quartal zwei, dann hat er eine Steigerung um 100%.

Was wir so nebenbei zwischen dem Visus, nach dem Visus, nach der Sprechstunde gemacht haben in der Chalazion- und Lidtumor-Behandlung, ist nicht mehr nach dem alten Standard zu erbringen. Wir müssen uns den höheren Anforderungen beugen. Diese sind auch nach Rücksprache mit der KBV erfüllbar. Wir hatten seinerzeit einen Antrag gestellt im Hinblick auf operierende Allgemeinpraktiker mit der Begründung: Wenn die es weiter dürfen, dürfen wir es auch. Das hat die KBV nicht mitgemacht, aber sie hat uns doch Schützenhilfe gegeben. Es sieht so aus: Voraussetzung: Facharztstandard, das ist klar, und es gibt keine Diskussion hierzu. Bauliche Forderungen: Möglichst abgeschlossener, eigener Raum für die Operationen. Nur in Ausnahmefällen kommt ein abgeschlossener, abgegrenzter Bereich in Frage. Ein Teppichboden muß entfernt werden, da muß ein wischbarer Boden, der zu desinfizieren ist, vorhanden sein. Die Wand muß bis 2 m Höhe desinfizierbar sein, mit den notwendigen Reinigungs- und Desinfektionsmitteln, – keine Frage. Die Anforungen können mit Farbanstrich erfüllt werden. Beleuchtung etc. ist klar, haben wir sowieso gehabt zum Operieren. Stromausfall: mit Batterien und Halogenlampen werden wir in diesem kleinen Lidbereich unsere Operation zu Ende führen; wenn man abends operiert und Licht notwendig ist. Wir haben keine Monitore, wir haben keine Beatmungsgeräte, wir haben nichts laufen, was unsere Patienten irgendwie in Gefahr bringen kann. Es würde also eine aufladbare Taschenlampe im Notfall benügen. Umkleidebereich, Patientenumkleideraum, dies alles ist in jeder Praxis vorhanden oder herstellbar. OP-geeignete Waschbecken, entsprechende Desinfektionseinrichtungen werden Sie in den meisten Praxen bereits haben, wenn nicht, muß ich ehrlich sagen, wird es höchste Zeit, sie anzuschaffen. Dies gehört heute in die normale Praxis und muß außerhalb des OP-Raums liegen. Der Bereich für die Sterilisation muß vom Entsorgungsbereich getrennt sein, dies ist wohl eine selbstverständliche Forderung. Notfallausrüstung: Sie müssen selbstverständlich den Blutdruck messen können, sie sollten einen Notfallkoffer haben, das aber ist sehr einfach zu machen. Da gibt es sehr schöne Notfallkoffer, die liegen bei 200,– bis 300,– DM mit einer kleinen Sauerstoffflasche. Guedeltuben, Ambubeutel, alles ist da. Notfallmedikamente. Wenn Sie den kaufen, machen Sie ihn auf, gucken Sie ihn an, ob Sie das drin haben, was Sie im Notfall brauchen. Ein zweiter Rat: Machen Sie Alarmübungen mit Ihrem Personal, simulieren Sie Zwischenfälle und teilen Sie jedem zu, was er zu tun hat. Wer soll beim Patienten bleiben? Wer holt den Notfallkoffer und informiert den Notarzt? Die hygienischen Voraussetzungen sind selbstverständlich bekannt. Ein Hygieneplan wird gemacht. Es wird ein schriftlicher Reinigungs-/Desinfektions- und Sterilisationsplan erstellt. Es ist eine Kleinigkeit, wenn Sie jeweils die Helferin daneben unterschreiben lassen, was sie erledigt hat. Dann können Sie im Vorbeigehen prüfen, ob es gemacht ist. Es geht also sehr schön. Die Dokumentation ist klar. Die unterschriebene Patientenaufklärung, die abgespeckte Dokumentation des Operationsverlaufes wird es sicher bei uns auch geben. All das, was ich Ihnen eben aufzählte, lesen Sie im April-Heft des „Augenarztes". Tun Sie mir einen Gefallen, geben Sie diese Minimalchirurgie, die wir betreiben, in unseren Praxen nicht auf, sonst sind wir nur noch Optometristen.

LUND:

Herzlichen Dank. In Diskussion, Herr *Kraffel,* ist noch immer die Frage des Venenzuganges und des Monitoring auch in der kleinen Lidchirurgie. Hierüber hatten wir beide uns schon unterhalten.

KRAFFEL:

Dazu kann ich Ihnen sagen, daß ich Herrn Prof. *Weißauer,* er ist Jurist und Dr. med. h. c., hierzu um eine Stellungnahme gebeten habe. Es ist dem Patienten schwer zu vermitteln, wenn er wegen eines Chalazions kommt, daß er für die oder wegen der Lokalanästhesie einen Zugang braucht. Dann fängt man also da unten am Arm an zu fummeln und der Patient denkt, der ist am hellichten Tage betrunken. Ich habe mein Chalazion hier, und was pult er da. Das Gekreische müssen Sie sich vorstellen. Aber ich meine, die Rache ist süß. Wenn ich das nächste Mal zum Zahnarzt gehe, und der kommt an und sagt: „Das kleine Spritzchen, damit es nicht weh tut", dann schreie ich erst: „Bitte zuvor erst einen Venenzugang machen". Zu dieser Frage bedürfen wir der juristischen Unterstützung. Das können wir nicht alleine herunterhandeln, und es muß abgeklärt werden.

LUND:

Prof. *Weißauer* ist vorwiegend für die Anästhesisten tätig und hat einen guten Einblick in die Problematik. Gefordert wird sowohl ein Venenzugang als auch ein Monitoring. Es geht nicht darum, daß der Patient entsetzt sein könnte. Es geht vielmehr um die, wenn auch seltene, schwere, unter Umständen tödliche, anaphylaktoide Reaktion. Sie können nur schnell handeln, wenn ein Venenzugang gewährleistet ist. Es vergeht wertvolle Zeit, bis Sie einen solchen in der Notfallsituation angelegt haben.

KRAFFEL:

Es könnte sein, daß es nach dem Risiko geht. Also nicht, ob derjenige ein ganz gesunder Mensch ist. Da gibt es eine Abstaffelungsmöglichkeit. Aber ich möchte heute hierzu noch nicht viel sagen.

LUND:

Herr *Gerl,* ich habe den Eindruck, Sie wollen noch eine kurzgefaßte Bemerkung geben.

GERL:

Ja, ich wollte etwas zur baulichen Strukturqualität sagen. Wer vor dem 1. 10. 1994 schon ambulant operiert hat, der ist verpflichtet, bis spätestens zum 31. Dezember 1995 nachzurüsten. Wenn er diese Auflagen nicht mehr erfüllt, dann muß er dies zum 31. 3. 1996 anzeigen.

Ich möchte ferner noch etwas zum Monitoring sagen. Ich meine, man sollte doch auch in der ambulanten Operationstätigkeit unbedingt ein Monitoring machen und auch den Venenzugang legen. Es schadet uns ja auch gar nicht, das können wir doch. Wir können es auch abrechnen.

KRAFFEL:

Dann muß der Zahnarzt auch ein Monitoring machen und ein EKG. Da ist auch schon einmal einer vom Stuhl gerutscht. Wir müssen den Blick für die Verhältnismäßigkeit behalten. Das muß auch bezahlbar bleiben, sonst ist es so, daß das Drumherum mehr kostet als die Operation. Man muß sich das einmal überlegen, das Gesundheitswesen wird immer teurer. Wir blähen es immer mehr auf. Im Feldlazarett haben wir gelernt, was ein Mensch aushält, und heute machen wir Kasperltheater, weil es bezahlt wird.

LUND:

Herr *Thiel,* welche Konsequenz über die Qualitätssicherung sehen Sie für die Universitätskliniken?

THIEL:

Meine Damen und Herren, Sie mögen aus der Diskussion eben ersehen, wie man etwas von verschiedenen Seiten sehen kann. Alle haben Recht. Konsequenzen über die Qualitätssicherung für Universitätskliniken? Ganz kurz: all die Dinge, die wir genannt haben, wie Indikatoren, Prozeßqualität, Sicherung der Maßnahmen treffen für die großen Kliniken, für die Häuser der Maximalversorgung zu. Dies steht außer Frage. Diese Häuser haben auch eine gewisse Vorreiterrolle, wo es darum geht, das Qualitätsmanagement – ein neues Schlagwort – einzurichten. Das ist meines Erachtens eine gute Sache, weil dies auf verschiedenen Wegen stattfindet und wir uns befreien müssen von dem alleinigen Begriff der Qualitätssicherung. Wir müssen darüber hinaus noch andere Dinge mit einführen.

Nur noch ein Wort zu dem, was die Universitätskliniken an Negativa oder Befürchtungen ins Feld führen, nämlich die Änderung des Krankheitsbzw. Patientenspektrums über das GSG. Es ist ganz klar, daß sehr alte multimorbide Patienten mehr und mehr in die Universitätskliniken oder die großen Häuser verlagert werden und daß dort jetzt ein Bereich tangiert wird, der hinsichtlich der Finanzierbarkeit noch gar nicht zu übersehen ist. Diese Dinge sollte man auf jeden Fall mit ins Kalkül ziehen. Ich will dies jetzt nicht ausweiten. Aber man sollte nur sagen, daß es verschiedene Ebenen gibt. Es ist ein Unterschied, ob ich einen 40- oder 50jährigen Patienten ambulant operiere oder aber, ob ich einen 85jährigen oder gar 90jährigen Patienten habe, dem ich durch eine Verbesserung des Sehvermögens eine neue Lebensqualität geben kann und ihm auch unter sozialen Aspekten diese Möglichkeit des Lebens in der gewohnten Umgebung belasse. Das ist für uns ein ganz gewichtiger Punkt.

LUND:

Dank, Herr *Thiel,* für die Klarstellung der Konsequenzen auch für die Universitätskliniken.

Ich frage Herrn *Dannheim:* Wie weitgehend, glauben Sie, wird die Qualitätssicherung gehen? Ich denke z. B. an die diagnostischen Maßnahmen, also Konsequenzen auch für die nichtchirurgische Therapie. Wo sehen Sie den Trend?

DANNHEIM:

Mit der Frage fühle ich mich – um es ehrlich zu sagen – überfordert, da ich mich nur mit dem Problem der Cataract-Extraktion zu beschäftigen versucht habe.

LUND:

Wie weitgehend die Qualitätssicherung für alle Formen der Therapie in Frage kommen wird, ist sicher im Augenblick schwer zu sagen.

Ich bitte Herrn *Selbmann,* noch zur Kostenfrage Stellung zu nehmen.

SELBMANN:

Also Qualitätssicherung, auch Qualitätsmanagement, Herr *Lund,* kostet Geld. Das ist in der Industrie so, und das ist im Gesundheitswesen nicht anders. Die Kosten für die Qualitätssicherung sind in der Regel Bestandteil des Honorars. Werden besondere qualitätssichernde Leistungen gefordert, sind diese auch besonders zu vergüten. Diese Ansicht teilen übrigens auch die Krankenversicherungen. Die Diskussion fängt jedoch darüber an, ob die Kosten für eine zusätzliche Qualitätssicherung schon in den alten Honoraren enthalten sind oder ob sie zusätzlich vergütet werden müssen. Die herzchirurgischen Kliniken erhalten z. B. die Dokumentation für die Qualitätssicherung vergütet. Es war ein harter Kampf um jeden Pfennig, denn es galt nachzuweisen, welche Daten zu einer normalen Dokumentation gehören und welche qualitätssicherungsspezifisch sind. Aber grundsätzlich werden Sie von den Krankenversicherungen immer die Antwort bekommen: Natürlich zahlen wir für die Qualitätssicherung, denn wir sind für eine gesicherte Qualität. Herr *Kraffel*, erhalten Sie auch solche Antworten?

KRAFFEL:

Ja, das ist richtig. Die haben mir das ganz schön klar gemacht. Sie kaufen Butter und erwarten Qualität, und die Qualitätssicherung ist drin. Mercedes rechnet 8% seiner Kosten alleine für die Qualitätssicherung, dies ist im Preis enthalten. Die Kasse kauft von uns das Produkt. Sie zahlen für die definierte Leistung und sagen, daß sie hierfür auch den Qualitätsstandard verlangen. Aber wie wir das machen, was wir intern tun, das sei unsere Sache. Wir können für die Qualitätssicherungsmaßnahme, die besondere Anforderungen stellt, die begründeten Kosten fordern.

SELBMANN:

Es gibt noch einen anderen Grund, warum wir stärker gefordert sind. Die Kostenträger fordern von uns Qualität; ich als Patient tue das auch. Aber wie die Qualitätssicherung dazu auszusehen hat, das ist Sache der Ärzte. Ich meine nicht die Strukturqualität, sondern z. B. die Leitlinien, nach denen gute Qualität zu leisten ist. Ich verwende bewußt nicht den Begriff Standard oder Richtlinie, weil da alle Patienten über einen Kamm geschoren werden. An Leitlinien kann man sich orientieren. Die ärztlichen Leitlinien zu erarbeiten, ist aber ausschließlich Sache der Ärzte, verlangen können sie die Patienten und ihre Kostenträger. Auch Ärztehaftpflichtversicherungen würden es gerne sehen, wenn Leitlinien von uns entwickelt und formuliert würden. Auch die Entwicklung von Leitlinien muß jedoch finanziert werden.

KRAFFEL:

Herr Professor *Selbmann*, es ist wie in der Kirche, all die, die das Problem auch so sehen, sind hier anwesend. Die nicht anwesend sind, sind unser Problem. Wir führen viele Kongresse und auch Schwerpunktkongresse jedes Jahr durch. Es hätte jeder deutsche Augenarzt die Möglichkeit auf dem allerletzten Stand zu sein, wenn er diese zahlreichen Tagungen besuchen würde. Unsere interne Schwierigkeit liegt darin, daß die Kongresse stets von Fleißigen besucht werden, und die anderen erzählen, sie lesen zu Hause ihre Bücher. Aber ich sehe sie immer nur „spazierengehen mit dem Dackel". Aber es ist so, an die müssen wir herankommen. Wir müssen sie uns holen, evtl. über eine Pflichtfortbildung mit Testat, wenn wir sie nicht freiwillig einbeziehen können. Da brauchen wir keine großen Leitlinien. Wir haben uns bisher mit den Kongressen immer auf dem neuesten Stand gehalten. Und das müssen wir weiter anbieten. Das ist unser ureigenstes Gebiet, auch wenn die Regierung uns Ärzten dies nicht zutraut. Das tun wir bereits aus eigenem Interesse.

LUND:

Herr *Kraffel*, dies könnte Ihr Schlußwort sein. Aber lassen Sie mich kurz noch einmal auf die Kostenfrage kommen und erwähnen, daß in den USA etwa 5% der gesamten Ausgaben für die Gesundheit allein für die Qualitätssicherung ausgegeben werden. Vermutlich weiß Herr *Selbmann* Anhaltszahlen über den kostenmäßigen Anteil der Qualitätssicherung in unserem Gesundheitswesen.

SELBMANN:

Ich glaube, das weiß niemand genau. Man müßte erst einmal definieren, was alles zur Qualitätssicherung im stationären Bereich gehört. Ich denke z. B. an Indikationskonferenzen, Pathologiekonferenzen, die Assistenzen bei Operationen. Dies alles sind qualitätssichernde Maßnahmen und muß in die Berechnung einbezogen werden. Auch die Fortbildung ist ja ein wesentlicher Bestandteil der Qualitätssicherung und nicht gerade billig. Ich glaube schon, daß wir in Größenordnungen von 20% herankommen, wenn wir alles mit einbeziehen. Es gibt meines Wissens keine valide Untersuchung zu den Kosten der Qualitätssicherung im Krankenhaus.

LUND:

Zur Frage der Konsequenz. Wir könnten alles qualitätskontrollieren lassen. Dies wäre dann ein Steuerungselement, um den qualitativ nicht Entsprechenden zu einer intensiveren Fortbildung zu bringen. In den USA sind die Konsequenzen sehr weitgehend. Es können Ermächtigungen zurückgenommen werden, die die Ausübung des Berufs ganz erheblich beeinträchtigen.

SELBMANN:

Sie hatten gerade das Stichwort USA gebracht. Wenn man die Entwicklung der Qualitätssicherung in den USA betrachtet, dann sind die Amerikaner mit den Professional Review Organisations durch ein tiefes Tal gegangen. Dort wurde u. a. nichtärztliches Personal in Krankenhäuser, in Praxen geschickt, um nachzuschauen, was in den Krankenakten steht. Dies ist für mich eine extreme externe Kontrolle. Das Ausfüllen eines Erhebungsbogens geht ja noch. Aber die Überprüfung vor Ort, ob der Erhebungsbogen auch korrekt ausgefüllt wurde – dies steht übrigens auch in den Rahmenempfehlungen zur Qualitätssicherung bei den Fallpauschalen – ist doch eine ganze Schraubenumdrehung weiter. Ich denke, das demoralisiert, und das haben die Amerikaner auch gemerkt. Leider konnte sich *Bill Clinton* nicht mit seiner Gesundheitsreform durchsetzen. Der Grund dafür war nicht der Versuch einer Deregulierung der Qualitätssicherung, sondern der Versuch der Einführung eines Krankenversicherungssystems für alle. Bei zu extremer Kontrolle wird Verantwortung delegiert: Wozu sich noch selbst einbringen, wenn doch alles durch Kontrolle reguliert wird. Man sorgt nur noch dafür, daß man bei der Kontrolle nicht auffällt. Herr *Thiel* hat es schön gesagt: Was wir brauchen, ist eine wirkliche Qualitätskultur. Wenn ich Sie fragen würde: „Wissen Sie eigentlich, wie gut Sie sind und können Sie das in irgendeiner Form belegen?" dann hätten vielleicht nur die Kirchgänger eine Antwort parat. Die meisten könnten noch nicht einmal sich selbst belegen, wie gut sie sind. Das wäre aber der erste Schritt zur Qualitätskultur.

Ein zweites Schlagwort aus den USA: die Kundenorientierung oder die patientenzentrierte Versorgung. Ist der Kunde wirklich mit unserer Leistung zufrieden? Bei den zu erwartenden weiteren Verkürzungen der Liegezeiten werden wir den Patienten noch früher aus den Augen verlieren, seine Spätergebnisse werden uns immer weniger bekannt sein. Bei der Pilotstudie der DOG und des Berufsverbandes haben wir die Patienten 4 Monate nach ihrer Cataract-Operation postalisch gefragt, wie es ihnen geht und ob sie wieder lesen können. Ich meine, und dies meinten die Patienten auch, daß dies doch ihr Operateur wissen müßte. Bezüglich der Kundenorientierung könnten wir uns in Anbetracht des bevorstehenden Wettbewerbs schon noch verbessern. Aber auch die Entwicklung von Leitlinien erscheint mir von großer Bedeutung.

Wir haben heute viele Dinge diskutiert. Die Strukturqualität ist sicher wichtig, aber noch keine Garantie dafür, daß die Leistung immer gut ist, wenn der OP hervorragend ausgestattet ist. Man muß sich für die Qualitätssicherung doch noch mehr selbst einbringen. Der Druck, der zur Zeit von außen kommt, wird meiner Vorhersage nach auch wieder nachlassen. Bemühungen, so schnell wie möglich eine Qualitätskultur aufzubauen, würden sicher das Nachlassen des Druckes beschleunigen.

KAMPIK:

Ich möchte mich in Ihrer aller Namen ganz herzlich bedanken bei Herrn Professor *Lund* und den Teilnehmern dieses Rundtischgespräches. Wir haben hier gesehen, daß die Qualitätskultur und das Erstellen von Leitlinien etwas sehr Wichtiges sind. Wir müssen umdenken und uns in die Terminologie neu eindenken. Ich meine, damit schließt sich der Kreis, von dem, was ich anfangs zur Eröffnung dieser Sitzung gesagt habe. Die Essener Fortbildungsveranstaltung ist eigentlich die Institution, die über 30 Jahre gewachsen ist, bei der die Qualitätskultur gepflegt wurde. Mit den gesamten Vormittagsreferaten zu diesem Thema haben wir, so glaube ich, das haben die Referate eindeutig gezeigt, auch Leitlinien erstellt, die durch die Publikation auch weiter verbreitet werden. Ich glaube, wir brauchen uns, um es noch einmal positiv auszudrücken, eigentlich nicht verstecken. Die Augenärzte haben sehr viel getan, um die Qualität zu sichern, um die Strukturqualität zu verbessern und Qualitätsmanagement zu tun. Mit diesem Wort möchte ich allen Referenten des Vormittags danken, daß sie uns Leitlinien gegeben haben und uns in vielen Dingen zu diesem wichtigen Thema „Durchblutungsstörungen am Auge" weitergeholfen haben, auf höchstem Niveau die Versorgung der Patienten in nächster Zeit im Sinne dieses Qualitätsmanagements zu behandeln.

LUND:

Ich danke allen Teilnehmern dieses Rundtischgespräches.

Literatur

1 Bekanntmachungen des BGA, Kommission für Krankenhaushygiene und Infektionsprävention, Anforderungen Hygiene beim ambulanten Operieren in Krankenhaus und Praxis, Bundesgesundheitsblatt 5/94
2 Richtlinie der Bundesärztekammer zur Qualitätssicherung ambulanter Operationen (42), Deutsches Ärzteblatt 91 (1994) 38
3 Vereinbarung von Qualitätssicherungsmaßnahmen beim ambulanten Operieren gemäß § 14 des Vertrages nach § 1156, Absatz 1 SGB V, (40) Deutsches Ärzteblatt 91 (1994) 31/32

Register

A. carotis interna-Stenose 27
A. ophthalmica 117 f, 120 f
Aa. ciliares breves 15
Aa. ciliares longae 15
Aderhautmetastase 182
Aderlaß 100
Adrenalin 60
Airlie-House-Klassifikation 109
Akkommodationsvorgang 19
Alderosereduktasehemmer 152
Aldosereduktase 46
Altersbezogene Makula-
  degeneration 171
– Angioneogenese 175
– choriodale Neovaskularisation
  172
– harte Drusen 171
– Hyperpigmentierungen 172
– Interferon Alpha 2a 177
– Lasertherapie 175
– Pigmentepithel-Atrophie 172
– Vitamine 176
– weiche Drusen 171
Amaurosis fugax 33
Anatomie der Blutgefäße des
  Auges 1
– Aa. ciliares ant. 118
– Aa. ciliares post. 117 f
– Aa. ciliares post. 118
– A. centralis retinae 118
– Circulus arteriosus iridis major
  118
– intraokulare in vivo-Mikroendo-
  skopie 1
– Lichtleiterspektrophotometer 1
– Mikrogefäße 1
– N. opticus 118
– Papille 24
– piale Gefäße 24, 118
– radioaktiv markierte Mikro-
  sphären 1
– Rasterelektronenmikroskopie
  von Gefäßausgüssen 1
– Zentralarterie 24
– Zentralvene 24
– Zinn-Hallerscher Gefäßkranz
  118
Angiogenese 44
Antidepressiva 30

Antikoagulantien 62
Antiparkinsonika 30
Arteria ophthalmica 119
Arterielle Gefäßverschlüsse 92, 98
Arteriitis temporalis 27
Arteriosklerose 28, 41
Atherosklerose 28
Autoregulation okulärer Gefäße
  6, 25 f, 119–122, 125
– Angiotensin II 120
– Bradykinin 58, 120
– Endothelin-I 58, 120
– endotheliumderived relaxing
  factor, EDRF 58
– endotheliale vasokonstriktori-
  sche Substanzen 58
– Endothelin-Antagonisten 59
– gefäßaktive Substanzen 120
– Histamin 120
– Kallidin 120
– Regulation des Gefäßdurch-
  messers 58
– Ro 46-2005 59
– Serotonin 120
– Stickoxid (NO) 58, 120
– Volumenstromstärke 121

Beta-Strahlen 139
Beta-Thromboglobulin 30
Blaufeldentoptometrie 121
Blut-Retina-Schranke 16, 47, 86

Carboanhydrasehemmer, syste-
  misch 138
Choroidale Gefäße, Innervation 17
– Choroidea Ganglienzellen 18
– NOS positive Ganglienzellen 18
– parasympathische Innervation 17
– sympathische Innervation 17 f
Choroidea 9, 15 ff
– Altersveränderungen der
  Elastika choroideae 20
– Bruchsche Membran 16
– Choriocapillaris 9, 16, 21
– choroidale Ganglienzellen 20
– Elastisch muskulöses System
  der Choroidea 18
– glatte Muskelzellen 20
– Lamina fusca 15

– Myofibroblasten 20
– Stroma choroideae 15, 19
– Volumenregulation 21
cilioretinale Arterien 11
Circulus arteriosus iridis major 4
Computertomographie 77, 81
Cumarinderivate 62

Diabetes mellitus 34, 41, 45, 86,
  104 ff
– Basisinformationsblatt 107
– diabetische Schwangere 107
– Gesundheitspaß 107
– Kooperation 108
– Makroangiopathie 104
– Nephropathie 104
– Neuropathie 104
– Plättchenaggregationshemmer
  107
– Richtlinien 107
– schwere Dyslipidämie 107
– Stoffwechselkontrolle 107
– Überwachung und Therapie
  107
– Untersuchungsbogen 107
Diabetic Retinopathy Study
  (DRS) 109
Diabetische Retinopathie 45, 104,
  109, 111, 133, 135, 151 f, 163
– diffus Makulopathie 113
– fokale Makulopathie 113
– Inzidenz 104
– ischämische Makulopathie 113
– klinisch signifikantes Makula-
  ödem (CSM) 112
– Makulaödem 104
– proliferative Retinopathie 104
– Risikofaktoren 104
– schwere nichtproliferative dia-
  betische Retinopathie 112
– Screening-Programm 104
– 4:2:1-Regel 112
Digitale Subtraktions-Angio-
  graphie (DSA) 36
Dopplersonographie 136
– CW-Doppler 68
– Duplex-Sonographie 68
– Farbdoppler-Verfahren 68
– Fast Fourier Transformation 66

Dopplersonographie, Fließgeschwindigkeit in der A. centralis retinae bei ZAV 70
– Frequenzdichtespektrum 66
– Frequenzzeitspektrum 66
– klinische Wertigkeit von Doppler-Verfahren 72
– orbitale Zirkulation bei ZVV 70
– PW-Doppler 68
– Reproduzierbarkeit von Spektraldoppler/Farbdoppler 69
– spektrales Doppler-Verfahren 68

Early Treatment Diabetic Retinopathy Studie (ETDRS) 110
Elektroretinographie 136
Endophotokoagulation 137, 165
Episklera 3
– arteriovenöse Anastomosen 3
– episkleraler Venenplexus 3
– episklerales Gefäßsystem 3
– Kammerwasservenen 3
Erythrozytenaggregation 85, 88

Fibrinolytika 62
Filtrationschirurgie 139
Fluoreszenz-Perfusions-Szintigraphie 27
Fluoreszenzangiographie 121, 159, 181
Gefäßwiderstand 27, 55
Glaskörperblutung 165, 166
Glaukom 27, 29, 87, 116, 124 ff, 136–139
– Acetazolamid 127
– Apraclonidin 127
– Betablocker 126, 128, 138
– Betaxolol 127 f
– Befunolol 127
– Calcium-Antagonisten 128
– Carteolol 127 f
– Cholinesterasehemmer 126
– Clonidin 126
– glaukomatöse Optikopathie 126
– Guanethidin 127
– 24-Stunden-Blutdruckmessung 122
– Levobunolol 127
– mechanischer und vaskulärer Faktor 116, 125
– Miotika 128
– Parasympathomimetika 126
– Pentoxyphyllin 128
– Perfusionsdruck 125
– Pilocarpin 126 f
– Pindolol 127
– Sympathomimetika 126
– Timolol 127
Glykosylierung 46

Hagen-Poisenillesches Gesetz 119
Hämangiome der Aderhaut 180 ff
– cavernös, der Netzhaut 189
– kapillär, der Netzhaut 182
– rezemös, der Netzhaut 190
Hämatokrit 30, 88, 97
Hämodilution 62, 88, 93, 97
Heparin 62
Hereditäre Netzhautdegeneration 21
Hyperglykämie 45
Hypertonus 28, 34, 107
Hyperviskosität 35
Hypnotika 30
Hypoxie 44, 48

Indocyaninangiographie 181
Iris 4
Ischämie 166
Ischämiesyndrom 80
ischämische Optikusneuropathie 92, 168
– AION 27, 99, 117, 126

Kalziumantagonisten 57
– Nifedipin 57
– Nimodipin 58
Kernspintomographie 81
Kokain 60
Konjunktiva 2
Kryotherapie der peripheren Netzhaut 138

Lasertherapie, diabetische Retinopathie 151
Leukokorie 49
Limbus corneae 2
Lokalanästhesie 60
Lokalanästhetika 60

M. Coats 190
M. Sturge-Weber 180
Magnetresonanz-Angiographie 37
Makulaödem 84, 104, 112, 152, 155, 159, 166
Makulopathie, diabetische 168
Migräne 28

Naphazolin 60
Nd:YAG-Laser-Therapie 156
– Pikosekunden-Neodymium:Yttrium-Lithium-Fluorid-(Nd:YLF) Laser 157
– subhyaloidale Netzhautblutung 156
Neovaskularisationen, retinal 44
Netzhautablösung 166
– traktionsbedingte, rhegmatogene Netzhautablösung 166

Nitrate 56
– Isosorbiddinitrat 56
Noradrenalin 60

Offenwinkelglaukom, sekundär 137
– entzündliche Affektionen 137
– Fuchssche Heterochromiezyklitis 137
– Irido-corneo-endotheliales Syndrom 137
– M. Sturge-Weber 180
– nach Verletzung 137
okuläre Perfusionsdruckreduktion 57
okuläres Pulsationsvolumen 57
Optic Nerve Head Analyzer 122
Orbita, Gefäßtumoren 79
– Hämangioperizytome 80
– kavernöse Hämangiom 79
Orbitagefäße 80
Ornipressin 60

Papille 11
– Zinn-Hallerscher Gefäßkranz 11
Papillenexcavation 29
Papillenrandblutungen 117
Papillophlebitis 136
Pentoxifyllin 62, 88, 128
Perfluorkarbongase 168
Perfusionsdruck 55, 85, 119 f
Perizyten 47
Photokoagulation 137, 151 f, 154, 168
Phthisis bulbi 138
Plasmaersatzmittel 100
– Dextran 62, 100
– Hydroxyethylstärke 62, 88, 100
Plasmaproteine 30
Plasminogen-Aktivator (rt-PA) 62
Plättchenfaktor 30
Presumed acquired capillary hemangioma 189
Proliferationen, fibrovaskulär 163, 166
Prostaglandine 58
– PFG 2a 58

Qualitätssicherung 194
– 5. Sozialgesetzbuch 195
– Continuous Quality Improvement 195
Qualitätssicherung, Monitoring 202
– Pilotstudie 196
– Pilotstudie der DOG 204
– Pilotstudie zur Cataract-Chirurgie 194
– Professional Review Organisation 204

Qualitätssicherung, Qualitäts-
management 195
– Qualitätssicherungsbogen 197
– Strukturqualität 199
– Strukturqualität 202
– Venenzugang und Monitoring
  201

Rauchen 30
– Thrombozytenadhäsivität 30
RCS-Ratten 21
Retina 10
Retinales Pigmentepithel 21
Retrobulbäranästhesie 61
– A.-ophthalmica-Druck 61
– intraokularer Druck 61
– okuläre Pulsationsamplitude 61
– okulärer Perfusionsdruck 61
– Vasokonstriktion der A. ophthal-
  mica 61
Reversible ischämische Attacken
  (RIA) 33
Rubeosis iridis 44, 133, 135 f,
  160, 165 f, 168

Scanning-Laser-Ophthalmoscope
  121
Schwefelhexafluorid 168
Silikonöl 134, 167 f
Spektralanalyse 66
Strahlentherapie 175
Strepto-/Urokinase 62
Suprachoroidea 15

Thrombozytenaggregations-
hemmer: ASS 62

Topische Vasokonstriktoren 60
Transitorisch ischämische
  Attacken (TIA) 33

Ultraschall-Doppler-Sonographie
  35, 65, 121 f
Ultraschall-Echographie 76, 81,
  181
– Carotis-/Sinus cavernosus-
  Fisteln 76
– Duplex- und Farb-Duplex-Sonographie 76
– Ultraschalldiagnostik vaskulärer Orbitaerkrankungen 76
– venöse Anomalien 76

Vaskulitis 34
Vasodilatatorische Substanzen 55
– CO_2 56
– CO_2-Partialdruck 56
– Oxycarbontherapie 56
– Steal-Phänomen 56
– Tolazolin 56
Vasokonstriktion 55
Vasoproliferation 136
vasoproliferativer Faktor 135
Vena ophthalmica superior 77
Venenastverschluß 98
Venöse Gefäßverschlüsse 84, 134
– Hemizentralvenenthrombose
  134
– obstruktive Erkrankungen der
  A. carotis 134
– Thrombose der Vena centralis
  retinae 134

– Verschluß der Arteria centralis
  retinae 134
Viskosität 41, 88, 97, 120
Vitrektomie 134, 138, 163, 168
von Hippel-Lindau Syndrom 182
Vorderkammer 6
– Sauerstoffspannung 6
Vorhofflimmern 35

Wachstumsfaktoren 52
Winkelblockglaukom 137
– Ektropium uvea 137
– Kontraktur des fibrovaskulären
  Gewebes 137
– periphere anteriore Synechien
  137

Xenonlichtkoagulator 151

Zentralarterienverschluß 92, 98
Zentralvenenthrombose 27, 41,
  84, 86, 97, 134, 136
Ziliarkörper 6
– Autoregulation 6
– metabolischer Austausch 9
– Pars plana 9
– Randvenole 9
– Ziliarepithel 6
– Ziliarmuskel 4, 19
– Ziliarmuskelsehne 19
Zyklodestruktive Behandlungs-
methoden bei Sekundärglaukom
  138, 139
Zyklokryotherapie 138
Zyklophotokoagulation 138